Handbuch Die Andere Medizin

STIFTUNG WARENTEST

In Zusammenarbeit mit dem
Verein für Konsumenteninformation, Österreich

# Die Andere Medizin

## „Alternative" Heilmethoden für Sie bewertet

Krista Federspiel und Vera Herbst
Schlussgutachter Prof. Edzard Ernst

5. neu bearbeitete Auflage



Deutsche Ausgabe
ISBN 3-937880-08-9

Österreichische Ausgabe
ISBN 3-902273-43-7

# Zu diesem Buch

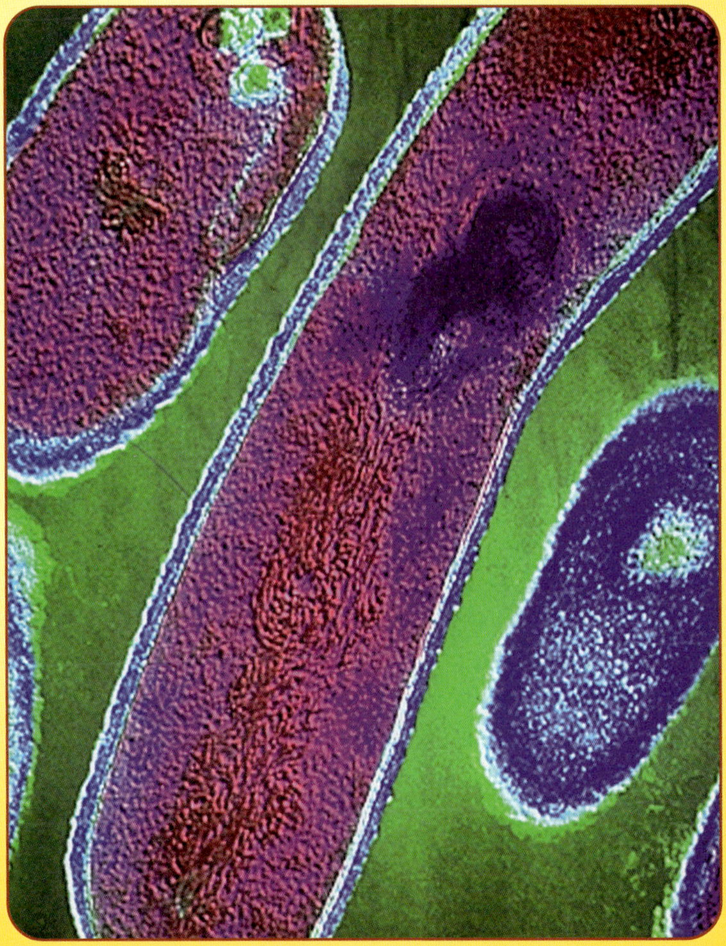

# Zu diesem Buch

Im Jahr 1992 veröffentlichte die STIFTUNG WARENTEST das Handbuch „Die Andere Medizin“ zum ersten Mal. Ein Werk, das eine große Zahl von Leserinnen und Lesern angesprochen hat und auch in Fachkreisen hoch geschätzt wurde. Es erschien in aktualisierter Fassung letztmals 1996. Seitdem ist das Interesse an Verfahren, die anstelle der konventionellen Medizin (alternativ) oder ergänzend zu ihr (komplementär) eingesetzt werden, weiter gestiegen.

Auch die wissenschaftliche Erforschung dieser Therapiemethoden ist enorm vorangeschritten. Während es vor dreizehn Jahren nur wenige Studien modernen wissenschaftlichen Zuschnitts gab, in denen komplementäre Heilweisen untersucht und hinsichtlich ihrer therapeutischen Wirksamkeit geprüft wurden, liegt heute für einige Verfahren eine Vielzahl solcher Studien vor. Mehr noch: Es gibt inzwischen systematische Übersichtsarbeiten (→ Seite 19), in denen alle vorliegenden Studien zu einem Thema ausgewertet worden sind. Diese zeigen, ob sich aus der Gesamtheit der Studien ein einheitliches und aussagekräftiges Ergebnis über die Wirksamkeit einer Behandlungsmethode ableiten lässt.

Darüber hinaus hat sich in der Zwischenzeit ein besonderes wissenschaftliches Umgehen mit Studien etabliert, die so genannte evidenzbasierte Medizin (EBM). EBM ist mittlerweile zum zentralen Element der Diskussion um die Qualitätssicherung in der Medizin und damit auch in der komplementären Medizin geworden.

Es wurde also Zeit, „Die Andere Medizin“ neu zu erarbeiten.

Wer das alte Buch kennt, wird feststellen: Es ist fast alles anders geworden. Geblieben sind die objektive Darstellung der Fakten über die Herkunft, das Konzept und die Ansprüche diverser Methoden der komplementären Medizin sowie die Überprüfung ihrer Konzepte auf Plausibilität. Den Aussagen der Befürworter dieser Verfahren stehen nicht die Äußerungen von „Gegnern“ gegenüber, sondern die Ergebnisse der wissenschaftlichen Forschung, wie sie in allgemein zugänglichen Fachveröffentlichungen nachzulesen sind.

## Aufbau des Handbuchs

Dieses Handbuch gliedert sich in zwei Teile. Im ersten Abschnitt wird der Hintergrund beleuchtet, vor dem so genannte unkonventionelle Behandlungsmethoden eingesetzt werden: die Erwartungen der Nutzer, die Konzepte der Anbieter, die Gruppe der Behandler. Hier finden sich allgemeine Aussagen zur Gesundheitsversorgung neben der konventionellen Medizin.

Ferner werden allgemeine Behandlungskonzepte besprochen, auf deren Grundprinzipien viele komplementäre Therapien beruhen.

In diesem Teil wird auch die Methodik dargelegt: welche Verfahren in das Buch aufgenommen wurden und wie die Bewertungen zustande kamen.

Im zweiten Teil werden in alphabetischer Reihenfolge mehr als 50 Verfahren beschrieben, und es wird dargestellt, worauf die Bewertung ihrer Wirksamkeit und Eignung zur Behandlung von Krankheiten und Störungen beruht.

Im Anhang ermöglicht eine Tabelle (→ Seite 308) einen schnellen Überblick, bei welchem Anwendungsgebiet welche Therapien untersucht wurden und wie diese bewertet wurden.

## Die „andere“ Medizin

Wer als kranker Mensch Hilfe sucht, erhält in Arztpraxen und Krankenhäusern üblicherweise Diagnosen und Behandlungen wie sie an den Universitäten gelehrt werden. Doch offenbar deckt diese Art der Medizin die Bedürfnisse der Patienten nicht ausreichend ab. Im Jahr 2002 ermittelte das Institut für Demoskopie in Allensbach im Auftrag des Bundesverbands der deutschen Arzneimittelhersteller, dass 72 Prozent der Bevölkerung in den westlichen Bundesländern Naturheilmittel verwenden.

Naturheilmittel ist ein recht vager Begriff, doch sehr wahrscheinlich handelt es sich dabei um Mittel der komplementären Medizin. Diese wiederum ist definiert als Heilkunde mit Verfahren zur Diagnose oder Behandlung beziehungsweise Vorbeugung, die die konventionelle Medizin ergänzen. Diese Verfahren bedienen Fragestellungen, die in den Konzepten der üblicherweise praktizierten Medizin nicht vorkommen. Dazu bietet die komplementäre Medizin ein verwirrend großes Sortiment verschiedenartiger Methoden an.

Bis zu Beginn des 19. Jahrhunderts gab es nur Behandlungsweisen, die auf Erfahrung gründeten. Dann setzte sich die naturwissenschaftlich ausgerichtete Medizin durch, die eine Heilmethode als wirksam erachtet, wenn der Erfolg nicht nur bei einem bestimmten Menschen eintritt, sondern überprüfbar und wiederholbar ist. Davon abweichende Methoden wurden aber weiterhin praktiziert, neue wurden weiterhin entwickelt. Parallel zur industriellen Revolution entstanden Strömungen, die für eine naturgemäße Lebensweise eintraten. Derartige Naturbewegungen erfuhren in Krisenzeiten, zum Beispiel im Gefolge eines Krieges, immer wieder einen großen Aufschwung. Schließlich formierten sich zwei Lager, die einander ablehnten und sich hinsichtlich der „richtigen“ Art, Menschen zu behandeln, heftig bekämpften. 1880 wurde der Begriff „Schulmedizin“ als Schlagwort in diese Auseinandersetzung eingeführt.

Heutzutage führen das Leiden an Krankheiten und Störungen, die die konventionelle Medizin nicht beheben kann, und eine wachsende Unzufriedenheit mit dem bestehenden Gesundheitssystem dazu, dass das Interesse an solchen Verfahren zunimmt. Gleichgültig, ob die Kritik in dieser Form berechtigt ist oder nicht: Die große Zahl derer, die sich neben der herkömmlichen Medizin auch einer „anderen“ Art der Behandlung zuwenden, beschreibt deutlich den Wunsch nach Behandlungen jenseits der konventionellen Medizin.

## Erwartungen der Interessenten

Die Gründe, warum sich so viele Menschen andersartigen Ideen vom Gesundsein und Krankwerden zuwenden oder sich zumindest zeitweilig entsprechenden Heilweisen anvertrauen, sind vielschichtig und sehr unterschiedlich.

An der Universität in Southampton, England, wurde analysiert, welchen medizinischen Weg die Patienten zurückgelegt hatten, bevor sie sich an das dortige Zentrum für das Studium alternativer Therapien wandten. Bei 83 Prozent waren mangelhafte Erfolge der konventionellen Behandlung der Grund für den Wechsel; 31 Prozent waren unzufrieden aufgrund des mangelnden Verständnisses der behandelnden Ärzte, 29 Prozent klagten über eilige Abfertigung. Nach achtwöchiger komplementärmedizinischer Behandlung fühlten sich 91 Prozent der Patienten besser. Die Wirksamkeit der Behandlung entsprach dem Grad, mit dem die Patienten einen Erfolg erwartet hatten.

Über andersartige Heilweisen existiert eine Reihe von positiven Meinungen, die dann Erwartungen nach sich ziehen und Hoffnungen nähren. Diesen fehlt jedoch oft eine wissenschaftlich verlässliche Grundlage. Dieses Buch soll mit seinen Informationen bei einer Entscheidungsfindung helfen.

### Alternativ oder komplementär

Die meisten Patienten setzen „andere“ medizinische Methoden anstelle der konventionellen Medizin ein (also alternativ zu ihr), wenn es um die Vorbeugung von Erkrankungen und die Selbstbehandlung leichter Gesundheitsstörungen geht. Bei einer ärztlich verordneten Therapie verwenden sie sie üblicherweise begleitend und ergänzend (komplementär). So wird beispielsweise die Misteltherapie (siehe „Anthroposophie“ → Seite 78), der sich mehr als die Hälfte aller Krebspatienten unterzieht, im Allgemeinen nicht anstelle einer konventionellen Krebstherapie eingesetzt, sondern begleitend zu ihr.

Noch in den 1980er-Jahren war es durchaus gewollt, der konventionellen Medizin eine Alternative gegenüberzustellen. Die Praxis zeigte dann aber rasch die Brisanz, die sich mit dem Wort „alternativ“ verbinden kann. Es wurde nur allzu oft in seinem eigentlichen Sinn gebraucht als „Wahl zwischen zwei Möglichkeiten“. Das konnte jedoch nicht gemeint sein – weder von den Ärzten, die sich um eine Erweiterung ihrer Therapiemöglichkeiten bemühen und sich bei ihrer Suche auch Naturheilverfahren und Ähnlichem zuwenden, noch von den Patienten, die die für sie beste Therapie suchen.

Die Allensbacher Umfrage von 2002 zur Verwendung von Naturheilmitteln belegt, dass nur vier Prozent der Verwender dieser Mittel im Krankheitsfall tatsächlich ausschließlich Naturheilmittel anwenden würden, 32 Prozent würden sich bei Krankheiten ganz dem konventionell behandelnden Arzt anvertrauen.

Durch ihr Handeln zeigen die Patienten also, dass sie die Frage längst entschieden haben, über die es in der Wissenschaftsgemeinde lange Zeit erregte Auseinandersetzungen gab: Ob es sich bei den unkonventionellen Methoden um alternative oder komplementäre Angebote handelt. Die Gefahr, die der Begriff „alternativ“

in sich birgt, hat dazu geführt, dass man heute eher die Bezeichnung „komplementär“ nutzt, womit eine begleitende, ergänzende Behandlung gemeint ist.

Daher nimmt in der Diskussion, ob die komplementärmedizinischen Verfahren die universitäre Medizin bereichern oder ob sie den Patienten eher schaden als nutzen, die therapeutische Wirksamkeit einen wichtigen Platz ein. Denn nur bei nachgewiesener Wirksamkeit kann die Wahl zwischen zwei Behandlungsmethoden sinnvoll sein. Wenn eine Behandlungsweise, deren Wirksamkeit mit Recht bezweifelt wird, anstelle einer nachgewiesenermaßen wirksamen Therapie eingesetzt wird – also alternativ zu ihr –, kann das den Patienten ernsthaft gefährden.

## Wirksam und nützlich

Wie die konventionelle Medizin basiert auch die komplementäre Medizin zunächst einmal auf Erfahrung. Nicht wenige Verfahren gründen darüber hinaus auf Erlebnissen Einzelner, die daraus dann ein Behandlungskonzept entwickelten. Die Befürworter dieser Medizinrichtungen führen oft eigene Besserungen ins Feld oder verweisen als Beleg für die Effektivität auf Berichte von Heilungen, Dankesschreiben und Ähnliches.

So wichtig für den Einzelnen die Linderung seines Leidens ist – der Schluss, dass dieser Erfolg auch bei vielen anderen Patienten erwartet werden kann, ist nicht statthaft. Einen Beleg, welche kuriosen Blüten eine solche, von persönlichen Überzeugungen getragene Behandlungsweise treiben kann, fand der als Gutachter für dieses Handbuch tätige Wissenschaftler, als er sieben aktuelle und, wie er annahm, vertrauenswürdige Bücher hinsichtlich ihrer Behandlungsempfehlungen zu definierten Anwendungsgebieten auswertete. Darin wurden mehr als 100 verschiedene Therapien zur Behandlung von Asthma empfohlen. Systematische Übersichtsarbeiten konnten jedoch die Wirksamkeit für keine einzige dieser Therapien bestätigen. Auch die Bücher untereinander waren sich uneinig. Die gleiche Asthmabehandlung wurde selten von mehr als zwei Autoren erwähnt. Überraschend waren auch die Angaben zur Behandlung von Depressionen. Obwohl die therapeutische Wirksamkeit von Johanniskraut bei Depressionen nachgewiesen ist, empfahl nur die Hälfte der Autoren diese Pflanze bei Depressionen.

Dieses Beispiel zeigt, wie wichtig es ist, die Erfahrungsmedizin zu überprüfen: ob ihre Aussagen in sich schlüssig sind, ob sie mit allgemein anerkanntem Wissen übereinstimmen und ob sie durch die Ergebnisse moderner, gewissenhaft durchgeführter und ausgewerteter wissenschaftlicher Studien bestätigt werden (siehe „Der Wirksamkeitsnachweis“ → Seite 18). Das Handbuch „Die Andere Medizin“ schildert das Resultat einer solchen Überprüfung für mehr als 50 Verfahren.

## Sanft und nebenwirkungsfrei

Menschen, deren Krankheitssymptome abgeklärt werden müssen, durchlaufen im konventionellen Medizinbetrieb eine oft aufwändige, manchmal körperlich belastende, nicht selten langwierige Diagnostik, die dennoch nicht immer zu einer sicheren Diagnose führt. Behandlungen verursachen spürbare Nebenwirkungen. Zudem erschrecken die Patienten vor der Vielzahl der im Beipackzettel von Arzneimitteln aufgrund gesetzlicher Verpflichtungen aufgeführten möglichen Probleme. Ein Forscher berichtet, dass in Deutschland jährlich etwa 300 000 ältere Menschen wegen unerwünschter Wirkungen von Arzneimitteln ins Krankenhaus eingewiesen werden. Da verwundert der Wunsch nach sanften und nebenwirkungsarmen Therapien keineswegs.

Einen derart grundsätzlichen Anspruch erfüllt die komplementäre Medizin jedoch nicht. Nicht nur ihre Kritiker verweisen auf den Satz „Was wirkt, hat auch Nebenwirkungen", sondern viele Verfahren akzeptieren diese Logik selbst, zum Beispiel indem sie von einer „Erstverschlimmerung" nach den ersten Anwendungen sprechen. Allerdings sehen sie darin vornehmlich den Nachweis der Wirkung und weniger einen Hinweis auf unerwünschte Effekte. Ob sich diese Reaktionen für den Behandelten aber letztlich nicht doch nachteilig auswirken, ist bisher nicht erwiesen. So können sich bei einer immunmodulierenden Behandlung die Beschwerden zunächst verstärken. Handelt es sich dabei wirklich um eine „Erstverschlimmerung", vergehen sie wieder; es kann sich bei diesen Symptomen allerdings auch um Vorboten einer ernsthaften Krankheit handeln.

Zudem darf man die Risiken nicht außer Acht lassen, die nicht den Verfahren selbst anzulasten sind, sondern darauf beruhen, dass dieser „zweite Gesundheitsbereich" relativ ungeregelt und unkontrolliert ist. Wer sich in ärztliche Behandlung begibt, kann darauf vertrauen, dass der Therapeut eine festgelegte Ausbildung durchlaufen und sich verpflichtet hat, bestimmte Behandlungsstandards einzuhalten. Diese Sicherheit gibt es im komplementärmedizinischen Bereich nicht immer. Zum einen sind hier viele Nichtmediziner tätig, zum anderen ist die Ausbildung in den jeweiligen Verfahren vielfach ungeregelt. Oftmals liegt sie sogar in den Händen der Anbieter von Produkten oder Geräten, die die jeweiligen Methoden einsetzen.

Immer wieder werden daher Fälle bekannt, die aufzeigen, dass bei Weitem nicht alle derartigen Behandler selbstkritisch genug sind, die Grenzen ihrer Tätigkeit zu erkennen. Mitunter werden Gegenanzeigen für eine Behandlung nicht beachtet, weil das Wissen dafür fehlt. Wenn beispielsweise eine verlangsamte Blutgerinnung ein Grund ist, bestimmte chiropraktische Handgriffe nicht einzusetzen – wie will ein Chiropraktiker, der kein Mediziner ist, sicherstellen, dass er bei seinen Patienten die gesundheitlichen Bedingungen erkennt, aufgrund derer die Blutgerinnung derart verändert sein kann?

Ein weiteres Problem stellen die im komplementären Bereich vielfach eingesetzten Diagnosetechniken dar. Auch wenn sie selbst keine Nebenwirkungen haben – eine sichere Krankheitsdiagnose, die die Voraussetzung für eine angemessene Behandlung darstellt, ist mit ihnen allein nicht möglich.

## Ganzheitlich und natürlich

Viele komplementärmedizinische Verfahren verwenden Begriffe wie ganzheitlich (holistisch) und natürlich. Das bedeutet, dass die Anwender dem subjektiven Befinden einen größeren Stellenwert einräumen als den Diagnosen, die auf konventionelle Weise gewonnen wurden. Sie wollen Kranke heilen, indem sie das

„Ungleichgewicht“ zwischen Körper und Geist beheben, denn in diesem sehen sie die eigentliche Krankheitsursache.

Vielfach spielt bei solchen Verfahren die „Energie“ eine große Rolle. Es werden im Körper „Schwingungen“, „Rhythmen“ und „Resonanzen“ angenommen – wobei diese Begriffe nicht in naturwissenschaftlichem, sondern in einer Art spirituellem Sinn gebraucht werden –, und es wird vermutet, dass man diese beeinflussen kann. Auch durch verändertes Bewusstsein, wie es zum Beispiel die Technik des „positiven Denkens“ nahe legt, will man Krankheiten entgegentreten.

Den Begriff „Ganzheitsmedizin“ gibt es seit 1949. Mit ihm wurden „biologische“ und „naturheilkundliche“ Heilweisen gezielt mit einer neuen Bezeichnung versehen, um die vormalige Nähe dieser Methoden und ihrer Anhänger zu nationalsozialistischem Gedankengut zu verschleiern. In der Nachkriegszeit verstand man unter Ganzheitsmedizin vornehmlich naturgemäße Heilverfahren, die mit Wasser, Wärme, Kälte, Licht, Klima, Ernährung und Bewegung arbeiten. In den 1970er-Jahren war der Begriff das Synonym für die Kritik an einer „seelenlosen Apparatemedizin“ und umschloss alle Heilweisen, die anders waren als das, was an den Universitäten gelehrt wurde, die mit möglichst wenig Technik auskamen und die teilweise auch ökologische Ideen einbezogen. Seit in den 1980er-Jahren der Trend zur Abkehr von politischen Bekenntnissen und die Hinwendung zu sehr individuellen Lebensauffassungen begann, ist „ganzheitlich“ zum Sammelbegriff vieler verschiedener Einstellungen geworden.

Gemeinsam ist den Verfahren, denen solche Konzepte zugrunde liegen, dass sie sich zwar auf medizinische Sachverhalte stützen, im Grunde genommen aber eher eine Frage der spirituellen Ausrichtung, des Glaubens der Menschen darstellen. Das zeigt sich unter anderem in Überzeugungen wie: „Krankheiten haben einen Sinn, weil sie für Veränderungen bereit machen“ oder „Wenn Menschen die Gewissheit verlieren, dass ihr Leben einen Sinn hat, werden sie krank.“

Dass sich Körper, Geist und Seele gegenseitig beeinflussen, ist nicht nur der komplementären Medizin wichtig, sondern auch in der wissenschaftlichen Medizin unstrittig. Forschungsgebiete, die sich fachübergreifend mit diesen Verflechtungen befassen, sind beispielsweise die Psychoneuroimmunologie und die Psychoneuroendokrinologie. Derartige Grundlagenforschung trägt bereits vieles zum Verständnis von Gesundheit und Krankheit bei.

Das Fachgebiet, das sich den Zusammenhängen zwischen Psyche und Körper konkret widmet, ist die Psychosomatik. Mit den Einflüssen des sozialen Umfelds auf Gesundheit und Krankheit beschäftigt sich die Sozialmedizin. Diese Wissensgebiete werden in der universitären Medizin vermittelt, sie gehören zum Ausbildungsstandard eines jeden Mediziners. Daher ist von jedem „guten“ Arzt zu erwarten, dass er den Gesamtzusammenhang dieser verschiedenen Faktoren berücksichtigt, wenn er den Gesundheitszustand eines Patienten beurteilt und ihn behandelt, sodass eigentlich jede Art der Medizin – auch die konventionelle – eine ganzheitliche Herangehensweise sein sollte.

### Menschlich statt technisch

Einem Bedürfnis kranker Menschen kommen viele unkonventionelle Verfahren unzweifelhaft eher entgegen als die konventionelle Medizin: Die Vertreter wenden für ihre Klienten oft viel Zeit auf. In ausführlichen Gesprächen zur Krankheitsvorgeschichte und bei sich regelmäßig wiederholenden Terminen kann ein recht intensives Verhältnis zwischen Behandler und Patient entstehen. Bei nicht medizinisch ausgebildeten Behandlern kann hinzukommen, dass sie weniger versucht sind, sich medizinischer Fachbegriffe zu bedienen, sodass eine bessere Verständigung möglich ist.

Allerdings sind bei Weitem nicht alle unkonventionellen Verfahren dadurch gekennzeichnet, dass sich die Anwender ihren Patienten sprechend und zuhörend zuwenden statt technisches Gerät an ihnen einzusetzen. Nicht wenige gebrauchen zur Diagnose und Therapie komplizierte Apparaturen, die zwar beeindruckend wirken, deren Aufbau und Nutzen aber höchst zweifelhaft sind. Beispiele dafür sind die Bioresonanztherapie (→ Seite 111) und die Elektroakupunktur nach Voll (→ Seite 127).

## Die Angebote

Der Bereich der komplementären Verfahren funktioniert nach den gleichen marktwirtschaftlichen Prinzipien von Angebot und Nachfrage wie das sonstige Gesundheitswesen. Es werden Maßnahmen zur Vorbeugung, Diagnose und Behandlung angeboten. Hauptzielgruppen sind zahlenmäßig besonders große Personenkreise, also chronisch Kranke, Menschen, um deren Wohl man sich erfahrungsgemäß besonders sorgt, vor allem Kinder, und lebensbedrohlich Erkrankte, die in ihrer verzweifelten Suche nach einer rettenden Therapie zu vielem bereit sind, was sie zu anderer Zeit vielleicht abgelehnt hätten.

Gesundheit empfinden Menschen als ihr „höchstes Gut", es ist zudem eines, auf das niemand verzichten kann. Dementsprechend hoch ist der Anspruch an die Verantwortlichkeit derjenigen, die sich berufen fühlen, Gesundheit und Krankheit von Menschen zu beeinflussen. Das gilt in verstärktem Maß, wenn die Behandelten zu den oben genannten Personengruppen gehören, die besonders verwundbar und wehrlos sind.

### Krankheitsvorbeugung

Einige klassische Naturheilverfahren eignen sich hervorragend als Vorbeugemaßnahmen: gesunde Ernährung, regelmäßige Bewegung, angemessenes Körpergewicht, Ausgleich zwischen Belastung und Entspannung. Sie können jederzeit begonnen und ohne Schaden beibehalten werden und haben zudem den Vorteil, dass der Mensch dabei selbst aktiv werden muss. Diese Maßnahmen, die letztlich eine gesundheitsbewusste Lebensweise darstellen, empfiehlt darum auch die konventionelle Medizin, um Erkrankungen vorzubeugen.

Auch viele unkonventionelle Methoden stellen die Krankheitsvorbeugung in den Mittelpunkt. Je nach Konzept sprechen sie allerdings davon, dass zum Beispiel Ungleichgewichte ausbalanciert, Energien am Fließen gehalten und/oder

### An der Grenze zum Betrug

Eine unkritische oder sogar positiv gefärbte Berichterstattung in Presse, Rundfunk und Fernsehen vergrößert den Bekanntheitsgrad unkonventioneller Verfahren. Zusätzlich treten manche ihrer Befürworter persönlich in den Medien auf. Prominente lassen sich einspannen, um die Vorteile und Erfolge eines Verfahrens darzustellen – manchmal sogar dann, wenn sie das Mittel an sich selbst gar nicht ausprobiert haben. Die Risiken und Grenzen dieser Methoden bleiben dabei meist unberücksichtigt. Es gab sogar Fälle, in denen bekannte Gefahren verschleiert oder gar verschwiegen wurden.

Manche Naturheiler schmücken sich mit unechten Professorentiteln, und Gesellschaften mit klingenden Namen wie „Forschungsinstitut für ...“ erwecken den ungerechtfertigten Eindruck, es handele sich um wissenschaftliche Einrichtungen.

All solche Probleme, die nicht für die seriösen Anbieter der komplementären Methoden gelten, gibt es nicht nur im Bereich der „anderen Medizin“. Da dieses Feld aber deutlich weniger geregelt und kontrolliert ist als die konventionelle Medizin, fallen Aktivitäten am Rande der Legalität – wenn überhaupt – erst spät auf und sind schwerer nachzuweisen und zu verfolgen. Leidtragende sind die Patienten, die gesundheitlich Schaden nehmen oder zumindest mit erheblichen finanziellen Lasten rechnen müssen.

Abwehrkräfte gestärkt werden müssen. Dabei setzen sie jedoch weniger auf die klassischen Maßnahmen, sondern auf einzunehmende Mittel oder den Einsatz von Apparaten durch den Behandler. Damit wird aus der Eigenaktivität, die jeder zur Vorbeugung kostenlos an sich selbst vollziehen kann, eine gegen Bezahlung konsumierbare Leistung des Behandlers.

Ob die empfohlenen Vorbeugekonzepte wirksam sind, lässt sich in der Regel kaum ermitteln. Wie will man schließlich bestätigen, dass etwas erfolgreich vermieden wurde, von dem niemand weiß, ob es je eingetreten wäre? Der Nutzen dieser Maßnahmen wird häufig zu Recht angezweifelt. Da aber nicht festzulegen ist, wann eine Vorbeugung beginnen muss und wann ihrer genug getan ist, handelt es sich hierbei für die Anbieter um eine kontinuierliche Einnahmequelle.

## Diagnostik

Einige komplementäre Verfahren umfassen eigene Diagnosetechniken, die ergänzend zur üblichen Diagnostik, manchmal sogar an ihrer statt, durchgeführt werden sollen. Beispiele dafür sind die Anthroposophie (→ Seite 75), der Ayurveda (→ Seite 93) und die Traditionelle Chinesische Medizin (→ Seite 287).

Zudem gibt es im Bereich der unkonventionellen Medizin eigenständige Diagnoseverfahren, nach deren Ergebnissen die Behandler dann Therapien vorschlagen. Zu ihnen gehören die Bioresonanztherapie (→ Seite 111), Elektro-Akupunktur nach Voll (→ Seite 127), Irisdiagnostik (→ Seite 180), Kinesiologie (→ Seite 183) und das Pendeln (→ Seite 255).

Darüber hinaus haben sich so genannte Bio- oder Krebslaboratorien etabliert, die Labortests durchführen. Die Methodik und Herstellung ihrer Diagnostika unterliegt keiner öffentlichen Kontrolle.

### Haarmineralanalyse

Private Laboratorien bieten an, Proben von Kopf- und Schamhaar auf ihren Gehalt an Mineralien und Spurenelementen zu untersuchen. Wurde ein Mangel festgestellt, wird dann zur Einnahme von Nahrungsergänzungsmitteln geraten, die oft sogleich zum Kauf angeboten werden.

Kontrolluntersuchungen haben ergeben, dass die von verschiedenen Labors ermittelten Werte von gleichen Proben bis zum Zehnfachen voneinander abweichen können. Die Ergebnisse sind also keineswegs verlässlich.

Außerdem gibt es keine Normalwerte für den Mineralgehalt von Haaren, da dieser von vielen verschiedenen Bedingungen abhängt, die sich nicht standardisieren lassen.

Eine solche Haarmineralanalyse hat demnach keine Aussagekraft hinsichtlich der Versorgung eines Menschen mit Mineralstoffen und Spurenelementen. Die in der Folge ausgesprochenen Empfehlungen zur Nahrungsergänzung sind ohne therapeutischen Wert.

Mit solchen Methoden werden beispielsweise „Regulationsmechanismen“ oder „Energieflüsse“ geprüft, die die konventionelle Medizin nicht kennt. „Blutgifttests“ sollen Vergiftungen im Körper aufspüren, Stuhlproben eine „Überempfindlichkeit gegen Pilzbefall“ erkennen. Andere suchen nach vermeintlichen Krebserregern. Manche Tests dienen als Universalmethode: Sie sollen in der Lage sein, unterschiedslos sämtliche Krankheiten, Allergien und Krebserkrankungen zu entdecken. Wieder andere sollen Krankheiten sogar schon im Vorstadium erkennen können. Wenn es sich dabei um Vorstadien einer Krebserkrankung handelt, tauchen Begriffe wie „Kanzerose“ und „Präkanzerose“ auf, die der konventionellen Medizin entlehnt sind und von dieser auch gebraucht werden. Die Komplementärmedizin verwendet sie aber oft in abweichender Bedeutung. Zum Beispiel kann mit Präkanzerose eine geschwächte Immunabwehr gemeint sein, während die konventionelle Medizin mit diesem Begriff mikroskopisch sichtbare Gewebeveränderungen beschreibt, aus denen sich eine Krebserkrankung entwickeln kann.

Unkonventionelle Labormethoden weisen häufig eine Reihe von Gemeinsamkeiten auf. Ihre Vorstellungen, wie sich Krankheiten zeigen und nachweisen lassen, sind oft auf einen einzigen Aspekt eingeschränkt; die Beurteilung der Tests fußt im Allgemeinen auf sehr subjektiven Interpretationen. Einer wissenschaftlichen Überprüfung halten derartige Ergebnisse nicht stand.

Solche fragwürdigen Befunde können zu Fehldiagnosen führen und Fehlbehandlungen nach sich ziehen. Somit besteht die Gefahr, dass ernsthafte Krankheiten übersehen und notwendige Behandlungen verzögert werden. Außerdem können gesunde Menschen dadurch in Angst versetzt werden und sich unnötiger Therapien unterziehen, die ihre Gesundheit und ihren Geldbeutel belasten.

## Behandlung

Die Behandlungskonzepte unkonventioneller Verfahren sind nur selten so exakt definiert wie die Therapien in der konventionellen Medizin. In dieser richtet sich eine Maßnahme auf die Beseitigung oder Linderung einer genau beschriebenen Krankheitsursache oder eines belastenden Symptoms. Komplementäre Verfahren hingegen erklären ihre Wirkung eher dadurch, dass sie ein breiteres Feld auf eine weniger präzise Art und Weise beeinflussen. Die dafür gebrauchten Formulierungen lauten: die Abwehr anregen, Krankheitsbereitschaft beeinflussen, den Körper umstimmen, Regulationskräfte stärken und Selbstheilungsvermögen aktivieren.

So vage wie diese Begriffe den Einfluss beschreiben, so vielfältig sind die angeratenen Maßnahmen. Häufig wird ein Paket von einander abwechselnden Verfahren mit der Begründung eingesetzt, dass jedes eine andere Ebene anspricht.

Andere Konzepte vermuten in bestimmten Nahrungsmitteln Giftstoffe, sehen den Körper aufgrund ungesunder Lebensweise durch Schlackenstoffe gefährdet oder sind überzeugt, dass Schadstoffe aus der Umwelt oder medizinische Behandlungen ihn derart belasten, dass er nur noch eingeschränkt funktionieren kann.

Wie plausibel diese Konzepte im Einzelnen sind, ist bei den jeweiligen Verfahren beschrieben. Für alle Methoden gleichermaßen gilt jedoch: Je unpräziser eine Vorgehensweise ist, desto schwieriger lässt sich ihre Wirksamkeit nachweisen. Auch das Mischen verschiedener Behandlungsarten (Polypragmasie) macht es unmöglich, den Effekt einer einzelnen Methode zu erkennen.

Das zieht unter anderem nach sich, dass man dann, wenn die Behandlung nicht den gewünschten Erfolg gebracht hat, nicht weiß, wo eine wirkungsvolle Verän-

## Begriffsverwirrung

Unkonventionelle Verfahren gebrauchen oft Begriffe, unter denen sich Laien, aber auch Wissenschaftler nichts vorstellen können. Weder der „Astralleib" der Anthroposophie noch die „Miasmen" der Homöopathie gehören zum allgemeinen oder wissenschaftlichen Wortschatz. Sehr oft wird zudem in pseudowissenschaftlicher Weise formuliert, das heißt, es werden Formulierungen gebraucht, die für Laien zwar eindrucksvoll und gelehrt klingen, in Wahrheit jedoch inhaltsleer sind.

Bei fernöstlichen Methoden gibt es das Problem, dass mit Vokabeln gearbeitet wird, die zwar ins Deutsche übersetzt werden, für die es aber keine genaue Entsprechung gibt, denn sie sind immer auch mit den Inhalten aus dem Denken und Leben des anderen Kulturraums gefüllt. Andererseits werden Begriffe gebraucht, wie sie auch die westliche Medizin kennt – beispielsweise eine Leberschwäche; dieser Begriff hat aber in der traditionellen chinesischen Medizin eine ganz andere Bedeutung als hierzulande.

Missverständnisse sind dadurch vorprogrammiert. Wenn sich Patienten nicht sicher sein können, dass ihr Behandler unter einem Begriff exakt dasselbe versteht, wie sie selbst, ist eine informierte Zustimmung zur Behandlung nicht möglich.

Ähnliche Verwirrung kann bei den Diagnosen herrschen. Wenn ein Homöopath einen „Pulsatilla-Typ" diagnostiziert, mag dieser ein Magengeschwür haben, ein anderer Mensch gleichen Typs jedoch nicht. Wechselt dieser Patient den Behandler, kann er durchaus eine andere Bezeichnung für dasselbe Leiden erhalten.

Das macht es nicht nur schwierig, die Effektivität der verschiedenen Behandlungsmethoden miteinander zu vergleichen. Es bedeutet für den Patienten auch, sich bei einem Wechsel des Behandlers dem gesamten medizinischen Ablauf von Vorgespräch, Diagnose, Behandlung und Kontrollen jedes Mal erneut zu unterziehen. Die konventionelle Medizin ist bestrebt, solche Mehrfachtätigkeiten und Doppeluntersuchungen zum selben Problem bei einem Patienten zu verringern. Bei der komplementären Medizin liegt Derartiges oft in der Natur der Sache, da die einzelnen Verfahren in sich so abgeschlossen und voneinander verschieden sind, dass es nahezu ausgeschlossen ist, dass ein Behandler auf den Ergebnissen des anderen aufbaut.

derung ansetzen muss. Eine rationale Therapie ist auf diese Weise nicht möglich, vielmehr beginnt ein therapeutisches Ausprobieren.

## Der Wirksamkeitsnachweis

Medizinische Behandlungsangebote gewinnen erst dann eine Bedeutung, wenn sie Behandler und Kranke davon überzeugen können, dass sie wirksam sind. Doch bereits bei der Definition des Begriffs Wirksamkeit beginnen sich die Geister zu scheiden. Manche Verfahren verstehen sich als wirksam, wenn sie die Symptome einer Erkrankung lindern können, andere haben durchaus den Anspruch, Krankheiten heilen zu wollen. Oftmals erwarten auch die Anwender selbst jeweils Unterschiedliches von der Behandlung.

Viele Verfahren leiten ihren Wirksamkeitsnachweis aus Berichten ab, in denen – häufig emotional überzeugend – geschildert wird, was die Behandlung Gutes bewirkt hat. Derartige Anekdoten können wohl ein Hinweis für eventuell lohnende Forschungen sein, nicht aber als Wirksamkeitsnachweis gelten. Selbst wenn es mehrere ähnliche Berichte gibt, bleiben viele Fragen offen, die vor einer verallgemeinernden Aussage geklärt werden müssen, so zum Beispiel: Bei wie vielen Patienten war die Behandlung erfolgreich? Was wurde als Erfolg gewertet? Bei wie vielen war das Ergebnis nicht positiv? Beruht der Erfolg auf spezifischen Effekten der Therapie oder handelt es sich um einen Placeboeffekt, der der Erwartungshaltung des Patienten entspringt?

In der konventionellen Medizin wird die Frage der Wirksamkeit zunehmend stärker auf das eingeengt, was dem Patienten konkret nützt und nicht einzig auf das, was als positiver Effekt messbar ist. So gibt es zum Beispiel viele Mittel, die den Blutdruck senken. Dafür sind sie wirksam. Der Blutdruckwert an sich ist für den Betroffenen jedoch eigentlich belanglos. Er bekommt seine Bedeutung erst dadurch, dass Menschen mit über lange Zeit erhöhtem Blutdruck gefährdet sind, einen Herzinfarkt oder Schlaganfall zu bekommen. Für den Einzelnen ist es also wichtig zu erfahren, welches Mittel sich als therapeutisch wirksam erwiesen hat, ein solches Ereignis zu verhindern; dass es den Blutdruck senkt, genügt noch nicht, um seinen Einsatz zu rechtfertigen.

Darüber hinaus gibt es im Krankheitsgeschehen viele bekannte Effekte, die den vermeintlichen Erfolg einer Therapie relativieren: Viele Krankheiten verlaufen schubförmig; eine momentane Besserung sagt dann wenig über die Wirksamkeit der Therapie aus. Die meisten Krankheiten klingen nach einer gewissen Zeit von selbst ab; dann wird die Besserung, die ohnehin eingetreten wäre, mitunter fälschlicherweise der Therapie als Erfolg zugeschrieben. Wenn mit der Behandlung begonnen wurde, als sich die Erkrankung in einer besonders schweren Phase befand, fallen der sich natürlicherweise verbessernde Krankheitsverlauf und der Therapieeffekt zusammen. Erst wenn eine ausreichend große Zahl von Menschen mit der gleichen Krankheit unter den gleichen Bedingungen behandelt worden ist, neutralisieren sich diese Effekte und eine seriöse Beurteilung der Wirksamkeit wird möglich.

## Studien: Was bedeuten die Begriffe?

- **Cochrane Review:** Übersichtsarbeit, die durch ein internationales Netzwerk von Wissenschaftlern erarbeitet wird. Solche Arbeiten zeichnen sich durch große Unabhängigkeit und hochwertige Methodik aus. Durch die kooperative Erstellung werden systematische Fehler weitmöglichst vermieden.
- **Doppelblindstudie:** Während des Studienverlaufs wissen weder die behandelnden Ärzte noch die Patienten, ob es sich um die zu prüfende oder die Scheinbehandlung oder eine mitgeprüfte Standardtherapie handelt. Alles andere jedoch, was zur Behandlung dazugehört, ist bei allen Gruppen gleich: zum Beispiel die Art der Betreuung durch die Ärzte, die Zeit, die die Behandelnden aufwenden. Erst wenn die Effekte der Therapie ermittelt und dokumentiert sind, wird aufgedeckt, wer die echte und wer die Scheinbehandlung oder die Standardtherapie bekam. Auf diese Weise soll geklärt werden, welcher Anteil der beschriebenen Effekte wirklich dem zu prüfenden Verfahren zuzuschreiben ist und welcher auf dem gesamten Prozess des Behandelns beruht. Doppelblindstudien bieten eine besonders sichere Basis zur Bewertung. Eine Doppelblindstudie ist ein Sonderfall der kontrollierten Studie.
- **Klinische Studie:** Hierbei werden Menschen, die an der gleichen Erkrankung oder Störung leiden, gezielt behandelt. Nach Abschluss der Studie wird der Erfolg der Behandlung dokumentiert.
Im Gegensatz dazu stehen beispielsweise Studien an Tieren oder isolierten Zellen (präklinisch) und epidemiologische Studien, bei denen gezählt wird, wie häufig ein definiertes Ereignis in der Bevölkerung auftritt. „Klinisch" bedeutet also nicht notwendigerweise, dass sich die Patienten zur Behandlung in einer Klinik befinden müssen.
- **Kontrollierte Studie:** In einer solchen Untersuchung erhält eine Patientengruppe die zu prüfende Behandlung beziehungsweise das zu prüfende Mittel (Verum), andere Patientengruppen bekommen eine bereits lange in ihrem Nutzen bestätigte, gleichartig wirkende Behandlung (Standardtherapie), eine Scheinbehandlung (Placebo) oder gar keine Therapie.
- **Metaanalyse:** Dieses ist ein statistisches Verfahren, bei dem verschiedene Studien, die zur gleichen Fragestellung durchgeführt wurden, zusammengefasst und neu ausgewertet werden. So erhält man Aussagen über eine erheblich größere Anzahl von Studienteilnehmern als eine einzelne Studie sie liefern kann. Die Metaanalyse ist ein Sonderfall des systematischen Reviews.
- **Multizenterstudie:** So wird eine medizinische Studie bezeichnet, die an mehreren – mitunter weit entfernten – Orten durchgeführt wird. Diese Art der Durchführung hilft Fehler durch lokale Einflüsse zu vermeiden.
- **Randomisierung:** Die Studienteilnehmer dürfen ihre Gruppenzugehörigkeit nicht selbst wählen, sondern werden nach dem Zufallsprinzip entweder der Behandlungsgruppe oder der Kontrollgruppe zugeteilt.
- **Systematischer Review:** Eine solche Übersichtsarbeit sichtet alle verfügbaren Studien zu einer klar definierten Frage und vergleicht deren Ergebnisse kritisch. Dadurch werden zum Beispiel Zufälligkeiten, die sich in einzelnen Studien einschleichen können, erkannt und vermieden.

Die zurzeit beste Methode, eine verlässliche Antwort auf die Frage nach der therapeutischen Wirksamkeit komplementärer Verfahren zu bekommen, ist die Auswertung randomisierter, kontrollierter klinischer Studien, wie sie auch durchgeführt werden, um konventionelle Therapien zu prüfen.

## Der Placeboeffekt

„Placebo" ist lateinisch und heißt „Ich werde gefallen". In der Medizin wird als Placebo bezeichnet, was nur zum Schein durchgeführt wird. Placeboarzneimittel enthalten keinen Wirkstoff, Placebotherapien führen die angekündigte Behandlung nur scheinbar korrekt durch. Um herauszufinden, wie wirksam medizinische Verfahren sind, wurden sogar eine Placeboakupunktur entwickelt und Operationen zum Schein durchgeführt.

Placebos sind hochwirksam. Sie beeinflussen fast jedes Symptom und sind um so wirksamer, je enger ein Leiden mit der Wahrnehmung des Patienten zusammenhängt. Wie intensiv beispielsweise Schmerzen empfunden werden, ist sehr viel stärker individuell bestimmt als die Frage, wie schwer eine Lungenentzündung ist. Dementsprechend groß ist der Placeboeffekt bei einer Schmerzbehandlung, kaum ausgeprägt hingegen bei einer Lungenentzündung. Je nach Einsatzgebiet liegt der Placeboeffekt einer Behandlung zwischen 20 und 70 Prozent.

Die Placebowirkung ist keine Einbildung. Placebos bewirken im Körper messbare Veränderungen. So aktiviert die Gabe eines Placebo-Schmerzmittels im Gehirn die gleichen Regionen wie das wirkstoffhaltige Medikament, und es werden körpereigene schmerzhemmende Substanzen ausgeschüttet. Wenn ein Parkinsonkranker ein Medikament erhält, das seine Beweglichkeit verbessern soll, steigt der Spiegel von Dopamin im Gehirn, einem Botenstoff im Nervensystem. Die Dopaminkonzentration erhöht sich aber auch, wenn er ein Placebo einnimmt.

Der Grund dafür ist die Erwartung, die der Patient mit der Einnahme des Mittels verknüpft. Und weil sich auch kranke Kinder und Tiere von einer Behandlung Linderung und Besserung erhoffen und positiv auf die intensive Zuwendung reagieren, weisen Therapien auch bei ihnen Placeboeffekte auf.

Dass es einen derart ausgeprägten Placeboeffekt gibt, ist auch kulturell und gesellschaftlich bedingt. Im Westen lebende Menschen sind mit dem Wissen aufgewachsen, dass Medizin segensreich wirkt und dass sie bitter schmeckt. Infolgedessen ist bei ihnen der Placeboeffekt bitterer Pillen größer als der süßer. Es ist auch zu beobachten, dass besonders große und besonders kleine Tabletten besser wirken als normal große, und Spritzen effektiver sind als Pillen. Und wie nicht anders zu erwarten, unterliegt der Placeboeffekt kulturellen Unterschieden: Die Behandlung einer Krankheit, bei der in Deutschland mit einem erheblichen Placeboeffekt gerechnet werden muss, kann in Brasilien nahezu unwirksam sein.

Zum Placeboeffekt gehört aber mehr als ein Scheinmedikament. Ein wichtiges Element ist die Art der Behandlung, das „Arrangement". Der Arzt, der das Vertrauen des Patienten gewinnt und die Überzeugung ausstrahlt, dass seine Behandlung greifen wird, verstärkt die Wirkung der Therapie. Eindrucksvolle Geräte, komplizierte Dosierungspläne und schwierige Verhaltensanweisungen können die Hoffnung des Patienten stärken, sein Engagement herausfordern und seinen Willen, das Übel zu überwinden, stärken.

Scheinbehandlungen wirken sich aber nicht nur in der gewünschten Weise aus, sie können auch unerwünschte Wirkungen haben. Verzeichnet wurden unter anderem Mundtrockenheit, Benommenheit, Übelkeit, Kopfschmerzen, Müdigkeit,

Schwindel, Appetitlosigkeit, Schweißausbrüche und Sehstörungen. Derartige Nebenwirkungen treten häufiger auf und werden umso stärker empfunden, je intensiver die Patienten vorher über die negativen Begleiterscheinungen der Behandlung aufgeklärt werden.

Dass viele unkonventionelle Verfahren den Patienten fremd sind und der Behandler das Prinzip erst erklären muss, dass zudem viele Verfahren auf ein intensives einleitendes Gespräch zwischen Behandler und Patient setzen, begünstigt den vertrauensvollen Kontakt zwischen beiden. Dass die meisten derartigen Behandlungen vom Interessenten selbst bezahlt werden müssen, intensiviert darüber hinaus den Wunsch, dass das finanzielle Opfer einen gesundheitlichen Nutzen haben möge. Auf diese Weise steigt die Erwartung des Patienten an die Therapie noch mehr und verstärkt den Placeboeffekt so weit wie möglich.

Die Grenze der Placebowirkung ist erreicht, wenn es sich um Erkrankungen handelt, deren Entstehung und Verlauf nur wenig von der Psyche beeinflusst sind, also zum Beispiel Infektionen.

Placeboeffekte sind durch ihre relativ kurze Dauer charakterisiert. Die Therapie, die zunächst erfolgreich schien, verliert nach kurzer Zeit ihre Wirkung.

## Besondere Forschungsbedingungen

Von den Verfechtern der „anderen Medizin" wird oft ins Feld geführt, dass sich ihre Konzepte mit den Methoden, wie sie in der üblicherweise praktizierten Medizin eingesetzt werden, nicht überprüfen lassen. Sie argumentieren, ihre Behandlungsart sei so individuell, ganzheitlich, intuitiv, dass die üblichen Studien bei ihnen zu kurz greifen. Dennoch existieren Studien auch zu derart individualisierten Behandlungsmethoden, und die Stiftung Warentest hat gemäß ihrer Methodik auch solche Studien in die Bewertung mit einbezogen (siehe „Einschlusskriterien für Studien" → Seite 53).

Abgesehen davon ist das Argument der sehr individualisierten Behandlungsweise als Hinderungsgrund für kontrollierte klinische Studien nicht haltbar. Wie engagierte Forscher gezeigt haben, lässt sich dieses Problem fast immer lösen, indem man die Fragestellung der Untersuchung exakt definiert und ein Prüfverfahren entwirft, das ihr gerecht wird.

Allerdings stößt diese Herangehensweise bei komplementärmedizinischen Verfahren auf spezielle Schwierigkeiten. Methoden, die sich als Erfahrungsmedizin verstehen, haben keine wissenschaftliche Tradition. Da ihre Erforschung lange Zeit abgelehnt wurde, konnte sich keine Forschungsinfrastruktur entwickeln. Bis vor Kurzem gab es an den Universitäten keine Lehrstühle, die sich diesem Themengebiet widmeten. Auch Forschungsgelder, mit denen in der konventionellen Medizin viele Projekte finanziert werden, lassen sich nur schwer einwerben. Bei Verfahren, die ohne Medikamente und Technik auskommen, wie zum Beispiel die Wärme- und Kältetherapien (→ Seite 39), gibt es auch keine Wirtschaftsunternehmen, die in ihre Erforschung investieren.

Außerdem war die Beschäftigung mit Methoden am Rande der üblichen Medizin lange Zeit wissenschaftlich wenig angesehen; die Motivation von Forschern, sich diesen zuzuwenden, war somit verständlicherweise gering. Infolgedessen ist das sehr weite Feld der „anderen Medizin" noch bei Weitem nicht so gut bearbeitet wie es der Popularität ihrer Methoden angemessen wäre.

### Wissensfortschritt

Selbstverständlich stellen die Bewertungen über die therapeutische Wirksamkeit und die Eignung der Verfahren zur Behandlung von Krankheiten und Störungen nur eine Momentaufnahme dar. Jede fundierte neue Studie kann es notwendig machen, das bisherige Ergebnis zu revidieren – wie es beispielsweise im konventionellen Medizinbereich mit der Hormontherapie für Frauen nach den Wechseljahren geschehen ist.

Wissenschaft zeichnet sich dadurch aus, dass sie sich immer wieder überprüft und ihre Aussagen gegebenenfalls korrigiert. Der hier beschriebene Erkenntnisstand ist der zuverlässigste, der zum Zeitpunkt der Veröffentlichung (Redaktionsschluss war am 31. Januar 2005) zur Verfügung stand. Auf ihm beruhen die Beurteilungen zur Eignung der Verfahren.

## Die Behandler

Patienten, die in Deutschland eine „Alternative" zur üblichen Behandlung suchen, haben verschiedene Möglichkeiten. Zum einen können sie sich an einen Arzt mit spezieller Ausrichtung wenden. Es gibt solche, die sich der anthroposophischen, chinesischen oder indischen Medizin zugewandt haben, die Naturheilverfahren praktizieren, unkonventionelle Verfahren anbieten und so weiter. Eine andere Möglichkeit ist es, einen Heilpraktiker aufzusuchen. Dessen Behandlungsmöglichkeiten sind verglichen mit denen eines Arztes allerdings deutlich eingeschränkt (siehe „Grenzen für Heilpraktiker" → Seite 27). Bestimmte Verfahren werden auch von anderen medizinischen Berufsgruppen, wie zum Beispiel Physiotherapeuten oder Psychotherapeuten, angeboten. Darüber hinaus findet sich noch eine ganze Reihe von Beratern, Trainern und „Therapeuten", die allerdings nicht berechtigt sind, Menschen gesundheitlich zu behandeln.

### Ärzte

In Deutschland können Ärzte gemäß der neuen Approbationsordnung, die seit Ende 2003 gültig ist, im Rahmen ihrer Ausbildung nun unter anderem Fächer aus dem Bereich der komplementären Medizin wählen, und zwar Balneologie (Heilquellen) und Klimatologie (Ausnutzung von klimatischen Besonderheiten für die Gesundheit), Chirotherapie, Homöopathie und Naturheilverfahren. Naturheilverfahren sind sogar als Prüfungsfach für das Staatsexamen zugelassen. Voraussetzung ist, dass die Universität die entsprechenden Lehrveranstaltungen anbietet.

Als Naturheilverfahren im klassischen Sinn gelten die Wasserbehandlungen, die Wärme- und Kältetherapie, Atem- und Bewegungstherapie, Ernährungslehre, Pflanzenheilkunde und Ordnungstherapie.

Darüber hinaus führt ein Teil der Ärzte eine so genannte Zusatzbezeichnung. Das bedeutet, dass sich der Betreffende nach seinem Examen mit einem bestimmten Themenbereich intensiver beschäftigt hat, als es die übliche Ausbildung bisher vorsah. Für diese Weiterbildung und die Veranstaltungen dazu sind die Landesärztekammern zuständig. Solche ärztlichen Zusatzbezeichnungen gibt es für viele verschiedene Bereiche; aus dem Bereich der Komplementärmedizin sind es Akupunktur, Homöopathie, manuelle Medizin/Chirotherapie, Naturheilverfahren und physikalische Therapie sowie Balneologie. Üblicherweise kennzeichnet ein Arzt den Erwerb einer solchen Zusatzbezeichnung, indem er das Verfahren auf seinem Praxisschild zusätzlich nennt.

Ärzte dürfen an ihren Patienten sämtliche Tätigkeiten durchführen, die sie für medizinisch notwendig erachten, solange sie ihr Handeln nach dem medizinischen Standard zum Zeitpunkt der Behandlung ausrichten. „Standardgemäß" bedeutet, dass es nach medizinisch-wissenschaftlicher Erkenntnis und/oder ärztlicher Erfahrung innerhalb des Fachs akzeptiert ist.

## Individuelle Gesundheitsleistungen

Als die gesetzliche Krankenversicherung (GKV) begann, die ärztlichen Leistungen, die sie zu bezahlen bereit ist, einer Budgetierung zu unterwerfen, wurde 1998 ein Katalog von „individuellen Gesundheitsleistungen" (IGeL) zusammengestellt, der

### Heilberufe

Die ursprünglichen Heilberufe mit akademischer Ausbildung sind Arzt, Zahnarzt, Tierarzt und Apotheker. Heute gehören auch die Psychotherapeuten dazu. Darüber hinaus gibt es eine Vielzahl von Berufen ohne akademische Ausbildung, die in der Kranken- und Altenpflege, der Geburtshilfe und Psychotherapie tätig sind. Zu ihnen gehören Masseure, Physiotherapeuten und Hebammen ebenso wie Logopäden und so unbekannte Berufe wie Orthoptisten und neuro-otologische Assistenten. Zurzeit gibt es in Deutschland mehr als 50 verschiedene Berufsbezeichnungen, die den speziellen Heilberufen zugeordnet werden.

Einem Heilberuf anzugehören, ist allerdings nicht gleichzusetzen mit der Berechtigung, an Menschen heilkundlich tätig zu werden. Hierzu legt das Gesetz fest, dass die Heilkunde ausübt, wer berufs- oder erwerbsmäßig Krankheiten, Leiden oder Körperschäden bei Menschen feststellt, heilt oder lindert. Diese Tätigkeit kann auch im Dienst anderer erfolgen.

Das bedeutet beispielsweise, dass Apotheker zwar zu den Heilberuflern gehören, aber keine Heilkunde ausüben, denn Diagnosen zu stellen und Behandlungen vorzuschlagen, ist ihnen per Gesetz verboten. Heilpraktiker hingegen üben die Heilkunde aus, wenn auch – verglichen mit den Ärzten – in eingeschränkter Weise. Auch Psychotherapeuten nehmen an Menschen Heilbehandlungen vor, vorausgesetzt sie haben für ihre Arbeit die staatliche Zulassung, die Approbation, erlangt. Welche Berufsgruppe zu welchen Tätigkeiten berechtigt ist, ist sehr unübersichtlich und erfährt durch die Anpassungen im Rahmen der EU immer wieder Veränderungen.

mittlerweile mehrfach erweitert wurde. Darin sind ärztliche Leistungen aufgeführt, die die GKV nicht bezahlt, die der Arzt aber auf Nachfrage des Patienten und auf dessen Kosten zusätzlich durchführen darf. Die Palette reicht von Wünschenswertem, wie Sporttauglichkeitsuntersuchung und Früherkennungsuntersuchungen, über Gesundheits-Checks bis zu medizinisch gerade noch vertretbaren komplementären Methoden, wie zum Beispiel der Neuraltherapie. Aber auch umstrittene Außenseitermethoden, wie Bachblütentherapie, Sauerstoff-Mehrschritt-Therapie nach von Ardenne und Thymustherapie finden sich in den Listen der individuellen Gesundheitsleistungen. Für seine Tätigkeit stellt der Arzt, wie bei der Behandlung von Privatpatienten, eine Rechnung aus, deren Einzelbeträge sich nach der Gebührenordnung für Ärzte (GOÄ) richten. Aufgrund dieser privaten Abrechnung hat sich der Bereich IGeL inzwischen für die Ärzteschaft als finanziell sehr attraktiv herausgestellt.

Durch diese Zweiteilung – auf der einen Seite medizinische Leistungen, die die gesetzlichen Krankenkassen anstandslos bezahlen, auf der anderen Seite Leistungen, die die gleichen „Kassenärzte" erbringen, die der Patient aber selbst bezahlen muss – ist der Eindruck entstanden, es gäbe eine „schlechtere" und einen „bessere" medizinische Versorgung. Dazu ist zu sagen, dass die gesetzlichen Krankenkassen in Deutschland für ihre Versicherten alle Leistungen bezahlen, die notwendig, medizinisch sinnvoll und wirtschaftlich sind. Die in der IGeL-Liste aufgeführten Leistungen erfüllen diese Kriterien nicht. Es ist also im Einzelfall mit dem Arzt ausführlich zu erörtern, warum er meint, dass eine solche Leistung auf Kosten des Patienten wirklich geboten ist. Im Zweifelsfall kann auch eine zweite ärztliche Meinung hilfreich sein.

### Komplementärmediziner in Österreich

Im Rahmen der österreichischen Ausbildung zum Arzt kommen die klassischen Naturheilverfahren nicht zur Sprache, eine Facharztausbildung für Naturheilkunde gibt es nicht.

Ärzte können sich jedoch zum „Facharzt für Physikalische Medizin" ausbilden lassen, ein Fachbereich, in den manche Grundsätze der Naturheilkunde – wie Wärme- und Kälteanwendungen oder Bewegungstherapie – eingebunden sind.

In der Weiterbildung können Ärzte verschiedene Zusatzdiplome erwerben, im Bereich der Naturheilverfahren zum Beispiel Ernährungsmedizin oder Kurortmedizin, seit 2005 auch für Kneipptherapie sowie folgende Fächer der Komplementärmedizin: Akupunktur, anthroposophische Medizin, chinesische Diagnostik und Therapie, Diagnostik und Therapie nach Dr. F. X. Mayr, Homöopathie, manuelle Medizin, Neuraltherapie und Kinesiologie, sowie Komplementärverfahren in der Zahnmedizin.

Für die Weiterbildung ist die österreichische Ärztekammer zuständig; sie wird von der Akademie der Ärzte durchgeführt. Ärzte machen diese Zusatzausbildung durch ein Schild mit der Aufschrift „ÖAK-Diplom in ..." kenntlich.

### Grenzen für Ärzte

Mit Zustimmung des Patienten kann jeder Mediziner grundsätzlich die Behandlung durchführen, die er für richtig hält. Allerdings nicht ohne weiteres jede beliebige. Die Rechtsprechung setzt Ärzten Grenzen, um Kranke vor falschen Behandlungen oder gar Schaden zu schützen.

- Der Arzt darf nicht mit Methoden behandeln, die für die Krankheit nicht geeignet sind.
- Er darf Behandlungsmethoden, deren sicheres Risiko den geringen oder nicht erwiesenen Nutzen übersteigt, oder die gar untauglich sind, auch dann nicht anwenden, wenn er darüber anderer Meinung ist.

- Er darf keine Maßnahmen durchführen, von denen die allgemeine Medizin mit einigem Recht annimmt, dass sie erfolglos sein werden. Er darf zum Beispiel keine gesunden Zähne ziehen, weil er annimmt, dass sie eine Krankheit verursachen würden.
- Er muss die Behandlung so vornehmen, wie es die Regeln der Heilkunst vorgeben. Das bedeutet konkret, dass sie dem aktuellen wissenschaftlichen Stand entsprechen muss. Dieses ist in der Rechtsprechung immer wieder klar gelegt worden.
- Erweist sich im Verlauf der Behandlung, dass die Methode nutzlos ist, muss der Arzt sie abbrechen.
- Erkennt der Behandler, dass er mit der Behandlung der Krankheit überfordert ist, muss er den Patienten an einen versierteren Kollegen überweisen.
- Nutzen und Risiko einer Behandlung lassen sich nur bestimmen, wenn eine eingehende Untersuchung und eine Diagnose mit anerkannten Verfahren vorausgegangen sind.

Wenn ein Arzt eine wissenschaftlich nicht anerkannte Methode einsetzen will, ist er gehalten, seinen Patienten über die Vor- und Nachteile des Verfahrens ganz besonders eingehend zu informieren. Er muss auch einen Vergleich zu den Chancen und Risiken ziehen, die die allgemein üblichen Behandlungsweisen bieten. Dieser Anspruch an Aufklärung ist umso größer, je schlechter die Datenlage für das unkonventionelle Verfahren ist.

## Heilpraktiker

Der Heilpraktikerberuf stellt eine Besonderheit Deutschlands dar, die sich aus der Geschichte erklärt.

Bis zum Jahre 1939 durfte im Deutschen Reich jeder, der sich zum Heilen berufen fühlte, seine Dienste anbieten. Eine qualifizierte medizinische Ausbildung war dazu nicht notwendig. Zukünftig wollte man medizinische Tätigkeiten jedoch ausschließlich in den Händen von Ärzten sehen, die staatlich geregelt ausgebildet waren. Die etwa 23 000 nicht medizinisch ausgebildeten Heilbehandler, die damals in Deutschland tätig waren, konnte man jedoch nicht einfach ihres Berufs berauben. So schuf man das Heilpraktikergesetz, nach dem sich diejenigen, die weiterhin praktizieren wollten, auf ein Mindestwissen hin überprüfen lassen mussten. Da man neue Heiler nur noch in Ausnahmefällen zulassen wollte, war abzusehen, dass es diese Berufsgruppe nach einer gewissen Zeit nicht mehr geben würde. Allerdings wurde das, was als Übergangsregelung gedacht war, 1957 ins Gegenteil verkehrt: Nun musste nicht mehr schlüssig begründet

### Freie Wahl des Behandlers

Letztlich entscheidet jeder Patient selbst, von wem und wie er sich behandeln lassen möchte. Um diese Entscheidung jedoch einigermaßen sicher treffen zu können, braucht er verlässliche Informationen. Ihm diese in angemessener und ausreichender Weise zu geben, sind Arzt und Heilpraktiker verpflichtet.

Besonders sorgfältig müssen beide Berufsgruppen auf Nutzen und Risiken hinweisen, bevor sie eine Behandlung vornehmen, die nicht allgemein anerkannt ist. Dazu gehört, dass der Patient genau Bescheid weiß, wie die konventionelle Medizin sein Problem angehen würde und worauf er sich einlässt, wenn er einen anderen Weg beschreitet.

Aufgrund ihrer besonderen, nicht geregelten Art der Ausbildung und Zulassung zum Beruf ist bei Heilpraktikern nicht selbstverständlich davon auszugehen, dass sie das Wissen haben, das notwendig ist, um die gesundheitlichen Folgen zu übersehen.

werden, warum jemand als Heilpraktiker doch zugelassen werden sollte, sondern es musste jeder zugelassen werden, der nicht abgelehnt werden konnte. Das Ergebnis ist, dass heute in Deutschland wieder schätzungsweise 15 500 Heilpraktiker praktizieren.

## Ausbildung

Heilpraktiker sind – der historischen Entstehung ihres Berufs folgend – Erwachsene, die Menschen behandeln dürfen, ohne dafür eine medizinische Ausbildung absolviert haben zu müssen. Die Ausbildung von Heilpraktikern ist gesetzlich nicht geregelt. Es gibt zwar Heilpraktikerschulen, und die meisten sehen auch eine Prüfung am Schluss der Ausbildung vor. Diese privaten Unternehmen arbeiten jedoch ohne staatliche Vorgaben. Angehende Heilpraktiker können an solchen Schulen, im Fernstudium oder in Abend- oder Wochenendkursen ihr Wissen erwerben oder es sich im Selbststudium aneignen. Manche Institutionen halten 5 000 Stunden Unterricht für erforderlich, anderen erscheinen 200 Stunden ausreichend.

Einzige Voraussetzung, um als Heilpraktiker tätig sein zu dürfen, ist das Bestehen einer Überprüfung durch das Gesundheitsamt. Dabei soll festgestellt werden,

### Ansprüche an einen seriösen Heilpraktiker

- Er beantwortet bereitwillig Fragen und erfüllt Forderungen, mit denen die Behandlung abgesichert werden soll, wie zum Beispiel das Erstellen eines Behandlungsplans.
- Er fragt nach einer gegebenenfalls bereits gestellten ärztlichen Diagnose.
- Er erstellt seine Diagnosen nicht mit nachgewiesenermaßen untauglichen Methoden wie Irisdiagnostik (→ Seite 180), Kinesiologie (→ Seite 183) oder Pendeln (→ Seite 255). Andere unübliche Diagnosemethoden, wie zum Beispiel die der anthroposophischen Medizin, gebraucht er allenfalls neben den konventionellen Verfahren.
- Er teilt mit, welchen Behandlungsweg er einschlagen möchte.
- Er zeigt eventuelle Behandlungsalternativen auf und begründet, warum er eine spezielle Therapie empfiehlt.
- Er rät nicht davon ab, ärztlich verordnete Medikamente weiterhin einzunehmen.
- Er setzt keine Verfahren ein, bei denen lebensbedrohliche Zwischenfälle (zum Beispiel schwere allergische Reaktionen) auftreten können – es sei denn, er ist nachweislich darin ausgebildet, solche Vorkommnisse zu meistern, und hat die dazu notwendigen Einrichtungen.
- Er beendet die Behandlung und verweist seine Patienten an einen Arzt, wenn sich die Erkrankung verschlimmert oder seine Maßnahmen nicht den erhofften Erfolg bringen.
- Er bespricht vor der Behandlung die Finanzierung und eine eventuelle Kostenübernahme durch die Krankenkasse.
- Er orientiert die Berechnung seiner Leistungen am „Gebührenverzeichnis für Heilpraktiker", das die Heilpraktikerverbände in Deutschland herausgegeben haben.
- Er verpflichtet sich schriftlich zur Verschwiegenheit.

ob der Betreffende genügend Kenntnisse und Fähigkeiten besitzt, dass er „keine Gefahr für die Volksgesundheit bedeuten würde".

Auch die Inhalte der Überprüfung der Kenntnisse durch den Amtsarzt sind nicht festgelegt. Dennoch hat sich inzwischen ein relativ hoher Prüfungsstandard etabliert, der sich vornehmlich auf Grundkenntnisse über Bau und Funktion des menschlichen Körpers und medizinische Gesetzeskunde bezieht. Aufgrund der sehr uneinheitlichen Ausbildungswege sind die Durchfallquoten bei diesen Überprüfungen hoch.

Besteht ein Interessent die Überprüfung nicht, kann er sie beliebig oft wiederholen. Aus Bremen wurde von einer Person berichtet, die neunmal erschien. Darüber hinaus ist es möglich, seinen Wohnsitz zu wechseln und sich in einem anderen Bundesland erneut überprüfen zu lassen.

Heilpraktiker ist ein typischer Zweitberuf. Etwa die Hälfte von ihnen arbeitete zunächst im Gesundheitsbereich, der Rest hatte eine medizinfremde Profession. Gemäß einer Eigendefinition in der „Berufskunde für Heilpraktiker" ist für die Berufswahl die individuelle Begabung entscheidend, Krankheiten und Leiden zu erkennen, zu heilen oder zu bessern.

## Grenzen für Heilpraktiker

Einige Tätigkeiten sind Heilpraktikern per Gesetz verboten. Vor der Zulassung müssen sie in der Überprüfung nachweisen, dass sie diese Grenzen kennen. Heilpraktiker dürfen

- keine meldepflichtigen Infektionskrankheiten behandeln (zum Beispiel akute infektiöse Magen-Darm-Entzündungen, Diphtherie, Masern, Tuberkulose, Virushepatitis). Außerdem keine sexuell übertragbaren Krankheiten, keine Krätze, Malaria, Mumps, Röteln oder Windpocken und viele andere Krankheiten.
- keine Zahn-, Mund- und Kieferkrankheiten behandeln,
- Geschlechtsorgane weder untersuchen noch behandeln,
- keine Geburtshilfe leisten,
- keine verschreibungspflichtigen Medikamente oder Betäubungsmittel verordnen,
- keine Totenscheine ausstellen.

Ansonsten ist ihr Handlungsspielraum groß. Sie dürfen einiges, was ausgebildeten Krankenschwestern nicht erlaubt ist, beispielsweise in die Vene spritzen und Knochenbrüche behandeln. Im Prinzip dürfen Heilpraktiker nahezu alle Diagnose- und Heilverfahren einsetzen – gleichgültig, welche Risiken sie bergen –, und sie dürfen operieren und eine Klinik leiten. Allerdings muss sich ein Heilpraktiker darüber im Klaren sein, ob seine Fähigkeiten und Kenntnisse für den „Fall", den er sich zu behandeln anschickt, ausreichen, da er letztlich für alles verantwortlich gemacht werden kann, was er tut.

Heilpraktiker unterliegen der Schweigepflicht; allerdings ist sie bei ihnen deutlich weniger streng gefasst und weniger ausgedehnt als bei Ärzten.

## Berater und andere „Therapeuten“

Im Gesundheitsbereich gibt es darüber hinaus noch eine Reihe von beratenden Berufsgruppen. Beispielsweise können Gesundheitsberater zu Ernährungsfragen beraten, Lebensberater Hilfe in psychisch belastenden Situationen anbieten.

Für das, was sie tun, können diese Menschen ganz unterschiedlich qualifiziert sein. Unter ihnen können sich sowohl ausgebildete Fachleute befinden als auch

### In Österreich: Hilfesteller und Energethiker

Den Beruf des Heilpraktikers gibt es in Österreich nicht; auch die Ausbildung zum Heilpraktiker in einer Heilpraktikerschule wird nicht anerkannt.

Es existiert jedoch ein freies Gewerbe für „Hilfestellung zur Erreichung einer körperlichen bzw. energetischen Ausgewogenheit“. Als Mittel dürfen diese Hilfesteller Astrologie, Aurainterpretation, Bachblüten, Biofeedback, Bioresonanz, Farben, Handlesen, Düfte, Lichtquellen, Aromastoffe, Edelsteine, kinesiologische Methoden, Magnetfeldanwendung (mit Ausnahme der den Ärzten vorbehaltenen Magnetfeldtherapie), Musik sowie sanfte Berührung des Körpers bzw. vollflächiges Auflegen der Hände (mit Ausnahme der den reglementierten Gewerben der Massage und Kosmetik vorbehaltenen Tätigkeiten) anwenden. Zum freien Gewerbe zählen auch Kosmobiologen, Pendler, Wünschelrutengeher, Wahrsager und Kartenleger sowie „Energethiker“, Menschen-, Tier- und Raumenergethiker (mit „th“ geschrieben als Hinweis auf Ethik).

Eine diagnostische oder therapeutische Tätigkeit im Zusammenhang mit Krankheiten ist all diesen Gewerben explizit verboten. Zur Erlangung des freien Gewerbescheins bedarf es keines Befähigungsnachweises, es wird keine Vorbildung oder einschlägige Ausbildung verlangt oder abgeprüft. Volljährigkeit und die Anmeldung und Bezahlung der Anmeldegebühr von etwa 70 Euro genügen, um eine Praxis zu eröffnen. Es ist keinerlei Kontrolle der Tätigkeit – etwa durch das Gesundheitsamt – vorgesehen. Ende 2004 besaßen 11 000 Hilfesteller und Energethiker einen Gewerbeschein. Hinzu kommt eine unbekannte Anzahl von Personen, die in diesem Bereich ohne Anmeldung tätig sind.

Ein Verhaltenskodex besteht für das Gewerbe der Hilfesteller und Energethiker nicht, daher gibt es auch keine Schweigepflicht und keinen Schutz der Klienten. Es ist davon auszugehen, dass Hilfesteller, Kosmobiologen und Energethiker auch nicht über das nötige Wissen verfügen, wann sie an ihre Grenzen stoßen und ihre Klienten – etwa bei Befindlichkeitsstörungen oder Beziehungsproblemen – zur Diagnose an einen Arzt oder Psychologen weiterverweisen sollten. Der Wirtschaftskammer, die für die Regelung dieser Berufe zuständig ist, liegen Klagen von Kunden vor, die sich als Opfer teurer und nutzloser Behandlungen fühlen.

Wer Yoga- oder Qigong- und Taichi-Training anbietet, Feldenkrais oder Eurythmie betreibt, muss einen Gewerbeschein nach reglementierter Ausbildung im Rahmen von Privatunterricht oder Psychotherapie erstehen. Die Ausbildungen variieren je nach Anbieter. Eine Kontrolle der Tätigkeit ist nicht vorgesehen.

Akupunktmassage ist an das Gewerbe der Masseure gebunden, Shiatsu darf von Masseuren und Psychologen angeboten werden. Hypnose, Reiki und Geistheilen gelten als Krankenbehandlungen. Diese sind – wie auch das Erstellen von Diagnosen – allein Ärzten vorbehalten.

Lebens- und Sozialberater sind in Österreich nur zur psychologischen Beratung berechtigt.

Berater, die sich ihre Fähigkeiten ohne fachkundige Anleitung selbst angeeignet haben.

Personen, die derartigen Tätigkeiten nachgehen, sind nicht berechtigt, Diagnosen zu erstellen und Menschen zu behandeln. Im Rahmen ihres Berufs dürfen sie nicht einmal feststellen, ob das, was der Klient ihnen schildert, als Störung einzustufen ist. In der Praxis wird das allerdings sehr oft nicht eingehalten.

Des Weiteren gibt es eine Reihe von unkonventionellen Verfahren, bei denen Laien in die Techniken eingewiesen und dann zu „Therapeuten" ernannt werden. Dieses Wort legt zwar nahe, dass es sich um Personen handelt, die Heilbehandlungen durchführen – wenn sie jedoch weder Arzt noch Heilpraktiker sind, sind sie dazu nicht berechtigt.

Folgende Verhaltensweisen von Behandlern sollten nachdenklich stimmen, ob man dort wirklich in guten Händen ist:

- Ein Verfahren oder Mittel wird durch seine exotische Herkunft (Ureinwohner, Himalaja o. Ä.) als etwas ganz Besonderes dargestellt.
- Es soll heilen können, wo die übliche Medizin erfolglos ist.
- Es soll bei vielen Erkrankungen, die nichts miteinander zu tun haben, wirken.
- Die Behandlung soll sicher, risikolos und nebenwirkungsfrei sein.
- Sie wird als derart erfolgreich dargestellt, dass nicht nachzuvollziehen ist, warum nicht schon längst alle Therapeuten so behandeln.
- Ein Behandler fordert auf, sofort mit der Behandlung zu beginnen, obwohl es kein Akutfall ist.
- Er kündigt eine schwere Krankheit oder gar den Tod an, wenn die Behandlung abgelehnt wird.
- Der Behandler reagiert ablehnend auf den Wunsch, sich vor der Behandlung noch mit jemand anderem zu beraten.
- Er verlangt vom Patienten, alle anderen Medikamente abzusetzen.
- Er weigert sich, Barzahlungen zu quittieren.
- Er fordert Vorauszahlungen für eine länger dauernde Behandlung.
- Er äußert sich abfällig gegenüber etablierten Behandlungsmethoden.

## Behandlungsplan

In einem Behandlungsplan, der vor Beginn der Behandlung erstellt wird, hält der Behandler schriftlich relevante Informationen zu Diagnose und Behandlung fest (siehe „Checkliste für einen Behandlungsplan" → nebenstehend). Innerhalb gewisser Grenzen kann der Patient anhand eines solchen Papiers kontrollieren, ob die Behandlung ihren vorgesehenen Weg geht. Ist das nicht der Fall, kann im Gespräch mit dem Behand-

### Checkliste für einen Behandlungsplan

- Welche Diagnose liegt vor?
- Was ist das Ziel der Behandlung?
- In welchen Einzelschritten soll sie voraussichtlich ablaufen?
- Was will der Behandler konkret tun, und was will er damit erreichen?
- Wie lange wird die Behandlung voraussichtlich dauern?
- Was wird sie voraussichtlich kosten (Behandlungskosten, Arzneimittel und anderes)?
- Wie beziehungsweise nach welcher Gebührenordnung berechnet der Behandler seinen Arbeitsaufwand?
- Sind außer den genannten Kosten noch weitere zu erwarten?
- Übernimmt die Krankenkasse zumindest Teile der Kosten?

ler geklärt werden, wie und warum er von dem Plan abgewichen ist und wie er zukünftig weiter verfahren will. In der konventionellen Medizin wird ein solcher Behandlungsplan beispielsweise erstellt, bevor eine kieferorthopädische Behandlung beginnt.

Ein solcher Plan kann der Absicherung dienen, dass die Behandlung nicht unabgesprochen Grenzen überschreitet. Darüber hinaus kann er im Falle eines Rechtsstreits eine wichtige Argumentationshilfe sein.

## Kosten

Die gesetzlichen Krankenkassen bezahlen ihrem Auftrag gemäß für ihre Mitglieder alle Leistungen, die ein Arzt mit Kassenzulassung erbracht hat und die ausreichend, zweckmäßig und wirtschaftlich sind. Früher konnte diese Definition weit ausgelegt werden – heute gelten hinsichtlich der Art und Anzahl medizinischer Leistungen deutlich strengere Maßstäbe. Das wirkt sich auch auf die Kostenübernahme für komplementäre Heilweisen aus.

Einheitliche Aussagen, welche Verfahren die Krankenkassen bezahlen, lassen sich nicht treffen. Zum einen unterscheiden sich die Leistungen der gesetzlichen und der privaten Krankenversicherungen. Zum anderen hat seit 1996, nachdem auch die Pflichtversicherten ihre Krankenkasse frei wählen konnten, ein Wettbewerb der Kassen untereinander eingesetzt, bei dem sie sich auch über ihr Angebot zu den so genannten Naturheilverfahren voneinander abzusetzen versuchen. Darüber hinaus kooperieren die gesetzlichen Krankenkassen inzwischen mit Privatversicherern und bieten Zusatzversicherungen an, mit denen ihre Mitglieder unter anderem diese speziellen Behandlungswünsche absichern können.

### Private Abrechnung

Für die private Berechnung seiner Leistungen legt der Arzt die Gebührenordnung für Ärzte (GOÄ) zugrunde. In ihr sind alle ärztlichen Tätigkeiten einzeln mit dem Betrag verzeichnet, den der Arzt dafür berechnen darf. Allerdings darf jeder Arzt den darin genannten Betrag ohne besondere Begründung bis zum 2,3-fachen überschreiten. Wenn er jedoch meint, dass seine Leistungen noch höher honoriert werden sollten, muss er das unaufgefordert begründen.

Die private Verrechnung nach der GOÄ kennt den Begriff der „analogen Bewertung". Das heißt, dass der Arzt anstelle von Leistungen, die nicht im Gebührenverzeichnis stehen, andere berechnen kann, die er für gleichwertig hält. Der Arzt darf nur Leistungen berechnen, die nach den Regeln der ärztlichen Kunst und der Naturheilkunde für eine medizinisch notwendige Versorgung erforderlich sind. Darüber hinausgehende Leistungen darf er nur berechnen, wenn sie auf Verlangen erbracht worden sind. Die gleichzeitige Behandlung mit verschiedensten Methoden (Polypragmasie) gilt als nicht gerechtfertigt.

Die klassischen Naturheilverfahren bezahlen die gesetzlichen Krankenkassen üblicherweise, wenn ein Arzt sie verordnet hat. Auch Akupunktur bei Schmerzen gehört zum Leistungsangebot, wenn sie im Rahmen eines Modellprojekts eingesetzt wird. Doch schon bei der Homöopathie gibt es Unterschiede. Eine Ortskrankenkasse gibt an, dass die Kostenübernahme vor der Behandlung mit der Geschäftsstelle abgeklärt werden muss. Eine Ersatzkasse hingegen verzeichnet die Homöopathie in ihrem Leistungsangebot, macht die Bezahlung aber davon abhängig, dass ein Arzt mit der Zusatzbezeichnung „Homöopathie" die Behandlung durchführt. Für alle jedoch gilt, dass Behandlungen durch Heilpraktiker generell nicht bezahlt werden. Und genau wie in der konventionellen Medizin müssen die Versicherten Arzneimittel, die nicht verschreibungspflichtig sind – von ausdrücklich aufgeführten Ausnahmen abgesehen –, seit Mitte 2004 selbst bezahlen.

Die Kosten für eine komplementärmedizinische Behandlung können sehr unterschiedlich ausfallen. Wenn sie ein Arzt durchführt, muss dieser seine Leistungen wie eine Privatbehandlung nach der Gebührenordnung für Ärzte (GOÄ) berechnen. Heilpraktiker sind gehalten, sich bei ihrer Abrechnung an der Gebührenordnung für Heilpraktiker zu orientieren; verpflichtet sind sie dazu allerdings nicht. Für alle anderen gibt es keine Regelungen; jeder kann seine Preise nach eigenem Gutdünken festlegen.

## Kostenerstattung

Viele Behandlungen aus dem Bereich der unkonventionellen Verfahren bezahlen die Kranken zunächst selbst – oft in der Absicht, von der Krankenkasse später eine nachträgliche Übernahme der Kosten zu erreichen. Dafür muss jedoch eine Reihe sehr eng gefasster Bedingungen erfüllt sein.

Zum Beispiel darf das Verfahren in den BUB-Richtlinien nicht explizit als „nicht anerkannt" genannt sein. Die BUB-Richtlinien sind Vereinbarungen zwischen Ärzten und Krankenkassen über neue Untersuchungs- und Behandlungsmethoden, die in regelmäßigen Abständen immer wieder überprüft werden. Sie geben an, welche noch nicht ausreichend erprobten Verfahren die Krankenkassen zu bezahlen bereit sind und welche Voraussetzungen die Ärzte erfüllen müssen, die das Verfahren anwenden wollen. Die BUB-Richtlinien benennen auch Verfahren, die in der vertragsärztlichen Versorgung nicht angewendet werden dürfen und die dementsprechend von der Bezahlung – auch einer nachträglichen – durch die Krankenkassen ausgeschlossen sind. In der 2004 geltenden BUB-Richtlinie waren von den komplementärmedizinischen Verfahren die Bioresonanztherapie (→ Seite 111), Kolonhydrotherapie (→ Seite 195), Elektroakupunktur nach Voll (→ Seite 127), Sauerstoff-Mehrschritt-Therapie (→ Seite 271) und Softlasertherapie (→ Seite 279) als vertragsärztliche Leistungen abgelehnt worden.

Unter sehr eng gefassten Umständen können die Krankenkassen aber doch zur Bezahlung wissenschaftlich nicht anerkannter Behandlungen verpflichtet werden. Beispielsweise, wenn bei einer akut lebensbedrohlichen Erkrankung oder einer, bei der eine dauerhafte Behinderung droht, keine Standardtherapie verfügbar ist, diese unverträglich ist oder nicht angewendet werden darf. Voraussetzung ist, dass die fragliche Methode in Studien bei einer hinreichend großen Zahl von Menschen eine therapeutische Wirksamkeit erkennen ließ. Es genügt also nicht, dass die Methode in Einzelfällen geholfen hat.

Voraussetzung für die Bezahlung ist, dass der Arzt einen Befund- und Behandlungsbericht schreibt, aus dem alles hervorgeht, was der medizinische Dienst der Krankenkassen – jene Stelle, die letztlich über die Kostenübernahme entscheidet – in diesem Einzelfall zur Beurteilung braucht.

## Im Streitfall

Eine juristische Auseinandersetzung mit den Krankenversicherern um die Übernahme von Behandlungskosten kann teuer werden. Es ist also ratsam, vorher abzuklären, wie die Chancen für einen Erfolg einzuschätzen sind. Eine Beratung

### Erstattung von Komplementärtherapien durch österreichische Krankenkassen

In Österreich bezahlen Krankenkassen für ihre Mitglieder alle Leistungen, die ihre Vertragsärzte erbringen, die ausreichend und zweckmäßig sind und das Maß des Notwendigen nicht überschreiten. Daraus ergibt sich, dass die Krankenversicherungen grundsätzlich nur für wissenschaftlich anerkannte Heilmethoden zu Leistungen verpflichtet sind. Die Frage, welche Heilmethoden wissenschaftlich anerkannt sind, wird vom Obersten Sanitätsrat beurteilt. Dieses ist ein medizinisches Fachgremium, welches beim Bundesministerium für Gesundheit angesiedelt ist.

Wahlärzte können die Preise für ihre Leistungen frei gestalten. Versicherte, die Leistungen bei Wahlärzten in Anspruch nehmen, müssen diese privat bezahlen und erhalten von ihrer Krankenkasse 80 Prozent des Betrags zurück, den die zuständige Krankenkasse bei Inanspruchnahme des entsprechenden Vertragsarztes zu zahlen gehabt hätte.

Eine Kostenübernahme für eine Behandlung mit komplementären Methoden ist unter gewissen Voraussetzungen im Einzelfall möglich. Ein Kostenersatz für unkonventionelle Methoden wird aber nur dann gewährt, wenn diese Methode einer zweckmäßigen Krankenbehandlung entspricht und das Maß des Notwendigen nicht überschreitet, beim Versicherten erfolgreich war oder aufgrund einer ausreichenden Zahl von Fällen erfahrungsgemäß ein Erfolg erwartet werden kann.

- **Akupunktmassage:** Sie ist als wissenschaftlich anerkannte Behandlungsmethode eingestuft. Eine Kostenübernahme erfolgt in der Regel dann, wenn mit anderen Behandlungen ein Therapieerfolg nicht zu erzielen war.
- **Akupunktur:** Bei den Gebietskrankenkassen von Oberösterreich, Kärnten und Vorarlberg kann Nadelakupunktur nach den vom Obersten Sanitätsrat festgelegten Anwendungen zur Schmerztherapie beim Vertragsarzt auf Krankenschein in Anspruch genommen werden. Bei den anderen Gebietskrankenkassen ist ein Kostenzuschuss vorgesehen oder wird im Einzelfall festgelegt.
- **Bachblüten-, Bioresonanz-, Magnetfeld- und Zelltherapie:** Sie gelten nicht als wissenschaftlich anerkannte Methoden. Bioresonanz ist laut Gerichtsurteil vom 12.7.1994 (GZ 42 Cgs 65/93p) von der Leistungspflicht explizit ausgenommen.

in Rechtsfragen bieten die Patientenberatungsstellen in den Bundesländern an, einige Verbraucherzentralen und der Sozialverband Deutschland.

Darüber hinaus sind die Selbsthilfeorganisationen bestimmter Krankheiten häufig sehr kenntnisreich in derartigen Fragen. Sie haben die Erfahrungen gesammelt, die viele Betroffene im Laufe der Jahre mit Krankenkassen gemacht haben. Vielfach gibt es bei ihnen eine Dokumentation über Gerichtsurteile, die zur Behandlung dieser Krankheit mit verschiedenen Verfahren ergangen sind, und auf die man sich als Argumentationshilfe stützen kann.

Wer meint, durch einen Heilpraktiker zu Schaden gekommen zu sein, muss sich an einen Rechtsanwalt wenden und über ihn einen Zivilprozess anstrengen. Wer einen ärztlichen Behandlungsfehler abklären lassen möchte und sich mit dem behandelnden Arzt nicht einig wird, kann sich an die Schlichtungsstelle der Landesärztekammern wenden.

- **Homöopathie:** Sie ist als nichtwissenschaftliche Methode eingestuft, weshalb eine generelle Kostenübernahme für Homöopathika nicht möglich ist. Diese Arzneimittel sind laut Satzung des Hauptverbands der Versicherungsträger im Allgemeinen nicht zur Krankenbehandlung geeignet, aber auch nicht generell ausgeschlossen. Eine Kostenübernahme kommt im Einzelfall und nur dann in Betracht, wenn die Behandlung aus zwingenden Gründen notwendig ist und nicht mit einem im Erstattungskodex angeführten Arzneimittel durchgeführt werden kann. In die gleiche Arzneimittelgruppe gehören Arzneimittel zur Bachblütentherapie, zur Aromatherapie, Anthroposophika sowie Mittel zur Organ- und Zelltherapie. Für die ärztliche Tätigkeit (Untersuchung, Verordnung von Homöopathika) übernimmt die Krankenversicherung die Kosten im Rahmen der normalen Honorarregelungen.
- **Traditionelle chinesische Medizin:** Laut Oberstem Sanitätsrat ist sie keine wissenschaftlich anerkannte Heilmethode, nur einzelne Bestandteile wie die Akupunktur und die Massage werden als Behandlungsmethode in bestimmten Fällen akzeptiert. Sie darf nur von einem Arzt ausgeübt werden. Kostenübernahme wird im Einzelfall gewährt.

Als Einzige hat die Oberösterreichische Gebietskrankenkasse eine Liste von erwiesenermaßen wirkungslosen oder patientengefährdenden Therapien zusammengestellt und ihren Vertragsärzten untersagt, sie mit der Kasse oder den Patienten privat zu verrechnen. Diese enthält 20 Verfahren: Aromatherapie, Auraheilung, Bachblütentherapie, Baunscheidtieren, biologische Terrain-Analyse, Bioresonanztherapie, Edelsteinmedizin, Eigenurintherapie, Haaranalyse, Honigtherapie, Irisdiagnostik, Klangmassage, Kolonhydrotherapie, magische Heilmethoden, Magnettherapie, Pendeln, Reiki, Schamanismus, Wünschelrute und Zelltherapie.

Seit 2005 werden komplementärmedizinische Arzneimittel erst dann in den Kodex der Kostenerstattung aller Krankenversicherungen aufgenommen, wenn die Hersteller – wie bei Arzneimitteln üblich – ihre Wirksamkeit und Nebenwirkungen durch entsprechende Studien belegen.

Privatversicherungen in Österreich erstatten Kosten für komplementäre Heilverfahren nach unterschiedlichen Gesichtspunkten, sodass es anzuraten ist, vor einer Behandlung eine Kostenerstattung zu erfragen.

# Grundprinzipien natürlicher Heilverfahren

Die Medizin, die an öffentlichen Universitäten gelehrt wird, versteht unter Naturheilverfahren solche, die mit Substanzen und Faktoren arbeiten, die der natürlichen Umgebung entstammen, also zum Beispiel mit Pflanzen (Phytotherapie), Nahrungsmitteln (Ernährungstherapie), Heilquellen (Balneotherapie), Licht (Heliotherapie), Wärme (Thermotherapie) und Wasser (Hydrotherapie). Auch Bestandteile der allgemeinen Lebensführung, wie Körperhygiene, Tagesrhythmus und selbstbestimmtes Leben finden dabei Berücksichtigung. Damit bilden sie die Grundlage für viele komplementäre Verfahren von der Kneipptherapie (→ Seite 190) bis zum Fasten (→ Seite 139) oder der Lichttherapie (→ Seite 202).

Bei den meisten dieser Verfahren gibt es Kurzzeit- und Langzeiteffekte, die getrennt voneinander genutzt werden und unterschiedlichen Zwecken dienen. Die raschen, kurz anhaltenden Wirkungen finden sich häufig in Gestalt so genannter Hausmittel wieder. So wird kaltes Wasser beispielsweise in Form eines Wadenwickels eingesetzt, um Fieber rasch zu senken, ein Thymiantee soll Hustenreiz stillen und eine Ernährung mit Backpflaumen, Datteln und Kleie bei Verstopfung helfen.

Über lange Zeit regelmäßig durchgeführte Güsse mit kaltem Wasser dienen hingegen der Abhärtung und sollen die Infektneigung verringern, indem sie das Immunsystem anregen. Den gleichen Zweck verfolgt die kurmäßige Einnahme von zum Beispiel Echinacea-Extrakt. Auch von einer langfristigen Ernährungsumstellung verspricht man sich positive Auswirkungen auf das Immunsystem.

Während die Ursachen der schnellen Wirkungen leicht nachvollziehbar sind – Abkühlung des Blutes, Inhaltsstoffe der Thymianpflanze, Volumenvergrößerung des Darminhalts –, erklären sich die Langzeitwirkungen durch eine Reihe komplexer Mechanismen, zum Beispiel über das Immunsystem. Wenn derartige Effekte angenommen werden können, rechnet man die entsprechenden Verfahren zu den Reiz- und Regulationstherapien.

Das Immunsystem zu beeinflussen, ist auch das Ziel der Methoden der Immunmodulation, wobei sie dieses Konzept noch gezielter einsetzen als es die Reiz- und Regulationstherapien tun. Hierbei werden Wirkstoffe verabreicht, um die Reaktionskraft des Körpers gegenüber dem Normalzustand abzuschwächen oder zu stärken.

## Reiz- und Regulationstherapien

Bei einer Reiz- und Regulationstherapie wird der Körper durch Maßnahmen, die ohne Arzneimittel auskommen, zu Reaktionen angeregt, die seine gestörten Funktionen wieder ins Gleichgewicht bringen und ihn stärken sollen. Hierdurch wird der Behandelte in die Lage versetzt, krank machenden Einflüssen mehr Widerstand entgegenzusetzen als bisher.

Reiz- und Regulationstherapien bauen auf der Überzeugung auf, dass sich die Natur vielfach selbst reguliert, zum Beispiel wenn ein kranker Körper durch Ruhe und Schonung seine Kräfte sammeln und so einen Infekt abwehren kann. Darüber hinaus setzt dieses Therapieprinzip auf die jedem Menschen in gewissen Grenzen gegebene Fähigkeit, sich gesund zu erhalten. Diese Selbstheilungskräfte sind individuell mehr oder weniger stark ausgeprägt und können durch therapeutisches Eingreifen angestoßen und unterstützt, aber auch behindert werden.

Die Verfahren verfolgen das Prinzip, dass jeder seine Gesundheit selbst in die Hand nehmen muss. Die Menschen sind herausgefordert, sich nicht länger passiv einer Behandlung zu überlassen, sondern aktiv zu werden, indem sie zum Beispiel ihren Körper regelmäßig beanspruchen und ihre Ernährung und ihren Tagesablauf bewusst gestalten.

## Die Selbstheilungskraft reizen

Als Reizmittel dient vieles, was in der Natur vorkommt: Wärme und Kälte, Wasser, Licht, Luft und Klimawechsel. Auch Bewegung, zum Beispiel ein Lauf- oder Schwimmtraining, oder der gezielt gelenkte Atem sind Mittel einer Reiztherapie.

Fasten (→ Seite 139) oder eine grundlegende Umstellung der Ernährung können dem Körper ebenfalls den Anstoß geben, seine Selbstheilungskräfte zu mobilisieren. Von immunstimulierenden Pflanzenmitteln erhofft man sich einen ähnlichen Effekt. Auch die Homöopathie (→ Seite 159) gilt manchen als Reiz- und Regulationstherapie.

Sogar Schmerzen können als Reizmittel fungieren. Schmerzen werden beispielsweise beim blutigen Schröpfen (→ Seite 276) ausgelöst, wenn die Schröpfköpfe auf die eingeritzte Haut aufgesetzt werden. Aber auch der Schmerz und die Entzündungsreaktion, die eine Injektion hervorrufen, werden gezielt als Reizmittel eingesetzt.

Eine Kur, deren Anwendungen den Körper aktivieren, vereinigt mehrere „reizende" Effekte. Darüber hinaus kann der Abstand vom Alltag, kombiniert mit professionell geleiteten Gesprächen, die Kurenden dabei unterstützen, ihre bisherige Lebensweise zu überdenken und eventuell neu zu ordnen.

## Nah- und Fernwirkung

Auf Reize reagiert zunächst der Teil des Körpers, der direkt betroffen ist. Beispielsweise rötet sich die Haut, die durch das Einstechen einer Injektionsnadel verletzt wird. Die dadurch ausgelöste Entzündungsreaktion beschäftigt dann das Immunsystem. Auf diese Weise hat der Stich weit reichende Wirkungen. Zudem regt der Schmerz, den das Einstechen von Nadeln hervorruft, das vegetative Nervensystem an, jenen Teil des Nervensystems, der nicht der willentlichen Steuerung unterliegt. So kann der Injektionsschmerz andere Schmerzen überdecken. Mithin lassen sich mit einer Therapie, bei der etwas in den Körper gespritzt wird, mehr Wirkungen erzielen als die, die von dem injizierten Mittel zu erwarten sind.

Ein anderes Beispiel für eine Fernwirkung ist das Auflegen einer Wärmflasche am unteren Rücken. Dadurch rötet sich nicht nur die Haut an dieser Stelle, sondern es reagiert auch der innere Körperbereich mit den dazu gehörigen Organen, der mit der erwärmten Hautstelle über Nervenbahnen verbunden ist. Andere Reize, wie zum Beispiel Kalt-Warm-Wechselbehandlungen, wirken nicht nur auf einzelne

Körperteile, sondern können das vegetative Nervensystem aktivieren und so die Durchblutung, die Wärmeregulation und das Hormonsystem beeinflussen.

### Trainingseffekte

Die sofortigen Wirkungen (Akutwirkungen) solcher Behandlungen sind meist gering, ihre Stärke liegt im Langzeiteffekt. Diesen erreicht man, indem man den Organismus regelmäßig Reizen aussetzt, deren Stärke man schrittweise anhebt. An eine solche systematisch gesteigerte Belastung passt sich der Organismus nach und nach an (Adaptation). Über längere Zeit durchgeführt, ergibt das einen Trainingseffekt. Dieser hält nach dem Absetzen der Reize noch einige Zeit an, vergeht aber wieder, wenn der Reiz nicht regelmäßig erneut einwirkt.

Voraussetzung für das Gelingen einer Reizbehandlung ist, dass der Organismus noch ausreichend reagieren kann. Sodann muss die individuell richtige Dosierung gefunden werden. Diese hängt unter anderem vom Gesundheitszustand des Betroffenen und von seinem Alter ab. Darüber hinaus ist – je nach Verfahren – zu bedenken, dass die Effektivität mancher Reize mit der Tageszeit schwanken kann. Beispielsweise wirkt Wärme am späten Nachmittag intensiver als am Vormittag, weil die Schweißproduktion dann verstärkt ist. Die Schritte, mit denen die Intensität der Reize gesteigert wird, müssen den individuellen Bedingungen ebenso angepasst sein wie die Dauer der Anwendungen.

Die Grenzen dieser Verfahren sind erreicht, wenn die Regulationsmechanismen des Körpers erschöpft, Organe oder Gewebe zerstört sind. Hier kann die zusätzliche Belastung einer Reiztherapie dem Körper sogar schaden.

## Immunmodulation

Manche Behandlungserfolge von Naturheilverfahren lassen sich mit ihren Wirkungen auf das Immunsystem erklären. Sie regen das Abwehrsystem so an, dass der Körper in die Lage versetzt wird, seine Krankheit selbst zu bewältigen. Von Immunmodulation oder „Umstimmung" spricht man, wenn dieses Körpersystem gezielt mit Wirkstoffen beeinflusst wird. Die Mittel, die dazu im Bereich der Naturheilkunde zum Einsatz kommen, werden oft als Umstimmungsmittel bezeichnet.

Eine immunmodulierende Behandlung besteht meist aus langsam gesteigerten Reizen, die das Abwehrsystem beantworten soll. Im Allgemeinen wechseln dabei Phasen ab, in denen das Immunsystem aktiviert oder eher gedrosselt ist. Im Ergebnis kann der Behandelte dann nach einer solchen Kur Anforderungen besser bewältigen als vorher. Gleichzeitig reagieren auch das Nerven- und Hormonsystem, sodass der Organismus insgesamt ein anderes Reaktionsniveau erreicht.

Voraussetzung für eine erfolgreiche Immunmodulation ist, dass die Körpersysteme noch funktionsfähig sind und auf Reize reagieren können.

### Schaltstelle Immunsystem

Wie eine solche Immunmodulation den Körper beeinflusst, erklärt sich mit dem Wissen über die Funktionen des Immunsystems. Darauf beziehen sich auch Komplementärmediziner, wenn sie die Wirkungen ihrer Verfahren zu erklären versuchen.

Der Körper wehrt sich gegen Unerwünschtes mit zwei Mechanismen: dem unspezifischen Abwehrsystem mit seinen angeborenen Reaktionen und dem spezifischen Abwehrsystem, das lebenslang dazulernt.

Das unspezifische Abwehrsystem wird durch Herausforderungen wie Krankheitserreger und Verletzungen angeregt. Es stoppt die Vermehrung von Viren in den Körperzellen, hemmt die Vervielfältigung von gesunden Zellen und Tumorzellen und bremst oder aktiviert Reaktionen des spezifischen Abwehrsystems.

Das spezifische Abwehrsystem reagiert auf Substanzen, die als fremd erkannt werden. Dieser Teil des Immunsystems bildet eine Art Gedächtnis aus, das sich an eine einmal geleistete Abwehrarbeit erinnert und bei einem erneuten Kontakt mit den entsprechenden Erregern sofort wieder aktiv wird. Auf diesem Prozess beruht die Immunität gegenüber vielen Krankheiten und der Schutz durch Impfungen.

Beispiele für Krankheiten, bei denen dieses vernetzte und von vielen Faktoren beeinflusste System gestört ist, sind Allergien und Autoimmunkrankheiten. Bei Letzteren hat der Körper seine Fähigkeit verloren, zwischen eigen und fremd zu unterscheiden, sodass er auch körpereigene Gewebe angreift. Zu den Autoimmunerkrankungen gehören die rheumatoide Arthritis, Typ-1-Diabetes, multiple Sklerose, eine Form der Schilddrüsenüberfunktion und einige Hautkrankheiten. Diesen Krankheiten, bei denen die Fehlfunktion des Immunsystems eindeutig nachzuweisen ist, stehen Störungen gegenüber, von denen manche Behandler vermuten, dass sie mit einer unspezifischen Immunschwäche zusammenhängen können und die sie dann auch in diesem Sinne behandeln.

Das Abwehrsystem ist eng verbunden mit anderen Körpersystemen, vor allem dem Nerven- und Hormonsystem. Die Forschungsrichtung, die sich mit diesem Netzwerk beschäftigt, zu dem auch die Psyche noch Wesentliches beiträgt, ist die Psychoneuroimmunologie. Hier wird untersucht, wie sich Empfinden, Erleben und Verhalten als Äußerungen des Nervensystems dem Gehirn mitteilen, welche Auswirkungen das auf das Hormon- und Immunsystem hat und wie Reaktionen dieser Körpersysteme andererseits auf das Befinden zurückwirken. Verbindungselemente dieser Systeme untereinander sind Nervenbahnen und Nervenschaltstellen. So sind die Organe des Immunsystems – Milz, Knochenmark, Thymusdrüse, Lymphknoten und Lymphbahnen – über Nervenfasern direkt mit dem Gehirn verbunden. Viele Zellen des Immunsystems liegen dicht neben Nervenzellen. Die Kommunikation der Systeme wird von Botenstoffen vermittelt. Meist handelt es sich dabei um Hormone oder hormonähnliche Substanzen; eine andere Gruppe von Überträgerstoffen sind die Neurotransmitter und Neuropeptide.

Die Stressreaktion ist ein Beispiel für die Verknüpfung der Reaktion aller drei Systeme. Auf das Signal „Stress", das die Nerven aussenden, schütten beispielsweise die Nebennieren eine größere Menge des Hormons Kortisol aus. Dieses bewirkt, dass der Körper längere Zeit große Belastungen überstehen kann. Gleichzeitig wird aber durch einen hohen Kortisolspiegel das Immunsystem so beeinflusst, dass es in seiner Abwehrbereitschaft geschwächt ist und Infektionskrankheiten leichter Fuß fassen können. So erklärt sich, warum Menschen, die unter hohem Druck leben, leichter krank werden als solche mit einem geruhsamen Lebensstil. Zudem gibt es Hinweise darauf, dass sich aufgrund einer kontinuierlichen oder oft wiederholenden Überlastung des Körpers Autoimmunkrankheiten eher entwickeln können als bei einem ausgeglichenen Leben.

Aufbauend für die Abwehrkräfte wirkt demnach alles, was gut tut, stärkt und den Menschen wieder spüren lässt, welche inneren Kräfte er hat. Kaum etwas lähmt Geist und Körper mehr als das Gefühl, ohnmächtig ausgeliefert zu sein. Auch die positiven Einflüsse von Befinden und Verhalten, zum Beispiel von Freude und Optimismus, lassen sich als biochemische Reaktionen messen.

Obwohl viele dieser Einzelfaktoren des Immunsystems messbar sind, ist damit noch nicht geklärt, was es für die Krankheitsbehandlung bedeutet, wenn man den einen Wert anhebt oder einen anderen absenkt. Wenn eine Maßnahme zur Immunmodulation dafür sorgt, dass im Immunsystem eine bestimmte Gruppe von Substanzen vermehrt gebildet wird, verursacht das im Gesamtorganismus eine komplexe Kettenreaktion. Was geschehen wird und wie sich das auswirken wird, ist schwer vorherzusagen. Es ist von Mensch zu Mensch unterschiedlich, je nach Tages- oder Jahreszeit verschieden und von der jeweiligen Krankheitsgeschichte des Betroffenen und der Reaktionsbereitschaft des Organismus abhängig. Zudem bestehen komplexe Rückkopplungsmechanismen, die zu paradoxen Reaktionen führen können. Außerdem kann, wenn die immunmodulierenden Faktoren in kurzer Zeit mehrfach angewendet werden, eine Toleranz hervorgerufen werden, durch die der krankheitslindernde Effekt verloren geht.

## In die Abwehr eingreifen

Immunmodulierende Verfahren werden bei Immunschwäche, Autoimmunkrankheiten und Allergien angewendet und als Begleittherapie bei Krebserkrankungen.

Dass die Immunabwehr gestört ist, nimmt man bei einem Erwachsenen an, wenn er im Jahr mehr als drei Infektionskrankheiten hat, die jeweils länger als vier Wochen dauern und die Haut, Atemwege, den Darm oder den Harn- und Genitaltrakt betreffen. Üblicherweise lauten die Empfehlungen dann, ein- bis zweimal jährlich mit dem gewählten Behandlungsmittel eine Kur durchzuführen.

Solche ungezielten Eingriffe in die Immunabwehr haben allerdings mitunter auch negative Folgen. So können sich die Beschwerden zu Beginn der Behandlung verstärken. Die Anwender bezeichnen diesen Effekt als „Erstverschlimmerung" und sehen darin ein Zeichen, dass der Körper auf die Therapie anspricht. Es ist allerdings auch möglich, dass es sich um eine Unverträglichkeitsreaktion handelt. Außerdem besteht die Gefahr, dass eine bisher nur als Anlage vorhandene Allergie oder Autoimmunkrankheit ausbricht. Bei einer begleitenden Krebsbehandlung ist es möglich, dass das Umstimmungsmittel das Krebswachstum eher anregt als bremst.

Darüber hinaus kann, wenn die immunologische Ausgangslage beim Patienten und die Auswahl und Dosierung des Mittels nicht genau aufeinander abgestimmt sind, die abnehmende Immunleistung, die zu Beginn einer Behandlung oft eintritt, den Betroffenen für Infektionen zunächst besonders anfällig machen.

### Mittel zur Umstimmung

Die „Mittel“, mit denen das Immunsystem beeinflusst werden soll, lassen sich grob in zwei Kategorien unterteilen: aktive und passive. Zu den aktiven Maßnahmen gehören die Verfahren, bei denen man selbst regelmäßig tätig werden muss, beispielsweise körperliches Training, Entspannungsübungen, Yoga (→ Seite 295), Kneipptherapie (→ Seite 190), Saunabesuche. Passiv bleiben diejenigen, die Umstimmungsmittel als Medikament anwenden oder ein therapeutisches Verfahren an sich vollziehen lassen. Zu diesen Methoden gehören beispielsweise Eigenblutinjektionen (→ Seite 124), Fiebertherapie (→ Seite 147), mikrobiologische Therapie (→ Seite 230) inklusive der Autovakzine und Zelltherapien (→ Seite 300). Auch eine Reihe von Pflanzenmitteln dienen der Immunmodulation.

Die Dosierung der als Umstimmungsmittel eingesetzten Medikamente folgt dem Gedanken, dass eine geringe Dosierung eher aktiviert, eine hohe Dosierung das Immunsystem eher drosselt; der Häufigkeit der Anwendungen liegt die Überzeugung zugrunde, dass bei akuten Vorgängen oft behandelt werden muss, bei chronischen selten.

## Wärme- und Kältetherapien

Wärme und Kälte wurden schon immer, der Erfahrung folgend, als Behandlungsmittel eingesetzt.

Die akuten Wirkungen sind offenkundig: Schmerzende Gelenke werden so lange gerieben, bis sie warm sind und sich wieder besser bewegen lassen, verbrannte Haut wird ins kalte Wasser gehalten, bis der Schmerz nachlässt. Die Langzeitwirkungen zielen darauf, durch Wärme und Kälte die Regelkreise des Körpers und seine Funktionen zu beeinflussen und so Krankheiten vorzubeugen oder ihre Behandlung zu unterstützen.

Als Behandlungsmethode, die mit Temperaturreizen arbeitet, die vor allem durch Wasser übertragen werden, erlangte im deutschsprachigen Raum ab dem 19. Jahrhundert die Kneipptherapie (→ Seite 190) einen großen Bekanntheitsgrad.

Die Wechselanwendung von Wärme und Kälte – im asiatischen Raum in Form der Schwitzhütte, im Norden Europas als Sauna – dient der Gewebereinigung und der Abhärtung. Dadurch soll sich die Krankheitsbereitschaft verringern. Abwechselnde Wärme- und Kältereize trainieren zudem den Kreislauf, das vegetative Nervensystem und die Muskulatur der Blutgefäße und regen das Immunsystem an.

Bei einer Überwärmung, beispielsweise durch ein heißes Bad, wird dem Körper mehr Wärme zugeführt, als er selbst erzeugen kann. So wird die Körperkerntemperatur etwas angehoben. Das soll den Körper darin unterstützen, Krankheitserreger rasch unschädlich zu machen.

### Wärme tut gut

Wärme weitet die Blutgefäße und fördert die Durchblutung. In der Folge entspannen sich die Muskeln. Das befreit die Nervenbahnen von schmerzhaften Druckreizen. In der Haut liegende temperaturempfindliche Nervenenden leiten die Wärmereize über Schaltstellen im Rückenmark und im Gehirn an das Schmerzzentrum weiter. Die dort ausgelösten chemischen Prozesse dämpfen das Schmerzempfinden zusätzlich. Wärme regt den Zellstoffwechsel an, reguliert die Produktion von Stresshormonen und wirkt wohltuend auf die Psyche.

### Kälte regt an

Bei einem kurz dauernden Kältereiz ziehen sich die Blutgefäße zusammen, die Muskeln spannen sich an. Ist der Reiz abgeklungen, werden die Blutgefäße weit gestellt, die Muskeln entspannen sich wieder. In der Folge fühlt sich der Bereich längere Zeit anhaltend warm und angenehm entspannt an.

Kälte wirkt zudem schmerzlindernd, weil die für das Empfinden von Kältereizen zuständigen Nerven ihre Botschaft rascher zum Gehirn senden als die schmerzleitenden Nervenbahnen. In einem stark unterkühlten Hautgebiet werden weder Kälte noch Schmerz empfunden.

### Wärme und Kälte richtig anwenden

Akute und schmerzhafte Krankheitszustände werden mit Kälte behandelt, chronische, nichtentzündliche Erkrankungen hingegen mit Wärme oder allenfalls mit kurz einwirkender Kälte.

Eine fachkundige Wärmebehandlung berücksichtigt, wie alt der Behandelte und wie dick seine Haut in dem betroffenen Bereich vermutlich ist. Auch die Tageszeit, zu der behandelt wird, spielt eine Rolle. Wickel und Packungen werden üblicherweise dem im Bett liegenden Patienten für etwa 45 Minuten angelegt. Soll der ganze Körper behandelt werden, eignen sich Wasser-, Schlamm- oder Moorbäder. Nach dem Bad sollen die Patienten noch eine halbe Stunde zugedeckt ruhen.

Wenn bei einer Wärmebehandlung die Körpertemperatur plötzlich ansteigt, der Betreffende nicht schwitzt, aber Kopfweh und Brechreiz auftreten, besteht das Risiko einer Ohnmacht. Dann sollte er mit kalten Güssen abgekühlt werden und danach, ohne sich abzutrocknen, zugedeckt ruhen.

Für kalte Güsse, Wechselbäder und Wechselduschen dient Wasser mit einer Temperatur von etwa 12 bis 15 °C. Eine andere Form der Kältetherapie ist es, barfuß in fließendem Wasser, Tau oder Schnee zu laufen.

Eispackungen und Gelkompressen aus dem Tiefkühlfach werden nur für eine Minute auf die Haut, die vorher mit einem dünnen Tuch geschützt wurde, aufgelegt. Dann lässt man die Haut vier Minuten ohne die Kältepackung aufwärmen und wiederholt die Prozedur insgesamt fünfmal.

Vor einer Kälteanwendung müssen Körper und Füße gut durchwärmt sein, der Raum darf nicht unter 20 °C temperiert sein. Wenn sich die Haut während der Behandlung nicht rötet oder sogar weiß wird oder der Behandelte zu frieren beginnt, muss die Anwendung gestoppt werden und die Person sich sofort aufwärmen. Nach der Kältebehandlung sollte der Körper immer wieder gut durchwärmt werden.

Kälte regt den Herzschlag an. Dadurch sinkt die Körperkerntemperatur nicht so rasch ab. Kälte hemmt außerdem vorübergehend die Tätigkeit der Hormondrüsen und regt den Darm an. Kälte wirkt blutstillend und abschwellend. Überdies wirkt der Kältereiz auf Reflexzonen der Haut (Head-Zonen) und über die Reflexbahnen auf entfernte Körperbereiche. So überträgt sich die Kältewirkung auch dorthin. Die Muskelspannung erhöht sich, die Durchblutung verringert sich.

## Temperatur braucht einen Vermittler

Wärme und Kälte benötigen ein Medium, das sie an den Körper heran- oder in ihn hineinbringt. Ein idealer Temperaturträger ist Wasser. Zum Beispiel lässt sich mit einem Wasserguss an den Unterschenkeln ein Kältereiz setzen, durch eine Eispackung kann Kälte einen schmerzenden Zahn beruhigen. Als Hausmittel werden Auflagen aus Kartoffelbrei oder Quark eingesetzt, um entzündeten Hautbereichen Wärme zu entziehen.

Wärme kann unter anderem als Wickel, Packung, Wärmflasche und Bad angewendet werden. Feste Materialien wie Moor, Lehm, Erde und Fango – so genannte Peloide, die aus organischen und mineralischen Substanzen bestehen – halten Wärme besonders lange. Auch Gelpackungen können Wärme und Kälte übertragen.

Die wechselnde Anwendung von Wärme und Kälte erfolgt zum Beispiel als Wechseldusche im Rahmen der Kneipptherapie (→ Seite 190) oder als Dampfbad oder Saunagang mit anschließendem Kaltbad.

Wärme kann den Körper auch in Form von elektromagnetischer Strahlung, zum Beispiel als sichtbares Licht, erreichen. So wird beispielsweise bei der Lichttherapie (→ Seite 202) die natürliche Strahlungswärme der Sonne genutzt. In der physikalischen Medizin kommen künstliche Quellen wie Infrarotstrahlung, Ultraschall und Hochfrequenzstrahlung zum Einsatz.

## Viele Einsatzgebiete

Wärme wird bei Erkältungen, Grippe, Unterleibsschmerzen, Ischiasbeschwerden, Muskelverspannungen, Nervenentzündungen, Gelenkschmerzen sowie Nieren- und Blasenleiden eingesetzt. Eine Überwärmungstherapie soll dem Körper bei der Abwehr von Erkältungskrankheiten und Grippe helfen.

Kälte stillt Blutungen, mindert Schwellungen und Blutergüsse, hilft bei akuten Schmerzzuständen, Entzündungen und entzündlichen Gelenkerkrankungen. Eisbeutel können Kopfschmerzen und Muskelverspannungen lindern.

## Grenzen der Anwendung

Personen mit gestörtem Temperaturempfinden, zu denen unter anderem viele Diabetiker gehören, dürfen solche Behandlungen allenfalls unter ärztlicher Aufsicht durchführen. Da sie die Grenzen der Verträglichkeit nicht selbst spüren, kann es zu Verbrennungen bzw. Erfrierungen kommen.

Wärme- und Kältetherapien sollten nicht eingesetzt werden, wenn Arzneimittel eingenommen werden, die die Blutgefäße weit stellen und/oder den Blutdruck senken.

Wärmeanwendungen oder ein Saunabesuch sind kurze Zeit nach anstrengendem Sport oder ausgiebiger Mahlzeit zu meiden. Da starke Wärme zudem das Herz belastet, sollte vor der Anwendung ärztlich abgeklärt werden, ob die Behandlung angebracht ist.

Bei Entzündungen innerer Organe, Tuberkulose und Krebserkrankungen, Anfallkrankheiten und hochgradigen Gefäßveränderungen im Gehirn, sowie bei Hämorrhoiden und Krampfadern dürfen Wärmebehandlungen nicht durchgeführt werden; sie können die Krankheit verstärken.

Kälte sollte bei Harnweginfektionen, Reizblase, Ischiasbeschwerden, entzündlichem Rheuma und während der Menstruation gemieden werden, um die Beschwerden nicht zu verstärken. Bei kalten Händen, Schwächezuständen, Bluthochdruck, Katarrhen, Herzstörungen, Vergrößerung der Schilddrüse, erhöhtem Augeninnendruck, Neuralgien, nervösen Störungen, Neigung zu Gefäßkrämpfen und Lähmungen sollten ebenso wenig kalte Güsse angewendet werden.

## Klostermedizin

***Hildegard-Medizin***

Diese Art der Pflanzenheilkunde beruft sich auf die medizinischen Schriften der Nonne Hildegard von Bingen (1098-1179). Als so genannte Hildegard-Medizin wurde sie ab 1970 durch Schriften des österreichischen Arztes Gottfried Hertzka und des deutschen Heilpraktikers Wighard Strehlow bekannt gemacht und wird seitdem sehr erfolgreich vermarktet. Dazu tragen auch die Aktivitäten verschiedener Organisationen im deutschsprachigen Raum bei, die den beiden Begründern der Hildegard-Medizin und ihren Mitarbeitern nahe stehen und sich sowohl dem Verbreiten von Publikationen als auch dem Produktvertrieb widmen.

Die Vermarktung des Namens Hildegard von Bingen und die Nutzung ihrer Schriften in einer Weise, die durch das Original kaum gedeckt ist, hat die wohl kenntnisreichsten Professoren dieser Materie zu einer öffentlichen Erklärung veranlasst: „Die Versuche, eine durchaus berechtigte Naturheilkunde als ‚Hildegard-Medizin' in die ärztliche Praxis und den Bereich der Apotheke hineinzutragen, entbehren jeder wissenschaftlichen Grundlage."

***Maria Treben***

Maria Treben (1907-1991) war eine oberösterreichische Hausfrau, deren Buch „Gesundheit aus der Apotheke Gottes" 1981 erschien und seitdem mehrere Millionen Mal verkauft wurde. In diesem und in den nachfolgenden Schriften sind volkstümliches Heilpflanzenwissen mit Überliefertem, eigenen Erfahrungen und individuellen Deutungsversuchen verknüpft. Das Ergebnis sind Behandlungsempfehlungen, die rationaler Grundlagen weitgehend entbehren und im schlechtesten Fall sogar lebensgefährlich sein können.

## Pflanzenheilkunde

Seit Urzeiten verwenden Menschen in allen Teilen der Welt Pflanzen und deren Bestandteile, um damit Krankheiten zu behandeln. Bis zum 19. Jahrhundert bildeten Heilkräuter die Basis des Arzneischatzes, allenfalls ergänzt um einige Metalle und deren Verbindungen. Von da ab begann das Zeitalter der chemischen Untersuchung von Pflanzenmitteln und der naturwissenschaftlichen Erklärungen ihrer Wirkungen. 1811 entdeckte Friedrich Wilhelm Sertürner das Morphin als Wirkungsträger des Opiums; die Isolierung anderer Pflanzeninhaltsstoffe wie Nikotin, Atropin und Koffein folgten.

Zu der Zeit, als die pharmazeutische Industrie entstand, lag ihr vorherrschendes Ziel darin, den Medizinern rein hergestellte Pflanzeninhaltsstoffe zur Verfügung zu stellen. Als sich im Laufe der Zeit dann die chemische Industrie immer stärker entwickelte, trat die Produktion synthetischer Medikamente nach und nach in den Vordergrund.

Während des ersten Weltkriegs führte der Mangel an Medikamenten zu einer Rückbesinnung auf Zubereitungen aus Arzneipflanzen. In der Zeit des Nationalsozialismus hatte die Förderung des Gebrauchs heimischer Heilpflanzen hingegen einen ideologischen Hintergrund. Seit den 1980er-Jahren gibt es in Deutschland eine wachsende Zahl von Stiftungen und Vereinigungen, deren Ziel es ist, die Therapie mit Pflanzen zu fördern.

Noch zu Beginn des 20. Jahrhunderts war die Zusammensetzung der meisten pflanzlichen Arzneimittel weitgehend unbekannt, und immer mehr naturwissenschaftlich ausgebildete Ärzte zogen andere, eindeutig zusammengesetzte Medikamente vor. Doch dann begann an den Universitäten die moderne Erforschung pflanzlicher Mittel. Auf ihren Ergebnissen fußt die heutige Phytotherapie.

Heute lassen sich in Deutschland vornehmlich zwei Arten von Pflanzenheilkunde ausmachen, die nebeneinander existieren: Die so genannte Klostermedizin, die sich auf überlieferte Texte und volksheilkundliche Traditionen stützt und sie für heutige Verhältnisse nutzbar machen möchte. Häufig werden deren Wissensinhalte allerdings populärmedizinisch vermarktet, wobei sie oft eng mit Interessen am Verkauf von Produkten verbunden sind. Beispiele dafür sind die Hildegard-Medizin und die Kräutermedizin der Maria Treben. Der andere Bereich der Pflanzenheilkunde ist die Phytotherapie, die sich um die wissenschaftliche Erforschung von Pflanzenmitteln bemüht und diese Therapierichtung mit der wissenschaftlichen Medizin verbinden möchte. Während die Klostermedizin vornehmlich getrocknete Pflanzen, ihre Teile und deren Zubereitungen einsetzt, arbeitet die Phytotherapie auch mit industriell hergestellten und von der Bundesbehörde zugelassenen Fertigarzneimitteln, den so genannten Phytopharmaka.

### Magie, Erfahrung und Analyse

Jahrtausendelang galten Gesundheit und Krankheit als Zustände, die der Mensch Geistern, Dämonen, den Göttern oder einem Gott verdankte. Das Abwenden von Krankheiten war dementsprechend eng mit Magie und Glauben verknüpft. Auch die Wirkungserklärungen für Heilkräuter standen in diesem Zusammenhang.

Die Auswahl einer Pflanze zur Krankheitsbehandlung folgte lange Zeit der so genannten Signaturenlehre. Man ging davon aus, dass Pflanzen in ihrer Form und Farbe ein verschlüsseltes, von Gott mitgegebenes Zeichen tragen, welche Krankheiten sie heilen können. So soll zum Beispiel die Walnuss, deren Furchungen denen des Gehirns ähneln, Kopfschmerzen beseitigen.

Die Erfahrung, was sich als hilfreich erwiesen hat, wurde dann von Generation zu Generation weitergegeben und ist so in den Arzneischatz eingegangen. Gemäß solcher überlieferten Erfahrungen werden die meisten Pflanzen auch heute noch angewandt.

Mittlerweile hat die Forschung nun von vielen Pflanzen die Hauptinhaltsstoffe identifiziert und deren Wirkungen nachweisen können. Allerdings ist der Schluss, dass ein Pflanzenmittel so wirkt wie es einer seiner Inhaltsstoffe nahe legt, nicht ohne Weiteres zulässig.

Der Grund ist, dass Pflanzen üblicherweise in zubereiteter Form angewendet werden, also zum Beispiel als Tee oder alkoholischer Auszug. Solche Arzneien sind also stets eine Mischung vieler verschiedener Substanzen, bei der es noch dazu von der Extraktionsmethode abhängt, welche Pflanzeninhaltsstoffe in den Auszug übergehen. Selbst wenn der Hauptinhaltsstoff der verwendeten Pflanze bekannt ist, weiß man kaum etwas über die zahllosen Begleitstoffe, die in die Zubereitung übergehen. Da die Wirkung der Arznei aber auf der Gesamtmischung beruht, kann sie nur als Ganzes, nicht aufgrund einzelner Bestandteile beurteilt werden.

Aus dem gleichen Grund kann auch die überlieferte Erfahrung, wie eine Pflanze wirkt, nicht ohne Weiteres auf den Gebrauch von Pflanzenmitteln heutzutage übertragen werden. Während bei der früher üblichen Art, Pflanzen einzusetzen, ein selbst zubereiteter Tee getrunken oder ein alkoholischer Auszug löffelweise eingenommen wurde, greift man heute häufig zu industriellen Phytopharmaka. Diese werden aber anders hergestellt als ein traditioneller Pflanzenextrakt. Durch die andere Zubereitung gehen andere Inhaltsstoffe in den Extrakt über, manche bleiben zurück, wieder andere verändern sich beim Herstellungsprozess. Auch die Konzentration der Inhaltsstoffe kann von Mal zu Mal sehr abweichen. Die therapeutische Wirksamkeit muss also für jede Zubereitungsart gesondert geprüft werden.

## Geprüfte Arzneikräuter

Die meisten der in Deutschland gebräuchlichen Arzneipflanzen sind im jeweils gültigen Arzneibuch aufgeführt – einer Sammlung von Vorschriften zu Identität, Qualität, Prüfung, Lagerung und vielem mehr von Arzneistoffen und Zubereitungen. Ihre therapeutische Wirksamkeit ist allerdings – von wenigen Ausnahmen abgesehen – im Arzneibuch nicht beschrieben. Diesem widmete sich bis 1994 eine vom damaligen Bundesgesundheitsamt eingesetzte Kommission, welche für etwa 330 Arzneipflanzen Eigenschaften, Wirkungen, Nebenwirkungen, Anwendungsgebiete und Gegenanzeigen in Monografien zusammenfasste. Zusätzlich gibt es seit 1989 die ESCOP (European Scientific Cooperative on Phytotherapy), eine europäische Dachorganisation aus nationalen Fachgesellschaften für Phytotherapie, die europaweit akzeptierte Bewertungskriterien für Arzneipflanzen erarbeitet.

Solche Arzneipflanzen werden meist getrocknet verwendet. Aus ihnen wird Tee aufgebrüht (wässriger Auszug) und getrunken, oder der Auszug wird als Kompresse aufgelegt, als Badezusatz verwendet oder sein Dampf wird inhaliert. Auch alkoholische Auszüge von Pflanzen (Extrakt, Tinktur) werden eingesetzt (zum Beispiel Baldriantropfen).

Da die meisten Arzneipflanzen freiverkäuflich sind, können sie sowohl in Apotheken und Drogerien als auch in anderen Läden ohne Einschränkung gekauft werden. Nur Pflanzen mit stark wirkenden Inhaltsstoffen, bei denen die Grenze zwischen heilsamer und schädlicher Dosis schmal ist, sind apothekenpflichtig, manche sogar verschreibungspflichtig.

Da der Fachhandel nur Arzneipflanzen verkaufen darf, die nach allgemein gültigen Vorschriften geprüft sind, ist davon auszugehen, dass diese Produkte von verlässlicher Qualität sind.

## Industrielle Pflanzenextrakte

Phytopharmaka sind industrielle Produkte aus Arzneipflanzen. Um sie herzustellen, werden die Pflanzen – je nach Verfahren – mit Wasser, Alkohol oder anderen Lösungsmitteln ausgezogen, teilweise konzentriert, getrocknet oder anderweitig verarbeitet. Was ein Produkt letztlich enthält, ist im Detail meist nicht bekannt und unterscheidet sich je nach Herstellungsmethode. Ob und wie das Produkt wirkt und welche unerwünschten Wirkungen es hat, muss der Hersteller nachweisen, damit das Bundesinstitut für Arzneimittel es als Arzneimittel zulässt.

Üblicherweise müssen bei Arzneimitteln für einen solchen Nachweis der Wirksamkeit und Unbedenklichkeit Studien vorgelegt werden. Bei Pflanzenmitteln gibt es die Erleichterung, dass auch die oben genannten Monografien herangezogen werden können. Es werden also auch die mit diesen Pflanzen seit langem gemachten Erfahrungen als Beleg akzeptiert.

Noch weitreichendere Erleichterungen bei der Zulassung zum Verkauf wurde einer Auswahl von Wirkstoffen zugestanden, deren Produkte bereits vor 1978 freiverkäuflich auf dem Markt waren, gegen deren Anwendung es keine Bedenken gibt und deren Sicherheit nicht angezweifelt wird. Wenn der Hersteller eine ordnungsgemäße Produktion zusichert und lediglich eines der folgenden unspezifischen Anwendungsgebiete beansprucht – „zur Stärkung oder Kräftigung", „zur Unterstützung der Organfunktion", „zur Besserung des Befindens", „zur Vorbeugung", „als mild wirksames Arzneimittel" –, verzichtet der Gesetzgeber auf einen Wirksamkeitsnachweis. Auf der Verpackung muss dann aufgedruckt sein „Traditionell angewendet ..." und eine dieser Formulierungen zu den Anwendungsgebieten.

## Wirksamkeit und Grenzen

Für einige Heilpflanzen ist die therapeutische Wirksamkeit sehr gut wissenschaftlich belegt, so zum Beispiel die von Johanniskraut (Hypericum perforatum) bei Depressionen und von Sägepalme (Sabal serrulatum) bei gutartiger Prostatavergrößerung. Für andere pflanzliche Mittel haben klinische Studien wenige oder widersprüchliche Hinweise liefern können, dass sie therapeutisch wirksam sind. Für die weitaus größte Zahl von Pflanzen wurden bisher keine seriösen Studien durchgeführt, die ein abschließendes Urteil rechtfertigen.

Ein wichtiger Punkt bei der Qualitätssicherung von Phytopharmaka ist, dass sie möglichst standardisiert sein sollten. Das heißt, sie sollen zumindest von ihrem Hauptwirkstoff eine garantierte Menge enthalten. Eine solche Standardisierung geschieht jedoch noch längst nicht bei allen Drogenextrakten, bei denen es möglich wäre.

Allgemein sollte bei der Behandlung mit Pflanzenmitteln beachtet werden, dass Arzneipflanzen – wie andere Arzneimittel auch – nur eine beschränkte Zeit angewendet werden dürfen. Bei den meisten Mitteln ist nicht erforscht, wie sich eine Langzeitanwendung auswirkt, bei anderen hat die Zulassungsbehörde Anwendungsbeschränkungen verfügt, weil bei der Langzeitanwendung Probleme offenkundig geworden sind. Darüber hinaus ist zu beachten, dass sich mit der Anwendung von Pflanzenmitteln grundsätzlich das Risiko von allergischen Reaktionen verbindet.

## Ordnungstherapie

Als Ordnungstherapie wird die Gesamtheit der therapeutischen Maßnahmen bezeichnet, die Menschen zu einer ausgeglichenen und gesunden Lebensweise führen sollen. Der Begriff wurde etwa um 1900 von dem Schweizer Oskar Bircher-Benner geprägt. Er bezieht sich auf die antike Idee der „Diaita" (griechisch für Lebensführung), aus der sich das Wort „Diät" entwickelt hat, und auf Gedanken von Sebastian Kneipp. Ordnung in diesem Sinne heißt: eine gesunde Lebensführung in allen Bereichen.

### Auf innere Signale achten

Zu einer Ordnungstherapie gehören maßvolle Ernährung sowie der Aufenthalt an frischer Luft und Sonne und zwar bei wechselnden Temperaturen. Die Menschen sind gehalten, auf ihre „innere Uhr" zu hören und Phasen von Arbeit und Freizeit, Anstrengung und Ruhe, Schlafen und Wachen in naturgemäßem Rhythmus zu halten. Der Körper soll durch Außenreize und Bewegung hinreichend gefordert werden. Kneipp ergänzte diese Empfehlungen noch um Gesichtspunkte aus Religion, Ethik und Moral, wie sie der damaligen Zeit entsprachen.

Die grundsätzlichen Elemente der Ordnungstherapie finden ihre Entsprechung in den Erkenntnissen der modernen Wissenschaft. So bestätigt die Chronobiologie, wie schädlich es ist, gegen die Jahres- und Tagesrhythmen anzuleben. Die Stressforschung betont, dass der Ausgleich gegensätzlicher Anforderungen lebensnotwendig ist. Die wissenschaftliche Psychosomatik zeigt, wie Körper und Seele zusammenwirken, dass Beschwerden und Symptome Ausdruck seelischer, sozialer und zwischenmenschlicher Probleme sein können und in welchem Maß Krankheiten und körperliche Leiden auf die Seele zurückwirken.

Viele Menschen berücksichtigen die Zusammenhänge zwischen Krankheit, Lebensstil und seelischer Verfassung allerdings nicht ausreichend. Eine Behandlung im Sinn der Ordnungstherapie soll die Aufmerksamkeit für diese Wechselwirkungen schärfen und den Patienten ermuntern, auf den eigenen Körper und die Gefühle zu hören.

### Den ganzen Menschen ansprechen

Ausgangspunkt der Ordnungstherapie ist das vertrauensvolle Gespräch des Behandlers mit dem Patienten. Durch gezielte Fragen hilft der Behandler dem Patienten, Raubbau und Überforderung zu erkennen. In motivierenden Gesprächen zeigt er auf, wie man gegensteuern kann. Erst wenn es dabei gelingt, tiefere Persönlichkeitsschichten anzusprechen, ist zu hoffen, dass das Verhalten bleibend geändert wird.

Zu Beginn der Behandlung sollen Grundfunktionen wie Atmung, Wärmehaushalt, Verdauung und Schlaf normalisiert werden. In der Folge soll der Lebensstil so umgestaltet werden, dass eine gesunde Ernährung, regelmäßige Bewegung und der Verzicht auf Zigaretten selbstverständlich werden. Der Alkoholkonsum soll allenfalls mäßig sein.

Darüber hinaus werden im Rahmen der Ordnungstherapie Entspannungstechniken und Atemtherapie eingesetzt, in beschränktem Ausmaß Hypnose (→ Seite 174), zusätzlich mitunter Meditation (→ Seite 226), Kunst-, Tanz- und Musiktherapie (→ Seite 234). Körperliche Bewegungsprogramme und wenn notwendig eine Ernährungsumstellung gehören ebenfalls dazu.

## Ethnomedizin

Unter der Bezeichnung „Ethnomedizin" werden Heilweisen zusammengefasst, die außerhalb Europas entstanden sind, zum Teil aus längst vergangener Zeit stammen und deutlich von einer andersartigen Kultur und/oder Religion geprägt sind.

Schon in vergangenen Jahrhunderten haben sich die Entdecker fremder Kontinente für die Heilweisen der Menschen interessiert, denen sie auf ihren Reisen begegnet sind. Heute öffnet der weltweite Reisetourismus Menschen den Blick auf andere Heilsysteme, und Berichte in den Medien machen auf Heilerfolge aufmerksam, die man diesen fremden Methoden zuschreibt.

So sind zum Beispiel die Traditionelle Chinesische Medizin (→ Seite 287) und die altindische Medizin des Ayurveda (→ Seite 93) hierzulande bereits weit verbreitet. Inzwischen richtet sich das Interesse auch auf die tibetische Medizin, den Schamanismus und die Heilweisen der indigenen Völker Nord- und Südamerikas.

### Unterschiede beachten

Fremde Medizinsysteme können die westliche Medizin bereichern, indem sie mit ihren Ideen, Denkweisen, Theorien und Erklärungsansätzen anregen, die eigene Heilweise zu überdenken. Sie können neue Behandlungsarten initiieren; pharmazeutische Firmen schöpfen aus dem Arzneischatz fremder Medizinsysteme Anregungen für neue Medikamente. Allerdings müssen diese Elemente gezielt ausgewählt und mit naturwissenschaftlichen Methoden auf ihre Nützlichkeit und ihre Unbedenklichkeit geprüft werden, bevor sie hierzulande Einsatz finden. Sie können nicht ohne Bedenken eins zu eins so eingesetzt werden, wie es in ihrem Ursprungsland üblich ist. Dafür gibt es verschiedene Gründe:

- Jedes Medizinsystem ist immer ein Produkt des Landes, in dem es entstanden ist und in dem es über Jahrhunderte hinweg praktiziert wurde. Alle kulturellen, gesellschaftlichen und sozialen Bedingungen spiegeln sich in ihm wider und weichen von denen, die unser Denken geprägt haben, zum Teil erheblich ab. Zwangsläufig unterscheiden sich auch die Krankheitsbilder und -verläufe von Kulturkreis zu Kulturkreis, von Epoche zu Epoche. Jede Medizin ist eingebettet in das Glaubenssystem ihrer Kultur. Dass Heiler und Patient an die Wirkung des verabreichten Mittels glauben, ist eine wesentliche Voraussetzung dafür, dass es hilft. Es ist sehr zweifelhaft, ob sich Behandlungserfahrungen aus anderen Gesellschaften und Kulturen unreflektiert übertragen lassen.
- Was von solchen fremden Medizinsystemen heute zu uns dringt, sind oft nur Bruchstücke. Das liegt unter anderem daran, dass viele Naturvölker keine schriftlichen Überlieferungen kennen. Sie dokumentieren ihre gesprochenen Worte nicht und dementsprechend auch nicht ihre Heilanwendungen. Meist wurde das Wissen mündlich an ausgewählte Stammesmitglieder weitergegeben, für die dieses Wissen ein wichtiger Beweis ihrer Kompetenz war. Wenn diese Heilweisen aus ihrem ursprünglichen Zusammenhang gerissen werden, geht der ganzheitliche Ansatz der Systeme verloren.
- Die von fremden Medizinsystemen übernommenen Versatzstücke, oder das ihnen zugrunde liegende Denksystem werden so lange verändert, bis sie zu dem des Einsatzgebiets passen. Das gilt für die im Westen praktizierte traditionelle chinesische Medizin ebenso wie für die Versuche, schamanistische Heilrituale zu kopieren. In den indigenen Gemeinschaften sind die Zeremonien an den Ahnenglauben und den Jahreszyklus gebunden. Abgelöst von den Bezügen zur Stammeskultur verlieren sie ihren Sinn und möglicherweise auch ihre Wirkung.
- Für die heute gebräuchlichen Krankheitsbezeichnungen finden sich in alten Schriften oder bei anderen Völkern nicht notwendigerweise entsprechende Bezeichnungen. Über die Anatomie des Körpers herrschten und herrschen teilweise noch immer Vorstellungen, die von den unsrigen abweichen. Auch Krankheiten wurden früher anders benannt als heute; in fremdartigen Medizinsystemen tragen sie teilweise andere Namen als bei uns üblich. Daher entspricht der Behandlungsansatz nicht dem der hiesigen konventionellen Medizin und birgt die Gefahr, dass Erkrankungen unbehandelt bleiben.
- Pflanzen als Heilmittel wurden selten in der bei uns heute üblichen Weise exakt botanisch bestimmt und gekennzeichnet. Es wurden und werden möglicherweise verwandte Pflanzen oder andere Pflanzenteile verwendet, die dann auch andere Wirkstoffe enthalten können. Die Indikationen, die für die Mittel angegeben wurden, sind nicht unbedingt mit denen gleichzusetzen, die bei uns heutzutage gebraucht werden. Dies birgt die Gefahr von Fehlbehandlungen.

Als grundsätzlicher Kritikpunkt kommt darüber hinaus hinzu: Überlieferte Arzneirezepturen können Pflanzen und teilweise auch Produkte von Tieren enthalten, die zu den schützenswerten Arten gehören. Da in den wirtschaftlich meist armen Herstellungsländern derartige ökologische Überlegungen hinter denen des Geldverdienens oft weit zurückstehen, besteht die Gefahr, dass beispielsweise die letzten frei lebenden Nashörner und Tiger getötet werden, um Teile ihrer Körper zu fragwürdigen Arzneimitteln für zahlungskräftige Kunden zu verarbeiten.

Bei vielen, aus fremden Kulturräumen importierten Produkten ist die Zusammensetzung nicht angegeben, andere sind unvollständig deklariert. Manche Produzenten verschweigen sogar wissentlich Informationen, weil ihnen klar ist, dass die Mittel in Europa nicht verkehrsfähig sind. In Überprüfungen sind vielfach hochwirksame synthetische Inhaltsstoffe sowie giftige und krebserregende Bestandteile nachgewiesen worden, die nicht angegeben wurden.

## Struktur der nachfolgenden Verfahren

Alle Verfahren werden nach einem einheitlichen Schema beschrieben.
**Definition:** In wenigen Sätzen wird das Verfahren charakterisiert. Verwandte Verfahren sind namentlich aufgeführt.
**Geschichte und Entwicklung:** Hier werden die Entstehung des Verfahrens beschrieben, seine Fortentwicklung und heutige Bedeutung.
**Konzept:** Kennzeichen vieler komplementärer Verfahren ist, dass ihre Vertreter spezielle Vorstellungen über die Zusammenhänge von Gesundheit und Krankheit haben und die Wirksamkeit der Methode auf eigene Weise erklären. Dieses Konzept, auf dem das jeweilige Verfahren basiert, wird in dieser Rubrik aus Sicht der Anwender dargestellt. Dabei ist zu beachten, dass deren Aussagen von dem aktuellen medizinischen und naturwissenschaftlichen Wissen sehr wohl abweichen kann.
**Plausibilität des Konzepts:** Die Idee, die hinter dem Konzept des Verfahrens steckt, wird mit dem naturwissenschaftlich anerkannten Wissen abgeglichen. Kritische Anmerkungen, so zum Beispiel, ob ein Verfahren grundsätzlich erlernbar ist oder nur von Menschen mit besonderen Eigenschaften praktiziert werden kann, finden sich ebenfalls hier.
**Mittel:** Einige Verfahren setzen für sie typische Medikamente ein. Hier steht, mit welcher Vorstellung sie entwickelt wurden, was sie charakterisiert und wie sie anzuwenden sind.
**Durchführung:** Manche Verfahren stellen keine Behandlung im engeren Sinne dar; sie müssen vielmehr vom Nutzer selbst durchgeführt werden. Ein Beispiel dafür ist Yoga. Wie das abläuft, wird in dieser Rubrik beschrieben.
**Diagnose:** Zu einigen Verfahren gehören spezielle Diagnosesysteme. Sie werden hier dargestellt.
**Behandlung:** Hierunter wird erläutert, wie eine Behandlung abläuft.

**Erlernen der Technik:** Ist ein Verfahren vornehmlich zur Selbstanwendung gedacht, wird hier beschrieben, wie und bei wem man es erlernen kann.
**Selbstbehandlung:** Hier wird beschrieben, ob die Vertreter des Verfahrens seine Anwendung in Eigenregie empfehlen und auf welche Weise das geschieht. Ist die Methode nach wissenschaftlicher Erkenntnis nicht zur Selbstanwendung geeignet, wird das hier erwähnt und begründet.
**Anwender und ihre Ausbildung:** Die verschiedenen Berufsgruppen sind für die Anwendung von komplementären Verfahren unterschiedlich qualifiziert. Hier werden die Ausbildungswege genannt. Wenn zu befürchten ist, dass Unbefugte Heilbehandlungen durchführen, wird das an dieser Stelle diskutiert.
**Anwendungsbereiche:** Gemäß den Angaben der Anbieter soll die Methode bei den hier angeführten Krankheiten, Störungen und Zuständen eingesetzt werden.
**Belege für die Wirksamkeit:** Hier erscheint das Ergebnis der Literaturauswertung (→ Seite 53). Gegebenenfalls werden einzelne Studien näher beschrieben, vor allem Untersuchungen mit positivem Ergebnis.

Wenn zu einem Verfahren kontrollierte Einzelstudien veröffentlicht worden sind, werden die Anwendungsgebiete bewertet, die darin geprüft wurden.

Liegen zu einem Verfahren bereits systematische Übersichtsarbeiten (siehe „Studien: Was bedeuten die Begriffe?" → Seite 19) vor, in die mehrere kontrollierte Einzelstudien eingegangen sind, werden vor allem die Anwendungsgebiete bewertet, die in diesen Arbeiten untersucht wurden.

Vergleiche zwischen dem zu prüfenden Verfahren und konventionellen Therapien werden nur dann gezogen, wenn dazu wissenschaftliche Studien vorliegen.

Näheres zu den Nachweisen der therapeutischen Wirksamkeit siehe „Grundlagen der Bewertung" (→ Seite 52).
**Achtung:** Zu Beginn dieser Rubrik werden die Risiken erläutert, die nicht im direkten Zusammenhang mit dem Verfahren stehen, zum Beispiel eine unzureichende Diagnostik, eine mangelhafte Ausbildung der Anwender im Hinblick auf mögliche Risiken oder der für manche Patienten problematische Alkoholgehalt von Mitteln.
**Gegenanzeigen:** Hierunter werden die aus wissenschaftlicher Sicht relevanten Krankheiten und Störungen aufgezählt, bei denen ein Verfahren nicht angewendet werden soll.

Sofern bei Verfahren Medikamente eingesetzt werden, können deren Gegenanzeigen im Beipackzettel aufgelistet sein, wenn es sich um zugelassene Arzneimittel handelt. Allerdings werden die meisten homöopathischen und anthroposophischen Mittel, alle Produkte, die als Nahrungsergänzungsmittel im Handel sind (wozu auch manche Pflanzenmittel gehören können), und importierte Mittel nicht von solchen Angaben zur Anwendung begleitet.

Welche Einschränkung die Anwender für das Verfahren angeben, wird ebenfalls angeführt.

Bei einer Reihe von Situationen und Bedingungen dürfen aus Sicht der konventionellen Medizin, aber auch aus ethischen und juristischen Gründen keine komplementärmedizinischen Verfahren angewendet werden: bei Unfällen, akuten Verletzungen, die operativ behandelt werden müssen, Notfallsituationen, Erkrankungen, bei denen ein körpereigener Stoff wie zum Beispiel Insulin ersetzt werden muss, und Erkrankungen, bei denen eine konventionelle medikamentöse Therapie dringend erforderlich ist (zum Beispiel Antibiotika bei Geschlechtskrankheiten, Tuberkulose) und ununterbrochen fortgesetzt werden muss (zum Beispiel Schilddrüsenhormone bei einer Unterfunktion, Gerinnungshemmer bei Herzrhythmusstörungen). Bei vielen anderen schweren chronischen Krankheiten, zum Beispiel bei Krebserkrankungen, sollten sie allenfalls unterstützend eingesetzt werden.

Diese Warnung wird in diesem Handbuch bei den Gegenanzeigen nicht jedes Mal wiederholt. Sie gilt aber für alle besprochenen Verfahren.

**Wechselwirkungen:** Bei Verfahren, die Arzneistoffe einsetzen, kann es Wechselwirkungen der einzelnen eingesetzten Substanzen untereinander geben, aber auch mit Medikamenten, die aus anderen Gründen eingenommen werden. Dann können sich die verschiedenen Wirkstoffe gegenseitig in ihrer Wirkung abschwächen oder verstärken; unerwünschte Wirkungen können heftiger ausfallen und häufiger auftreten, und es können sich zusätzliche Nebenwirkungen einstellen. Bei zugelassenen Arzneimitteln sind diese Wechselwirkungen im Beipackzettel aufgelistet. Die meisten homöopathischen und anthroposophischen Mittel, alle Produkte, die als Nahrungsergänzungsmittel im Handel sind, und importierte Mittel werden jedoch nicht von solchen Angaben zur Anwendung begleitet.

Diese Rubrik erhebt keinen Anspruch auf Vollständigkeit; nicht zuletzt deshalb, weil Wechselwirkungen zwischen verschiedenen Behandlungsmethoden, beispielsweise die Einnahme von homöopathischen Präparaten und einem konventionellen Arzneimittel, nicht systematisch untersucht sind. Derartige Probleme fallen vor allem in der Praxis auf. Sie werden der Öffentlichkeit aber kaum je berichtet.

**Risiken und unerwünschte Wirkungen durch das Verfahren:** Nur ein Teil der Risiken, die die Anwendung eines Verfahrens birgt, fällt bereits in klinischen Studien auf, zumal diese häufig weniger als 100 Teilnehmer haben. Die meisten Probleme zeigen sich erst, wenn eine große Zahl von Personen behandelt wird. Solche Berichte aus der Praxis erfolgen jedoch im Bereich der Komplementärmedizin kaum systematisch, sodass die Angaben, wie häufig Nebenwirkungen auftreten, sehr unterschiedlich ausfallen können. Aus diesem Grund wird bei den Risiken auf Häufigkeitsangaben verzichtet.

Von Zeit zu Zeit wird einmal darüber berichtet, dass jemand durch ein Verfahren zu Schaden gekommen ist. Solche Fälle werden zwar in der Praxis beobachtet, gehen aber nicht in die Literatur ein, weil praktisch tätige Ärzte Derartiges nur selten zur Veröffentlichung bereitstellen. Solche Fallgeschichten können Sie unter „Der dokumentierte Fall“ lesen.

**Risiken und unerwünschte Wirkungen durch unsachgemäße Anwendung:** Immer wieder finden sich Dokumentationen, dass Menschen durch eine komplementärmedizinische Behandlung zu Schaden gekommen sind, ohne dass man das jedoch dem Verfahren selbst anlasten kann. Vielmehr liegt es am Therapeuten, der elementare Behandlungsregeln missachtet hat. So gibt es beispielsweise eine Anzahl von Menschen, deren Infektion mit dem Hepatitisvirus oder dem Aids-Erreger darauf zurückzuführen ist, dass ein Akupunkteur Nadeln mehrfach verwendet hat, ohne sie zu sterilisieren.

Auf derartige Probleme soll zwar aufmerksam gemacht werden, da sie aber nicht unabdingbar mit dem Verfahren verbunden sind, stehen sie in einer gesonderten Rubrik.

**Hinweise:** In diesen Abschnitten finden sich Informationen für spezielle Situationen und zu Einschränkungen bei der Anwendung der Verfahren bei Kindern unter 14 Jahren, in Schwangerschaft und Stillzeit, bei älteren Menschen und Hinweise zur Verkehrstüchtigkeit.

**Bewertung:** In dieser Rubrik ist zusammengefasst, für welche Anwendungsbereiche und mit welchem Ergebnis die therapeutische Wirksamkeit des Verfahrens in Studien geprüft worden ist. Aus diesen Belegen und den dargestellten Risiken, wie es in der Methodik beschrieben ist, ergibt sich das Verhältnis von Nutzen und Risiko eines Verfahrens. Dieses wird zu einer Bewertung zusammengefasst.

Die Eignung des Verfahrens zur Behandlung von Krankheiten und Störungen wird in vier Kategorien ausgedrückt: geeignet, mit Einschränkung geeignet, wenig geeignet und nicht geeignet.

# Methodisches Vorgehen

## Auswahl der Verfahren

Aus der Vielzahl der in Deutschland angebotenen komplementärmedizinischen Verfahren hat die Stiftung Warentest mehr als 50 ausgewählt und ihre Wirksamkeit bei bestimmten Anwendungsgebieten und ihre Eignung zur Behandlung von Krankheiten und Störungen begutachtet. Grundlage für die Auswahl bildeten jene Verfahren,

- für die es in der Berufsordnung für Ärzte eine Zusatzbezeichnung gibt,
- die in den Lehrinhalten zum Erwerb der Zusatzbezeichnung „Arzt für Naturheilverfahren“ aufgelistet sind,
- die in den Lehrplänen der Schulen für Heilpraktiker aufgeführt sind,
- die zu den so genannten klassischen Naturheilverfahren gehören.

Krankengymnastik und physikalische Behandlungen, die Bestandteil der allgemein üblichen Medizin sind, wurden nicht aufgenommen. Auch psychotherapeutische Verfahren wurden – bis auf die Hypnose – ausgespart.

## Grundlagen der Bewertung

Die therapeutische Wirksamkeit wird anhand wissenschaftlicher Untersuchungen beurteilt. Solche Studien sind üblicherweise in allgemein zugänglichen Fachzeitschriften veröffentlicht. Eine Vielzahl dieser Zeitschriften ist in Datenbanken erfasst, auf die per Internet weltweit zugegriffen werden kann. Am Beginn einer jeden Begutachtung stand also eine sorgfältige Recherche zur verfügbaren Literatur.

## Literaturrecherche

Die Stiftung Warentest hat bei Lehrinstituten und Organisationen im deutschen Sprachraum, die sich mit den ausgewählten Methoden beschäftigen, nach Unterlagen und klinischen Studien zu den jeweiligen Verfahren gefragt. Darüber hinaus wurden Hersteller der zu den Verfahren gehörenden Arzneimittel und Geräte kontaktiert. Dieses Material wurde gesichtet und entsprechend der definierten Einschlusskriterien für die Begutachtung ausgewählt. Außerdem wurden auf elektronischem Wege Recherchen in den Datenbanken Medline, Embase und CISCOM durchgeführt, bei denen als Suchbegriff im Wesentlichen, aber nicht nur, der Name des jeweiligen Verfahrens eingegeben wurde.

Die Literaturrecherche wurde dadurch ergänzt, dass Fachzeitschriften gesichtet und Recherchen auf dem Gesundheitsmarkt durchgeführt wurden.

## Einschlusskriterien für Studien

Bei Verfahren, für die es bereits Übersichtsarbeiten (systematische Reviews, Metaanalysen, siehe „Studien: Was bedeuten die Begriffe?" → Seite 19) zur Wirksamkeit gibt, wurden diese als Bewertungsgrundlage herangezogen. Dabei wurden die Qualität der Übersichtsarbeit und die jener Studien, welche in der Übersicht ausgewertet wurden, getrennt berücksichtigt. Wenn mehrere derartige Arbeiten vorlagen, wurde die jeweils aktuellste verwendet.

Bei Verfahren, für die noch keine systematischen Übersichten zu Verfügung standen, wurden Einzelstudien ausgewertet. Diese fanden aber generell nur dann Berücksichtigung, wenn es sich um kontrollierte Studien handelt. Und auch hier wurden die methodische Qualität und Quantität der Studien in der Urteilsfindung berücksichtigt.

## Folgen der Bewertung

Die Bewertung ist die Schlussfolgerung aus den vorher dargelegten Sachverhalten. Welche Schlüsse Sie hinsichtlich Ihrer eigenen Behandlung daraus ziehen, bleibt selbstverständlich Ihnen überlassen.

Im Sinne des Verbraucherschutzes rät die Stiftung Warentest jedoch bei Verfahren, bei denen die Beurteilung nahe legt, dass das Verfahren nicht wirksamer ist als eine üblicherweise praktizierte Therapie oder sich als nicht wirksamer als Placebo erwiesen hat, einen Mediziner aufzusuchen, der die an Universitäten gelehrte Medizin anwendet.

Es ist in diesen Fällen nicht zu erwarten, dass eine Behandlung auf andere Art eine Besserung herbeiführen wird; vielmehr ist zu befürchten, dass wirksame und nützliche Behandlungen versäumt werden können. Darüber hinaus ist zu bedenken, dass die Komplementärbehandlung unter Umständen erhebliche Kosten verursacht.

## Beurteilung der Wirksamkeit von Verfahren

Die Wirksamkeit der Verfahren wurde gemäß den internationalen Standards der evidenzbasierten Medizin (evidence based medicine, EBM) beurteilt. Für diese Art der Beurteilung gibt es viele unterschiedliche Klassifikationen. Diejenige, nach der die Stiftung Warentest vorgegangen ist, hat vier Kategorien von Studien definiert; die Beweiskraft ist bei den zuerst genannten Arbeiten am größten, bei den weiteren nimmt sie kontinuierlich ab. Je nach Qualität der existierenden Arbeiten werden folgende Evidenzklassen gebildet:

- Es gibt wenigstens eine systematische Übersicht (Review, Metaanalyse) auf der Basis von methodisch hochwertigen, kontrollierten und randomisierten Studien.

### Was ist das: Evidenzbasierte Medizin?

Ärzte, die ihre Patienten nach dem Prinzip evidenzbasierter Medizin behandeln, nutzen ganz bewusst zwei Quellen: Zum einen ihr Können und ihre Urteilskraft, die sie durch ihre Erfahrung und ärztliche Tätigkeit erworben haben (klinische Expertise), zum anderen die Ergebnisse klinisch relevanter Forschung (externe Evidenz).

Erst wenn beides zusammenkommt, haben Patienten davon den größtmöglichen Vorteil, denn wenn sich Ärzte vornehmlich auf das verlassen, was die Erfahrung sie gelehrt hat, bleiben neue Erkenntnisse möglicherweise unberücksichtigt. Zudem kann Erfahrung allein häufig in die Irre führen. Und auf der anderen Seite vernachlässigen Ärzte, die ihre Behandlung ausschließlich an Studienergebnissen orientieren, unter Umständen die individuellen Bedingungen des Kranken.

- Es gibt wenigstens eine methodisch hochwertige, kontrollierte randomisierte Studie mit ausreichend großer Teilnehmerzahl.
- Es gibt wenigstens eine hochwertige, kontrollierte Studie, deren Teilnehmer allerdings nicht nach dem Zufallsprinzip auf die verschiedenen Studiengruppen verteilt wurden (Randomisierung).
- Es gibt andere Daten, zum Beispiel Beobachtungsstudien ohne Kontrollgruppe oder experimentelle Studien.

Bei der Beurteilung der Beweiskraft der für ein Verfahren vorliegenden Studien wurden folgende Kriterien berücksichtigt:

- Das Evidenz-Niveau. Dieses spiegelt wider, ob es sich um eine Übersicht über viele Einzelstudien, ob es sich um mehrere Einzelstudien oder nur eine Studie handelt.
- Die Qualität der Methodik, die der jeweiligen klinischen Studie zugrunde liegt, und wie glaubhaft die aus den Ergebnissen abgeleiteten Schlussfolgerungen sind (Validität). Liegen nur unkontrollierte Studien oder gar nur Erfahrungsberichte vor, kann die Wirksamkeit der Methode nicht als nachgewiesen angesehen werden.
- Die Anzahl der im Rahmen dieser Studien behandelten Personen. Die Aussage über die Wirksamkeit einer Methode wird umso solider, je mehr Menschen im Rahmen solcher Studien behandelt wurden.

## Beurteilung der Sicherheit von Verfahren

Untersuchungen zur Wirksamkeit, wie sie oben angegeben sind, sind kaum aussagefähig, wenn es um die Frage geht, wie sicher die Anwendung dieses Verfahrens für die Patienten ist. Studienteilnehmer werden beispielsweise so ausgewählt, dass sie nur die zu untersuchende Krankheit haben – keine weiteren Begleiterkrankungen.

Bei der breiten Anwendung in der Praxis ist das anders. Da werden mit dem Mittel, dem Gerät oder dem Verfahren viele Menschen behandelt, die an mehreren Krankheiten leiden, es werden Frauen behandelt, während Patientinnen in Studien meist ausgeschlossen sind, und es werden alte Patienten therapiert, was ebenfalls bei klinischen Studien nicht üblich ist. Darüber hinaus kommen sehr viel mehr Menschen mit der Behandlungsmethode in Kontakt, als das in klinischen Studien der Fall ist, da deren Teilnehmerzahl meist eng begrenzt ist.

Um das Risiko besser beurteilen zu können, wurden deshalb auch Fallberichte, Fallserien, Gerichtsurteile und andere Untersuchungen in die Beurteilung einbezogen. Denn schließlich können die Auswirkungen einer unerwünschten Wirkung für den einzelnen Betroffenen recht dramatisch sein. Darüber hinaus ist der Bericht eines solchen Einzelfalls auch deshalb bedeutsam, weil er eventuell auf ein Problem hinweist, das näher untersucht werden sollte. Allerdings gilt auch für die Risikoabschätzung: Ein Einzelfallbericht ist kein Beweis.

## Bewertung der Verfahren

Die auf die beschriebene Weise beurteilte Wirksamkeit wurde zu dem potenziellen Risiko ins Verhältnis gesetzt. Zum Wirksamkeitsnachweis wurden, wie oben beschrieben, vornehmlich kontrollierte Studien herangezogen, während zu Sicherheitsfragen sogar Einzelfälle in die Betrachtung einflossen. Dabei gilt, solange ein Wirksamkeitsnachweis nicht erbracht ist, ein Verfahren als nicht effektiv. Und falls auch nur ein kleiner Verdacht auf Risiken besteht, kann das Verfahren nicht als sicher betrachtet werden.

Ausgehend von dieser Nutzen-Risiko-Abwägung wurden die Verfahren abschließend einer Kurzbewertung unterzogen. Diese umfasst vier Kategorien:

- „Geeignet“ ist ein Verfahren, dessen therapeutische Wirksamkeit oder diagnostischer Nutzen für ein definiertes Anwendungsgebiet nachgewiesen ist. Mit der Anwendung verbindet sich kein oder ein nur geringes Risiko. Die Abwägung von Nutzen und Risiko fällt demnach eindeutig positiv aus.
- „Mit Einschränkung geeignet“ ist ein Verfahren, bei dem die therapeutische Wirksamkeit oder der diagnostische Nutzen für ein definiertes Anwendungsgebiet nachgewiesen ist. Die Anwendung birgt aber ein deutliches oder nicht ausreichend abschätzbares Risiko. Die Abwägung von Nutzen und Risiko fällt demnach nicht eindeutig positiv aus.
- „Wenig geeignet“ ist ein Verfahren, bei dem es lediglich Hinweise auf eine therapeutische Wirksamkeit oder einen diagnostischen Nutzen in einem definierten Anwendungsgebiet gibt. Mit der Anwendung verbindet sich jedoch kein oder nur ein geringes Risiko. Die Abwägung von Nutzen und Risiko fällt insgesamt eher negativ aus.
- „Nicht geeignet“ ist ein Verfahren für ein definiertes Anwendungsgebiet, wenn die Abwägung von Nutzen und Risiko negativ ausfällt. Dies ist vor allem der Fall, wenn
  - die therapeutische Wirksamkeit oder der diagnostische Nutzen gering, das Risiko jedoch erheblich ist,
  - die therapeutische Wirksamkeit oder der diagnostische Nutzen nicht nachgewiesen ist, unabhängig vom Risiko.

# Diagnose- und Therapieverfahren

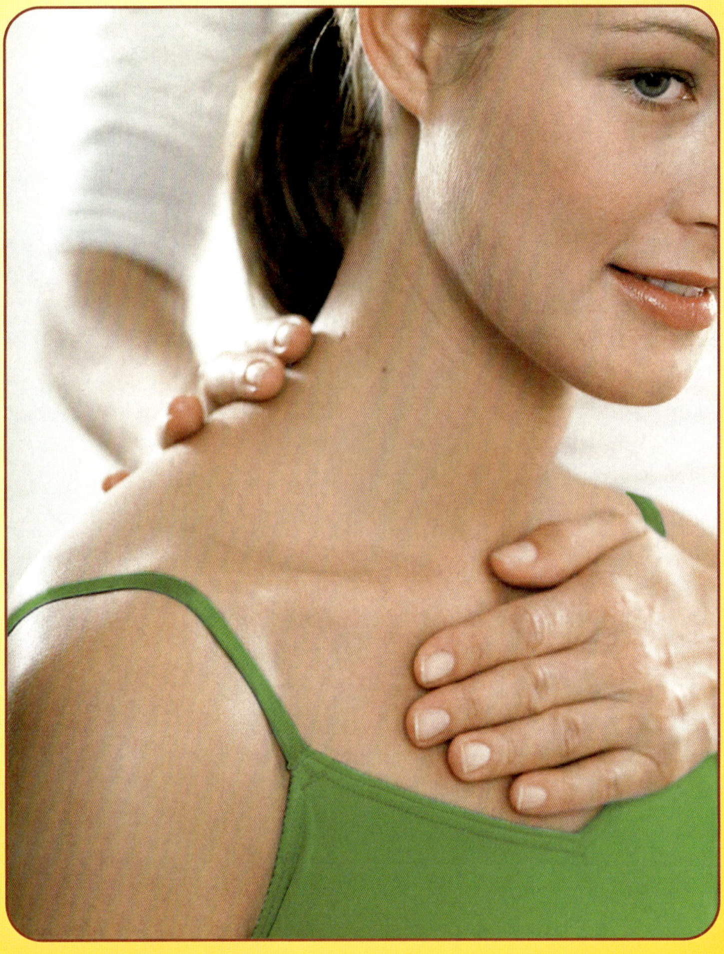

# Akupressur und Shiatsu

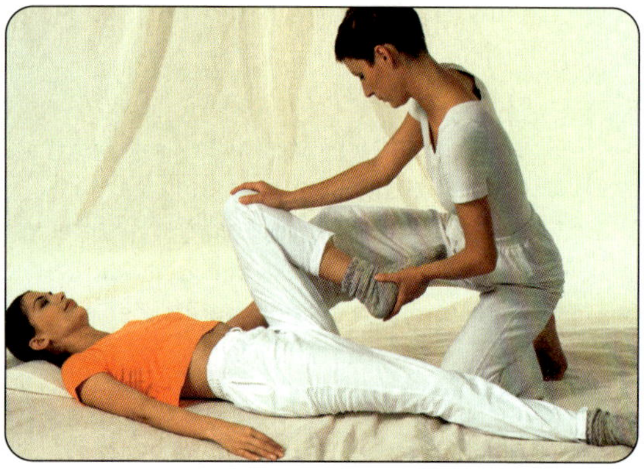

Akupressur ist eine Druckmassagebehandlung an Akupunkturpunkten, Shiatsu hat sich in Japan entwickelt und beinhaltet über die Druckmassage hinaus dehnende Griffe und Bewegungen. Beide Methoden wollen eine körperliche und seelische Harmonie erreichen und die Selbstheilungskräfte anregen.

Eine Variante der Akupressur ist die Akupunktmassage nach Penzel.

## Geschichte und Entwicklung

*Akupressur*

Akupressur hat ihre Wurzeln in den Massagetechniken der traditionellen chinesischen Medizin (→ Seite 287). Sie entwickelte sich aus der Akupunktur (→ Seite 62), wobei ursprünglich stumpfe Nadeln, später dann die Fingerkuppen eingesetzt wurden, um Druck auf die Akupunkturpunkte auszuüben. In China werden seit Jahrhunderten unterschiedliche Massagetechniken eingesetzt, deren Erfahrungen in die Akupressur eingegangen sind. Dazu gehört unter anderem die Qigong-Massage (→ Seite 263), die mit verschiedenen Grifftechniken und körperfernen Streichungen unter spirituellen Vorstellungen arbeitet. Eine weitere Form ist Tuina, eine Massagetechnik, die Druck- und Bewegungsmassage mit chiropraktischen Griffen verbindet und der Behandlung akuter Krankheiten dient.

In Deutschland begründete der Masseur Willi Penzel (1918–1985) die nach ihm benannte „Akupunktmassage nach Penzel“, die die Meridianbahnen und so genannte Störfelder in die Massage einbezieht.

*Shiatsu*

Shiatsu ist die japanische Weiterentwicklung der Akupressur. Bei dieser Technik werden neben den Fingerkuppen Daumen, Handteller und manchmal auch Ellenbogen zur Massage eingesetzt.

Unter westlichem Einfluss sind beide Techniken bis heute erweitert worden, so gibt es mit Meditation kombinierte Varianten, etwa das Zen-Shiatsu.

## Konzept

Akupressur und Shiatsu beruhen auf der Vorstellung der traditionellen chinesischen Medizin, dass im gesunden Körper entlang der Meridiane die universelle Energie „Qi“ fließt. Krankheiten entstehen nach dieser Lehre, wenn Stress, Schwäche, unmäßiger Lebensstil, klimatische Faktoren und anderes mehr den Fluss stören. Ziel der Akupressur ist es, den Energiefluss wieder anzuregen, um Krankheiten zu behandeln.

Bei Shiatsu wird auch auf andere energetische Systeme, Tsubos genannt, eingewirkt; zusätzlich werden Dehnungen der Gliedmaßen und Gelenke durchgeführt.

Ziel dieser Maßnahmen ist der Ausgleich des Energiehaushalts, um die körperlich-seelische Harmonie und ein verfeinertes Körpergefühl zu erlangen und die Selbstheilungskräfte anzuregen. Die Akupunktmassage nach Penzel stützt sich darüber hinaus auf die Störfeldtheorie (siehe „Neuraltherapie nach Huneke“ → Seite 238), die besagt, dass Herde (insbesondere Narben) in entfernten Körperregionen Energieblockaden verursachen können.

Um die Blockaden aufzulösen und wieder einen ungehinderten Fluss der Energie zu erreichen, wird Druck auf spezielle Punkte und Körperlinien (Meridiane) ausgeübt. Die Akupunktmassage nach Penzel will den Ausgleich des Energiehaushalts erreichen, indem – gemäß der traditionellen chinesischen Lehre – Gebiete mit Energiemangel (Leere-Zustände) aufgefüllt werden durch die Energieüberschüsse in den anderen Gebieten (Fülle-Zustände).

## Plausibilität des Konzepts

Eine im Körper kreisende Energie beziehungsweise Leere- und Füllezustände konnten bislang wissenschaftlich nicht nachgewiesen werden. Auch die Existenz der Meridiane und eine Beeinflussung von Körperfunktionen über diese Linien werden von der Wissenschaft angezweifelt. Moderne Theorien bieten jedoch plausible Erklärungen für die Akupressur: Sie besagen, dass die gesetzten Reize über die Haut auf das sympathische Nervensystem einwirken können. Druckmassagen und Dehnungen lassen Muskeln entspannen, wodurch sich allgemeine Entspannung und Wohlbefinden einstellen können.

Ferner sind die Erklärungsmodelle der Akupunktur (→ Seite 62) prinzipiell auch für die Akupressur anwendbar.

## Mittel

Bei der Akupunktmassage nach Penzel werden Stäbchen und Vibrationsgeräte aus Metall eingesetzt. Ansonsten, vor allem bei Shiatsu, setzt der Therapeut seinen Körper (von den Fingerkuppen bis zu den Knien) zur Druckausübung ein.

## Durchführung

### Diagnose

Eine genaue ärztliche Diagnostik vor der Behandlung und Selbstbehandlung ist notwendig, um erkrankte Bereiche gezielt behandeln zu können.

### Behandlung

*Akupressur, Akupunktmassage nach Penzel*

Der Patient liegt entkleidet und entspannt auf einer weichen Matte. Bei der Akupressur drückt und massiert der Behandelnde mit Fingerkuppen, manchmal auch mit Fingernägeln und Knöcheln, in kreisenden Bewegungen die Areale rund um Akupunkturpunkte; auch Schmerzpunkte (Triggerpunkte) an verspannten Muskeln werden bearbeitet. Es werden Streichungen entlang der Meridiane vorgenommen. Jeder Punkt wird zwischen fünf Sekunden und zwei Minuten lang massiert. Dabei wird kräftiger Druck ausgeübt, um zu beruhigen, oder mit sanften Handgriffen gearbeitet, um anzuregen; ein mittlerer Druck soll den Körper kräftigen. Manche Therapeuten reiben an den Druckstellen auch ätherische Pflanzenöle ein.

Wird eine Akupunktmassage nach Penzel durchgeführt, streicht der Behandelnde zunächst mit einem Massagestäbchen die gedachten Meridiane entlang. In einer zweiten Phase der Behandlung werden mithilfe eines Vibrationsgeräts die Akupunkturpunkte stimuliert und auch Narbenbereiche behandelt.

Eine Akupressur- oder Akupunktbehandlung dauert 30 bis 50 Minuten. Üblicherweise wird sie im Abstand von einigen Tagen mehrmals wiederholt. Zwischen den Sitzungen kann man sich zusätzlich selbst mit Akupressur behandeln.

*Shiatsu*

Bei Shiatsu bleibt der Patient angekleidet, damit bei zunehmender Entspannung ein Absinken der Körpertemperatur vermieden wird. Die Behandlung findet im Sitzen, Liegen und auch im Knien statt. Mit Fingern, Händen, Ellenbogen, Knien und Füßen wird an Akupunkturpunkten und Meridianen gearbeitet; dies kann schmerzhaft sein. Darüber hinaus werden Gelenke und Gliedmaßen mit sanften chiropraktischen Griffen und Drehungen gedehnt.

Die Behandlungen werden in sehr konzentrierter Atmosphäre durchgeführt, sodass sich im Allgemeinen eine spürbare Entspannung einstellt. Eine Sitzung dauert etwa eine Stunde; im Allgemeinen werden mehrere Behandlungen im Abstand von 7 bis 14 Tagen empfohlen.

### Selbstbehandlung

Nach entsprechender Einweisung soll man in der Lage sein, an sich selbst empfindliche Stellen und Akupunkturpunkte zu finden und diese zu behandeln, um etwa eine Therapie mit Akupressur zu unterstützen oder Kopfschmerzen zu lindern.

Eine Selbstbehandlung der Akupunkturpunkte wird auch bei Shiatsu als Mittel der Vorsorge empfohlen. Dabei werden die schmerzhaft verspannten Muskelpartien mit ansteigendem und abschwellendem Druck bearbeitet. Es gibt verschiedene Techniken, die – kombiniert mit gymnastischen Übungen – zum Beispiel zur Entspannung am Computerarbeitsplatz, bei Rückenschmerzen, zur Sportvorbereitung oder bei einem Langstreckenflug eingesetzt werden können.

Akupressur und Shiatsu können auch als Partnermassage durchgeführt werden.

## Anwender und ihre Ausbildung

Akupressur wie auch Shiatsu werden in Asien zur Selbstbehandlung, hierzulande aber überwiegend von Heilpraktikern und Angehörigen medizinischer Assistenzberufe wie Masseuren, medizinischen Bademeistern und Krankengymnasten in Praxen und Kliniken angeboten.

Die Ausbildung der Akupressur ist nicht geregelt. Sie liegt in den Händen von privaten ärztlichen und nichtärztlichen Akupunkturgesellschaften, Gesellschaften für traditionelle chinesische Medizin oder Heilpraktikerschulen. Häufig wird kein medizinisches Wissen für die Teilnahme an den Kursen vorausgesetzt.

Der Berufsverband für Shiatsu hat landesweit für die Ausbildung Standards festgelegt, die für medizinische Berufe gelten, bildet aber auch medizinische Laien aus. Shiatsu-Anwender bezeichnen ihre Methode aus rechtlichen Gründen nicht als Behandlung sondern als Körperarbeit, um Kunden betreuen zu können.

Schließlich kann man Akupressur und Shiatsu auch in Kursen von Einrichtungen der Erwachsenenbildung erlernen.

Akupunktmassage nach Penzel wird von einer privaten Vereinigung für Personen aus medizinischen Assistenzberufen, Hebammen und Heilpraktiker gelehrt.

## Anwendungsbereiche

In China gilt Akupressur überwiegend als Methode zur Selbstbehandlung, zum Beispiel bei Ermüdung, gegen Verspannungen und zur Vorbeugung von Krankheiten. Sie wird bei Alltagsbeschwerden, etwa Schmerzen im Gesicht, am Kopf, im Nacken und am Rücken sowie bei funktionellen Störungen, zum Beispiel Verstopfung oder Atembeschwerden, angewendet.

Im Westen wird Akupressur ebenso im Rahmen von Massagen wie als Selbstbehandlung eingesetzt und zwar überwiegend bei Befindlichkeitsstörungen wie Konzentrationsstörungen, Müdigkeit, Schlafstörungen, Kopfschmerzen, Rückenschmerzen, Übelkeit, Unruhe.

Shiatsu wird zur Gesundheitsvorsorge empfohlen und zur Unterstützung der Behandlung chronischer Krankheiten eingesetzt, ebenso bei Verspannungen und eingeschränkter Beweglichkeit. Sie wird zur Entspannung während einer Geburt genutzt und auch bei seelischen Krisen. Die Selbstbehandlung dient der allgemeinen Entspannung.

Die Akupunktmassage nach Penzel wird ebenfalls bei Stress und funktionellen Störungen, chronischen Gelenkschmerzen, Durchblutungsstörungen und zur Entspannung sowie vor allem zur Schwangerschafts- und Geburtsbegeleitung angeboten. Manche Anwender nehmen für die Akupunktmassage sogar das weite Spektrum der über 40 Anwendungen, das die Weltgesundheitsorganisation für die Akupunktur (→ Seite 67) zusammengestellt hat, in Anspruch.

## Belege für die Wirksamkeit

Eine systematische Übersicht über Akupressur zur Behandlung von Übelkeit legt nahe, dass diese Methode ähnlich wirksam ist wie die Akupunktur. Eine andere kritische Auswertung der veröffentlichten Studie kommt jedoch zu dem Ergebnis, dass kein Urteil hierzu gefällt werden kann. Allerdings folgt die Akupressur allen Regeln der Akupunktur, nur dass sie zur Stimulation von Akupunkturpunkten statt der Nadeln Druck verwendet. Sie ist der Akupunktur somit ähnlicher als Varianten wie die Laserakupunktur.

Obschon zur Akupressur weniger kontrollierte Studien als zur Akupunktur vorliegen, kann man annehmen, dass sie bei den gleichen Beschwerden helfen kann, die sich durch Akupunktur (→ Seite 62) bessern lassen, zum Beispiel Kniegelenkarthrose, Fibromyalgie, Zahnschmerzen und Übelkeit. Möglicherweise ist sie auch hilfreich bei chronischen Schmerzen, Kopf, Nacken- und Rückenschmerzen.

Zur Akupunktmassage nach Penzel existiert eine Studie mit 109 Patienten, die an chronischen Rückenschmerzen litten und nach dem Zufallsprinzip einer Prüf- beziehungsweise Kontrollgruppe zugelost wurden. Sie bescheinigt dieser Behandlungsform eine Überlegenheit gegenüber der klassischen Massage sowohl bezüglich Funktion des Körpers als auch Schmerz.

Zu Shiatsu liegen keine aussagekräftigen Studien vor. Der Übergang zur Akupressur ist fließend, bei einigen Untersuchungen bleibt unklar, welche der beiden Methoden – Akupressur oder Shiatsu – eingesetzt wurde.

## Achtung

Werden Akupressur, Akupunktmassage nach Penzel oder Shiatsu bei hartnäckigen Beschwerden regelmäßig eingesetzt, besteht die Gefahr, dass aufgrund einer Linderung von Teilbeschwerden eine zugrunde liegende ernsthafte Erkrankung nicht beachtet wird.

► ***Gegenanzeigen***

Akupressur, Akupunktmassage nach Penzel und Shiatsu dürfen nicht an erkrankten und entzündeten Hautstellen durchgeführt werden. Ungeeignet sind sie bei schweren Herz-Kreislauf-Erkrankungen, Osteoporose und Krebserkrankungen.

Einige Behandler gehen noch weiter und schließen beispielsweise die Akupunktmassage nach Penzel bei Erkrankungen mit Operationsrisiken und bei akuten Infektions- und Geschlechtskrankheiten aus. Shiatsu soll nicht bei Risikoschwangerschaften und akuten Erkrankungen angewendet werden.

## Hinweise

► ***Für Schwangerschaft und Stillzeit***

In der Schwangerschaft dürfen Druckmassagen nicht an Punkten durchgeführt werden, die den Unterleib beeinflussen oder Druck auf ihn ausüben.

► ***Zur Verkehrstüchtigkeit***

Die Therapie hat oft Müdigkeit zur Folge, deshalb sollte man solange diese anhält kein Fahrzeug lenken, keine Maschinen bedienen und keine Arbeiten ohne sicheren Halt verrichten.

## Bewertung

Da Akupressur im Bereich der Akupunkturpunkte angewendet wird und Akupressur und Shiatsu nach ähnlichen Prinzipien vorgehen, kann angenommen werden, dass beide Verfahren bei den Beschwerden positive Effekte haben, die auch auf Akupunktur ansprechen. Das sind: Fibromyalgie, Kniegelenkarthrose, Kopf-, Nacken- und Rückenschmerzen, chronische Schmerzen, Übelkeit und Zahnschmerzen. Eine direkte Prüfung der Verfahren fehlt aber, was zu einer Absenkung der Bewertung führt. Die Risiken der beiden Verfahren sind gering. Nebenwirkungen dieser Methoden sind kaum zu erwarten. Die Abwägung von Nutzen und Risiko fällt aufgrund der fehlenden Studien insgesamt eher negativ aus. Bei den genannten Krankheiten und Beschwerden sind daher Akupressur und Shiatsu nur wenig geeignet.

Es gibt Hinweise darauf, dass die Akupunktmassage nach Penzel bei chronischen Rückenschmerzen wirksam sein kann, überzeugende Nachweise fehlen jedoch. Die Risiken des Verfahrens sind gering. Aufgrund des schwachen Wirksamkeitsnachweises fällt die Nutzen-Risiko-Abwägung eher negativ aus. Demnach wird die Akupunktmassage bei chronischem Rückenschmerz als „wenig geeignet“ bewertet.

# Akupunktur

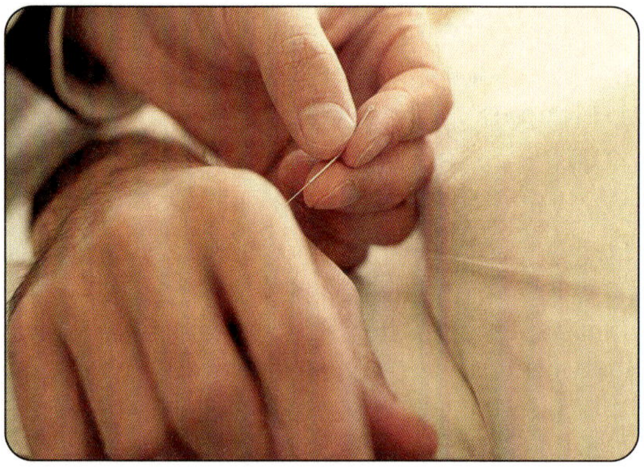

Akupunktur ist eine Behandlungstechnik, die sich als Teil der traditionellen chinesischen Medizin (→ Seite 287) entwickelt hat. Dabei werden bestimmte Punkte der Haut, die auf gedachten Linien (Meridianen) liegen, gereizt, um einen blockierten Energiefluss zu regulieren und dadurch Krankheiten und Beschwerden zu heilen. Die Stimulation erfolgt durch das Einstechen von dünnen Nadeln.

Der Name Akupunktur setzt sich aus zwei lateinischen Wörtern zusammen: acus bedeutet Nadel, pungere stechen. Die chinesische Bezeichnung lautet Zhen jiu und bedeutet Nadelstechen und Brennen.

Varianten der Akupunktur sind Moxibustion oder Moxa (Wärmebehandlung an den Akupunkturpunkten), Elektroakupunktur (elektrische Stimulierung), Laserakupunktur (Behandlung mit Laserlicht, siehe auch „Softlasertherapie" → Seite 279), Homöosiniatrie (Einspritzen von Homöopathika in Akupunkturpunkte), Ohrakupunktur (Aurikulotherapie), Akupressur und Shiatsu (→ Seite 58).

## Geschichte und Entwicklung

Die älteste Beschreibung der Akupunktur findet sich im Jahr 1127 vor unserer Zeitrechnung. Damals ritzten Schamanen mit Steinsplittern die Haut, um Dämonen aus dem kranken Körper auszutreiben. Das Nadeln diente noch im ersten und zweiten Jahrhundert v. Chr. auch zum Aderlass, etwas später ging in die Akupunktur die Vorstellung ein, dass ein Stau der Lebenskraft Qi Krankheiten entstehen lässt. Die Nadelung wurde als Möglichkeit gesehen, Überfülle und Mangel an Qi auszugleichen, um die Balance wiederherzustellen (siehe auch unter „Traditionelle Chinesische Medizin" → Seite 287). Bereits im ersten Jahrhundert n. Chr. gab es einen ausführlichen Text mit Beschreibungen der systematischen Akupunkturtherapie, die nur mit wenigen Stichen gearbeitet hat. Die Einstichpunkte an den Gliedmaßen wurden darin in Analogie zum Verlauf von Flüssen benannt: Quelle, Bach, Ort, an dem der Fluss schiffbar wird, Strom und schließlich Mündung. Antike Quellen betonen, dass es ein Kunstfehler sei, deutlich erkennbare (manifeste) Krankheiten mit Akupunktur zu behandeln, denn die Nadel galt als feiner Reiz bei Befindlichkeitsstörungen. Bei dieser Zurückhaltung blieb es nicht; in den folgenden Jahrhunderten bis zum Abbruch der Tradition im 19. Jahrhundert wurde bei vielen unterschiedlichen Krankheiten genadelt.

Die Akupunktur ist nach wie vor ein Teil der traditionellen chinesischen Medizin, in deren Mittelpunkt die Arzneibehandlung steht. Sie verbreitete sich auch in anderen asiatischen Ländern, wo sie bis heute meist neben der westlichen Medizin praktiziert wird. Es haben sich in diesen Ländern verschiedene Schulen herausgebildet. Im Jahr 2005 haben Experten aus Japan, China und Südkorea unter Mitarbeit der Weltgesundheitsorganisation (WHO) damit begonnen, eine einheitliche Beschreibung von Punkten, die mit Nadeln gereizt werden können, zu erstellen.

Vom 17. Jahrhundert an drang Akupunktur mehrmals nach Europa vor, kam in Mode und wurde nach einiger Zeit wieder vergessen.

Die meisten europäischen Akupunkteure haben sich dieser Technik in den 1970er-Jahren zugewendet, als sich China um die Öffnung zu den westlichen Industrienationen bemühte.

Im Westen wurde die Akupunktur zeitweise versuchsweise als Narkoseverfahren bei Operationen eingesetzt. Sehr bald aber kam man davon wieder ab, weil sie Narkosemittel nicht ersetzen konnte, und interessierte sich stattdessen mehr für ihre schmerzstillende Wirkung.

Während die Entwicklung der Akupunktur in den westlichen Industrieländern durch Forschung vorangetrieben wurde, stagnierte sie in China. Dort wird sie auch heute noch fast ausschließlich in Einrichtungen der traditionellen Medizin angeboten. Hierzulande wird Akupunktur dagegen neben beziehungsweise ergänzend zur konventionellen Medizin eingesetzt. Dabei entwickelten sich Varianten zur Akupunktur, bei denen die Akupunkturpunkte entweder elektrisch stimuliert (eine Variante, die nicht zu verwechseln ist mit der Elektroakupunktur nach Voll → Seite 127) oder seit der Entwicklung des Softlasers (→ Seite 279) mit dem gebündelten Lichtstrahl gereizt werden.

Eine Neuentwicklung ist die Aurikulotherapie oder Ohrakupunktur. Sie wurde 1956 von dem französischen Arzt Paul F. M. Nogier begründet, hat sich als eigenes abgeschlossenes Akupunktursystem verselbstständigt und weltweit, auch nach China, verbreitet.

Akupunktur ist die am besten untersuchte unkonventionelle medizinische Behandlungsmethode. Auch an deutschen Universitäten laufen Forschungsprojekte zur Akupunktur. Darüber hinaus führen seit 2000 vierzehn gesetzliche Krankenkassen in Deutschland im Rahmen von Modellvorhaben Studien zur Akupunktur an insgesamt 500 000 Patienten durch. Zum einen die so genannten ART-Studien (Acupuncture Randomized Trials) zum anderen die GERAC-Studien (German Acupuncture Trials). Ihr Ziel ist es, die Wirksamkeit, Therapiesicherheit und Wirtschaftlichkeit unter realistischen Anwendungsbedingungen zu untersuchen. 2004 lagen erste Zwischenergebnisse vor, die zeigten, dass Ärzte die Akupunktur bei Schmerzen deutlich erfolgreicher einschätzen als Patienten, dass aber Akupunktur in spezifischen Punkten mit Ausnahme bei Kniegelenkarthrose (siehe unter „Belege für die Wirksamkeit" → Seite 67) keine größere Schmerzlinderung erreichte als Scheinakupunktur (Stechen in andere als Akupunkturpunkte). Abschließende Ergebnisse lagen zum Redaktionsschluss noch nicht vor.

## Konzept

Das der Akupunktur zugrunde liegende Konzept beruht auf der Bedeutung des „Qi", das als „universelle Kraft" oder „Energie" übersetzt wird. Nach der chinesischen Philosophie wird Qi durch die polaren Gegensätze Yin und Yang, die in einem dynamischen Wechselspiel zusammenwirken und bestehen, hervorgebracht und wirkt in allen Dingen. Der Körper erhält Qi bei der Geburt und nimmt es durch Atmung und Nahrung auf. Qi fließt durch den Körper, nährt und schützt jedes Organ.

An der Körperoberfläche fließt das Qi vom Scheitel bis zur Fußsohle in zwölf paarigen Linien (Meridiane), denen jeweils ein Organfunktionskreis zugeordnet ist. Auf diesen Meridianen befinden sich mehr als 350 Akupunkturpunkte über die das Qi beeinflusst werden soll. Diese Anzahl der Linien und Punkte beruhte ursprünglich auf Vorstellungen der Zahlenmagie, die den zwölf Monaten und den Tagen des Jahres große Bedeutung beimaß. Später wurde die Zahl der Meridiane um zwei außerordentliche Bahnen erweitert. Sie entspringen am Kopf und verlaufen senkrecht an der Mittellinie des vorderen Rumpfes beziehungsweise die Wirbelsäule entlang. Außerdem wurden Punkte außerhalb der Meridiane definiert.

Die Vorstellungen über das Entstehen von Krankheiten beruhen darauf, dass diese sich unter anderem dann entwickeln, wenn das Wechselspiel von Yin und Yang und dadurch der Fluss des Qi gestört sind und es in der Folge an bestimmten Organsystemen zu einer Unausgewogenheit (Qi-Stau oder Qi-Leere) kommt. Durch Reizung der Akupunkturpunkte soll der Körper dazu angeregt werden, den Energiefluss zu normalisieren und dadurch Krankheiten zu überwinden.

Es gibt inzwischen eine Vielzahl von Formen der Akupunktur, die zwar auf diesem Konzept beruhen, aber Unterschiede in der praktischen Durchführung aufweisen. So schwanken die Angaben über Anzahl und Verlauf der Meridiane von 12 bis 32, die Zahl der

Nadelpunkte von 200 über 350, 533 bis zu mehreren Tausend. Die einzelnen Lehrbücher lokalisieren die Punkte an unterschiedlichen Stellen. Die Angaben über die notwendigen Stichtiefen variieren bei verschiedenen Schulen um das Zehnfache: sie reichen von zwei bis acht Millimeter über acht bis zwanzig Zentimeter. In China werden teilweise auch lanzenförmige Nadeln eingesetzt, um kleine Blutungen zu erzeugen. Zwischen den Schulen gibt es zudem Abweichungen bei den Organbeziehungen und der Punktekombination sowie darüber, wie viele Nadeln höchstens gestochen werden sollen – 10, 16, 25 oder mehr.

Moxibustion, Elektro- und Laserakupunktur beruhen auf dem Konzept der Nadelakupunktur. Die Reizung der Punkte geht bei Moxibustion von der Wärme, bei der Elektroakupunktur vom Schwachstrom und bei der Laserakupunktur vom Lichtstrahl aus.

*Ohrakupunktur*

Die Ohrakupunktur kennt keine Meridiane, sondern geht davon aus, dass das Schema des menschlichen Körpers auf der Ohrmuschel repräsentiert ist – kopfüber und in Hockstellung, ähnlich einem Embryo im Mutterleib. Einzelne Körperpartien werden bestimmten Punkten auf der Ohrmuschel zugeordnet. Es sind insgesamt 108 Punkte definiert, um Krankheiten des ganzen Körpers zu erkennen und durch Nadelung zu behandeln. Der Stichreiz soll seine Wirkung auf reflektorischem Weg entfalten. Von der Ohrakupunktur leiten sich die Kopf-, Nasen-, Hals-, Mund- und Odontone-Akupunktur (Stichtechnik an Kieferabschnitten) sowie die Vaginalakupunktur ab. Ihnen allen liegt die Vorstellung zugrunde, dass auf der Oberfläche eines Körperteils der ganze Körper abgebildet ist und dass Behandlungen an diesem Teil – „pars pro toto" – auf den ganzen Körper wirken.

## Plausibilität des Konzepts

Die Vorstellung vom harmonischen Ausgleich zwischen polaren Gegensätzen und von der energetischen Vitalität, die auf bestimmten Bahnen den Körper durchströmt, entspricht nicht dem heutigen Wissen von Krankheit und Gesundheit. Sie ist ein vorwissenschaftlicher Erklärungsversuch. Bislang wurden weder für Qi noch für Meridiane organische Strukturen gefunden.

Inzwischen erforschen die Anwender die speziellen Eigenschaften der Akupunkturpunkte und Meridiane und bemühen sich um (natur)wissenschaftliche Erklärungen. Sie vermuten, dass die Akupunkturpunkte auf besonderen Muskelschmerzpunkten, den Triggerpunkten, liegen (für einige ist dies belegt) oder an speziellen Durchtrittsstellen von Nerven-, Gefäß- und Muskelendpunkten in der Haut, die man ertasten kann.

Die Wissenschaftler nehmen an, dass es durch die Reizung dieser hoch empfindlichen Punkte zu Veränderungen der Signale kommt, die die Schmerzen an das Gehirn melden. Dass Akupunkturpunkte einen anderen, entweder höheren oder geringeren elektrischen Widerstand haben als andere Körperstellen, ist jedoch widerlegt.

Eine andere Theorie geht davon aus, dass der Nadelreiz die „Schmerzpforte" im Stammhirn verschließt, sodass die später ankommenden Schmerzimpulse der Erkrankung nicht mehr in das Bewusstsein eindringen können (Gate-Control-Theorie): Nadelreize beeinflussen den vorhandenen Schmerz durch Hemmung der Nervensignal-Überträgerstoffe im Rückenmark. Darüber hinaus wird die Reizleitung der Schmerzen vom Mittelhirn zurück in das Rückenmark gehemmt. Zusätzlich wirkt die Nervenreizung durch die Akupunkturnadeln auf ein Regulationszentrum des vegetativen Nervensystems, den Hypothalamus, und führt zur Ausschüttung von körpereigenen schmerzlindernden Endorphinen, den so genannten Glückshormonen. Dies ist aber nicht nur für Akupunkturpunkte belegt, sondern auch für andere Stellen auf der Haut.

Einige Untersuchungen legen nahe, dass das Nadeln das Nervensystem beruhigt und somit die Spannung bestimmter Muskeln messbar sinkt und die Durchblutung gesteigert werden kann. Akupunktur kann bis zu einem gewissen Grad als eine Methode der Stimulation von Nerven und Muskeln gelten.

Bei der Elektroakupunktur geben die Akupunkturnadeln einen schwachen Strom ab. Der elektrische Impuls wirkt aber nicht nur im Akupunkturpunkt, sondern im gesamten ihn umgebenden Gewebe: Es handelt sich um eine flächig wirkende Schwachstrombehandlung des Hautgebiets.

Softlaserlicht dringt nicht einmal einen Millimeter tief in die Haut ein und wirkt in Bezug auf die Lichtleistung nicht anders als normales Tageslicht. Daher ist eine direkte Reizung der einzelnen Akupunkturpunkte wissenschaftlich kaum erklärbar.

Dagegen ist die Reizung von Akupunkturpunkten durch Wärme (Moxibustion) wegen der besseren Eindringtiefe in die Haut eher plausibel.

Die Vorstellung des „pars pro toto", die der Ohrakupunktur und ihren Varianten zugrunde liegt, entbehrt einer wissenschaftlichen Grundlage. Es ist keine anatomische oder reflektorische Beziehung der Behandlungspunkte auf der Ohrmuschel zu anderen Körperregionen nachgewiesen.

## Mittel

In China waren früher Nadeln aus Gold und Silber verbreitet, den Edelmetallen wurden magische – anregende beziehungsweise beruhigende – Wirkungen zugeschrieben. Heute werden von chinesischen Heilern und Ärzten meist flexible Stahlnadeln eingesetzt. Sie werden sterilisiert und mehrmals verwendet. Die meisten Ärzte in westlichen Industrienationen setzen Einmal-Stahlnadeln ein, um eine Übertragung von Infektionskrankheiten wie Hepatitis oder Aids zu verhindern. Die Nadeldicke variiert zwischen 0,4 und 2 Millimeter, die Nadellänge zwischen einem und acht Zentimeter. Es gibt auch kurze Dauernadeln, die Reißzwecken ähneln.

Bei der Elektroakupunktur werden Elektroden oben an den eingestochenen Nadeln befestigt. Manche Akupunkteure verwenden Akupunkturgeräte, die den Herstellerangaben zufolge selbsttätig über die Messung des Hautwiderstands die richtigen Behandlungspunkte finden können und sie mit elektrischen Impulsen reizen.

Für die Laserakupunktur sind verschiedene Laserlichtgeräte auf dem Markt, die eine Art Griffel haben, der das gebündelte Licht abgibt. Sie entsprechen denen, die auch bei der Softlasertherapie (→ Seite 279) Verwendung finden. Softlaser arbeiten mit geringer Energie und verletzen im Gegensatz zu Lasergeräten, die in der Chirurgie zum Einsatz kommen, das Gewebe nicht.

Die Moxibustion benutzt kleine Kegel oder Zigarren aus getrocknetem Beifuß- oder einem anderen Kraut.

Bei der Ohrakupunktur werden entweder Nadeln eingestochen oder die Punkte mit Druckkügelchen und Glasstäben massiert; manchmal kommen auch kurze Dauernadeln zum Einsatz.

## Durchführung

### Diagnose

Wird Akupunktur im Rahmen einer ärztlichen Behandlung angewendet, geschieht das nach einer konventionellen medizinischen Diagnose.

Traditionell arbeitende Akupunkteure folgen den Richtlinien der traditionellen chinesischen Medizin (→ Seite 292) und fragen nach Krankengeschichte und Persönlichkeit, Symptomen, Wetterfaktoren und anderen Ursachen. Sie betrachten Haut und Zunge, fühlen den Puls, untersuchen den Bauch und tasten nach Verspannungen.

### Behandlung

Während der Behandlung liegt oder sitzt der Patient in einer stabilen, aber entspannten Position. Es werden Punkte direkt am erkrankten Areal gestochen, aber auch Punkte mit Fernwirkung an Körperstellen, die vom eigentlichen Krankheitsgeschehen weit entfernt liegen. Beim Einstich empfindet der Patient meist einen leichten Reiz oder Schmerz. Durch Muskelbewegungen während der Behandlung können ebenfalls Schmerzen entstehen.

Die Nadeln werden je nach Hautareal und Akupunkturschule in die Haut, die Unterhaut oder bis ins Muskelgewebe drei bis in wenigen Fällen 80 Millimeter tief eingestochen – in China sogar selten bis zu 20 Zentimeter tief. Je nachdem, ob die Nadeln anregend oder beruhigend wirken sollen, werden sie senkrecht zum Meridian oder im Winkel zu seiner Fließrichtung schräg nach oben oder unten eingestochen. Die Anzahl der Nadeln variiert von Schule zu Schule, meist sind es vier bis zehn.

Zur Stimulation dreht der Akupunkteur die Nadeln leicht mit den Fingern. Um eine stärkere Wirkung zu erzielen, werden die Nadeln manchmal auch geklopft oder erhitzt. Dazu werden kleine Kegel aus Beifußkraut angezündet und an das Nadelende gesteckt.

Manche Patienten spüren das so genannte De-Qi-Phänomen, das sich als Kribbeln, Wärme oder Kälte, Druck, Taubheit oder Schwere um die Nadel oder im Bereich des vermuteten Meridians äußert.

Die Nadeln bleiben etwa 10 bis 30 Minuten an der Einstichstelle, während der Patient ruht. Da nach der Behandlung oft Müdigkeit verspürt wird, ist es günstig nachzuruhen.

Die Akupunktur wird gewöhnlich ein- bis dreimal wöchentlich durchgeführt, insgesamt meist zehnmal hintereinander. Bei chronischen Beschwerden werden bis zu zwanzig Wiederholungen angeraten. Die Behandlung gestaltet sich je nach Entwicklung der Beschwerden individuell, Punktauswahl und Stichtechnik können im Verlauf geändert werden. Ärztliche Akupunkturgesellschaften raten, die Akupunktur abzubrechen, wenn sich nach drei bis längstens fünf Sitzungen keine spürbare Wirkung gezeigt hat.

In bestimmten Fällen werden Dauernadeln gesetzt und nach dem Einstechen mit Heftpflaster fixiert. Sie bleiben tagelang gesetzt und werden zwischendurch öfter gedreht.

Manche Akupunkteure stechen die Akupunkturpunkte mit Injektionsnadeln und spritzen verschiedene Arzneimittel. Die Palette reicht von schmerzlindernden chemischen Medikamenten über Pflanzenmittel und Eigenurin bis zu homöopathischen Mitteln (Homöosiniatrie).

*Elektroakupunktur*

Nachdem die Nadeln eingestochen wurden, werden Elektroden aufgeklemmt, durch die Schwachstrom geleitet wird, der die Nerven im Gebiet rund um die Nadel reizt.

*Laserakupunktur*

Bei Kindern und Erwachsenen mit Nadelangst werden die Nadeln manchmal durch Laserlicht ersetzt. Dabei wird ein Softlaserstrahl für einige Minuten auf die ausgewählten Akupunkturpunkte gerichtet.

*Moxibustion*

Bei der Moxibustion wird brennendes Beifußkraut oder ein anderes Kraut statt Nadeln eingesetzt. Der Akupunkteur zündet dazu eine Moxazigarre an und nähert das glühende Ende dem Akupunkturpunkt bis der Patient ein deutliches Hitzegefühl spürt. Dann entfernt er sie kurz und wiederholt diesen Vorgang, bis sich die Hautstelle gerötet hat.

Eine andere Variante ist, eine Ingwerscheibe auf einen Akupunkturpunkt zu legen und darauf einen kleinen Kegel aus getrocknetem Beifuß zu setzen, der vorher angezündet wurde. Spürt der Patient ein Hitzegefühl, wird der Kegel mit Ingwerscheibe zum nächsten Punkt geschoben. Jeder Punkt wird mehrmals erhitzt, bis die Hautstelle gerötet ist

*Ohrakupunktur*

Mit einem speziellen Gerät, das den Hautwiderstand misst, werden die Akupunkturpunkte gesucht und anschließend genadelt. Pro Sitzung sind das meist drei bis vier Nadeln. Die ausgewählten Punkte können auch massiert werden. Diese Behandlung wird im Abstand von einigen Tagen zwei- bis fünfmal wiederholt. Es kann auch eine einzelne Nadel – in seltenen Fällen einige Dauernadeln – angelegt und mit Heftpflaster fixiert werden und mehrere Tage an der Einstichstelle bleiben.

**Selbstbehandlung**

Für die Selbstbehandlung eignet sich die Akupunktur nicht. Im Handel werden jedoch Geräte angeboten, die Akupunkturpunkte selbsttätig finden sollen und mit denen man diese anschließend per Schwachstrom oder Laserstrahl behandeln kann.

Die Moxibustion wird von Anwendern zur täglichen Selbstbehandlung empfohlen. Dafür zeichnet der Akupunkteur eventuell die Stellen an der Haut an, die mit glühendem Beifuß behandelt werden sollen.

## Anwender und ihre Ausbildung

Die Ausbildung zum Akupunkteur ist in Deutschland nicht geregelt und von sehr unterschiedlicher Qualität. Ausbildungskurse werden von mehreren Gesellschaften für Akupunktur und Traditionelle Chinesische Medizin abgehalten. Manche Institute bilden nur Ärzte aus, andere unterweisen auch Heilpraktiker, Interessenten anderer Medizinberufe und Laien. Einige Vereinigungen veranstalten an Wochenenden Kurse für mehr als 200 Teilnehmer mithilfe von Videomaterial, andere bieten mehrere Semester mit Aufbaukursen und Praktika an oder organisieren Reisen zur Weiterbildung in China. Eine fundierte, kritische Ausbildung in der praktischen Behandlung von Patienten erfolgt an einigen Universitäten.

Bei den oben genannten laufenden Studien der Krankenkassen in Deutschland wird von den Ärzten eine Mindestausbildung von 140 beziehungsweise 350 Stunden gefordert, je nach beteiligter Kasse und Universität.

## Anwendungsbereiche

Der Schwerpunkt der Akupunkturbehandlung liegt auf Schmerzen aller Art, insbesondere bei Rheuma und Arthrosen, Kopfschmerzen und Migräne, Rückenschmerzen und Neuralgien. Sie wird bei Stressbeschwerden, Müdigkeit, vegetativen Störungen, funktionellen Störungen der Atmung und Verdauung, Allergien, Lähmungen, zur Raucherentwöhnung und bei Suchterkrankungen angewendet und zur Vorbeugung vor Erkrankungen und Gesunderhaltung sowie zur Erhöhung der Fruchtbarkeit und Geburtserleichterung angeboten. Als Narkosemethode bei Operationen hat sich Akupunktur nicht bewährt und wird daher kaum noch zu diesem Zweck eingesetzt.

Moxibustion wird eher bei so genannten Kältekrankheiten (siehe auch unter „Konzept" im Abschnitt „Traditionelle Chinesische Medizin" → Seite 289) wie Erschöpfungszuständen, depressiver Stimmung und chronischen Erkrankungen der Atemwege angewendet.

Viele Anbieter beziehen sich auf die Anwendungsliste der Weltgesundheitsorganisation (WHO), die über vierzig Krankheiten umfasst. Diese Liste ist allerdings keine Empfehlungsliste der WHO, sondern eine Sammlung von Anwendungsgebieten, die nach Aussagen der WHO von den nationalen Gesundheitsbehörden auf ihren sicheren Einsatz hin einzeln überprüft werden muss.

Bei den GERAC- und auch ART-Studien wurden die Indikationen Gonarthrose (chronische Knieschmerzen), chronische Kreuzschmerzen, Migräne und chronischer Spannungskopfschmerz untersucht.

## Belege für die Wirksamkeit

Es liegen zwar viele kontrollierte Akupunkturstudien vor, die aber so unterschiedlich angelegt sind, dass Verallgemeinerungen problematisch sein können. Diese Studien wurden in mehreren systematischen Übersichtsarbeiten zusammengefasst, die im Folgenden ausgewertet werden. Es gilt zu bedenken, dass diese Übersichtsarbeiten häufig Daten zu verschiedenen Akupunkturformen berücksichtigen, beispielsweise auch Akupressur und Elektroakupunktur, und dass in den jeweiligen Kontrollgruppen zum Vergleich nicht nur Scheinakupunktur, sondern auch Behandlungen wie Physiotherapie oder medikamentöse Therapie angewendet wurden. Darüber hinaus sind Dauer der Studien und ihre Teilnehmerzahl höchst unterschiedlich, sodass auch vom Studienaufbau ein Vergleich häufig nur schwer möglich ist.

Die wohl objektivste Zusammenfassung aller systematischen Übersichtsarbeiten wurde vom Centre for Reviews and Dissemination vorgelegt, einem Forschungszentrum, das der nationalen britischen Gesundheitsbehörde angegliedert ist. Die Ergebnisse dieser Veröffentlichung – unter Verwendung der jeweils neuesten Arbeiten – werden ebenfalls im Folgenden zusammengefasst. Daneben werden weitere wissenschaftliche Übersichtsarbeiten ausgewertet, die nach dieser Publikation erschienen sind.

*Abhängigkeiten*
In einer Übersichtsarbeit wurden 51 kontrollierte Studien bewertet und festgestellt, dass Akupunktur bei Drogenabhängigkeit nicht wirksam ist. Speziell zur Nikotinabhängigkeit existieren 18 Studien, bei denen die Teilnehmer per Los den Untersuchungsgruppen zugeteilt wurden. In der Gesamtschau bestätigen sie eine Wirksamkeit der Akupunktur zur Raucherentwöhnung nicht.

*Asthma*
In einer überzeugenden Zusammenstellung von Ergebnissen wurden sieben Akupunkturstudien zu Asthma ausgewertet. Die Belege reichen nicht aus, um eine positive Empfehlung abzugeben.

*Chronische Schmerzen*
Es wurden 51 Studien, bei denen die Patienten mit chronischen Schmerzen nach dem Zufallsprinzip einer Prüf- beziehungsweise Kontrollgruppe zugelost wurden, auf ihre Aussagekraft hin überprüft und bewertet (davon befassten sich sieben mit Lendenwirbelsäulen-Syndrom, weitere sieben mit Arthrose-Schmerzen).

21 Studien kamen zu einem positiven Ergebnis: Akupunktur scheint chronische Schmerzen wirkungsvoller zu lindern als die Vergleichsmethoden.

Drei Studien zeigen ein negatives Ergebnis: Die Akupunktur war weniger effektiv als die Kontrollbehandlung.

Bei 27 Studien waren die Ergebnisse nicht überzeugend. Insgesamt fanden sich Hinweise, dass Akupunktur chronische Schmerzen effektiver lindert als gar keine Behandlung, aber nicht wirkungsvoller ist als ein Scheinmedikament, Scheinakupunktur oder konventionelle, das heißt medikamentöse oder physikalische Therapie. Die methodisch besseren Studien waren häufiger negativ.

*Depression*
Eine systematische Übersichtsarbeit, die sechs Studien zu Depression umfasst, bei denen die Patienten nach dem Zufallsprinzip einer Prüf- beziehungsweise Kontrollgruppe zugelost wurden, erbrachte keine überzeugenden Hinweise für eine therapeutische Wirksamkeit der Akupunktur.

*Dysmenorrhö*
Eine Übersichtsarbeit, die durch ein internationales Netzwerk von Wissenschaftlern erstellt wurde (Cochrane Review), mit nur einer Studie, bei der die Patienten nach dem Zufallsprinzip einer Untersuchungsgruppe zugelost wurden, zeigt keine Wirksamkeit der Akupunktur bei dieser Indikation.

*Endoskopie*
Eine systematische Übersichtsarbeit mit sechs Studien, in denen die Patienten nach dem Zufallsprinzip verteilt wurden, ergab ausreichende Hinweise für die Wirksamkeit der Akupunktur als unterstützende Maßnahme bei gastrointestinaler Endoskopie, einer häufig durchgeführten Diagnosemethode, bei der mithilfe eines biegsamen Schlauchs Körperhöhlen untersucht werden. Durch die Akupunktur konnten zum Beispiel der Schmerz und die Angst gelindert werden.

*Entzündliche rheumatische Erkrankungen*
Eine systematische Übersichtsarbeit mit neun kontrollierten Studien fand keine überzeugenden Belege für die Wirksamkeit der Akupunktur bei diesem Anwendungsgebiet. Dies gilt speziell auch für die rheumatoide Arthritis.

*Erbrechen*
Es fanden sich 19 Studien, in denen Prüf- und Kontrollgruppe per Los zusortiert wurden, mit unterschiedlichen Ergebnissen: Bei Kindern ist die Akupunktur gegen Erbrechen verschiedener Ursachen nicht wirksam; dagegen wirkt sie bei Schwangerschaftserbrechen und Erbrechen nach Operationen oder Chemotherapie.

*Fazialislähmung*
Eine systematische Übersichtsarbeit mit drei Studien, in denen die Patienten nach dem Zufallsprinzip verteilt wurden, erbrachte keine überzeugenden Hinweise für die Wirksamkeit der Akupunktur bei diesem Anwendungsgebiet.

*Fibromyalgie*
Es liegen drei Studien zur Fibromyalgie vor, bei denen die Prüf- und Kontrollgruppen per Los eingeteilt wurden, sowie vier, bei denen dies nicht geschah. Fibromyalgie ist eine Krankheit, bei der Schmerzen am gesamten Körper auftreten können.

Sie belegen insgesamt, dass Akupunktur bei dieser Krankheit die Schmerzen wirksam lindert.

*Geburtsschmerzen*
Eine systematische Übersichtsarbeit mit drei Studien, in denen die Zuordnung zur Prüf- beziehungsweise Kontrollgruppe per Los erfolgte, ergab keine überzeugenden Hinweise für eine schmerzlindernde Wirksamkeit bei diesem Anwendungsgebiet.

*Gesichtsschmerzen*
Es liegen nur zwei Studien mit einer zufälligen Patientenverteilung zur Akupunktur bei Gesichtsschmerzen, beispielsweise durch eine Trigeminus-Neuralgie, vor. Da sie methodisch schwach sind, ist eine fundierte Aussage zur Wirksamkeit nicht möglich.

*Kiefergelenkdysfunktion*
Eine systematische Übersichtsarbeit von drei Studien mit zufälliger Patienteneinteilung in Prüf- beziehungsweise Kontrollgruppe fand keine Hinweise, dass Akupunktur bei Kiefergelenkdysfunktion die Schmerzen lindert oder die Funktion verbessert.

*Kniegelenkarthrose*
Es liegen sieben Studien vor. Sie zeigen insgesamt eine wirksame Schmerzlinderung durch Akupunktur bei Kniegelenkarthrose. Bei Arthrosen anderer Gelenke sind die Daten weit weniger eindeutig.

*Kopfschmerzen*
Es liegen 26 Studien mit zufälliger Patientenverteilung vor, 16 kontrollierte Studien davon vergleichen Akupunktur mit Scheinakupunktur und zeigen einen positiven Trend. Für eine Wirksamkeit der Akupunktur bei Kopfschmerzen insbesondere bei Migräne bestehen Hinweise, die allerdings noch nicht vollständig überzeugend sind.

*Krebsschmerzen*
Eine Übersichtsarbeit mit vier Studien, bei denen die Patienten nach dem Zufallsprinzip der Prüf- beziehungsweise Kontrollgruppe zugelost wurden, erbrachte keine überzeugenden Belege für die schmerzlindernde Wirksamkeit der Akupunktur bei dieser Indikation.

*Nackenschmerzen*
Zur Akupunktur bei Nackenschmerzen liegen 14 Studien mit Patientenzuordnung nach dem Zufallsprinzip vor. Davon liefern sieben positive und sieben negative Ergebnisse. Bei den methodisch besseren Studien zeigt Akupunktur häufiger keine Effekte auf diese Schmerzart.

*Rehabilitation nach Schlaganfall*
Die vorliegenden Studien zur Rehabilitation nach einem Schlaganfall haben erhebliche methodische Schwächen, sodass die angenommene Wirksamkeit auf Lähmungserscheinungen nach einem Schlaganfall nicht beurteilt werden kann.

*Rückenschmerzen*
Eine Übersicht umfasste elf Studien mit Patientenzuordnung per Losverfahren zur Akupunktur bei Rückenschmerzen. Die Ergebnisse sind insgesamt negativ, nicht zuletzt wegen der mangelnden Qualität der Studien: Akupunktur ist demnach bei Rückenschmerzen nicht wirksamer als Scheinakupunktur.

Zu diesem Thema läuft derzeit im Institut für Komplementärmedizin in Exeter, Großbritannien, eine erneute Beurteilung der Daten von 24 Studien; die Ergebnisse dieser Arbeit sprechen dagegen eindeutig für die Wirksamkeit der Akupunktur bei dieser Indikation.

*Schlaflosigkeit*
Eine systematische Übersichtsarbeit mit elf Studien fand keinen überzeugenden Beleg für die Wirksamkeit der Akupunktur bei Schlafstörungen.

*Tennisellbogen*
Eine systematische Übersichtsarbeit mit sechs Studien, bei denen die Patienten einer Prüf- oder Kontrollgruppe zugelost wurden, erbrachte insgesamt ausreichende Hinweise für die Wirksamkeit der Akupunktur bei diesem Anwendungsgebiet.

*Tinnitus (Ohrgeräusche)*
Die vorliegenden Studien legen nahe, dass Akupunktur bei Tinnitus nicht wirksamer ist als Scheinakupunktur.

*Übelkeit*
Elf von zwölf Studien mit Patienten, die unter Übelkeit verschiedener Ursachen litten und per Los in eine Prüf- beziehungsweise Kontrollgruppe eingeteilt wurden, zeigen, dass Akupunktur die Probleme wirksamer bekämpfen kann als Scheinakupunktur.

*Übergewicht*
Die vorliegenden Studien zur Akupunktur bei Übergewicht haben erhebliche methodische Schwächen, die die Aussagekraft der Studien einschränken. Die Wirksamkeit der Akupunktur kann somit nicht als nachgewiesen gelten.

*Zahnschmerzen*
Zur Akupunktur bei Zahnschmerzen – sowohl akuter Schmerzen als auch solcher nach einer Behandlung – wurden insgesamt 16 kontrollierte Studien veröffentlicht. Die Übersicht spricht für eine Wirksamkeit bei diesen Schmerzen.

## Achtung

Wenn Anwender ausschließlich nach dem traditionellen Akupunkturkonzept arbeiten, besteht das Risiko, dass eine medizinische Diagnose oder eine notwendige konventionelle Behandlung versäumt wird.

Werden die Nadeln tief in den Körper gestochen, ist ganz besonders auf sterile Arbeitstechnik zu achten.

Eine Behandlung sollte stets mit Einwegnadeln erfolgen. Wenn mehrfach benutzte Nadeln in Alkohol aufbewahrt werden, genügt dies nicht zur ausreichenden Desinfektion. Es wird vermutet, dass die weite Verbreitung von chronischer Hepatitis und Leberkrebs in China zum Teil auf Akupunkturbehandlungen zurückgeht.

► ***Gegenanzeigen***
Akupunktur darf nicht angewendet werden bei schweren neurologischen und psychiatrischen Erkrankungen, bei beeinträchtigter Wahrnehmung von Reizen und Schmerzen an der Haut, wie sie etwa bei Diabetes auftritt sowie bei Erkrankungen und Schädigungen der Haut im Bereich der Nadelpunkte.

Bei Blutgerinnungsstörungen sollte nicht genadelt werden. Ebenso sollte derjenige mit Akupunktur vorsichtig umgehen, der blutgerinnungshemmende Mittel einnimmt, weil es bei Nadelungen zu Blutungen kommen kann, die nur schwer zu stillen sind.

Besteht bei einer Person das Risiko einer Bakteriämie (Blutvergiftung), zum Beispiel bei Patienten mit einem Blasenkatheter, sollte Akupunktur nur mit Zurückhaltung eingesetzt werden.

*Elektroakupunktur*
Elektrostimulierte Nadeln dürfen bei Patienten mit einem Herzschrittmacher, bei Herzrhythmusstörungen, Schockzuständen und Fieber sowie bei Epileptikern nicht angewendet werden.

*Moxibustion*
Im Gesicht, am Kopf oder in der Nähe von Schleimhäuten darf Moxibustion wegen erhöhter Verbrennungsgefahr nicht angewendet werden. Auch bei Fieber, akuten Infektionen und Entzündungen, bei hohem Blutdruck, Blutungen – auch während der Menstruation – bei übermäßiger Nervosität und Schlaflosigkeit sollte dieses Verfahren nicht eingesetzt werden. Dies sind nach Vorstellung der Anwender Wärmekrankheiten (siehe auch unter „Konzept“ im Abschnitt „Traditionelle Chinesische Medizin“ → Seite 289), die nicht mit Wärme behandelt werden dürfen, weil sonst die Therapie zu einer Verschlechterung der Krankheitszeichen führen könnte.

## Risiken und unerwünschte Wirkungen

► ***Durch das Verfahren***
Eine Akupunkturbehandlung macht mitunter müde. Es können Blutungen und Nadelschmerzen auftreten und es kann zu einer Erstverschlimmerung der Symptome kommen.

Die Einstichstellen können sich infizieren.

Bei kreislaufschwachen und psychisch labilen Menschen kann während der Nadelung ein Kollaps oder eine Ohnmacht eintreten, deshalb empfiehlt sich eine Behandlung im Liegen. Gemäß den Ergebnissen großer, gut geplanter Studien sind derartige Zwischenfälle selten.

Bei der Elektroakupunktur kann es zu Kreislaufkomplikationen wie Blutdruckabfall und Ohnmacht kommen. Bei zu hoher Stromstärke können Herzrhythmusstörungen auftreten.

Bei Dauernadelung an der Ohrmuschel besteht die Gefahr, dass eine lokale Infektion den Ohrmuschelknorpel schädigt.

► ***Durch unsachgemäße Anwendung***

Mangelhaft sterilisierte Nadeln können Infektionskrankheiten wie Hepatitis oder Aids übertragen. Diese Gefahr ist durch die hierzulande verwendeten Einmalnadeln nicht gegeben.

Akupunkturnadeln können abbrechen und müssen dann unter Umständen chirurgisch entfernt werden. Vergessene Akupunkturnadeln können zu Verletzungen führen.

Es sind verschiedene Verletzungen dokumentiert: Stiche in das Herz und den Herzbeutel, Verletzungen von Harnblase, Augen, Rückenmark, von Nervenleitungen und Gefäßen sowie der Gebärmutter bei Schwangeren. Es sind auch einige Todesfälle bekannt geworden. Besonders gefährlich sind Stiche in die Lunge mit Eindringen von Luft zwischen das Brustfell (Pneumothorax); deshalb sollten Akupunkteure bei der Nadelung am Brustkorb und am Rumpf besondere Vorsicht walten lassen.

## Hinweise

► ***Für Kinder unter 14 Jahren***

Der Schmerzreiz der Akupunktur sollte Kindern erspart werden, da der Schmerz individuell sehr unterschiedlich empfunden wird und wie auch die Angst vor Nadeln erheblich sein kann. Stattdessen gibt es die Möglichkeit, die schmerzlosere Laserakupunktur anzuwenden, oder andere Techniken wie zum Beispiel das Aufkleben von Kügelchen auf die Akupunkturpunkte.

► ***Für Schwangerschaft und Stillzeit***

Schwangere sollten nach Angaben der Behandler im ersten Drittel der Schwangerschaft – ausgenommen zur Behandlung von Übelkeit – nicht genadelt werden und auch später nicht mit Moxibustion oder Elektroakupunktur behandelt werden. Diese Einschränkung steht im Widerspruch zu der vielfach propagierten Begleitung von Schwangerschaft und Geburt.

► ***Zur Verkehrstüchtigkeit***

Die Akupunktur hat oft Müdigkeit zur Folge; deshalb sollte man insbesondere unmittelbar nach der ersten Behandlung kein Fahrzeug lenken, keine Maschinen bedienen und keine Arbeiten ohne sicheren Halt verrichten.

## Bewertung

Die Wirksamkeit der Akupunktur ist bei Fibromyalgie, Kniegelenkarthrose, Rückenschmerzen und Tennisellbogen eindeutig belegt. Darüber hinaus ist sie bei endoskopischen Eingriffen, Erbrechen nach Operationen oder Chemotherapie, Schwangerschaftserbrechen, Übelkeit und bei Zahnschmerzen von Nutzen. Die Risiken der Akupunktur sind bei sachgemäßer Anwendung gering. Die Nutzen-Risiko-Abwägung fällt bei den vorgenannten Beschwerden positiv aus. Die Akupunktur ist zur Behandlung dieser Erkrankungen geeignet.

Positive Hinweise existieren zudem für chronische Schmerzen, Kopfschmerzen und Nackenschmerzen. Da ein endgültiger Wirksamkeitsnachweis fehlt, ist die Akupunktur bei diesen Krankheiten zur Behandlung wenig geeignet.

Bei den anderen untersuchten Indikationen (Asthma, Depressionen, Drogenabhängigkeit, Dysmenorrhö, entzündliche rheumatische Erkrankungen, Erbrechen bei Kindern, Fazialislähmung, Geburtsschmerzen, Gesichtsschmerzen, Kiefergelenkdysfunktion, Krebsschmerzen, Lähmungserscheinungen nach Schlaganfall, Raucherentwöhnung, Schlaflosigkeit und Tinnitus sowie Übergewicht) muss die Wirksamkeit als nicht nachgewiesen gelten. Hierfür ist Akupunktur nicht geeignet.

# Alexandertechnik

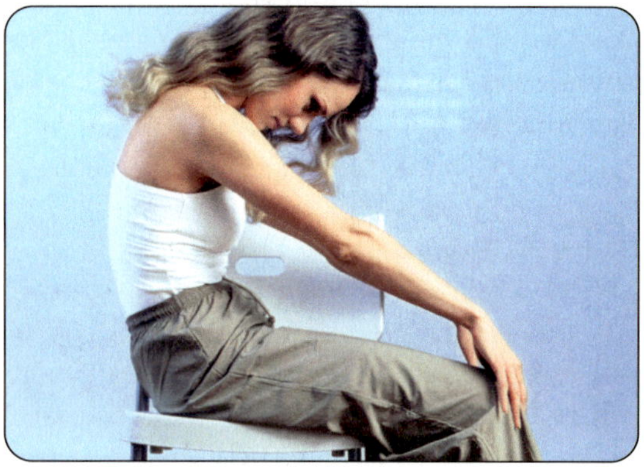

Die Alexandertechnik ist ein therapeutisches Körpertraining, das der bewussten Lösung von Verspannungen des Körpers und dem Wiedererlernen einer Haltung dient, die eine maximale Beweglichkeit bei minimaler Belastung ermöglicht.

## Geschichte und Entwicklung

Das Verfahren entwickelte der australische Schauspieler Frederick Matthias Alexander (1869–1955) Ende des 19. Jahrhunderts. Ihm versagte auf der Bühne immer wieder die Stimme, und da ihm keine medizinische Behandlung auf Dauer helfen konnte, suchte er selbst nach Ursachen und Auswegen. Bei der Selbstbeobachtung vor dem Spiegel entdeckte er, dass er beim Sprechen den Kopf zu weit nach vorn reckte, und schloss daraus, dass diese falsche Körperhaltung die Stimmbänder blockiere. Lockerungsübungen lösten das Problem mit der Stimme und verbesserten insgesamt die Körperhaltung. Aus dieser Erfahrung heraus entstand ein umfassendes Körpertraining. 1958 wurde die Gesellschaft der Alexanderlehrer in England gegründet, an deren Richtlinien sich alle anderen nationalen Verbände – auch die deutsche Gesellschaft der Lehrer/innen der F.M. Alexander-Technik e.V. (G.L.A.T.) – orientieren.

## Konzept

Die Alexandertechnik gilt als pädagogisch-psychotherapeutische Methode, die zu einer ausgewogenen Körperhaltung führen und das psychische Gleichgewicht wieder herstellen kann. Das Training befasst sich mit erlernten und eingeprägten Mustern, die sowohl die Bewegungsabläufe als auch das Denken und Fühlen bei alltäglichen privaten wie beruflichen Aktivitäten bestimmen. Es beruht auf drei Grundannahmen:

- Bewegungen und Verhaltensformen laufen meist gewohnheitsmäßig ab, wobei sich unbemerkt Störungen einstellen können.
- Der Organismus funktioniert als Einheit von Körper und Seele.
- Die Stellung von Kopf, Nacken und Wirbelsäule zueinander beeinflusst zugleich die innere und äußere Haltung.

Die Körperbewegungen sind laut Alexander dann optimal und flüssig, wenn der Kopf die Bewegung steuert und die Wirbelsäule ihm folgt. Nicht Willensanstrengung, sondern beständiges Üben und das Übertragen der geistigen Haltung auf die Bewegung führen zu entspannten, harmonischen Bewegungsabläufen und zu einer bewussten Haltung.

Die äußere Haltung steht nach diesem Konzept in engem Wechselverhältnis zum inneren Befinden: Die Körperhaltung drückt einerseits das psychische Befinden aus, andererseits kann eine verbesserte Haltung des Körpers Stress abbauen und positiv auf die Seelenlage einwirken.

## Plausibilität des Konzepts

Dass ein Training von Alexandertechnik das Bewusstsein der eigenen Haltung verändern kann, wird von der Psychophysiologie, die sich mit dem Zusammenspiel von Körperfunktionen und seelischen Reaktionen beschäftigt, gestützt. Bewusstsein und innere Einstellung können Anteile des unwillkürlichen Nervensystems beeinflussen. So ist es auch vorstellbar, dass die verbesserte Körperhaltung sowohl Einfluss auf eine depressive Stimmung als auch auf Erkrankungen, die mit einer Störung des Bewegungsapparats verbunden sind, hat.

## Durchführung

**Diagnose**

Alexandertechnik setzt an der Kopfhaltung an. Der Lehrer beobachtet, ob von ihr eine Verspannung des gesamten Bewegungsapparats ausgeht. Er analysiert, welche Haltungen beim Stehen oder Sitzen eingenommen werden und wie alltägliche Bewegungen beim Aufstehen, Hinsetzen, Bücken oder Gehen ablaufen. So kann er erkennen, ob sich Gewohnheiten ausgebildet haben, die einen harmonischen Ablauf behindern.

**Erlernen der Technik**

Der Trainer lehrt den Übenden mit sanft aufgelegter Hand, gewohnheitsmäßig fixiertes Verhalten und minimale Verspannungen wahrzunehmen. Mit gezielter Korrektur leitet er ihn an, die Haltung zu verändern und die Bewegungen physiologisch richtig ablaufen zu lassen. Bei den Übungen soll bequeme, leichte Kleidung getragen werden.

Die Übungen werden bei konzentrierter Aufmerksamkeit meist vor dem Spiegel durchgeführt. Bestimmte Grundelemente wie „den Rücken lang machen“, „den Kopf frei schwebend waagerecht halten“, „die Schultern breit machen und lächeln“ werden immer wieder unter dieser Selbstkontrolle ausgeführt. Allmählich – nach etwa fünf bis zehn Trainingsstunden – wird eine elastisch-aufrechte Haltung verinnerlicht. Es bildet sich eine neue Körperwahrnehmung heraus, die zu anmutiger Haltung und Bewegung führen kann. In der Folge können bisher eingeschränkte Bewegungen – etwa Armbewegungen bei Schulterschmerzen – oder berufsspezifische Bewegungsabläufe – wie das Führen des Geigenbogens oder bestimmte Tanzschritte – trainiert und optimiert werden.

Eine Trainingseinheit dauert 30 bis 50 Minuten. Die Übungen werden meist in Einzelstunden mit dem Lehrer durchgeführt und erfordern eine engagierte Übungsbereitschaft. Zur Grundschulung werden 30 Stunden angeraten, ein intensives Training kann bis zu 100 Stunden umfassen.

Gruppenunterricht und -training sind möglich.

**Selbstbehandlung**

Nach dem Erlernen der Methode kann nach Bedarf ohne Anleitung trainiert werden.

## Anwender und ihre Ausbildung

Die Ausbildung zum Alexanderlehrer in den F.-M.-Alexanderschulen dauert drei Jahre und umfasst 1 600 praxisorientierte Unterrichtsstunden. Sie ist international einheitlich geregelt und wird mit einem Zertifikat bestätigt. Regelmäßige Fortbildung wird angeraten, deren Teilnahme vom Berufsverband bescheinigt wird. Überwiegend lassen sich Schauspieler, Musiker und Tänzer sowie Physiotherapeuten und Masseure zu Alexandertrainern ausbilden.

## Anwendungsbereiche

Alexandertechnik wird insbesondere für Menschen angeboten, die ein berufliches Interesse an einer guten Körperhaltung und Stimmführung haben, zum Beispiel Musiker, Tänzer, Schauspieler, Sportler, Lehrer, Manager oder Politiker, aber auch für Berufstätige, deren Belastungen zu einer verspannten Körperhaltung führen können, zum Beispiel Zahnärzte, Krankenschwestern oder Personen, die am Bildschirm arbeiten. Darüber hinaus soll sie Schwangeren helfen, ihre Bewegungen dem sich verändernden Körper anzupassen.

Zusätzlich wird Alexandertechnik bei Beschwerden eingesetzt, die infolge von Störungen des Bewegungsapparats entstehen wie Rücken-, Schulter- und Kopfschmerzen, Muskelverspannungen und Arthritis, oder bei denen es zu Störungen von Bewegungsabläufen kommt (zum Beispiel Parkinsonkrankheit) sowie bei Kreislaufstörungen. Schließlich wird Alexandertechnik auch zur Linderung von Stress, vegetativen und psychosomatischen Beschwerden, Neurosen, Angstzuständen und Depressionen genutzt.

## Belege für die Wirksamkeit

Ein systematischer Überblick zur Alexandertechnik umfasst drei kontrollierte Studien. Zwei dieser Studien betrafen gesunde Personen, wovon eine nahe legt, dass die Lungenfunktion durch Alexandertechnik verbessert werden kann, die zweite, dass die allgemeine Beweglichkeit von älteren Menschen nach Alexandertechnik zunimmt. Beide Untersuchungen weisen aber erhebliche methodische Schwächen auf, sodass sie nur als Hinweise auf eine Wirksamkeit zu werten sind. Eine dritte, überzeugende Studie zum Thema umfasst 58 Patienten, die an der Parkinsonkrankheit mit den typischen Bewegungsstörungen litten. Eine Gruppe dieser Kranken wurde mit Alexandertechnik behandelt, eine andere mit Massage. Eine dritte Gruppe erhielt keine dieser Therapien. Die Ergebnisse zeigten, dass sich der Behinderungsgrad der Patienten nach Alexandertechnik anhaltend besserte. Diese Wirkung war gegenüber der unbehandelten Kontrollgruppe deutlich, jedoch nicht im Vergleich zur Massagegruppe.

Zusätzlich wurde eine nicht veröffentlichte Studie gefunden, in der 91 Patienten mit chronischen Rückenschmerzen aufgenommen wurden. Im Vergleich zu unbehandelten Patienten, wiesen die mit Alexandertechnik behandelten Personen einen signifikant geringeren Behinderungsgrad auf. Dieser Effekt war jedoch sechs Monate danach nicht mehr nachzuweisen. Da diese Studie nicht publiziert ist, ist Zurückhaltung bei der Interpretation dieser Daten angebracht.

## Hinweise

► ***Für Schwangerschaft und Stillzeit***

Über die Risiken einer Anwendung in der Schwangerschaft gibt es keine Erkenntnisse.

## Bewertung

Alexandertechnik führt bei Parkinsonkrankheit zu einer Verminderung des Behinderungsgrads. Die Methode ist weitgehend frei von Risiken. Die Nutzen-Risiko-Abwägung fällt positiv aus. Die Alexandertechnik ist zur Behandlung von Personen, die an Parkinson erkrankt sind, geeignet.

Für eine zunehmende Beweglichkeit bei älteren Menschen, eine verbesserte Lungenfunktion und eine Wirksamkeit bei chronischen Rückenschmerzen liegen Hinweise auf eine therapeutische Wirksamkeit vor. Es fehlen allerdings überzeugende Nachweise, sodass die Methode als „wenig geeignet“ bewertet wird.

Für die anderen unter „Anwendungsbereiche“ genannten Indikationen sind keine Studien bekannt. Die Alexandertechnik ist zur Behandlung dieser Krankheiten und Störungen nicht geeignet.

# Anthroposophische Medizin

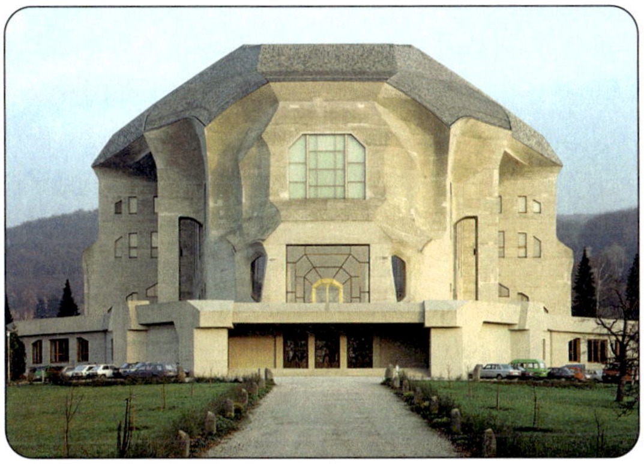

Die anthroposophische Medizin versteht sich als moderne wissenschaftliche Medizin, die um geisteswissenschaftliche Erkenntnisse erweitert wurde.

## Geschichte und Entwicklung

Die Anthroposophie ist eng mit dem Namen Rudolf Steiner (1861–1925) verknüpft. Er studierte Naturwissenschaften und Philosophie, gab die naturwissenschaftlichen Schriften Goethes neu heraus und arbeitete an der Gesamtedition seiner Werke mit. Die intensive Beschäftigung mit Goethe hat Steiners Weltsicht entscheidend beeinflusst. Um die Jahrhundertwende fand Steiner Eingang in esoterische Zirkel, schloss sich der „theosophischen Gesellschaft" an und beschäftigte sich mit östlichen Mysterienreligionen. 1912 gründete er die so genannte anthroposophische Gesellschaft. Anlässlich des ersten Weltkriegs kam er mit medizinischen Fragen in Kontakt. In den folgenden Jahren entstand in der Zusammenarbeit mit der holländischen Ärztin Ita Wegman (1876–1943) die anthroposophische Heilkunde. Steiner entwickelte dabei die Grundgedanken der neuen Heilmethode, verbreitete sie in Vorträgen und hielt sie in Schriften fest. Die praktische Umsetzung oblag anderen.

Auf Steiner gehen auch die Waldorfschulen beziehungsweise Steiner-Schulen zurück, deren besondere Pädagogik er 1919 begründete, auch die biologisch-dynamische Wirtschaftsweise im Landbau wurde von ihm ins Leben gerufen.

Etwa 6 000 niedergelassene Ärzte arbeiten in Deutschland heute bevorzugt nach der anthroposophischen Heilmethode. Etwa 15 000 gelten als interessiert; sie setzen vor allem die für die anthroposophische Medizin typischen Mistelpräparate (→ Seite 78) ein, mit denen sie krebskranke Menschen behandeln. Neun staatlich anerkannte Kliniken mit zusammen etwa 1 400 Betten und vier Kurklinken arbeiten in Deutschland nach vornehmlich anthroposophischen Gesichtspunkten. Eines von ihnen, das Gemeinschaftskrankenhaus Herdecke, ist gleichzeitig Klinikum der Universität Witten/Herdecke.

Einige Unternehmen haben sich auf die Produktion von anthroposophischen Heilmitteln, Kosmetika und Diätetika spezialisiert. Anthroposophischen Medikamenten ist, ebenso wie denen der Pflanzenheilkunde und der Homöopathie, im Arzneimittelgesetz ein spezieller Status als „Arzneimittel besonderer Therapierichtungen" eingeräumt worden, der von dem der üblichen Arzneimittel abweicht (siehe auch unter „Mittel" → Seite 77).

## Konzept

Nach Steiners Worten ist die Anthroposophie „ein Erkenntnisweg, der das Geistige im Menschenwesen zum Geistigen im Weltall führen möchte". Die anthroposophische Heilkunde verstand er als Erweiterung der konventionellen Medizin in Richtung anderer Geistesebenen.

In Steiners Vorstellung von Gesundheit und Krankheit finden sich Elemente traditionellen Gedankenguts vieler Länder wieder.

Er erkannte im Menschen vier Wesensglieder – physischer Leib, Ätherleib, Astralleib und Ich-Organisation – und beschrieb mit ihnen alle Gesetzmäßigkeiten und Zusammenhänge des Lebens. Der physische Leib ist der sichtbare Körper des Menschen. Die folgenden drei Wesensglieder sind unsichtbar, ihre Auswirkungen aber spürbar und erlebbar. Der Ätherleib ist die Summe der den Körper belebenden Lebenskräfte. Heute wird statt des Begriffs

Ätherleib „Lebensorganisation" gebraucht. Mit dem Ausdruck Astralleib beschreibt Steiner, was Empfindung und Bewusstsein dem Menschen ermöglichen. So drückt sich der Astralleib beispielsweise in Lust, Instinkt und Leidenschaft aus; aber auch das Bewusstsein, Teil eines kosmischen Ganzen zu sein, gehört zu ihm. Für den Astralleib gibt es heute den Ausdruck „seelische Empfindungsorganisation". Das Zentrum der Persönlichkeit, das Bewusstsein des Menschen von sich selbst, nennt Steiner „Das Ich" oder die „Ich-Organisation".

Das Zusammenwirken dieser vier Wesensglieder lässt im menschlichen Körper drei Funktionssysteme entstehen: das Nerven-Sinnes-System, dessen Zentrum im Schädel liegt, das rhythmische System, dessen Zentrum sich im Brustraum befindet, und das Stoffwechsel-Gliedmaßen-System mit einem Zentrum im Bauchraum und in den Gliedmaßen. Diesen Körpersystemen entspricht eine seelische Dreigliederung: Das Nerven-Sinnes-System ist Träger des Denkens, das rhythmische System ist Träger des Fühlens, das Stoffwechsel-Gliedmaßen-System ist Träger des Wollens.

Die anthroposophische Heilkunde versteht alle Krankheiten als Äußerung der Seele und des Geistes. Wie Krankheiten entstehen, erklärt sie mit dem Konzept der vier Wesensglieder. Je nachdem, welches von ihnen dominiert, werden sämtliche Krankheiten vier Typen zugeordnet: skleroseartige (physischer Leib), geschwulstartige (Ätherleib), entzündungsartige (Astralleib) und lähmungsbedingte (Ich-Organisation).

Ein Ätherleib beispielsweise, der so dominiert, dass Ich-Organisation und Astralleib ihn nicht mehr ausgleichen können, zerstört wuchernd das ganze System. In der Folge entsteht Krebs. Von „Präkanzerose" sprechen anthroposophische Mediziner, wenn der Körper den Weg eingeschlagen hat, auf dem sich ein Krebs entwickelt. Mit dem gleichen Modell wird erklärt, wie Geisteskrankheiten entstehen: So wie sich Zellen aus dem Verband des Körpergewebes lösen und wuchern können, soll das auch dem Denken, Fühlen und Wollen möglich sein.

Anthroposophische Ärzte betrachten Kranksein als Chance für Körper, Seele und Geist, durch das Überwinden der Krankheit zu lernen und zu neuen Kräften und Fähigkeiten zu gelangen. Dazu ist es notwendig, dass der Körper seinen Gesundungsprozess langsam vollzieht. Eine rasche Symptomfreiheit ist nicht das Ziel der anthroposophischen Medizin, denn im anthroposophischen Sinn bedeutet medizinisch tätig zu werden, dem Organismus dabei zu helfen, sein Ungleichgewicht wieder auszubalancieren.

Medikamente aus natürlichen Substanzen sollen diesen Lernprozess des Menschen unterstützen. Richtig ausgewählt, nehmen sie den Wesensgliedern die Aufgaben ab, die diese in der Zeit der Krankheit nicht erfüllen können. Sie entlasten sie und regen sie dazu an, ihre eigentlichen Aufgaben wieder wahrzunehmen. Auf welche Weise die Medikamente dazu in der Lage sein sollen, wird manchmal mit der ihnen innewohnenden „Dynamik" erklärt.

Die Auswahl der Arzneimittel berücksichtigt verschiedene Aspekte. So sollen sich pflanzliche Mittel vorwiegend für den astralen Bereich eignen, tierische Substanzen besonders das Ätherische beeinflussen, Mineralien und Metalle die Ich-Organisation. Darüber hinaus spielt eine Rolle, welche Beziehung der Überlieferung nach zwischen den Planeten und bestimmten Metallen besteht. So wird der Planet Venus beispielsweise dem Metall Kupfer zugeordnet und dieses wiederum den Nieren.

Zur anthroposophischen Heilkunde gehört zudem eine Reihe künstlerischer Verfahren: Heileurythmie – eine Art Körpertherapie, bei der Laute in Bewegungen des gesamten Körpers umgesetzt werden –, Musiktherapie (→ Seite 234), Maltherapie, therapeutisches Plastizieren, therapeutische Sprachgestaltung, rhythmische Massage, rhythmische Bewegungsbäder und die anthroposophische Gesprächstherapie.

*Für Kinder*

In der anthroposophischen Medizin hat sich die Kinderheilkunde als gesonderter Zweig etabliert. Für sie stehen die typischen Krankheiten des Kindesalters und die alter Menschen in enger Beziehung zueinander; demnach kann die kinderärztliche Behandlung den gesundheitlichen Werdegang des Menschen entscheidend bestimmen. Es wird als notwendig angesehen, dass Kinder bestimmte Erkrankungen durchmachen. Werden sie verhindert, kann das die Neigung zu den entsprechenden Alterskrankheiten verstärken.

Es wird empfohlen, Säuglinge bis zum neunten Monat zu stillen. Ist das nicht möglich, soll das Kind eine selbst zubereitete Milch aus Vollmilch, Wasser, Milchzucker und Mandelmus erhalten. Fertige Säuglingsmilchnahrung wird abgelehnt.

Anthroposophische Kinderärzte stehen der Gabe von Medikamenten mit Vitamin K, D und Fluorid, um bestimmten Erkrankungen vorzubeugen, oft kritisch gegenüber. Sie modifizieren die Empfehlungen, wie sie das Kinder-Untersuchungsheft vorsieht, oder gehen gänzlich andere Wege. Das Gleiche gilt für die empfohlenen Schutzimpfungen, die sie entweder gänzlich ablehnen oder hinsichtlich derer sie die Meinung vertreten, es sollten allenfalls einige bestimmte durchgeführt werden. So zum Beispiel die gegen Tetanus und Diphtherie, nicht jedoch die gegen Masern und Mumps.

## Plausibilität des Konzepts

Die anthroposophische Denkweise, ihre Begrifflichkeiten und die Art, sich auszudrücken, sind für Außenstehende meist nur schwer verständlich. So formt die Anthroposophie ein in sich geschlossenes System, über das sich Menschen, die nicht gewohnt sind, in solchen Kategorien zu denken und zu sprechen, nur schwer informieren können. Zur geisteswissenschaftlichen Betrachtung aller Lebensvorgänge, wie die Anthroposophie sie pflegt, gehört der Glaube an übersinnliche Kräfte, kosmisch-irdische Rhythmen und geistige Wirkprinzipien. Derartiges liegt außerhalb des naturwissenschaftlichen Denkens.

Dass sich körperliches, seelisches und geistiges Befinden gegenseitig beeinflussen, gehört dagegen zum etablierten medizinischen Wissen. Das Gleiche gilt für die anthroposophische Forderung, tagesrhythmische Schwankungen bei körperlichen Prozessen zu berücksichtigen und den lebensgeschichtlichen Werdegang des Kranken in die Behandlung mit einzubeziehen. Doch die Art und Weise, wie die anthroposophische Heilkunde diese Zusammenhänge darstellt, spiegelt den Stand des medizinischen Wissens von vor etwa einhundert Jahren wider.

Die Zuordnung, welche Präparate bei welchen Krankheiten angwendet werden, beruht nicht auf wissenschaftlich gesicherten Erkenntnissen. Wie sie wirken sollen, ist naturwissenschaftlich nicht zu verstehen. Eine „dynamisch" bedingte Wirkung, die von der eingesetzten Substanz unabhängig ist, ist in der konventionellen Medizin nicht bekannt.

Bei der Herstellung der Präparate werden die Ausgangssubstanzen teilweise großer Hitze ausgesetzt. Ihre organische Einheit wird dabei zerstört. Gesicherte Daten, welche Inhaltsstoffe sich in den Mitteln nach einem solchen Herstellungsprozess finden, fehlen weitgehend und damit Erkenntnisse darüber, welche Stoffe eine Wirksamkeit entfalten können oder zum Beispiel welche eventuell eine Allergie hervorrufen.

## Mittel

Die Grundstoffe anthroposophischer Arzneimittel sind Pflanzen, Tiere, Salze, Metalle und ihre Verbindungen, und sie werden auf eine spezielle Art verarbeitet, die in der Pharmazie sonst nicht bekannt ist. Doch erst durch diesen Herstellungsprozess werden die Ausgangsstoffe zu Arzneimitteln im anthroposophischen Sinn. Dabei gehen die Anthroposophen davon aus, dass die Produktionsweisen nicht die Substanzen anreichern, sondern vielmehr die in den Grundstoffen enthaltene Dynamik vermehren.

Metalle werden in der anthroposophischen Heilkunde sowohl in Reinform als auch als „vegetabilisierte" Metalle eingesetzt. Dazu wird der Boden, in dem die wesensmäßig zu dem Metall passende Pflanzenart drei Jahre lang wächst, mit einer Zubereitung dieses Metallsalzes gedüngt. In den Jahren, in denen die Pflanzen nicht zwecks Medikamentengewinnung geerntet werden, dient ihr Kompost der

## Misteltherapie

Mit „Misteltherapie" ist gewöhnlich die Injektion von Mistelextrakt im Rahmen einer Krebsbehandlung gemeint. Sie wird sowohl als Begleittherapie zur konventionellen Krebsbehandlung als auch im Rahmen der anthroposophischen Medizin als Krebstherapeutikum eingesetzt.

Die Mistel ist ein immergrüner Halbschmarotzer, der auf vielen Laub- und einigen Nadelbäumen wächst. Nach Steiners Auffassung wird die ätherische Kraft des Baumes, auf dem die Mistel wächst und dessen „überwucherndes Ätherisches" sie übernommen hat, auf den menschlichen Organismus übertragen. Dort stärkt sie die Abwehrkräfte und bringt das Karzinom dazu, in sich zu zerfallen. Gemäß Steiner lässt erst die spezielle Aufbereitung des Mistelextrakts eine Wirkung auf das Krebsgeschehen erwarten. Rudolf Steiner bekam von der – wie er es nannte – „spirituellen Forschung" den Weg zur Mistelpflanze gewiesen und ließ aus ihr ein injizierbares Arzneimittel herstellen. Mit diesem Mittel, das heute unter dem Namen *Iscador* im Handel ist, begann Steiners Weggefährtin Ita Wegman ab 1917 Krebskranke zu behandeln. Im Laufe der Zeit haben verschiedene Forschergruppen und Arzneimittelhersteller noch weitere Mistelzubereitungen entwickelt. Als anthroposophische Mittel sind heute die Präparate *ABNOBAviscum*, *Helixor* und *Iscador* zugelassen. Als pflanzliche Arzneimittel sind zwei Mistelzubereitungen (*Eurixor* und *Lektinol*) und *Cefalektin* im Handel. Naturwissenschaftler erwarten im Gegensatz zu den Anthroposophen, dass das Wirkprinzip der Mistel in ihren Inhaltsstoffen, unter anderem den Mistellektinen, liegt. Laboruntersuchungen lassen es denkbar erscheinen, dass Mistelextrakt direkt auf Tumorzellen einwirkt und deren Wachstum durch Veränderungen im Immunsystem beeinflusst. Was das für krebskranke Menschen bedeuten kann, ist in klinischen Studien untersucht worden.

Einige von ihnen weisen auf eine verbesserte Funktion des Immunsystems, bessere Lebensqualität und eine höhere Überlebensrate bei den mit Mistelextrakt behandelten Krebspatienten hin. Betrachtet man jedoch die Gesamtzahl der Studien, sind die Ergebnisse höchst uneinheitlich.

In einer systematischen Übersichtsarbeit wurden alle 16 klinischen Studien zur Behandlung von Krebserkrankungen, deren Teilnehmer nach dem Zufallsprinzip einer Behandlungsgruppe zugeordnet wurden, ausgewertet. Dabei wurden sowohl Begleitbehandlungen als auch Therapien mit Mistelextrakt allein berücksichtigt, und als Behandlungsmittel waren sowohl anthroposophische als auch die anderen Mistelextrakte vertreten. Positiv erscheinen die Ergebnisse häufig in Studien, an deren Aufbau und Durchführung es einiges zu kritisieren gibt. Untersuchungen, deren Methodik besser beurteilt wird, zeigen in der Regel weder, dass die Patienten länger leben als die, die diese Behandlung nicht bekommen haben, noch dass es ihnen besser geht. Allerdings zeigten sich Unterschiede bei einzelnen Krebsarten.

Die Ergebnisse von Übersichtsarbeiten, die auch weniger aussagekräftige Studien einbeziehen, erscheinen hingegen positiver im Hinblick auf die Wirksamkeit der Misteltherapie.

Ein kritisches Augenmerk richtet sich auf die unerwünschten Wirkungen dieser Therapie. Weil noch nicht sicher geklärt ist, ob Mistelextrakt die Bildung von lymphatischen Zellen anregt, soll er bei Menschen mit einer speziellen Art von Lymphdrüsenkrebs nicht angewendet werden. Auch für andere Krebsarten ist bereits der Verdacht geäußert worden, dass die Behandlung mit Mistelextrakt das Krebswachstum eher fördern als hemmen könnte. Darüber hinaus sind allergische Reaktionen bis hin zum lebensbedrohlichen anaphylaktischen Schock möglich.

nächsten Pflanzengeneration als Dünger. Nach drei Jahren sollen die Pflanzen ganz vom Metallprozess durchdrungen sein.

Anthroposophische Arzneimittel können homöopathisch potenzierte Einzelmittel (→ Seite 163), in speziellen Verfahren gewonnene Pflanzenmittel und aus verschiedenen Komponenten zusammengesetzte Mittel sein. Sie dürfen nur in Apotheken verkauft werden. Arzneimittelrechtlich haben sie einen speziellen Status. Als „Arzneimittel besonderer Therapierichtungen" werden von ihnen keine Wirksamkeitsnachweise gefordert, wie ihn die üblichen Arzneimittel erbringen müssen. Es werden vielmehr die Beschreibungen als Wirksamkeitsnachweis anerkannt, die eine Kommission für diese Arzneimittel erstellt hat.

## Durchführung

### Diagnose

Vor einer anthroposophischen Behandlung wird die Erkrankung üblicherweise mit den Methoden der konventionellen Medizin diagnostiziert. Es können aber auch drei so genannte bildschaffende Methoden eingesetzt werden. Sie sollen unter anderem Frühstadien von Erkrankungen aufdecken. Mit diesen Verfahren werden auch Ausgangssubstanzen für Arzneimittel auf ihre Eignung getestet.

- Beim kapillar-dynamischen Steigbild nach Lili Kolisko lässt man die zu testende verdünnte Flüssigkeit von Filterpapier aufsaugen. Die sich an der Verlaufszone ergebenden Muster werden interpretiert.
- Im Rahmen der Kupferchlorid-Kristallisation nach Ehrenfried Pfeiffer wird die Testflüssigkeit mit einer Kupferchlorid-Lösung gemischt; die Mischung lässt man auskristallisieren. Die Anordnung der Kristalle auf der Platte zeichnet ein Bild vom Kräftezustand der Organe.
- Bei der Tropfbild-Methode nach Theodor Schwenk lässt man in eine dünne Schicht der zu untersuchenden Flüssigkeit regelmäßig Tropfen von destilliertem Wasser hineinfallen, sodass sich die Testflüssigkeit bewegt. Die entstehenden Strömungsbilder werden interpretiert.

### Behandlung

Bei der Entscheidung, welche Art anthroposophischer Behandlung gewählt wird, wird neben den objektivierbaren Befunden auch die Befindlichkeit des kranken Menschen berücksichtigt. Dazu zählen die Lebens- und Leidensgeschichte, der Charakter und die soziale und kulturelle Umgebung.

Die Behandlung soll verschiedene Ebenen ansprechen. Die nach anthroposophischen Gesichtspunkten ausgewählten Medikamente sollen das Gleichgewicht des Körpers wieder herstellen. Künstlerische Heilweisen, wie Heileurythmie, Malen, Modellieren, Musik- und Sprachtherapie, sollen die Patientenseele aktivieren. Intensive Gespräche zwischen Behandler und Patient dienen dem Gesundungsprozess des Geistes. Eine Kost mit einem großen Anteil an pflanzlichen Lebensmitteln unterstützt die anthroposophische Therapie.

## Anwender und ihre Ausbildung

Die anthroposophische Heilkunde ist Ärzten vorbehalten, die sich zusätzlich zur Medizin mit der anthroposophischen Geisteswissenschaft beschäftigt haben. Wie das geschieht, muss nach anthroposophischer Auffassung dem Einzelnen selbst überlassen bleiben, weil nur so eine individuelle Arzt-Patienten-Beziehung gewährleistet ist. Demnach kann sich ein Mediziner in Eigenregie und betreut von einem Mentor mit den Grundschriften der anthroposophischen Menschen- und Naturkunde und ihrer Anwendung in Diagnostik und Therapie vertraut machen, er kann sich damit in einer von der Gesellschaft anerkannten Ausbildungsstätte beschäftigen, oder er kann berufsbegleitende Veranstaltungen besuchen.

Anthroposophische Arzneimittel werden auch von Heilpraktikern verordnet. In der Selbstmedikation werden sie darüber hinaus auch von Menschen angewendet, die sich der anthroposophischen Denkrichtung nicht verpflichtet fühlen.

## Anwendungsbereiche

Mit anthroposophischer Medizin werden alle akuten und chronischen Krankheiten behandelt, bei denen zu erwarten ist, dass sich das Selbstheilungssystem des Körpers noch aktivieren lässt. Das schließt durchaus schwere Krankheiten, wie Infektionen, Blutungen, psychische Erkrankungen und Krebs, ein.

## Belege für die Wirksamkeit

Die Wirksamkeit der anthroposophischen Medizin zu beurteilen, ist äußerst schwierig, da sich dieses Verfahren sowohl naturwissenschaftlicher als auch davon abweichender Elemente bedient und ihre Anwender mal Argumente der einen, dann wieder der anderen Seite heranziehen.

### Studien abgelehnt

Viele anthroposophische Ärzte lehnen kontrollierte klinische Studien, wie sie diesem Buch als Bewertungsgrundlage dienen, ab. Sie meinen, dass sich eine so individualisierte, komplexe Behandlungsweise wie die der anthroposophischen Medizin prinzipiell nicht in das Schema kontrollierter Studien einfügen lässt. Das führt dazu, dass es praktisch keine derartigen Belege für die Wirksamkeit gibt.

Bislang liegt keine kontrollierte Studie vor, bei der die Wirksamkeit der individualisierten, komplexen anthroposophischen Medizin geprüft wurde.

Die Behauptung, es sei grundsätzlich unmöglich, ein solches Verfahren zu überprüfen, entspricht allerdings nicht den Tatsachen. Es gibt durchaus Möglichkeiten, eine solche Prüfung aufzubauen.

Zudem führen Vertreter der anthroposophischen Medizin sehr wohl kontrollierte Studien mit Medikamenten durch und verweisen auf die erzielten Ergebnisse. Solche Studien sind beispielsweise mit Weißdorn (Crataegus), Arnika und *Cardiodoron*, einem Herzmittel, gemacht worden.

Hierbei ist es zwar denkbar, dass diese Studien beispielsweise belegen, dass Weißdorn zur Behandlung einer Herzschwäche wirksam ist. Damit wäre aber nur nachgewiesen, dass Weißdorn ein wirksames Pflanzenmittel ist. Daraus lässt sich nicht ableiten, dass die anthroposophische Heilweise ein effektives Therapiekonzept darstellt.

Darüber hinaus gibt es detaillierte Kritik an den Studien, die mit den oben genannten Mitteln gemacht wurden. In einigen von ihnen wurde als Maßstab für Verbesserungen etwas zugrunde gelegt, von dem unklar ist, ob es für das Krankheitsgeschehen überhaupt bedeutsam ist. So hat man zum Beispiel bei der Behandlung von Herzschwäche gemessen, wie sich die Variabilität der Herzfrequenz verändert, wenn das zu prüfende Mittel eingenommen wird. Dabei ist aber nicht sicher, ob die Veränderlichkeit der Herzschläge etwas darüber aussagt, dass die Behandlung eine Herzschwäche gebessert hat.

Eine weitere Studie dokumentierte einen Querschnittsvergleich des Gesundheitszustands von 295 Kindern aus schwedischen Steiner-Schulen mit dem von Kindern aus herkömmlichen Schulen. Kinder mit anthroposophischem Lebensstil wiesen weniger atopische Erkrankungen, also allergische Erscheinungen wie Heuschnupfen und Neurodermitis, auf. Dieses Ergebnis ist zwar interessant, darf aber ebenfalls nicht als Wirksamkeitsnachweis für die anthroposophische Medizin gedeutet werden. Es ist zum Beispiel denkbar, dass sich der Vorteil aus der insgesamt gesundheitsbewussteren Lebensweise der Anhänger der Anthroposophie erklärt. Mit der anthroposophischen Heilweise hat das nicht zwingend direkt etwas zu tun.

In einer anderen Studie wurde der Krankheitsverlauf von 898 Patienten mit chronischen Erkrankungen, die anthroposophisch behandelt wurden, beobachtet. Die Symptome der Patienten besserten sich eindeutig. Etwa drei von hundert von ihnen berichteten über unerwünschte Wirkungen. Da es bei dieser Untersuchung aber keine Kontrollgruppe gegeben hat – also eine Patientengruppe mit gleichen Erkrankungen, die nicht anthroposophisch behandelt wurde – ist dieses Ergebnis nicht als Wirksamkeitsnachweis zu werten.

Eine Sonderstellung in der anthroposophischen Heilweise nimmt die Behandlung mit Mistelextrakt als anthroposophische Krebstherapie ein.

## Achtung

Die unter „Diagnose“ genannten, bildgebenden Methoden sind keine anerkannten Diagnoseverfahren. Sie liefern keine verlässlichen medizinischen Aussagen.

Viele flüssige anthroposophische Arzneimittel zum Einnehmen enthalten Alkohol. Personen mit Alkoholproblemen sollten sie nicht anwenden. Auch Leberkranke und Menschen mit Anfallleiden sollten den Alkoholgehalt berücksichtigen. Darüber hinaus ist zu beachten, dass Alkohol die Wirkung vieler Arzneimittel (zum Beispiel Schlaf- und Beruhigungsmittel, Psychopharmaka, starke Schmerzmittel, viele Mittel bei hohem Blutdruck) verstärken kann.

► ***Gegenanzeigen***

Die Gegenanzeigen für die Anwendung von anthroposophischen Mitteln ergeben sich aus den jeweiligen Produkten und sind gegebenenfalls im jeweiligen Beipackzettel angeführt.

► ***Wechselwirkungen***

Die Wechselwirkungen bei der Anwendung von anthroposophischen Mitteln ergeben sich aus den jeweiligen Produkten und sind gegebenenfalls im jeweiligen Beipackzettel angeführt.

## Risiken und unerwünschte Wirkungen

► ***Durch das Verfahren***

Die unter „Diagnose“ genannten, bildgebenden Verfahren führen oft zu der Aussage „Präkanzerose“, also dem Vorstadium eines Krebses; dann wird vorsorglich die Injektion von Mistelpräparaten empfohlen. Eine solche Diagnose stellt für die Betroffenen eine schwerwiegende psychische Belastung dar, die nur ausgesprochen werden sollte, wenn sie sehr gut abgesichert ist. Anthroposophische Diagnoseverfahren erlauben aber keine verlässliche Diagnose.

Die in der anthroposophischen Heilkunde vorherrschende Einstellung, dass Krankheiten durchgestanden werden müssen und es dem Heilungsprozess dient, wenn die Symptome nicht rasch beseitigt werden, kann dazu führen, dass eine notwendige und hilfreiche Behandlung verspätet einsetzt oder gar zu spät kommt.

Anthroposophische Arzneimittel enthalten unter anderem Metalle. Blei und Quecksilber können – über längere Zeit und in konzentrierter Form verabreicht – für den Körper eine Gesundheitsgefahr darstellen.

## Hinweise

► ***Für Kinder unter 14 Jahren***

Viele anthroposophische Ärzte stehen medikamentösen Vorbeugemaßnahmen und auch Impfungen bei Kindern kritisch, teilweise sogar ablehnend gegenüber. Das kann die Kinder unter Umständen der Gefahr lebensbedrohlicher Krankheiten aussetzen. Weder so genannte homöopathische Impfungen, noch spezielle Maßnahmen, um das Immunsystem zu stärken, schützen vor diesen Krankheiten.

### Gefahr durch Impflücken

Zum Jahreswechsel 2002/2003 traten in Niedersachsen 106 Masernerkrankungen bei 1- bis 19-jährigen Personen auf. Alle Erkrankten waren ungeimpft. Ursprung des Ausbruchs war ein anthroposophischer Kindergarten und Schulkomplex. Masern können zu verschiedenen, mitunter schweren Komplikationen wie Lungenentzündung oder Gehirnentzündung führen.

Die von den Anthroposophen empfohlene selbst hergestellte Säuglingsmilch entspricht in ihrer Zusammensetzung nicht den heutigen EU-Vorschriften für Säuglingsmilchnahrung. Mit ihr können Babys, die nicht gestillt werden, nicht optimal ernährt werden.

Je nach Herstellungsverfahren können bei anthroposophischen Arzneimitteln für Kinder die gleichen Einschränkungen und Vorsichtsmaßnahmen gelten wie für die Substanzen, aus denen sie hergestellt sind; diese sind dann gegebenenfalls im jeweiligen Beipackzettel angeführt.

Bedenken Sie, dass viele flüssige anthroposophische Arzneimittel, die eingenommen werden, Alkohol enthalten.

► ***Für Schwangerschaft und Stillzeit***
Je nach Herstellungsverfahren können für anthroposophische Arzneimittel in Schwangerschaft und Stillzeit die gleichen Einschränkungen und Vorsichtsmaßnahmen gelten wie für die Substanzen, aus denen sie hergestellt sind.

Bedenken Sie, dass viele flüssige anthroposophische Arzneimittel, die eingenommen werden, Alkohol enthalten.

### Bewertung

Teilaspekte dieses Konzepts mögen hilfreich sein. Die Wirksamkeit der anthroposophischen Medizin als Gesamtkonzept ist jedoch nicht nachgewiesen. Bei vorschriftsmäßiger Anwendung des Verfahrens sind die Risiken eher gering.

Die anthroposophische Medizin als Therapiekonzept ist zur Behandlung von Krankheiten nicht geeignet.

# Aromatherapie

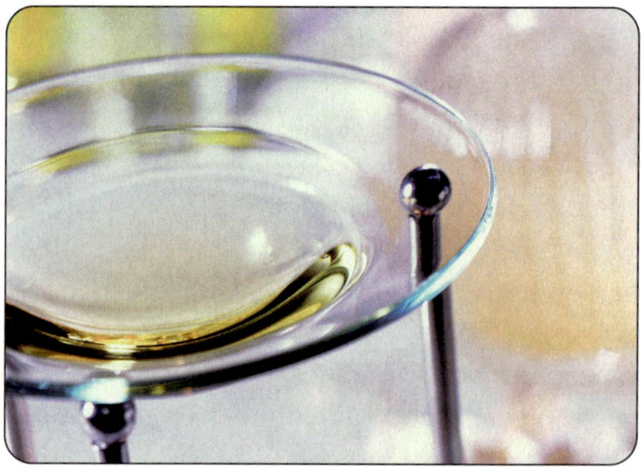

Aromatherapie ist die gezielte Anwendung von ätherischen Ölen zu therapeutischen Zwecken. Dazu gehören Einnahme, Bäder, Massage, Inhalation und Raumbedampfung. Die wissenschaftliche, in der konventionellen Medizin angewendete Aromatherapie beruht ausschließlich auf der Wirkung von eingeatmeten ätherischen Ölen.

## Geschichte und Entwicklung

Der Begriff Aromatherapie geht auf den französischen Chemiker René-Maurice Gattefossé zurück, die Wurzeln dieser Behandlungsform reichen jedoch weiter in die Vergangenheit. Alle Kulturen des Altertums setzten Räucherungen ein, für die Pflanzen verbrannt wurden, um die Götter zu besänftigen und Krankheiten zu heilen. Bei den Arabern, Griechen und Römern wurden duftende Pflanzenessenzen gezielt medizinisch eingesetzt. Die griechischen Ärzte Dioskurides und Hippokrates erwähnten deren Gebrauch in ihren Schriften. Ausgehend von eigenen Erfahrungen, beschrieb Gattefossé 1928 eine Behandlungsweise von gesundheitlichen Störungen und Krankheiten, die ausschließlich ätherische Öle verwendete. Dabei hob er vor allem ihre bakterientötenden Eigenschaften hervor und ihre gute Fähigkeit, die Haut zu durchdringen. Seine Idee, sämtliche Erkrankungen mit nichts anderem als mit ätherischen Ölen zu behandeln, griff der französische Arzt Jean Valnet auf und veröffentlichte 1964 ein Buch zur Aromatherapie. Der englische Heilpraktiker Robert B. Tisserand verknüpfte in seinem Buch 1977 die Verwendung von ätherischen Ölen mit Elementen fernöstlicher Medizin, anthroposophischem Gedankengut sowie kosmischen Vorstellungen und formte daraus ein Naturheilverfahren mit esoterischer Ausrichtung. Auch er verwendete dafür den Begriff Aromatherapie.

In der Folge wurde vielerlei mit dem Begriff Aromatherapie belegt: wenn ätherische Öle eingenommen, vaginal angewendet und in die Haut einmassiert werden, wenn sie zum Verdampfen gebracht und mit der Raumluft eingeatmet werden und anderes mehr. Für diese Anwendungsarten wird manchmal auch der Begriff Osmotherapie gebraucht.

Naturwissenschaftlich betrachtet, ist Aromatherapie eine Form der Pflanzenheilkunde. Dabei wird vorausgesetzt, dass die ätherischen Öle eingeatmet werden. Andere Anwendungsarten gelten im medizinisch-wissenschaftlichen Sinn nicht als Aromatherapie. Die Zusammensetzungen der Öle werden ebenso erforscht wie die Auswirkungen der eingeatmeten Duftstoffe auf den Körper.

Getrennt von dieser therapeutischen Anwendung ätherischer Öle, beschäftigen sich einige Wissenschaftler mit der Beziehung zwischen Düften und psychischen Prozessen. Dieses Wissensgebiet trägt den Namen Aromachologie.

Zwischen der naturwissenschaftlich vorgehenden, therapeutischen Aromatherapie und der esoterisch ausgerichteten hat sich ein Bereich etabliert, in welchem ätherische Öle als Hilfsmittel zum Wohlfühlen und zur Gesundheitspflege angeboten werden.

## Konzept

In der komplementären Aromatherapie geht man davon aus, dass ätherische Öle den Menschen umstimmen und zwischen Körper und Seele ein Gleichgewicht herstellen. Sie sollen die Selbstheilungskräfte des Körpers anregen und dadurch Krankheiten den Nährboden entziehen. Ins Esoterische gehende Erklärungsansätze sprechen davon, dass jeder Pflanze eine Seele innewohnt, die in das ätherische Öl übergeht und mit ihren Informationen den aus dem Gleichgewicht geratenen Organismus neu ordnet oder es wird eine Pflanzenpersönlichkeit angenommen, die der eines bestimmten Menschentyps entspricht.

Die wissenschaftlich definierte Aromatherapie geht davon aus, dass die Wirkung der eingeatmeten ätherischen Öle auf den Effekten beruht, die die Geruchswahrnehmung nach sich zieht. Darüber hinaus wird angegeben, dass die eingeatmeten Öle durch die Schleimhaut ins Blut aufgenommen werden und auf diesem Weg Funktionen und Organe im Körper beeinflussen.

## Plausibilität des Konzepts

Viele Auswirkungen der verschiedenen Anwendungsarten von ätherischen Ölen lassen sich wissenschaftlich erklären.

So gibt es zum einen die direkte Wirkung der Öle bei der jeweiligen Anwendungsart – äußerlich angewendet zum Beispiel, weil sie die Durchblutung beeinflussen oder Erreger abtöten, nach einer Einnahme, weil sie die Verdauungsorgane anregen. Da bei der äußerlichen Anwendung immer Duft aufsteigt und eingeatmet wird, kommen zusätzlich die Effekte der Geruchswahrnehmung und die des eingeatmeten Öles zum Tragen. Letzteres wirkt direkt an den Schleimhäuten von Nase und Bronchien und darüber hinaus innerlich, weil es durch die Schleimhäute ins Blut aufgenommen wird. Die Inhaltsstoffe der eingeatmeten Öle sind fettlöslich, ihre Moleküle sind sehr klein. Aufgrund dieser Voraussetzungen gelangen sie auf dem Blutweg leicht in das zentrale Nervensystem, wo sie spezifische pharmakologische Wirkungen entfalten können. So ist für eine Reihe von eingeatmeten ätherischen Ölen nachgewiesen, dass sie bei Tieren den Bewegungsdrang hemmen. Für Rosmarinöl fand sich die gegenteilige Wirkung, und das ätherische Öl von frisch gepflückten Hopfenzapfen macht müde und fördert den Schlaf.

Die bei Erkältungen vielfach eingesetzten ätherischen Öle regen die Tätigkeit der Flimmerhärchen in der Nasen- und Bronchialschleimhaut an und setzen die Oberflächenspannung in den Lungenbläschen herab. Das führt dazu, dass Sauerstoff und Kohlendioxid besser ausgetauscht werden können und Schleim leichter abtransportiert werden kann.

Viele ätherische Öle enthalten Terpene – Pflanzeninhaltsstoffe mit mehr oder minder ausgeprägter desinfizierender Wirkung. Wenn sie verdampfen, können sie die Keimbelastung in der Raumluft verringern, eingeatmet verringern sie die Keimzahl in den Atemwegen.

Ätherische Öle sprechen den Geruchssinn an. Dieser ist eng mit dem limbischen System verbunden, jenem Gehirnbereich, der als Verbindungsstelle zwischen Seele und Körper gilt und in dem Emotionen verarbeitet werden. Auf diesem Weg können Düfte unter anderem besänftigen, entspannen und die Stimmung aufhellen. Dieser „Wohlfühleffekt“ erklärt vielleicht manche berichtete gesundheitliche Verbesserung nach der Anwendung von ätherischen Ölen.

Bei der Aromatherapie werden die Öle häufig sanft in die Haut einmassiert. Dann kommen zusätzlich die Effekte der Massage zum Tragen; dies kann insbesondere bei der entspannenden Wirkung dieser Therapieform von Bedeutung sein.

Aromatherapie darf nicht mit der klassischen Inhalationstherapie verwechselt werden. Bei dieser werden keine ätherischen Öle eingesetzt, sondern es werden Medikamente eingeatmet, wie zum Beispiel Cromoglizinsäure, mit der Asthmaanfällen vorgebeugt werden soll.

## Mittel

In der Aromatherapie werden ätherische Öle verwendet. Sie sind Bestandteil vieler Pflanzen und werden üblicherweise durch Destillation oder Pressung aus diesen gewonnen oder sie werden mit einem Lösungsmittel aus den ölhaltigen Pflanzenteilen extrahiert.

Im Handel sind allerdings auch Essenzen – in Alkohol gelöste Riechstoffe –, die für das jeweilige Produkt typisch sind. Sie enthalten die chemisch definierten Träger des Duftes, die synthetisch produziert werden können, und werden als naturidentische Öle bezeichnet. Je nachdem, wie diese Essenzen hergestellt werden, können sie durchaus naturgetreu riechen. Die Düfte können aber auch kaum merklich anders riechen, weil ihnen Komponenten fehlen, die das Originalöl in nur verschwindend geringer Menge enthält.

In den Informationen zur Aromatherapie, die für Laien gedacht sind und meist von Firmen bereitgestellt werden, die die Öle vertreiben, wird darauf hingewiesen, dass sich die angestrebte Wirkung nur mit „echten biogenen therapeutischen Ölen“, nicht mit synthetischen Ölen und nicht mit den isolierten Hauptbestandteilen des Öles erreichen lässt. Auch die in Apotheken verkauften ätherischen Öle in geprüfter Arzneibuchqualität werden von einigen Vertretern der Methode nicht unbedingt als geeignet angesehen, da sie „nicht immer die therapeutisch wirksamsten“ seien. Welches allerdings das nachprüfbare und regelhaft getestete Kriterium für ein „therapeutisch wirksames“ Öl ist, wird nicht angegeben.

Bei dieser Kritik bleibt unberücksichtigt, dass die speziell zur Aromatherapie eingesetzten Öle nicht nach einem nachvollziehbaren und für alle einheitlichen Verfahren kontrolliert sind. Sie müssen beispielsweise nicht mit denen identisch sein, mit denen die Studien zur Wirkung und therapeutischen Wirksamkeit durchgeführt worden sind.

Rechtlich gesehen können ätherische Öle als ganz verschiedenartige Produkte im Handel sein: als apothekenpflichtige Arzneimittel, frei verkäufliche Arzneimittel, Lebensmittel oder Bedarfsgegenstände, zu denen auch kosmetische Waren und Hygieneprodukte gehören. Der jeweiligen Zuordnung entsprechend, unterscheiden sich die Angaben auf dem Behältnis und die Geschäfte, in denen sie zu haben sind: Von der Apotheke bis zum Marktstand sind alle Verkaufsorte denkbar.

Ätherische Öle sollen kühl und dunkel aufbewahrt werden und möglichst wenig Kontakt zur Luft haben. Sauerstoff trägt zur Veränderung ihrer chemischen Bestandteile bei. Darum sind ätherische Öle auch nur begrenzt haltbar.

## Durchführung

### Diagnose

Manche Anwender der Aromatherapie erstellen ein so genanntes Aromatogramm. Sie lassen im Labor die Keime aus einer infektiösen Probe des Patienten in einer Kultur anzüchten und testen dann, welches ätherische Öl das Keimwachstum am besten hemmt. Danach wird das Öl zur Behandlung ausgewählt. Meist erfolgt die Wahl des Öls jedoch eher intuitiv, ja nach Art der Beschwerden und Konstitution des Patienten.

### Behandlung

Von Ärzten und Heilpraktikern wird Aromatherapie bei definierten Störungen und Erkrankungen eingesetzt. Dann wird das für geeignet befundene Öl eingenommen, einmassiert, äußerlich aufgetragen, als Kompresse aufgelegt oder eingeatmet.

Welches Öl für welche Indikation als geeignet angesehen wird, hängt davon ab, welche Art von Aromatherapie der Behandler praktiziert. Bei einer wissenschaftlich orientierten Aromatherapie ergibt sich die Wahl des Öles aus seinen nachgewiesenen pharmakologischen Wirkungen. Andere Formen von Aromatherapie bevorzugen beispielsweise eine intuitive Auswahl, legen die vermeintlich festgestellten Ähnlichkeiten zwischen der Persönlichkeit der Pflanze und der des Hilfesuchenden zugrunde, oder sie orientieren sich am Yin-Yang-Prinzip der traditionellen chinesischen Medizin (→ Seite 287) und suchen ein Öl aus, welches das gestörte Gleichgewicht zwischen den beiden Prinzipien ausgleicht.

Für die innerliche Anwendung können die ätherischen Öle in heißem Wasser aufgelöst und getrunken werden. Zur Massage werden sie mit einem neutralen Öl verdünnt. Zur Inhalation können sie mit heißem Wasserdampf eingeatmet werden, oder sie werden in der Raumluft versprüht, und man lässt sie langsam verdunsten.

Aromatherapie kann mit vielen anderen Therapien kombiniert angewendet werden. Mit der Bachblütentherapie (→ Seite 99) soll sie sich nach Ansicht der Anwender besonders gut ergänzen. Eine homöopathische Behandlung (→ Seite 159) darf jedoch nicht gleichzeitig durchgeführt werden, da die ätherischen Öle die Wirkung der homöopathischen Mittel zunichte machen sollen.

### Selbstbehandlung

Aromatherapie im weitesten Sinn ist als Selbstbehandlungsmethode sehr verbreitet. Bücher, in denen die Eigenschaften von Pflanzen und ihre Anwendbarkeit bei diversen Störungen beschrieben sind, leiten dazu an. Verschiedene Einrichtungen halten Kurse und Seminare für Selbstanwender ab.

Das Beduften von privaten und öffentlichen Räumen ist vielerorts zur Gewohnheit geworden. Gar nicht so selten ist dieses auch im Sinne einer Aromatherapie gedacht, wenn zum Beispiel das verdampfende Öl im Wartezimmer einer Arztpraxis Ängstlichkeit reduzieren soll.

## Anwender und ihre Ausbildung

Einen offiziell anerkannten Ausbildungsgang, an dessen Ende der Beruf des „Aromatherapeuten" steht, gibt es nicht. Private Institutionen, Heilpraktikerschulen, Herstellerfirmen von ätherischen Ölen und Vereine bieten jedoch Kurse an, in denen sie Interessierten die Anwendung von ätherischen Ölen nahe bringen. Am Ende dieser Ausbildungen werden Bezeichnungen vergeben wie „Aromaexperte" (Aromachologe), „Aromapraktiker", „Pflegeexperte in Phyto-Aromatherapie" und „Aromatherapeut".

Die Bezeichnung „Therapeut" legt nahe, dass diese Personen Heilbehandlungen durchführen. Derartiges ist in Deutschland, unabhängig von jeder Zusatzausbildung, jedoch nur Ärzten, Zahnärzten und – mit Einschränkungen – Heilpraktikern erlaubt.

Ohne medizinische Kontrolle wird Aromatherapie unter anderem von Hebammen, Masseuren und Kosmetikerinnen eingesetzt. Dieses darf jedoch nur im Sinne einer pflegenden Anwendung oder zum Zwecke von Wellness geschehen.

## Anwendungsbereiche

Entsprechend dem Selbstverständnis der jeweiligen Art von Aromatherapie werden als Anwendungsgebiete nahezu alle Krankheiten genannt, die Menschen treffen können – einschließlich Tuberkulose, Syphilis und Diabetes –, oder man beschränkt sich auf definierte Indikationen wie Muskelverspannungen, Stresssymptome, Schlafstörungen, Kopfschmerzen und so weiter.

## Belege für die Wirksamkeit

Als Belege für die Wirksamkeit wurden nur solche Studien herangezogen, bei denen das ätherische Öl nach dem Einatmen zur Wirkung kam. Die innerliche Anwendung, beispielsweise von Pfefferminzöl bei Magen-Darm-Beschwerden oder die äußerliche Behandlung von Haut- und Nagelpilzinfektionen mit Teebaumöl, blieben unberücksichtigt, weil sie nicht der Definition der Aromatherapie folgen.

In einer systematischen Übersichtsarbeit wurden zwölf Studien zur Aromatherapie ausgewertet, bei denen eine Gruppe von Patienten per Los der aromatherapeutischen Behandlung zugeteilt wurde und die andere Gruppe einer Scheinbehandlung. Die gefundenen Daten aus sechs dieser Studien belegen, dass die Behandlung zur Entspannung beiträgt. Dabei ist allerdings zu bedenken, dass die Wirkung zum einen nicht sehr ausgeprägt ist und zum anderen auch auf die sanfte Massage zurückzuführen sein kann. Darüber hinaus hielt die Wirkung nur kurz an.

Eine Übersichtsarbeit, die durch ein internationales Netzwerk von Wissenschaftlern erstellt wurde (Cochrane Review), fand heraus, dass Aromatherapie bei Demenz-Patienten die Erregbarkeit und andere Beschwerden, die die Nerven und die Psyche betreffen, positiv beeinflusst und dass sie bei Krebspatienten die Ängstlichkeit reduziert und das Wohlbefinden erhöht.

Auch vor chirurgischen Eingriffen, vor Bestrahlungen und Zahnbehandlungen reduziert Aromatherapie die Ängstlichkeit.

Darüber hinaus zeigen neuere kontrollierte Studien Folgendes:

Bäder mit einem Zusatz von ätherischem Lavendelöl verbessern bei gesunden Menschen das Wohlbefinden und die psychologische Stimmungslage.

Es gibt Hinweise, dass ätherisches Pfefferminzöl, mit dem die Schläfen eingerieben werden, Kopfschmerzen lindert.

Bei Hospizpatienten verbesserten Massagen mit Lavendelöl die Lebensqualität, jedoch nicht mehr als Massagen ohne ein ätherisches Öl.

## Achtung

Vorsicht ist bei der Anwendung von ätherischen Ölen geboten, bevor man sich dem UV-Licht der Sonne oder des Solariums aussetzt. Einige Öle können die Haut sehr lichtempfindlich machen, dann kann es zu schweren Hautreaktionen kommen.

Ätherische Öle dürfen auf der Haut nicht unverdünnt angewendet werden. Sie können die Haut reizen und sogar zu Ausschlägen führen.

► ***Gegenanzeigen***

Ätherische Öle sollen nicht eingesetzt werden bei Anfallleiden, Neigung zu Venenthrombose, Krampfadern und bei Hautwunden.

Wer auf ein bestimmtes Öl allergisch reagiert hat, muss dieses Öl fortan meiden.

► ***Wechselwirkungen***

Es ist denkbar, dass es zwischen ätherischen Ölen und Arzneistoffen spezifische Wechselwirkungen gibt und dass die Öle deren Wirkungen abschwächen oder verstärken. So wird beispielsweise angegeben, dass Lavendelöl die Effekte von zentral dämpfenden Medikamenten wie Psychopharmaka verstärken kann.

## Risiken und unerwünschte Wirkungen

► ***Durch das Verfahren***

Ätherische Öle können allergische Reaktionen auslösen. Typischerweise handelt es sich dabei um Ekzeme, aber auch schwere Reaktionen bis hin zum anaphylaktischen Schock sind denkbar.

► ***Durch unsachgemäße Anwendung***

Menschen, die sich längere Zeit in Räumen aufhalten, in denen kontinuierlich ätherische Öle verdampfen, können darauf mit Kopfschmerzen und Übelkeit reagieren.

## Hinweise

Ätherische Öle dürfen nicht unverdünnt auf Schleimhäute aufgetragen werden. Die Augen sollten vor jeglichem Kontakt mit ätherischen Ölen bewahrt werden.

► ***Für Kinder unter 14 Jahren***

Ätherische Öle, die Cineol, Kampfer oder Menthol enthalten, dürfen bei Säuglingen und Kleinkindern nicht angewendet werden. Die Inhaltsstoffe können Verkrampfungen der Stimmritze, des Kehlkopfs und der Atemwege und damit eine lebensbedrohliche Atemnot auslösen.

Wenn Kinder von Kampfer oder kampferhaltigen Produkten versehentlich eine größere Menge einnehmen, können schwere Nervenschäden bis hin zu Krampfanfällen und Koma auftreten.

► ***Für Schwangerschaft und Stillzeit***

In der Schwangerschaft sollten ätherische Öle nicht verwendet werden.

► ***Zur Verkehrstüchtigkeit***

Es ist denkbar, dass beruhigend wirkende Öle, wie zum Beispiel Lavendelöl, die Verkehrstüchtigkeit beeinträchtigen.

## Bewertung

Es ist belegt, dass Aromatherapie die Ängstlichkeit bei verschiedenen medizinischen Behandlungen verringert, zur Entspannung beiträgt und das Wohlbefinden verbessert. Das Verhalten von Demenz-Patienten wird positiv beeinflusst.

Von einzelnen Ölen ist die therapeutische Wirksamkeit nachgewiesen. So bessert ein Lavendelöl-Badezusatz das Wohlbefinden und die Stimmungslage. Die Risiken beim Einsatz von Aromatheapie sind gering. Aromatherapie ist bei den oben genannten Krankheiten und Störungen geeignet.

Hinweise gibt es für die Wirksamkeit von an den Schläfen aufgetragenem Pfefferminzöl gegen Kopfschmerzen. Eine Besserung der Lebensqualität von Hospizpatienten durch die Massage mit Lavendelöl ist im Hinblick auf die Studienlage ebenfalls denkbar. Aufgrund der nicht abschließend nachgewiesenen Wirksamkeit gilt das Verfahren für diese Anwendungsgebiete als „wenig geeignet".

# Autogenes Training

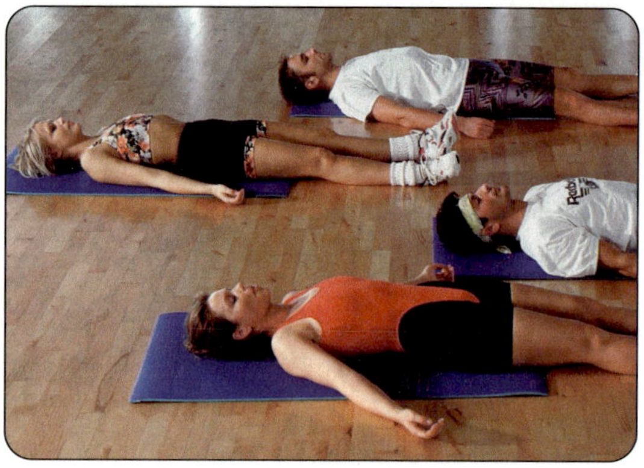

Autogenes Training ist eine Methode der Selbstentspannung durch Konzentration auf autosuggestive Formeln. Ziel ist es, über die Muskelentspannung auch psychische Verspannung zu lösen und dadurch körperliche Beschwerden zu lindern. Der Begriff „autogen" entstammt dem Griechischen und bedeutet „selbst hervorgerufen".

## Geschichte und Entwicklung

Die Grundlagen, aus denen sich das autogene Training entwickelte, wurden vom Hirnforscher Oskar Vogt (1870–1959) entdeckt. Er beobachtete an Patienten, die er mit Hypnose behandelte, dass sie sich nach einiger Zeit auch selbst in den hypnotischen Zustand versetzen konnten. Die regelmäßige Hypnose half ihnen, Spannungen abzubauen und ihr Leben besser zu bewältigen. Um 1915 begann der Nervenarzt Johann Heinrich Schultz (1884–1970) auf Vogts Anregung hin, sich mit Selbsthypnose und deren Auswirkungen zu beschäftigen. Sein Ziel war es, eine Methode zu entwickeln, die die Patienten vom Hypnotiseur unabhängig machen und ihnen selbst die Verantwortung über die Behandlung einräumen sollte. Während des Ersten Weltkrieges betreute Schultz in einem Lazarett Kriegsversehrte, die an schweren Ängsten und kriegsbedingten psychischen Störungen litten. Diese konnten mithilfe der Selbsthypnose die Schrecken des Erlebten wesentlich besser verarbeiten. In den Folgejahren untersuchte Schultz die Auswirkungen seiner Methode an interessierten Ärzten und Patienten und stellte sie schließlich in einer Publikation im Jahr 1932 der Öffentlichkeit vor.

Mehrere Therapeuten waren an der Weiterentwicklung des autogenen Trainings beteiligt. Im deutschen Sprachraum ist es das bekannteste und am häufigsten zu therapeutischen Zwecken eingesetzte Entspannungsverfahren.

## Konzept

Dem autogenen Training liegt die Annahme zugrunde, dass alle Entspannungs- und Meditationszustände die Funktionen des parasympathischen Nervensystems – ein Teil des vegetativen, nicht dem Willen untergeordneten Nervensystems – verstärken und willentlich steuern können. Durch passive Konzentration und Ausblenden äußerer Reize während des Trainings entsteht ein tiefer Entspannungszustand ähnlich wie unter Hypnose (→ Seite 174). Die Konzentration auf bestimmte Vorstellungen und Gedanken (Selbstsuggestion) vertieft diese Körperwahrnehmung. Wird eine körperliche Entspannung erreicht, werden auch Ängste und andere negative Gefühle gemildert und abgebaut.

Das autogene Training besteht aus einem zweistufigen System mit Unter- und Oberstufe. Ziel der Unterstufe ist es, sich selbst jederzeit bei Bedarf in den Zustand der Entspannung versetzen zu können. Die Oberstufe des autogenen Trainings beschäftigt sich damit, durch formelhafte Leitsätze psychische Einstellungen zu verändern und eine umfassende Psychotherapie zu unterstützen. In der Psychotherapie wird es als Mittel zur Selbsthilfe betrachtet.

Mit dem autogenen Training werden, so die Vorstellung von Psychologie und Psychotherapie, bereits vorhandene Fähigkeiten des Übenden nutzbar gemacht. Zur Erklärung bieten sie verschiedene Modelle an: Schultz erklärt das Geschehen während des autogenen Trainings durch Dämpfung der Affekte (Gefühle); die Psychoanalyse erklärt die Wirkung – entsprechend ihrer Krankheitstheorie – als Rückbildung (Regression). Die Verhaltenstherapie nimmt als Grundlage eine Konditionierung an: Änderungen festigen sich dadurch, dass sie als positiv erlebt werden.

## Plausibilität des Konzepts

Das Konzept des autogenen Trainings ist wissenschaftlich plausibel. Das Verfahren verbindet psychotherapeutische Aspekte der Autosuggestion mit Effekten der Tiefenentspannung. Bei der Tiefenentspannung sind wahrscheinlich sowohl das Gefühle verarbeitende limbische System, ein Gebiet tief im Inneren des Gehirns, als auch das zentrale Steuer- und Regelsystem des Organismus, der Hypothalamus und die Hypophyse, beteiligt.

Heftige Empfindungen und Gefühle wie Angst, Wut oder Ärger gehen mit starken Erregungszuständen einzelner Organe und Muskelverspannungen einher. Diese Zustände können sowohl über den Körper als auch über die Psyche beeinflusst werden. So kann etwa durch eine muskelentspannende Behandlung wie Massage (→ Seite 219) auch psychische Entspannung erreicht werden. Ebenso lässt sich durch Vorstellungskraft die körperliche Spannung lösen.

Durch regelmäßiges Üben wird ein Rückkopplungsmechanismus geschaffen, der eine immer bessere Kontrolle unwillkürlicher Prozesse ermöglicht. Es ist nachgewiesen, dass parallel zu den Übungen körperliche Änderungen vor sich gehen; zum Beispiel bewirkt die Autosuggestion von Wärme in der Hand eine Umverteilung des Blutflusses in diesen Bereich, was wiederum zu einem messbaren Temperaturanstieg führt.

Darüber hinausgehende Erkenntnisse liegen noch nicht vor, da die neurophysiologische Grundlagenforschung (also die Forschung, die sich mit den Vorgängen im Nervensystem befasst) zum autogenen Training noch nicht weit fortgeschritten ist.

## Durchführung

Autogenes Training wird meist in Gruppen von sechs bis zwölf Teilnehmern – seltener in Einzelsitzungen – erlernt. Das Training findet in einem ruhigen Raum statt, und Störungen von außen sollten möglichst vermieden werden.

Kurze Aufzeichnungen über die eigenen Fortschritte nach Abschluss der Übungen festigen den Trainingserfolg.

### Diagnose

Eine übliche medizinische Diagnose liegt bereits vor oder geht dem Erlernen der Technik voraus.

### Erlernen der Technik

Das Training wird meist im Sitzen, seltener auch im Liegen mit geschlossenen Augen durchgeführt. Die Übenden sitzen angelehnt oder in der so genannten Droschkenkutscherhaltung: leicht vorgebeugt, die Füße fest auf dem Boden, die Arme auf den Knien abgestützt. Die Körperhaltung soll beim Üben entspannt, aber nicht schlaff sein.

*Unterstufe*

In den ersten Übungsstunden erläutert der Trainer Grundlagen und Prinzipien der Methode. Die Unterstufe des autogenen Trainings besteht aus sechs Übungen. In der Regel wird bei jeder Sitzung eine Formel eingeübt, bis alle sechs Übungen in einem Ablauf beherrscht werden. Der Trainer gibt Beispiele für die Formeln und Sätze, spricht sie beim Üben aber nicht vor. Alle Teilnehmer sollen für sich eigene beruhigende Formeln finden. Die Übenden sollen vom Trainer unabhängig sein und seine Unterstützung nur zur Anleitung und zum Lernen nutzen.

Nach dem Üben werden die Erfahrungen, die jeder bei seiner Übung in der Runde und zu Hause gemacht hat, gemeinsam besprochen, Fehler korrigiert, Anregungen zur Erleichterung gegeben und die nächstfolgende Übung angeleitet.

Die Trainer lehren auch das „Zurücknehmen“ aus der Entspannung durch tiefes Einatmen, Muskelan- und -entspannung und Augenöffnen. Jede durchgeführte Übung wird intensiv zurückgenommen – mit Ausnahme der Anwendung als Einschlafhilfe.

### Die sechs Übungen der Unterstufe

- Zuerst wird die Schwereübung trainiert: Man konzentriert sich auf einen Körperteil, zum Beispiel einen Arm, und stellt sich vor: „Mein rechter Arm ist schwer". Allmählich stellt sich dieses vorgestellte Empfinden tatsächlich ein. Später geht man mit den Formeln auf andere Körperbereiche, schließlich auf den ganzen Körper über: „Die Schwere fließt in meine Arme und Beine", „Mein Körper ist ganz schwer" und „Ich fühle mich angenehm schwer".
- Bei der Wärmeübung wird wieder mit einem Teil des Körpers begonnen, dann die Vorstellung auf den ganzen Körper ausgebreitet: „Mein Arm ist angenehm warm", „Mein ganzer Körper ist warm", „Ich bin angenehm warm".
- Dann folgt die Herzübung, bei der man den Herzschlag konzentriert erlebt: „Mein Herz schlägt angenehm gleichmäßig", „Mein Puls fließt ruhig und kräftig", „Mein Herz geht ganz automatisch, von allein".
- Anschließend konzentriert man sich bei der Atemübung auf die Atmung: „Mein Atem fließt ruhig und gleichmäßig", „Ich atme angenehm ruhig", „Es atmet mich".
- Es folgt die Bauchübung, bei der sich die Gedanken auf den Bauch konzentrieren: „Mein Bauch ist weich und warm", „Mein Sonnengeflecht ist strömend warm".
- Die Stirnübung schließt die Imagination ab. Bei tiefer Entspannung konzentriert man sich auf einen kühlen Kopf: „Meine Stirn ist angenehm kühl", „Mein Kopf ist frei und klar".

Jede Übung dauert etwa drei bis fünf Minuten, eine Übungsstunde insgesamt 50 bis 70 Minuten. Im Abstand von ein bis zwei Wochen werden die Übungen vermittelt und trainiert. Dazwischen wird zu Hause geübt. Es ist von Vorteil, täglich und immer zur gleichen Tageszeit zu trainieren.

Hat man sich durch die Grundübungen in tiefe Entspannung gebracht, kann man sich eine Formel vorsprechen, mit der ein persönliches Problem bewältigt werden soll. Bei einem ängstlichen Menschen könnte diese Vorsatzformel etwa lauten: „Ich bin ruhig und gelassen. Ich lasse mich nicht schrecken." Jeder Übende kann, seinem Problem entsprechend, eine persönliche Formel wählen.

*Oberstufe*

Die Übungen der Oberstufe des autogenen Trainings sollen zur meditativen Versenkung anregen (siehe „Meditation" → Seite 226). Sie werden ebenfalls in sechs Stufen mit individuellen Leitsprüchen als Formeln durchgeführt.

Die inneren Bilder, die sich dabei einstellen, sollen die Übenden anschließend gemeinsam mit einem begleitenden Psychotherapeuten besprechen. Wer noch nicht geübt ist, sollte nicht sich selbst überlassen bleiben. Bei Erfahrungen mit der Oberstufe kann die Auseinandersetzung mit den selbst gewählten Bildern auch allein erfolgen.

Aufzeichnungen über die eigenen Fortschritte festigen den Trainingserfolg.

## Anwender und ihre Ausbildung

Das autogene Training wird von Psychotherapeuten, Psychiatern, Allgemeinmedizinern und Ärzten anderer Fachrichtungen sowie Heilpraktikern zur Behandlung eingesetzt sowie in Laienkursen geübt. Es wird von psychotherapeutischen Gesellschaften, in der Ausbildung zum Facharzt für Psychiatrie und in Heilpraktikerschulen gelehrt. Die psychotherapeutischen Ausbildungsinstitute erwarten die Teilnahme an mindestens zwei Kursen zu jeweils acht bis zwölf Doppelstunden, in denen auch psychologische und medizinische Grundlagen vermittelt werden.

## Anwendungsbereiche

Autogenes Training wird bei allen stressbedingten und mit psychischer Belastung verbundenen Beschwerden angewendet. Dazu gehören unter anderem hoher Blutdruck, Unruhe, Ängste und Phobien (Angstneurosen), Überlastung (Burnout), Depression, Schlafstörungen, Kopfschmerzen, Migräne, prämenstruelles Syndrom (PMS), chronische Schmerzzustände wie Fibromyalgie (Erkrankung, bei der aus unerklärlicher Ursache in vielen Körperbereichen Schmerzen auftreten) oder Sudeck-Krankheit (schmerzhafte Entzündung im Bereich der Extremitäten mit Hautveränderungen und Knochenabbau), Verspannungen, Magenbeschwerden, Verdauungsstörungen, Blasenentleerungsstörungen, Asthma, Angina-Pectoris-Beschwerden (Beschwerden aufgrund von Durchblutungsstörungen des Herzens) und Tinnitus (Ohrgeräusche). Es wird zur Geburtsvorbereitung genutzt, um Spannungen abzubauen, und zur Einleitung oder in Kombination mit einer psychotherapeutischen Behandlung eingesetzt.

## Belege für die Wirksamkeit

Eine systematische Übersicht bewertete fünf Studien zu autogenem Training als begleitende Therapie des hohen Blutdrucks. Vier davon berichten über eine blutdrucksenkende Wirkung des autogenen Trainings. Wegen methodischer Schwächen (zum Beispiel geringe Fallzahl, keine Kontrolle über unspezifische Effekte) werden die Ergebnisse zurückhaltend als nicht stichhaltig beurteilt.

Zum Einsatz von autogenem Training bei stressbedingten Beschwerden fanden sich acht Studien, von denen sieben über positive Effekte berichten. Allerdings sind diese Ergebnisse aufgrund methodischer Schwächen nur als Hinweise auf eine Wirksamkeit zu werten. Neuere Studie belegen jedoch die Stressreduktion auch bei Krebspatienten und Patienten, bei denen eine Operation an den Herzkranzgefäßen vorgenommen wurde.

Verschiedene andere Anwendungsbereiche des autogenen Trainings, das im Allgemeinen als begleitende Therapiemaßnahme eingesetzt wurde, erfasst ein systematischer Überblick von 64 kontrollierten Studien. Zu den Indikationen hoher Blutdruck und Stress können auf dieser Basis deutlich optimistischere Schlüsse im Hinblick auf die Wirksamkeit gezogen werden, als es die zuvor genannten Arbeiten erlaubten. Ferner belegen sie, dass autogenes Training wirksam ist bei Angina Pectoris, Asthma, Kopfschmerzen, neurovegetativer Dystonie (Funktionsstörung des vegetativen, nicht dem Willen unterworfenen Nervensystems), Glaukom (verschiedene Augenerkrankungen, bei denen Sehnervenfasern zugrunde gehen), Ekzem, Epilepsie, Raynaud-Krankheit (schmerzhafte Gefäßkrämpfe an den Fingern), Schlafstörungen und milder Depression, die jeweiligen Symptome zu lindern.

Zusätzlich liegen je eine kontrollierte Studie mit positiven Ergebnissen zu den Anwendungsbereichen Sudeck-Krankheit, Tinnitus und Fibromyalgie vor, bei denen die Symptome Schmerz beziehungsweise Ohrgeräusche gebessert wurden. Ebenso konnte eine Wirksamkeit auf Schlafstörungen bei Krebspatienten, Reisekrankheit und kindlichen Verhaltensstörungen gezeigt werden.

## Achtung

Patienten mit Herzrhythmusstörungen können sich ängstigen, wenn sie ihren Pulsschlag bewusst empfinden. Asthmatiker kann es zu Beginn des Trainings beunruhigen, sich auf ihren Atemrhythmus zu konzentrieren. Durch das Üben in der Gruppe unter kompetenter Leitung verlieren sich diese Probleme in der Regel bald.

Autogenes Training ist meist kein eigenständiges Verfahren zur Behandlung bestehender Erkrankungen; es sollte zur Unterstützung einer medizinischen Therapie genutzt werden.

Die Anwendung von autogenem Training als therapeutische Behandlung durch medizinisch unerfahrene Trainer birgt die Gefahr, dass auf eine konventionelle Diagnose verzichtet und eine notwendige Behandlung versäumt wird.

► ***Gegenanzeigen***

Bei Persönlichkeitsstörungen, schweren psychischen Krankheiten sowie bei einer latenten Psychose sollte kein autogenes Training durchgeführt werden.

Auch für Menschen mit schweren Depressionen und starken Angstzuständen eignet sich autogenes

Training nicht, weil sich die Betroffenen ohnehin meist stark nach innen zurückziehen.

► ***Wechselwirkungen***

Wird autogenes Training neben einer Standardtherapie angewendet, zum Beispiel bei einer medikamentösen Behandlung von hohem Blutdruck, sollte diese gut überwacht werden. Es ist möglich, dass die Dosierung der verwendeten Arzneimittel angepasst werden muss.

## Risiken und unerwünschte Wirkungen

► ***Durch das Verfahren***

Durch autogenes Training kann es gelegentlich zu ungewohnten Reaktionen im Körper kommen, zum Beispiel zu starkem Herzklopfen oder verstärkten Rückenschmerzen. Solche Reaktionen müssen mit dem Trainer besprochen werden.

► ***Durch unsachgemäße Anwendung***

Wenn das Training nicht in korrekter Weise durchgeführt wird, zum Beispiel die Übungen abrupt unterbrochen werden, kann das zu Angstzuständen führen.

## Hinweise

► ***Für Kinder unter 14 Jahren***

Auch Kinder ab fünf Jahren können autogenes Training lernen. Für sie werden altersgemäße Erklärungen und Vorschläge für Formeln ausgewählt. Bei jüngeren Kindern fehlen im Allgemeinen noch die nötige Einsicht und das Konzentrationsvermögen.

## Bewertung

Die therapeutische Wirksamkeit von autogenem Training als Ergänzung zu einer herkömmlichen Behandlung ist bei den Anwendungsgebieten Angina Pectoris, Asthma, Ekzem, Epilepsie, Fibromyalgie, Glaukom, Kopfschmerzen, milde Depression, neurovegetative Dystonie, Raynaud-Syndrom, Schlafstörungen, Stress, Sudeck-Krankheit und Tinnitus nachgewiesen. Die mit diesen Erkrankungen verbundenen Beschwerden gehen unter autogenem Training zurück. Ein wesentliches Risiko ist bei sachgemäßer Anwendung nicht gegeben. Die Abwägung von Nutzen und Risiko fällt daher insgesamt positiv aus. Autogenes Training ist zur begleitenden Behandlung für diese Anwendungen geeignet.

Der Nachweis der therapeutischen Wirkung des autogenen Trainings auf hohen Blutdruck ist bisher noch schwach. Daher fällt die Nutzen-Risiko-Abwägung hierfür eher negativ aus. Das autogene Training ist zur Behandlung von Bluthochdruck wenig geeignet.

# Ayurvedische Medizin

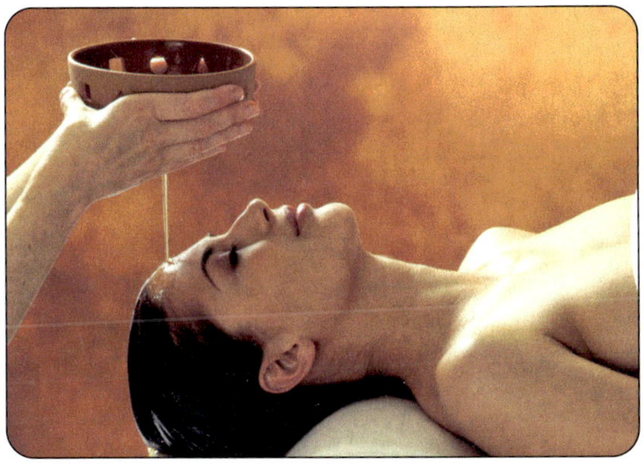

Als ayurvedische Medizin wird die traditionelle Gesundheitslehre Indiens bezeichnet. Ayurveda ist das Sanskrit-Wort (altindische Gelehrtensprache) für „Wissenschaft vom Leben“.

## Geschichte und Entwicklung

Mehr als 3 500 Jahre alt – einige Quellen sprechen sogar von etwa 6 000 Jahren – sind die Vedischen Schriften, in denen die Regeln überliefert wurden, nach denen, der damaligen Vorstellung entsprechend, Menschen leben sollen, um ein gesundes und den Göttern wohlgefälliges Leben zu führen. Das medizinische Wissen ist in den „heiligen Büchern“ zusammengefasst. In ihnen sind acht eigenständige Medizinbereiche beschrieben: innere Medizin, Frauen- und Kinderheilkunde, Hals-Nasen-Ohren- und Augenheilkunde, Geisteskrankheiten, Chirurgie, Toxikologie, Gesundheitsförderung und Revitalisierung sowie Sexualmedizin.

Trotz der zunächst moslemischen Eroberer des indischen Subkontinents und der späteren Kolonialmacht England, die beide ihre eigene Art, Medizin zu praktizieren, ins Land brachten, ist die traditionelle Medizin in Indien immer lebendig geblieben. Heute wird die ayurvedische Medizin vom offiziellen Gesundheitssystem Indiens akzeptiert, unterstützt und neben anderen traditionellen Heilformen und westlicher Medizin praktiziert. Ayurvedisten versorgen heute zwei Drittel der Bewohner Indiens. Vor allem für die Bewohner ländlicher Bereiche stellen ayurvedische Verfahren oft die einzige erreichbare medizinische Hilfe dar.

In Indien praktizieren derzeit etwa 300 000 ayurvedische Heiler, darunter viele Ärzte. Die Verfahren der altindischen Gesundheitslehre werden in Neu-Delhi in einer digitalen Bibliothek erfasst.

In Deutschland gibt es eine Reihe von Ärzten und Heilpraktikern, die diese Medizinrichtung ausüben, aber es bieten auch viele Nichtmediziner, darunter Kosmetikerinnen, Masseure und Ernährungsberater, Tätigkeiten unter der Bezeichnung „Ayurveda“ an. Die meisten von ihnen hängen der unter anderem auch in Deutschland sehr verbreiteten Variante, dem Maharishi Ayurveda, an.

Um diesen vor allem im Wellnessbereich angesiedelten Angeboten etwas medizinisch Fundiertes entgegenzusetzen, gründete sich im Jahr 2004 in Westfalen ein europäisches Referenzzentrum für Ayurveda, das mit den Universitäten Bonn, Münster, Witten-Herdecke und Kerala (Indien) wissenschaftlich zusammenarbeitet.

In zunehmendem Maße nimmt sich auch die Touristikbranche des Themas Ayurveda an. Es werden Pauschalreisen nach Indien und Sri Lanka mit mehrwöchigem Kuraufenthalt in Ayurveda-Kliniken angeboten.

*Maharishi Ayurveda*

In Deutschland hat sich die ayurvedische Medizin vornehmlich in Form des Maharishi Ayurveda etabliert. Maharishi Mahesh Yogi (*1918) erhebt etwa seit Beginn der 1980er-Jahre den Anspruch, „den Ayurveda in seiner Ganzheit wiederzubeleben“. Er hat erhebliche Geldmittel in die Verbreitung und Vermarktung seines Planes zur „Erlangung der perfekten Gesundheit“ investiert. Um diesen umzusetzen, hat er unter anderem weltweit Forschungs- und Gesundheitszentren ins Leben gerufen und Pharmafirmen gegründet, die ayurvedische Produkte herstellen. Wissenschaftler und Ärzte wurden angeworben, die Forschungen zur Wirksamkeit der Methode des Maharishi Ayurveda durchzuführen.

Im deutschsprachigen Raum betreibt der Maharishi Ayurveda acht Gesundheitszentren beziehungsweise Kurkliniken, die nach seiner Methode arbeiten. Eine dieser Kliniken ist Sitz der Deutschen Gesellschaft für Ayurveda, einer ebenfalls vom Maharishi Ayurveda dominierten Vereinigung.

Das Besondere am Maharishi Ayurveda ist die Verquickung von Elementen der altindischen Medizin mit der von Maharishi Mahesh Yogi entwickelten transzendentalen Meditation. Alle weiteren Angaben und Erklärungen zu dieser speziellen Form der Meditation finden Sie im Abschnitt „Meditation" (→ Seite 226).

## Konzept

Der Definition des Ayurveda zufolge fühlt sich ein Mensch gesund und wohl, wenn Bewusstsein und Körperfunktionen in sich stimmig sind und der Kontakt zwischen ihm und der ihn umgebenden Welt ausgewogen und befriedigend ist.

Ayurveda sieht den Menschen als Mikrokosmos und damit als Abbild des ihn umgebenden Makrokosmos. Er besteht wie alles Lebendige aus den Elementen Feuer, Wasser, Erde, Luft und Raum. Diesen entsprechen die fünf Sinne Sehen, Schmecken, Riechen, Fühlen, Hören.

Für den Ayurveda gründet sich menschliches Leben auf die Komponenten Körper, Sinnesorgane, Geist und Seele. Der Körper existiert als sichtbarer Leib, der über die Sinnesorgane mit der Außenwelt in Verbindung steht. Als inneres Organ ist der Geist auf die Informationen der Sinnesorgane angewiesen. Die Seele schließlich wird durch den Geist geprägt und durch das, was die Sinne aufnehmen.

Wie alles zusammenwirkt, beschreibt der Ayurveda mit dem Konzept der drei „Doshas": Vata, Pitta und Kapha. Deren Qualitäten sind vom Mischungsverhältnis von Feuer, Wasser, Erde, Luft und Raum bestimmt. Die Doshas charakterisieren die fundamentalen Regulationssysteme des Körpers. Auf die Körperebene bezogen, ist in moderner Sprache Vata das, was sich aus der Aktivität des Nervensystems ergibt, die Ursache von Bewegung und Aktivität. Pitta steht für wärmesteuernde, enzymatische Abläufe. Es soll den Hormonhaushalt regulieren und an der Bildung von Geweben und dem Stoffwechsel beteiligt sein. Kapha umschreibt Funktionen des Immunsystems und steht für alles, was in und durch Körperflüssigkeiten geschieht. Diese drei Doshas denkt sich der Ayurveda an bestimmten Stellen des Körpers lokalisiert: Vata im Dickdarm, Pitta im Dünndarm, in der Bauchspeicheldrüse, Leber und Galle und Kapha im Magen.

Die drei Doshas bestimmen die Eigenschaften von Menschen. Das Verhältnis der Anteile von Vata, Pitta und Kapha zueinander macht den Menschen- oder Konstitutionstyp (Prakriti) aus. Die Konstitution erklärt die Stärke eines Menschen und seine Schwachstellen, seine Krankheitsbereitschaft, die Wechselwirkungen zwischen Psyche und Körper, Reaktionen auf Ernährung, Medikamente, Sinneseindrücke, Klima und so weiter.

Nach ayurvedischer Vorstellung ist jedes Wesen bemüht, das System seines Körpers in stabilem Gleichgewicht mit seiner Umwelt zu halten. Ein gesunder Körper passt sich in seinen Aktivitäten den tages-, monats- und jahreszeitlichen Rhythmen an. Ist die Balance gestört, sendet der Körper Signale aus. Verhallen die Signale ungehört, werden sie zu Symptomen einer Krankheit. Im Ayurveda sind Veränderungen an Zellen und Geweben nicht der Beginn einer Krankheit, sondern bereits ihr Ausdruck.

Eine gesunde Lebensführung und ayurvedische Heilbehandlungen, wie Einläufe, Massagen, Ölbäder, Pflanzenmittel und vieles andere mehr, dienen dazu, schwache Doshas zu stärken und dominierende zu schwächen. Nach dem gleichen Grundsatz werden die im Ayurveda eingesetzten Arzneimittel ausgewählt.

*Maharishi Ayurveda*
Diese Art des Ayurveda umfasst ayurvedische Behandlungspraktiken und fügt ihnen als zusätzliches Element die transzendentale Meditation hinzu. Durch diese soll es gelingen, mit der Kraft des Geistes den Körper zu heilen.

## Plausibilität des Konzepts

Das Gesamtkonzept des Ayurveda ist nicht plausibel. Es ist geprägt vom Denken der Zeit, in der dieses

Medizinsystem entstanden ist, und hat sich seitdem kaum weiterentwickelt. Die Erklärungen, wie Krankheiten entstehen und wie sie zu beeinflussen sind, müssen vor diesem Hintergrund gesehen werden und lassen sich nicht ohne weiteres auf unser heutiges Leben übertragen.

Von seinem Grundgedanken her ist der Ayurveda weniger eine spezielle Art des Heilens als vielmehr ein Konzept zur Lebensführung. Als solches entspricht es dem, was heute unter gesunder Lebensweise verstanden wird. Seine Anweisungen ähneln den modernen wissenschaftlichen Konzepten zur Krankheitsvorbeugung wie sie Sozialmedizin, Psychosomatik und Chronobiologie erarbeitet haben.

Ayurveda ist keine einheitliche Behandlungsweise oder eine einzelne Therapie; es ist vielmehr ein komplexes Medizinsystem mit einer eigenen Diagnostik und vielen verschiedenen therapeutischen Maßnahmen, die auch miteinander kombiniert angewendet werden.

Bei den längere Zeit dauernden stationären Behandlungen kann von einem „Kureffekt" ausgegangen werden, wie ihn eine konventionelle Kur auch haben kann. Anders als hierzulande praktiziert, wird in der ayurvedischen Medizin allerdings davon ausgegangen, dass sich die Kurbehandlungen über Monate erstrecken können, bis der erwünschte Effekt eintritt.

Die einzelnen Anwendungen können jeweils spezifische Effekte haben. So können beispielsweise die Güsse mit warmem Öl und die Massagen die Durchblutung steigern und den Stoffwechsel anregen. Die Arzneimittel wirken entsprechend ihrer Inhaltsstoffe.

## Mittel

Ayurvedische Arzneimittel haben meist viele verschiedene Bestandteile. Ihre Basis sind oft Pflanzen, aber auch Tiere und eine Vielzahl von Mineralien und Metallen werden gemeinsam mit den Pflanzen in langwierigen Prozessen zu Arzneien verarbeitet. In klassischen Rezepturen findet man nicht selten mehr als hundert Einzelstoffe, deren Identität aber meist nicht eindeutig ist. So tragen einerseits unterschiedliche Pflanzen und Mineralien oft den gleichen ayurvedischen Namen, wie andererseits ein Heilmittel durchaus mehrere Namen haben kann, je nachdem, welche Eigenschaft betont werden soll. Die komplexen Verfahren, mit denen die Metalle und ganz besonders das giftige Quecksilber zu ayurvedischen Heilmitteln verarbeitet werden, sind nicht immer eindeutig beschrieben. Es ist aber bekannt, dass diese Prozesse oft sehr aufwändig sind und sich über mehr als ein Jahr hinziehen können.

In Deutschland ist kein solches Medikament zugelassen. Auf ärztliche Verordnung hin kann eine Apotheke ayurvedische Arzneimittel allerdings aus dem Ausland importieren.

Die meisten Präparate, mit denen ayurvedische Behandlungen hierzulande durchgeführt werden, gelangen aus benachbarten europäischen Ländern, wie beispielsweise den Niederlanden oder der Schweiz, wo sie als Lebensmittel oder Nahrungsergänzungsmittel rezeptfrei im Handel sind, auf den deutschen Markt.

Darüber hinaus werden zunehmend Produkte eingesetzt, die direkt aus Indien stammen, und dort auf nicht kontrollierbaren Wegen die Öffentlichkeit erreichen. Sie werden teilweise nach Rezepturen zubereitet, die auf überlieferten Familiengeheimnissen beruhen. Außerdem ist es üblich, dass ayurvedische Ärzte und jedes ayurvedische Krankenhaus seine Mittel selbst zubereitet. Eine nachvollziehbare Qualitätskontrolle dieser Arzneimittel gibt es nicht.

Kritisch ist ferner anzumerken, dass die Ernährung, die eingesetzten Arzneimittel und die Intensität der Behandlungen oftmals nicht an europäische Verhältnisse angepasst sind. So können Gaumen und Rachen, die deutsches Essen gewohnt sind, von der Schärfe indischer Nahrung völlig überfordert sein.

Brachiale Behandlungsmethoden, wie provoziertes Erbrechen, werden von europäischen Patienten kaum toleriert.

*Maharishi Ayurveda*

Der Produktehandel des Maharishi Ayurveda bietet unter anderem Gewürzmischungen, Körperpflegeartikel, Delikatessen, Musikkassetten und Bücher an.

Die vom Maharishi Ayurveda eingesetzten Arzneimittel werden im Allgemeinen in Indien produziert, nach Europa exportiert und dort auf Anforderung ayurvedischer Praktiker verkauft. Sie sollen frei sein von den im indischen Ayurveda gebräuchlichen Schwermetallen und werden in Europa vor dem Verkauf nach dem Standard des jeweiligen Landes auf ihre toxikologische Unbedenklichkeit geprüft.

## Durchführung

**Diagnose**
Vor einer ayurvedischen Behandlung kann eine konventionelle Diagnose stehen; die Krankheitsursache wird aber in jedem Fall auch auf ayurvedische Weise ermittelt.

Dazu bestimmt der Arzt zunächst, welchem Dosha-Typ der Patient angehört. Diese Konstitution ist bei der Geburt durch astrologische Konstellationen, die Bedingungen während Zeugung und Schwangerschaft und vielerlei andere Komponenten festgelegt und bleibt ein Leben lang bestehen. Die Zuordnung zu dem Dosha-Typ leitet der Arzt aus dem Gespräch mit dem Patienten ab und daraus, wie er ihn erlebt. Ergänzt wird die Untersuchung durch die körperliche Untersuchung und die Puls- und Zungendiagnostik. Für die Pulsdiagnose fühlt der Arzt den Puls mit drei Fingern. Aus dessen Qualität – zum Beispiel stark, schwach, drängend, flüchtig, schlängelnd – kann er Rückschlüsse ziehen auf den Zustand der Doshas. Ebenso ist es mit der Zungendiagnose. Form, Farbe und Belag werden registriert und als Ausdruck der Verstärkung oder Abschwächung des jeweiligen Doshas angesehen.

**Behandlung**
Die Behandlung hat das Ziel, die Doshas in ihr ursprüngliches Gleichgewicht zurückzuführen. Dazu werden stets verschiedene Methoden miteinander kombiniert.

Die Ernährung wird so zusammengestellt, dass zu schwache Dosha-Anteile gestärkt werden.

Ebenfalls dem Ausgleich der Doshas dient der Einsatz von Pflanzen. Im Ayurveda werden etwa 500 Pflanzen in unterschiedlichen Zubereitungsformen gebraucht. Die Übergänge von Nahrungsmittel, Gewürz und Heilpflanze sind fließend. So kann Kurkuma beispielsweise als Heilmittel eingesetzt werden; es ist aber ebenso ein Bestandteil des Gewürzes Curry.

Haben diese Maßnahmen keine Besserung bewirkt, sollen verschiedene Reinigungsprozeduren die Säfte des Doshas, das als schädlich erkannt wird, weil es zu sehr dominiert, aus dem Körper entfernen. So entleeren Einläufe den Darm bei einem überstarken Vata, dessen Sitz im Dickdarm gedacht wird, Erbrechen schwächt Kapha, das im Magen lokalisiert sein soll. Andere Prozeduren sind Ölmassagen, Ölgüsse und Packungen, Wärmedampfbäder, das Auslösen von Niesen und der Aderlass. Die Gesamtheit dieser Verfahren trägt den Namen Panchakarma-Kur.

Körper- und Atemübungen und innere Sammlung und Versenkung, wie sie im Yoga (→ Seite 295) gelehrt werden, sind ebenfalls seit jeher Bestandteil des Ayurveda.

Die äußere Umgebung wird mit Farben, Gerüchen und Klängen so gestaltet, dass die Sinne auf die Art angesprochen werden, wie es zu dem jeweiligen Dosha-Typ passt.

*Maharishi Ayurveda*
Als wichtigstes Element kommt zu den üblichen ayurvedischen Behandlungen die transzendentale Meditation (→ Seite 226) hinzu.

## Anwender und ihre Ausbildung

Der Weg zum Ayurveda-Arzt ist in Indien staatlich geregelt. Die Anwärter werden mindestens sechs Jahre lang an Universitäten und in staatlich anerkannten Colleges ausgebildet. Ein erfolgreicher Studienabschluss und eine staatliche Genehmigung sind Voraussetzung, um als ayurvedischer Arzt arbeiten zu dürfen.

In Deutschland praktizieren einige wenige Ärzte, die sich in Indien zum ayurvedischen Arzt haben ausbilden lassen. Die meisten Ärzte, die hierzulande ayurvedische Medizin anbieten, haben sich das Verfahren in Ausbildungsangeboten der Vereinigungen des Maharishi Ayurveda angeeignet. Sie vermitteln Ärzten die Grundzüge des Ayurveda in wenigen Wochenendkursen und – darauf aufbauend – dann in Weiterbildungskursen.

Diese Ausbildungsangebote stehen auch Heilpraktikern und nichtärztlichen Gesundheitsberatern offen.

## Anwendungsbereiche

Die Stärke ayurvedischer Medizin wird in der Vorbeugung und Frühbehandlung von Befindlichkeitsstörungen und funktionellen Beschwerden gesehen. Ihrem Selbstverständnis entsprechend, kann aber letztlich jede Erkrankung auf ayurvedische Weise behandelt werden.

Als spezielles ayurvedisches Medikament sind Produkte aus Weihrauch (Boswellia serrata) zur Behandlung von Gelenkbeschwerden und chronisch-entzündlichen Darmerkrankungen bekannt geworden.

*Maharishi Ayurveda*

Im Rahmen dieses Programms werden praktisch alle Krankheiten, auch schwere und lebensbedrohliche wie Krebs und Aids, in Kombination mit transzendentaler Meditation behandelt. Das Behandlungsprogramm soll darüber hinaus Alterungsvorgänge bremsen und alle Krankheiten günstig beeinflussen, die auf einem geschwächten Immunsystem beruhen.

## Belege für die Wirksamkeit

Ob mit den im Ayurveda gebräuchlichen Diagnoseverfahren Krankheiten und Störungen verlässlich erkannt werden können, ist nicht eindeutig zu beantworten. Die Studien, die dazu durchgeführt wurden, erbrachten widersprüchliche Ergebnisse.

Die gleiche Aussage gilt für eine Behandlung nach ayurvedischen Prinzipien. Studien zu dem gesamten Verfahren, also „der ayurvedischen Medizin", liegen bis heute nicht vor, obwohl Untersuchungen, die derartige Aussagen erlauben, nicht unmöglich sind. So ist es denkbar, eine kontrollierte Studie durchzuführen, bei der die Patienten entweder mit einer definierten Kombination ayurvedischer Therapien oder konventionell behandelt werden.

Allerdings ist die therapeutische Wirksamkeit einzelner Elemente, die zum ayurvedischen Therapiekonzept gehören, untersucht worden. Je nachdem, welche Behandlungsform bei welcher Erkrankung geprüft wurde, erbringen die Studien sowohl positive als auch negative Ergebnisse.

Zahlreiche Studien mit positivem Ergebnis liegen über Behandlungen mit ayurvedischen Pflanzenmitteln vor. So gibt es zum Beispiel Hinweise auf eine therapeutische Wirksamkeit bei Akne, Arthrose, Diabetes, Parkinsonkrankheit, rheumatoider Arthritis und Schlafstörungen.

## Achtung

► ***Gegenanzeigen***

Die Panchakarma-Kur soll bei sehr geschwächten oder akut erkrankten Patienten nicht angewendet werden.

Die Gegenanzeigen für die Anwendung von Arzneimitteln richten sich nach den jeweiligen Inhaltsstoffen.

*Maharishi Ayurveda*

Als Verfahren, das das Bewusstsein beeinflussen kann, soll die transzendentale Meditation von psychisch auffälligen Personen nur durchgeführt werden, wenn fachliche Betreuung gewährleistet ist.

► ***Wechselwirkungen***

Die Wechselwirkungen bei der Anwendung von Arzneimitteln richten sich nach den jeweiligen Inhaltsstoffen.

## Risiken und unerwünschte Wirkungen

► ***Durch das Verfahren***

Als Verfahren aus einem anderen Kulturkreis, das zudem noch einer längst vergangenen Zeit entstammt, kennt der traditionelle Ayurveda eine Reihe von Erkrankungen nicht, an denen moderne Menschen in unseren Kulturkreisen leiden können. So ist es in Indien kaum vorstellbar, dass jemand allein lebt und sich einsam fühlt, und in der Folge Angstzustände und Depressionen entwickelt. Dementsprechend kann es für diese Störungen keine spezifische ayurvedische Therapie geben.

Da der Ayurveda seine Arzneimittel nicht nach der pharmakologischen Wirkweise der Inhaltsstoffe auswählt, sondern nach dem gedachten Einfluss auf die Doshas, liegt es nahe, dass die Gegenanzeigen, die für die Bestandteile bei bestimmten gesundheitlichen Bedingungen gelten, und die Wechselwirkungen mit anderen Medikamenten unberücksichtigt bleiben.

Den Begriff unerwünschte Wirkungen einer Arzneimitteltherapie kennt die ayurvedische Medizin nicht. Dadurch kann bei Anwendern der falsche Eindruck entstehen, diese Therapien seien nebenwirkungsfrei.

Es sind mehrere schwere Bleivergiftungen durch ayurvedische Medikamente bekannt geworden. Die Präparate, die eingenommen wurden, enthielten zwischen 37 und 56 Milligramm Blei pro Tablette; ein Pflanzenprodukt bestand sogar zu 49 Prozent aus Blei. Es ist aber anzunehmen, dass bereits die Einnahme von 1 bis 2 Milligramm Blei über längere Zeit eine chronische Bleivergiftung verursacht.

Bei Analysen sind in ayurvedischen Produkten neben Blei auch Quecksilber, Arsen, Kupfer, Zink, Eisen, Zinn, Silber und Gold gefunden worden. Wenn auch behauptet wird, dass das giftige Quecksilber durch die besondere Herstellung zu einer ungiftigen Verbindung wird, so gibt es doch keine naturwissenschaftlichen Untersuchungen, die das bestätigen.

*Maharishi Ayurveda*

Die transzendentale Meditation als wesentlichster Bestandteil des Maharishi Ayurveda ist wegen der Methoden, mit denen sie Interessenten anwirbt, wegen ihres Finanzgebarens und ihrer inneren Struktur in den Ruf einer sektenähnlichen Vereinigung geraten.

## Hinweise

► ***Für Kinder unter 14 Jahren***

Auf die unerwünschte Wirkung von Schwermetallen, speziell der von Blei, reagieren Kinder besonders empfindlich. Eine chronische Bleivergiftung kann bei ihnen zu chronischen Nervenschäden und einer gestörten geistigen Entwicklung führen.

► ***Für Schwangerschaft und Stillzeit***

Die Panchakarma-Kur soll während der Schwangerschaft nicht durchgeführt werden.

Welche Einschränkungen für die Arzneimittel gelten, richtet sich nach ihren Inhaltsstoffen.

*Maharishi Ayurveda*

Einigen der vom Maharishi Ayurveda eingesetzten Präparaten ist die Empfehlung beigegeben, sie während der Schwangerschaft nicht einzunehmen.

► ***Zur Verkehrstüchtigkeit***

Je nach Art des Arzneimittels kann es sein, dass die Verkehrstüchtigkeit beeinträchtigt wird.

## Bewertung

Die Daten über die Zuverlässigkeit ayurvedischer Diagnostik sind widersprüchlich. Ayurvedische Diagnosemethoden sind wenig geeignet, um Krankheiten und Störungen zu erkennen.

Es gibt Hinweise auf die therapeutische Wirksamkeit einzelner Therapieverfahren, insbesondere einer ayurvedischen Arzneibehandlung zum Beispiel bei Akne, Arthrose, Diabetes, Parkinsonkrankheit, rheumatoider Arthritis und Schlafstörungen. Diese kann allerdings mit Risiken verbunden sein. Die Nutzen-Risiko Abwägung fällt eher negativ aus. Daher ist Ayurveda zur Behandlung der genannten Krankheiten und Störungen wenig geeignet.

Die Wirksamkeit des kompletten Medizinsystems des Ayurveda ist nicht nachgewiesen. Als allgemeines Behandlungskonzept ist Ayurveda zur Behandlung von Krankheiten und Störungen nicht geeignet.

# Bachblütentherapie

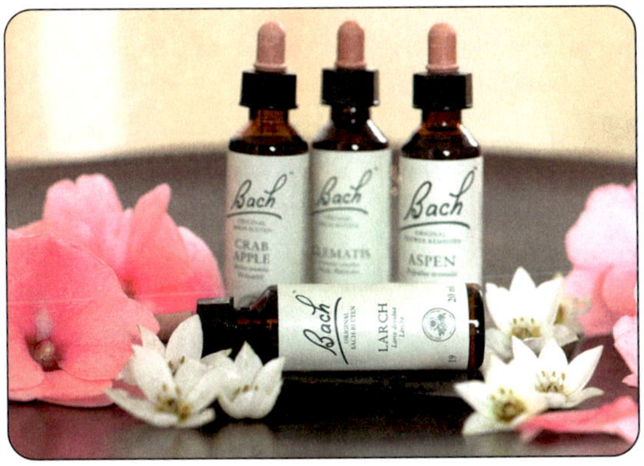


Bei der Bachblütentherapie werden körperliche und seelische Störungen mit speziellen Pflanzenzubereitungen behandelt.

## Geschichte und Entwicklung

Begründer der Bachblütentherapie war der Arzt Edward Bach (1886–1936). Er beschäftigte sich intensiv mit der Homöopathie; zudem wurde ihm im Lauf seiner Tätigkeit die psychische Komponente von Erkrankungen immer wichtiger. Er entwarf ein System psychisch geprägter Persönlichkeitstypen, das deutlich vom psychoanalytischen Konzept C.G. Jungs geprägt war und die Grundlage für seine Therapie bildete.

Nach dem Tod von Edward Bach entstand in England das Dr. Edward Bach Centre, zu dessen Aufgaben es gehört, die Methode zu verbreiten, die Mittel zu vertreiben und so genannte Blütentherapeuten auszubilden. Auch in anderen Ländern gründeten sich Bach-Zentren.

Darüber hinaus wurden in verschiedenen Ländern zahlreiche weitere Blütenmittel aus anderen als den von Bach genannten Pflanzen entwickelt. So gibt es zum Beispiel 78 kalifornische Blütenessenzen, 26 so genannte „Perelandra-Blütenessenzen", australische Bachblütenmittel, Körblersche Baumblüten, und in Österreich werden „Alpen-Blüten" angeboten. Von all diesen Entwicklungen distanziert sich das Bach Centre in England ausdrücklich.

## Konzept

Für Bach war Krankheit „das Ergebnis eines Konflikts zwischen höherem Selbst und Persönlichkeit". Als eigentliche Grundkrankheit galten für ihn Charakterschwächen wie Stolz, Grausamkeit, Hass, Egoismus, Unsicherheit, Unwissenheit und Habgier. Für Bach gab es 38 negative Seelenzustände, die sich in präzisen Beschwerden äußerten und die durch die Einnahme von 38 speziellen Blütenextrakten gebessert werden sollten.

Bach erklärte sich die Wirkung der Blütenmittel mit der energetischen und geistigen Kraft, von der er annahm, dass die Pflanze sie konzentriert enthält. Diese Kraft soll Blockierungen im bioenergetischen Feld des Menschen beseitigen können, indem sie die Kanäle für die Botschaften des spirituellen Selbst öffnet.

Die Bachblütenmittel richten sich nicht gegen eine bestimmte Krankheit, sondern sollen das zugrunde liegende seelische Ungleichgewicht beheben. Mit ihrer Hilfe soll es Menschen leichter gelingen, psychische Krisen und schwierige Lebenssituationen durchzustehen. Besonders empfohlen werden die Tropfen für Kinder.

Einige von Bachs Nachfolgern meinen, dass die Energie der Blüten mit der so genannten Kirlian-Fotografie (→ Seite 188) sichtbar gemacht werden könne – eine Methode der Hochfrequenz-Fotografie, die erst nach Bachs Tod entdeckt wurde. Auch eine abgewandelte Technik, das so genannte Color-Plate-Verfahren, soll sich dafür eignen. Anhand der entstehenden Bilder treffen die Anwender eine Aussage über die Wirksamkeit des Mittels.

## Plausibilität des Konzepts

Bachs Pflanzenauswahl erfolgte rein intuitiv. Sie lässt sich wissenschaftlich nicht begründen. Auch zwischen der Art der Herstellung der Blütenmittel und der ihnen zugeschriebenen Wirksamkeit lässt sich kein Zusammenhang nachweisen.

Die „Energie" der Pflanzen, von deren Existenz Bach ausging, ist bisher nicht nachgewiesen worden. Die genannten technischen Verfahren liefern zwar farbige Bilder, dokumentieren jedoch weder

„Pflanzenenergie“ noch Wirksamkeit (siehe unter „Kirlian-Fotografie“ → Seite 188). Es weist auch nichts darauf hin, dass in den Blütenmitteln ein anderes, noch unbekanntes Wirkprinzip existieren könnte. Eine Wirkung aufgrund von definierten Inhaltsstoffen der Blütenmittel ist unwahrscheinlich, weil die Mittel in einer Verdünnung gebraucht werden, bei der es nach chemischem Verständnis keine pharmakologischen Wirkungen mehr geben kann.

Die Bach-Grundannahme, dass sich jegliches menschliche Verhalten und Befinden auf letztlich 38 Gemütszustände zurückführen lässt, läuft den allgemein akzeptierten Erkenntnissen der Psychologie zuwider. Darüber hinaus bewertet Bachs Konzept Seelenzustände und Gefühle, indem es sie nach moralischen Kategorien in gut und schlecht einteilt. Werturteile über Menschen und ihr Befinden zu fällen, ist in einem therapeutischen Prozess jedoch weder hilfreich noch zulässig.

### DER DOKUMENTIERTE FALL

#### Vorerkrankungen beachten

Ein Nervenarzt berichtete 1994 über eine Frau, die von einem homöopathischen Arzt mit Bachblütenmitteln behandelt wurde. Dieser hatte offenbar versäumt, sich über die bestehende schizophrene Psychose der Frau informieren zu lassen und erkannte in der Folge nicht, dass sich ihre Erkrankung verschlimmerte. Die Frau zündete letztlich ihre Wohnung an. Sie musste neun Monate lang stationär psychiatrisch behandelt werden.
Im selben Jahr wies dieser Nervenarzt eine weitere Frau mit chronischer paranoider Psychose in die Psychiatrie ein. Dieses Mal war der Grund für die Einweisung ein Heilpraktiker, der die Frau mit Bachblütenmitteln behandelte und ihr geraten hatte, sämtliche vom Arzt verordneten Medikamente abzusetzen.

## Mittel

Die Blütenmittel werden heute noch an den Standorten gesammelt, an denen Bach sie fand, und mit den Verfahren hergestellt, die Bach beschrieb. Nur wild wachsende Pflanzen sollen für Blütenmittel geeignet sein.

An einem sonnigen, wolkenlosen Tag werden die voll aufgeblühten Blüten morgens vor neun Uhr gepflückt und in eine Schale mit Quellwasser gelegt. Wenn die Blüten zu welken beginnen, werden sie mit einem Zweig derselben Pflanze aus dem Wasser gefischt. Blütenwasser von Bäumen und Sträuchern erhält man, indem man Stiele und Blättchen eine halbe Stunde lang kocht.

Die Flüssigkeit wird mit der gleichen Menge Kognak oder Brandy konserviert und dann noch einmal im Verhältnis 1 : 240 verdünnt. Das ergibt den Inhalt der „stock bottles“, der Blütenkonzentrate. Davon werden jeweils zwei Tropfen erneut mit Wasser vermischt, um ein Bachblütenmittel herzustellen, das dann eingenommen wird.

Als Nummer 39 ergänzen „Rescue-Tropfen“ (engl.: Rettung) die Palette der ursprünglich 38 Mittel. Es handelt sich um eine fixe Kombination von fünf Blütenkonzentraten, die als „Erste-Hilfe-“ oder „Notfall-Tropfen“ dienen sollen. Sie werden in doppelt so starker Konzentration angewendet wie die anderen Blütentropfen. In eine neutrale Cremegrundlage eingearbeitet, gibt es Rescue auch zur äußerlichen Anwendung.

In Deutschland werden Bachblütenmittel als Arzneimittel betrachtet. Da sie als solche aber nicht zugelassen sind, dürfen sie nicht, wie andere Produkte, ohne weiteres in Apotheken vorrätig gehalten und angeboten werden. Die Apotheken können sie aber – auf Anforderung eines Kunden und in einer Menge, die dem persönlichen Bedarf entspricht – aus einem anderen Land der EU importieren, also zum Beispiel aus England. Anders als noch vor einigen Jahren ist eine ärztliche Verordnung dafür nicht mehr erforderlich.

Diese Art des Bezugs kann relativ teuer werden. Zur Behandlung einer Störung werden nämlich meist mehrere verschiedene Blütenmittel zugleich empfohlen, die jeweils einzeln eingenommen oder in einer Einnahmeflasche gemischt werden. Im Verlauf der Behandlung wird die Auswahl der Blütenmittel dann oft neu zusammengestellt. Die Apotheken dürfen aber nur die Originalflaschen, also die „stock bottles“, abgeben. Aus verschiedenen Vorratsflaschen individuelle Mischungen herzustellen, ist ihnen nicht erlaubt. Darum bedeutet Bachblütentherapie meist, sich das gesamte Set aus 38 „stock bottles“ anzuschaffen. Deren Inhalt wird aber nur selten aufgebraucht, weil ja immer nur wenige Tropfen eingenommen werden. Nur Rescue-Tropfen sind als Einzelmittel erhältlich.

## Durchführung

### Diagnose

Für die Anwender der Bachblütentherapie gilt ein einfaches Prinzip: Körperliche Zustände sind unerheblich. Eine Diagnose im herkömmlichen Sinn halten sie daher für nicht notwendig. Wer seine Sensitivität ausreichend geschult hat, soll im Gespräch den gesundheitlichen Zustand des Patienten intuitiv erfassen können. Darüber hinaus sehen viele Bachblütentherapeuten folgende Verfahren ebenfalls als zur Diagnose geeignet an: das intuitive Greifen des Patienten nach bestimmten Blütenmitteln, die Elektroakupunktur nach Voll (→ Seite 127) und eine ihrer Varianten, den Vega-Test und das Bioresonanzverfahren (→ Seite 111) mit Pulstastung nach Noger (RAC). Auch Fragebogen sind gebräuchlich, um die Verfassung des zu Behandelnden zu ergründen.

### Behandlung

Nach dem Erstgespräch werden die individuell ausgewählten Blütenmittel verordnet. Wenn der Anwender zum Beispiel feststellt, dass der zu Behandelnde willensschwach ist und zu den Wünschen anderer nicht nein sagen kann, gibt er ihm Centaury, die Blüte des Dienens, um seine Kraft und den Willen, die eigenen Bedürfnisse zu wahren, zu stärken.

Während der Behandlungszeit wird vom Patienten erwartet, dass er ein Kurztagebuch über sein Befinden und Verhalten führt und sich mit der Literatur zur Methode befasst. Beim nächsten Termin wird dann überprüft, ob die Blütenmischung so beibehalten werden kann oder eine der neuen Situation angepasste Mischung verordnet werden muss.

In der Regel werden die Tropfen eingenommen. Sie sollen ihre Wirkung aber auch dann entfalten, wenn man sie äußerlich anwendet, dem Badewasser zusetzt, die Fläschchen am Körper trägt oder über Nacht am Bett stehen lässt.

Dosierungen werden zwar angegeben, doch können diese, entsprechend dem intuitiven Bedürfnis des Patienten, ohne weiteres nach oben oder unten abgeändert werden.

Bei akuten Zuständen sollen die Bachblütenmittel innerhalb von Stunden oder Tagen helfen. Die Behandlung chronischer Beschwerden kann hingegen Monate bis Jahre dauern. Zur Selbstentfaltung soll man Bachblütenmittel jahrelang ohne Schaden verwenden können.

Rescue-Tropfen dienen nur zur kurzzeitigen Behandlung. Sie können zusätzlich zu allen anderen Blütenmitteln genommen werden, wenn eine akute Situation es erfordert.

### Selbstbehandlung

Die Eigenbehandlung ist weit verbreitet, da nach Ansicht Bachs jeder Mensch akute Empfindungen selbst behandeln kann. Diverse Einrichtungen halten Kurse und Seminare für Selbstanwender ab. Bücher mit Übungsprogrammen leiten dazu an, sich sein persönliches Bachblütenprofil zu erarbeiten.

Bach stand allerdings auf dem Standpunkt, dass sich chronische Beschwerden der Selbstbehandlung entziehen, weil man seine eigenen, unbewussten seelischen Blockaden nicht wahrnehmen kann. Hier hielt er vorübergehend die Hilfe eines ausgebildeten Bachblütentherapeuten für notwendig.

## Anwender und ihre Ausbildung

In Deutschland gilt grundsätzlich das so genannte Kurierverbot. Nur einigen wenigen, in den entsprechenden Gesetzen genannten Berufsgruppen ist es erlaubt, bei Menschen Krankheiten zu diagnostizieren und diese zu behandeln. Zu ihnen gehören Ärzte, Zahnärzte, Heilpraktiker und Psychotherapeuten (siehe auch Kasten „Heilberufe" → Seite 23). Dass auch Hebammen, Physiotherapeuten und andere Angehörige von Gesundheitsberufen Menschen mit Bachblütenmitteln im Sinne einer Therapie behandeln, ist gesetzlich nicht gedeckt. Der Titel „Blütentherapeut" berechtigt niemanden, Heilbehandlungen durchzuführen.

Das Institut für Bach-Blütentherapie in den deutschsprachigen Ländern und andere Einrichtungen bieten für Interessenten Seminare und Ausbildungsprogramme an. Eine einheitliche Regelung über deren Inhalt und darüber, wie eine erfolgreiche Teilnahme zu dokumentieren ist, gibt es nicht. Die Teilnahme kann aber mit einem „Zertifikat" bestätigt werden. Das Institut für Bach-Blütentherapie gibt an, dass bei ihm etwa 1 000 Bachblütentherapeuten registriert sind.

## Anwendungsbereiche

Für die Bachblütentherapie werden als Anwendungsbereiche genannt: psychische Krisen in schwierigen Lebenssituationen, akutes und chronisches Krankheitsgeschehen. Damit ist alles erfasst, was Menschen gesundheitlich treffen kann. Und in der Tat umfassen die in den Büchern zur Bachblütentherapie abgedruckten Erfahrungsberichte nahezu das gesamte medizinische Spektrum von Krankheiten und Störungen.

Von den Rescue-Tropfen erwartet man sich schnelle Hilfe in Akutsituationen: bei psychoemotionalem Stress wie zum Beispiel vor einem Zahnarztbesuch, einem Staatsexamen, vor einer Scheidung oder Geburt ebenso wie bei lebensbedrohlichen Zuständen wie Ersticken oder einem Herzanfall.

## Belege für die Wirksamkeit

Für die Bachblütentherapie sind vier kontrollierte klinische Studien veröffentlicht. Diese wurden in einer systematischen Übersicht zusammengefasst und ausgewertet.

In einer dieser Studien wurde die Anwendung von Bachblütentherapie bei einer Geburt, in einer weiteren ihre Wirksamkeit bei Depressionen untersucht; die beiden anderen Untersuchungen beschäftigen sich mit der Wirksamkeit von Rescue-Tropfen bei Examensangst.

Die beiden erstgenannten Arbeiten kommen zu positiven Ergebnissen. Die eine Studie impliziert, dass der Einsatz von Bachblütenmitteln während der Geburt dazu beitragen kann, dass die Frau weniger schmerzstillende Medikamente braucht. Die zweite Studie kommt zu dem Schluss, dass sich Depressionen durch die Bachblütentherapie bessern. Die positiven Ergebnisse sind allerdings einzuschränken, da beide Studien mit schwerwiegenden Mängeln behaftet sind. So war die Versuchsanordnung so gewählt, dass nicht sicher zu unterscheiden ist, ob die beobachteten positiven Wirkungen auf dem Effekt der Blütentherapie oder dem einer Scheinbehandlung beruhen. Demnach ist die therapeutische Wirksamkeit bei diesen Anwendungsgebieten nicht ausreichend nachgewiesen.

Die Studien, in denen die Wirksamkeit von Rescue-Tropfen beziehungsweise einer aus 10 Pflanzen zusammengestellten Mischung bei Examensangst mit der einer Scheinbehandlung verglichen wurde, zeigen, dass diese Tropfen nicht wirksamer sind als die Scheinbehandlung.

Die therapeutische Wirksamkeit der Bachblütentherapie mit Rescue-Tropfen oder einer Mischung aus 10 Pflanzen ist demnach nicht ausreichend nachgewiesen.

## Achtung

Da sich die Bachblütentherapie hinsichtlich der Anwendungsbereiche keinerlei Beschränkungen auferlegt, sondern im Gegenteil darauf hinweist, dass letztlich alle Krankheiten einen psychischen Hintergrund haben, der mit Bachblütenmitteln therapiert werden kann, ist die Gefahr groß, dass eine notwendige und hilfreiche Behandlung zu spät einsetzt oder gar versäumt wird. Die Überzeugung, dass es keiner medizinischen Diagnose bedarf, vergrößert diese Gefahr zusätzlich.

Bachs Behandlungskonzept bewegt sich in der Nähe zur Esoterik. In der Esoterik geht man davon aus, dass Menschen über alles, was ihnen geschieht, selbst bestimmen, indem sie sich diese Ereignisse unbewusst wünschen und damit aus einer „astralen Ebene“ zu sich heranziehen. Durch einen solchen Erklärungsansatz können Menschen, die zum Beispiel Opfer traumatischer Erlebnisse geworden sind, für ihr Leid selbst verantwortlich gemacht werden.

Gefährlich kann sich auch der immer wieder zu lesende Hinweis auswirken, dass bei einer Bachblütentherapie die bisher ärztlich verordneten Medikamente in ihrer Dosierung erheblich verringert oder gar abgesetzt werden können. Ganz ausdrücklich werden in diesem Zusammenhang Psychopharmaka genannt. Das eigenmächtige Absetzen von Arzneimitteln kann jedoch zu beträchtlichen gesundheitlichen Risiken führen.

Bachblütenmittel enthalten Alkohol. Personen mit Alkoholproblemen dürfen sie nicht anwenden. Auch Leberkranke und Menschen mit Anfallleiden sollten den Alkoholgehalt berücksichtigen. Darüber hinaus ist zu beachten, dass Alkohol die Wirkung vieler Arzneimittel (zum Beispiel Schlaf- und Beruhigungsmittel, Psychopharmaka, starke Schmerzmittel, viele Mittel bei hohem Blutdruck) verstärken kann.

### DER DOKUMENTIERTE FALL

#### Problem Alkohol

Im April 1998 berichtete ein Arzt in einer medizinischen Zeitung von einer alkoholkranken Frau, die nach großen Mühen seit drei Jahren endlich abstinent war. Die Frau ließ sich wegen einer fieberhaften Nebenhöhlenentzündung von einer Heilpraktikerin behandeln. Obwohl die Heilpraktikerin über die frühere Alkoholabhängigkeit der Frau informiert war, verordnete sie ihr Bachblütentropfen. Die Folge war ein schwerer Rückfall.

## Risiken und unerwünschte Wirkungen

► ***Durch das Verfahren***

Dass die Rescue-Tropfen explizit für Akut- und Notfallsituationen gedacht sind, birgt erhebliche Gefahren. In solchen Situationen der Wirkung der Tropfen zu vertrauen statt sofort für eine etablierte Behandlung zu sorgen, kann lebensgefährlich sein.

## Hinweise

► ***Für Kinder unter 14 Jahren***

Bedenken Sie, dass Bachblütenmittel Alkohol enthalten.

► ***Für Schwangerschaft und Stillzeit***

Bedenken Sie, dass Bachblütenmittel Alkohol enthalten.

## Bewertung

Die therapeutische Wirksamkeit der Bachblütentherapie ist nur für drei Einsatzgebiete untersucht worden: für psychoemotionalen Stress wie zum Beispiel Examensangst, für Depressionen und als Begleitbehandlung bei der Geburt. Für diese Erkrankungen und Störungen ist die therapeutische Wirksamkeit nicht ausreichend nachgewiesen. Für die Wirksamkeit bei weiteren Anwendungsbereichen liegen keine kontrollierten Studien vor. Ein direktes Risiko ist mit der Anwendung von Bachblütenmitteln nicht verbunden.

Die Nutzen-Risiko-Abwägung zur Bachblütentherapie fällt negativ aus.

Die Bachblütentherapie ist zur Behandlung von Krankheiten nicht geeignet.

# Biochemie nach Schüßler

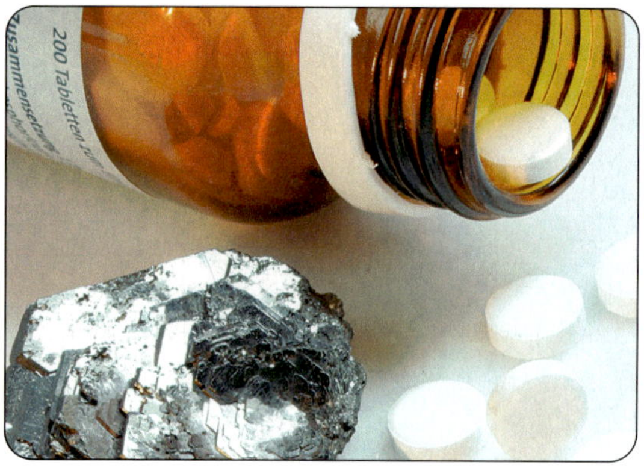

Die Biochemie nach Schüßler sieht Krankheiten als Ausdruck eines Mineralstoffmangels. Die Gabe von Salzen, die nach homöopathischer Verfahrensweise hergestellt worden sind, soll diesen Mangel ausgleichen.

## Geschichte und Entwicklung

Der Arzt Wilhelm Schüßler (1821–1898) entwarf 1874 eine aus der Homöopathie (→ Seite 159) hervorgegangene Behandlungsform. Im Gegensatz zu jener, die durch ihre Verdünnungen eine unüberschaubar große Zahl von Medikamenten kennt, kam Schüßler mit zwölf Mitteln aus. Seine Nachfolger haben die Produktpalette um zwölf weitere Mittel ergänzt.

Nach dem Tode Schüßlers gründete sich der Biochemische Bund Deutschlands, der nach dem zweiten Weltkrieg jedoch zerschlagen wurde. Heute vertritt ein neu gegründeter Biochemischer Bund etwa 2 000 Mitglieder.

Die Behandlung mit Schüßler-Salzen ist in Deutschland ähnlich weit verbreitet wie die Homöopathie.

## Konzept

Die Biochemie nach Schüßler erklärt Krankheiten nicht auf die gleiche Weise wie die konventionelle Medizin. So sieht sie beispielsweise in Bakterien nicht die Ursache von Infektionen, sondern nimmt Infektionskrankheiten als Zeichen dafür, dass es dem Körper an Lebenssalzen mangelt.

Für Schüßler war ein Mensch gesund, wenn seine Zellen ausreichend mit Mineralstoffen versorgt sind und sich deren Moleküle ungehindert bewegen können. Seiner Definition zufolge erkrankt ein Mensch, wenn seine Zellen bei ihrem Bemühen, krankmachende Reize abzuwehren, Mineralstoffe verlieren und sich die verbliebenen Moleküle aufgrund dieses Mangels nicht mehr richtig bewegen können.

Zur Therapie dienen insgesamt 24 so genannte Funktionsmittel. Sie heißen so, weil jedes von ihnen bestimmte Organfunktionen beeinflussen soll. Schüßler ging davon aus, dass sich die Mineralstoffmoleküle in den erkrankten Zellen bewegen und dadurch ihnen gleiche Moleküle aus dem umliegenden Gewebe in das kranke Gebiet hineinziehen. Auf diese Weise soll die Zelle geheilt werden. Dass er die Mineralstoffe in einer so geringen Konzentration verwendet, begründete Schüßler damit, dass in den natürlichen Prozessen auch nur Atome, Atomgruppen und Moleküle reagieren.

Alle Erkrankungen gliederte Schüßler nach drei Gruppen, die verschiedenen Stadien einer Entzündung entsprechen. Das erste nannte er das Sol-Stadium, bei dem das entzündete Gewebe flüssiges Sekret absondert. Im zweiten, dem Gel-Stadium, ist das Sekret fester; im Durus-Stadium verhärtet das Gewebe. So ordnet Schüßler beispielsweise typische „Alterskrankheiten", wie Arteriosklerose, den Durus-Krankheiten zu und verabreicht seine Salze, um die Verhärtung zu lockern.

Als Beispiel dafür, wie nach Schüßlers Überzeugung Erkrankungen und Salze verknüpft sind, sei die Charakteristik für Calcium fluoratum (die pharmazeutische Bezeichnung für Kalziumfluorid) angeführt. Kalziumfluorid entlastet nach Schüßler den Blutkreislauf, kräftigt die kleinen Gefäße und fördert die Resorption von Gefäßverhärtungen. Darum eignet es sich, um Hämorrhoiden, Krampfadern, Arterienverkalkung, Knochen- und Zahnerkrankungen, Gelenkbeschwerden, Rachitis, Gewebe- und Drüsenverhärtungen, Haltungsschwäche und frühes Altern der Haut zu behandeln. Ferner wird diskutiert, ob es zur unterstützenden Behandlung bei Geschwulstkrankheiten nützlich sein kann.

## Plausibilität des Konzepts

Gemäß der naturwissenschaftlichen Biochemie beruhen alle Lebensvorgänge auf den Reaktionen chemisch definierter Stoffe, zu denen auch Mineralsalze gehören. Mineralsalze sind nachgewiesenermaßen wichtig für die Abläufe im Organismus. Wo sie fehlen, müssen sie ergänzt werden. Doch Mineralsalze sind nicht „alles", wie Schüßler es sah.

Die chemischen und medizinischen Kenntnisse seiner Zeit interpretierte Schüßler höchst eigenwillig. Die Schlüsse, die er zog, entbehren der naturwissenschaftlichen Logik. So ist zum Beispiel seine Zuordnung aller Krankheiten zu drei Entzündungsstadien unzutreffend. Darüber hinaus lassen sich nicht alle Erkrankungen auf Entzündungsvorgänge zurückführen, und Bakterien sind zweifellos die Erreger von Infektionskrankheiten.

Was an den Mitteln der Homöopathie (→ Seite 159) kritisiert wird, gilt auch für die Schüßler-Salze.

## Mittel

Die jeweils zwölf „Haupt-" und „Ergänzungsmittel" sind anorganische Salze, die nach dem Verfahren der Homöopathie zu D 3, D 6 und D 12 potenziert werden und als Tabletten im Handel sind. Außerdem gibt es von elf Funktionsmitteln Salben in D 6. Näheres zur Potenzierung von homöopathischen Mitteln lesen Sie unter „Mittel" im Abschnitt „Homöopathie" (→ Seite 163).

## Durchführung

### Diagnose

Die Biochemie nach Schüßler macht eine spezielle Diagnostik notwendig, bei der die Erkrankung den Entzündungsstadien zugeordnet wird. Außerdem wird, um das geeignete Mittel zu finden, die Konstitution des Patienten bestimmt.

### Behandlung

Die Funktionsmittel sind zwar homöopathische Verreibungen, sie werden aber nicht im Sinne der homöopathischen Ähnlichkeitsregel (siehe unter „Homöopathie" → Seite 159), sondern nach Schüßlers eigenen Regeln eingesetzt. Damit die Behandelnden die dem Beschwerdebild entsprechenden Salze finden können, hat Schüßler eine Liste erstellt. Dem erfahrenen Anwender traut er jedoch zu, dem Gesichtsausdruck seines Patienten entnehmen zu können, welches Mittel er für dessen Krankheit braucht. Für diese Antlitzdiagnostik gibt es keine Anleitung, sondern nur das ständige Lernen durch Versuch und Irrtum.

Die gebräuchliche Potenz ist D 6. Eine andere Stärke soll jedoch nicht schaden, denn es gibt keine „falschen" Potenzen.

Die Tabletten sollen nicht geschluckt werden, sondern sich langsam im Mund auflösen und in der Mundhöhle ins Blut übertreten, da sie Schüßler zufolge sonst den Körper durch den Verdauungskanal ungenutzt verlassen. Von dieser Regel ist nur Magnesium phosphoricum ausgenommen, das in heißem Wasser gelöst und schluckweise getrunken werden soll.

### Selbstbehandlung

Sowohl Broschüren einer Herstellerfirma biochemischer Mittel als auch Laienratgeber leiten zur Selbstbehandlung an.

In vielen Apotheken werden Schüßler-Salze zur Selbstbehandlung empfohlen.

## Anwender und ihre Ausbildung

Biochemie nach Schüßler wird von homöopathisch orientierten Ärzten und Heilpraktikern betrieben. Eine über die homöopathische Ausbildung hinausgehende Befähigung ist nicht erforderlich.

## Anwendungsbereiche

Schüßler meinte, dass „die biochemischen Mittel, nach richtiger Wahl angewendet, zur Heilung aller durch innerliche Mittel heilbaren Krankheiten genügen“. Auch Erkrankungen wie Diphtherie, Tuberkulose und Leukämie nahm er davon nicht aus.

Heute sieht sich die Biochemie nach Schüßler vor allem als ergänzende Maßnahme zur konventionellen Behandlung.

Ein Lehrbuch von 2002 nennt folgende Indikationen: Abszesse, Bindegewebeschwäche, Bindehautentzündung, Blutarmut, Drüsenschwellungen, Erkrankungen der Haare und Nägel, Erschöpfungszustände, Fettleibigkeit, Furunkel, Gelenkbeschwerden, Gicht, Hämorrhoiden, Hautausschläge, Ischiasbeschwerden, Karbunkel, Knochen- und Zahnerkrankungen, Koliken, Krämpfe aller Art, Leberleiden, Migräne, Nervenschwäche, Neuralgien, Rheuma, chronische Schleimhautentzündung, Schmerzen, Venenleiden sowie Wunden.

## Belege für die Wirksamkeit

Wissenschaftliche Beweise über die Wirksamkeit der Behandlung liegen nicht vor, nur einzelne Fallberichte.

## Achtung

Schüßler und seine Anhänger legten sich hinsichtlich der Anwendungsbereiche kaum Beschränkungen auf. Noch in einer Darstellung der Methode von 1992 findet sich der Satz: „Der Gebrauch von Antibiotika ist bei gekonnter Therapie mit den von Schüßler erarbeiteten Lebenssalzen weitgehend zu vermeiden.“ Damit ist die Gefahr groß, dass eine notwendige und hilfreiche konventionelle Behandlung zu spät einsetzt oder gar versäumt wird.

Wenn dazu geraten wird, die üblichen, ärztlich verordneten Medikamente in ihrer Dosierung erheblich zu verringern oder gar abzusetzen, kann das zu beträchtlichen gesundheitlichen Risiken führen.

► ***Gegenanzeigen***

Für die Schüßler-Salze gelten generell die gleichen Gegenanzeigen wie für die Mineralsalze an sich.

► ***Wechselwirkungen***

Zwischen den Schüßler-Salzen in der D 3-Stärke und den üblichen Medikamenten können generell die gleichen Wechselwirkungen auftreten wie bei den Mineralsalzen an sich.

## Risiken und unerwünschte Wirkungen

► ***Durch unsachgemäße Anwendung***

Bei Menschen mit einer unzureichenden Nierenfunktion kann die Ausscheidung von Kalium und Kalzium verringert sein. Eine Langzeitbehandlung mit diesen Mineralsalzen kann diese Personen gefährden.

## Bewertung

Der Nutzen dieser Therapie ist nicht belegt; ihr Risiko ist eher gering. Die Abwägung von Nutzen und Risiko fällt negativ aus.

Biochemie nach Schüßler ist zur Behandlung von Krankheiten nicht geeignet.

# Biofeedback

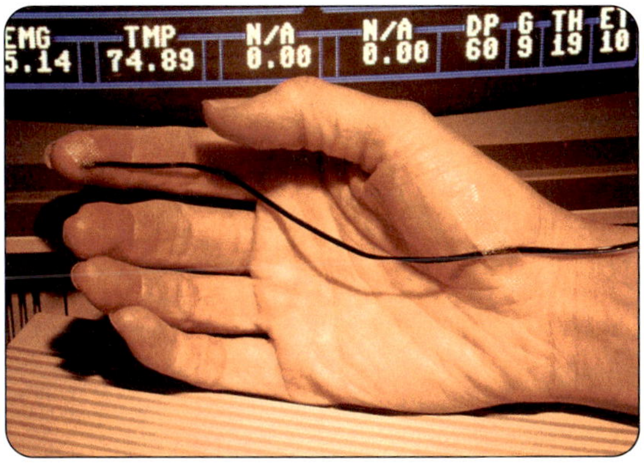


Biofeedback ist ein Verfahren, mit dessen Hilfe normalerweise unbewusst ablaufende körperliche und seelische Prozesse erfasst und der bewussten Wahrnehmung zugänglich gemacht werden, um diese willkürlich zu verändern.

## Geschichte und Entwicklung

Während es in Asien eine lange Tradition gibt, mittels Praktiken wie Meditation (→ Seite 226) oder Yoga (→ Seite 295) Körperprozesse willentlich zu beeinflussen, interessierte sich die Wissenschaft der westlichen Welt erst im 19. Jahrhundert für die Erforschung dieser Fähigkeiten. Einer Anekdote zufolge geht das Biofeedback auf den amerikanischen Erfinder J.H. Blair zurück. Er soll 1901 entdeckt haben, dass Menschen nur dann die Fähigkeit entwickeln, mit den Ohren zu wackeln, wenn sie sehen oder mit den Händen fühlen können, wie das Anspannen bestimmter Kopfmuskeln die Ohren wackeln lässt.

Voraussetzung für die Entwicklung des Biofeedback-Verfahrens war es, physiologische Prozesse zu messen und darzustellen. Um 1870 waren die ersten speziellen Geräte zur Messung des Hautwiderstands entwickelt worden. Bei der Beobachtung von Patientinnen mit Hysterie wurde festgestellt, dass sich die Feuchtigkeit der Haut je nach seelischem Befinden änderte, und man erkannte den engen Zusammenhang zwischen mentalen und körperlichen Prozessen. Bis in die 60er-Jahre des 20. Jahrhunderts ging die wissenschaftliche Medizin jedoch davon aus, dass das Nervensystem nicht willentlich zu beeinflussen sei. Bei der Erforschung der Gehirnströme, die durch Elektroenzephalographie (EEG) aufgezeichnet werden können, stellte sich aber heraus, dass Versuchsteilnehmer diese Potenzialschwankungen beeinflussen und willentlich so genannte Alphawellen erzeugen konnten, die einen Zustand tiefer Entspannung begleiten. Diese Möglichkeiten wurden auf die Messung anderer Körperfunktionen ausgedehnt und es begann die gezielte Entwicklung des modernen Biofeedback.

Neben der Anwendung im klinisch-psychologischen Bereich wird Biofeedback heute auch im Sporttraining eingesetzt. Daneben entwickelte sich eine esoterisch orientierte Anwendung, die das Erreichen von erweiterten Bewusstseinszuständen mittels Biofeedback anstrebt.

## Konzept

Das Konzept des Biofeedback stützt sich auf die Beobachtung, dass jede Veränderung des körperlichen Zustandes mit einer Veränderung der geistig-emotionalen Vorgänge einhergeht – und umgekehrt.

Das bewusste Wahrnehmen von Körperreaktionen ermöglicht es, diese zu beeinflussen. Beobachtet man zum Beispiel die eigene Handschrift beim Schreiben, kann man sie verbessern; horcht man der eigenen Stimme nach, dann trifft man beim Singen den richtigen Ton. Der Tastsinn hilft mit, ungewohnte Bewegungsabläufe – zum Beispiel für Rechtshänder das Hantieren mit der linken Hand – zu erlernen. Viele Körperfunktionen – etwa der Herzschlag, die Temperaturregelung oder die Muskelspannung – laufen aber unbewusst ab und werden ständig unbemerkt kontrolliert und den Bedürfnissen angepasst.

Biofeedback-Geräte dienen als „Ersatzsinnesorgan", um diese Vorgänge erfahrbar zu machen und gegebenenfalls zu beeinflussen. Sie melden das Ablaufen der unbewusst von Nervenreizen gesteuerten Körperfunktionen so an den Patienten, dass dieser sie wahrnehmen und verändern kann. Das Ziel der Übungen ist es, einen gewünschten Zustand auch ohne das Gerät – durch die reine Vorstellung – zu erreichen.

## Plausibilität des Konzepts

Biofeedback ist eine wissenschaftlich fundierte Methode. Mit der Messung der elektrischen Hirnströme (Elektroenzephalographie) und anderen diagnostischen Untersuchungen wurde bewiesen, dass es eine enge Beziehung zwischen seelisch-mentalen und körperlichen Prozessen gibt. Wie dieses Zusammenwirken genau funktioniert, ist noch nicht restlos geklärt. Wahrscheinlich geschieht es über das limbische System, ein Regulationszentrum im Gehirn, das Aktivitäten von Hormonen und Nerven beeinflusst.

Beim Biofeedback werden unbewusst ablaufende Prozesse ins Bewusstsein gehoben. Das befähigt die Patienten nach einer gewissen Zeit der Übung, das bisher automatisch Ablaufende willentlich zu beeinflussen und zu steuern.

## Mittel

Die zu messenden Körperdaten werden von einem Biofeedback-Gerät erfasst und in ein optisches oder akustisches Signal umgewandelt. So werden etwa die elektrische Leitfähigkeit und der Widerstand der Haut, die Körpertemperatur, der Puls und Blutdruck, die Atemfrequenz und -tiefe, die Muskelspannung und die Gehirnströme gemessen. Ein Bildschirm, auf dem die Werte in Form von Lichtzeichen oder Kurven erscheinen oder ein Lautsprecher, der akustische Signale gibt, zeigen dem Übenden an, ob er sich dem gewünschten Ziel nähert oder sich eher davon entfernt. Diese Rückmeldung motiviert zum aktiven Training. Ein zusätzlicher Anreiz kann ein Belohnungssystem sein, etwa ein Kontostandsanzeiger am Bildschirm, der bei Erfolg Pluspunkte vergibt.

Für die verschiedenen Messparameter gibt es die jeweils passenden Geräte, die häufig auch einen Papierausdruck der Werte erstellen können. Neben Standgeräten dienen tragbare Handapparate dem Training im Alltag.

## Durchführung

**Diagnose**

In einem ersten Schritt wird der Arzt oder Trainer die Ausgangssituation abklären und entscheiden, ob Biofeedback als alleinige Methode nützen kann oder ergänzend zu einer anderen Behandlungsform, zum Beispiel mit Medikamenten, eingesetzt werden soll.

**Behandlung**

Die Zusammenhänge zwischen den Beschwerden und den sie auslösenden Körperfunktionen werden erklärt. Die Übungen werden in bequemer, leichter Kleidung im Sitzen oder Liegen durchgeführt. Ein oder mehrere Sensoren werden an der entsprechenden Körperoberfläche befestigt und mit dem Biofeedback-Gerät verbunden.

*Beispiele für die Behandlungsarten*

Bei Migräne wird der Sensor über der Schläfenarterie fixiert. Als Biosignal dient die an dieser Arterie gemessene Durchblutung. Als Rückmeldesignal wird dem Patienten ein Kreis auf dem Bildschirm vorgegeben. Durch Gedanken, Gefühle und Stimmungen kann der Übende eine Änderung der Gefäßweite und damit eine Veränderung der Durchblutung erreichen. Wie gut es ihm gelingt, den Durchmesser der Arterie willentlich zu vergrößern, zeigt der Ring auf dem Bildschirm, der sich den gemessenen Werten entsprechend verändert.

Bei Blasenschwäche werden die Sensoren im Bereich der Beckenbodenmuskeln angelegt, deren Anspannung der Bildschirm anhand einer Kurve wiedergibt. Durch die sichtbaren Veränderungen lernen Patienten, die Funktion dieser Muskulatur zu stärken.

Für die Beeinflussung von Stress werden dem Patienten über Kopfhörer angenehme Musik und Anleitungen zur Entspannung vorgespielt. Gleichzeitig werden anhand von Farbmustern der Spannungszustand und dessen Veränderung angezeigt.

Erreicht der Übende den jeweiligen Zielzustand, kommt es darauf an, sich das damit verbundene Erleben so weit einzuprägen, dass es bei Bedarf willentlich und ohne äußere Rückkopplung abgerufen werden kann.

Die erste Biofeedback-Sitzung dauert etwa eine Stunde, weitere Sitzungen zu 45 Minuten werden meist im Wochenabstand durchgeführt. Die Anzahl der Behandlungseinheiten hängt von der Art der Beschwerden und der individuellen Reaktion ab. Meist werden Serien von vier bis zehn Sitzungen angeboten, in manchen Fällen sind weitere Übungsserien nötig.

Es gibt auch Menschen, die Biofeedback nicht erlernen können. Ob jemand auf Biofeedback anspricht, klärt sich etwa nach sechs Sitzungen.

**Selbstbehandlung**
Häufig werden Patienten dazu angehalten, Protokoll zu führen und auch zuhause zu üben. Dazu kann ein tragbares Gerät benutzt werden. Den meisten Übenden gelingt aber bald eine Kontrolle ohne die Hilfe eines Apparats. In jedem Fall müssen Patienten aktiv mitarbeiten.

## Anwender und ihre Ausbildung

Die Biofeedback-Therapie hat sich überwiegend in der angewendeten Psychologie und bei Ärzten in psychosomatisch orientierten Kliniken und Praxen durchgesetzt.

Die Ausbildung zum Biofeedback-Therapeuten ist für Ärzte, klinische Psychologen und Psychotherapeuten bei der Deutschen Gesellschaft für Biofeedback möglich. Diese gibt auch die einheitlichen Lehrinhalte vor. Die Ausbildung umfasst 160 Stunden theoretischen und praktischen Unterricht. Die Teilnahme wird mit einem Zertifikat bestätigt.

Krankengymnasten, Physiotherapeuten, Ergotherapeuten, Krankenpfleger, Sportwissenschaftler, Logopäden und Heilpraktiker können sich bei dieser Vereinigung zum Biofeedback-Trainer ausbilden lassen.

## Anwendungsbereiche

Biofeedback wird zur Steigerung des Körperempfindens eingesetzt. Die Erfahrung, körperliche Vorgänge bis zu einem gewissen Grad beeinflussen zu können, stärkt das Selbstvertrauen. Biofeedback wird zur Unterstützung von Entspannungstechniken, von psychologischen Behandlungen angewendet, kann aber auch als eigenständige Behandlungsmethode eingesetzt werden.

In der Medizin wird Biofeedback zur Behandlung von Beschwerden angeboten, die durch Muskelverspannung oder innere Spannung entstehen, zum Beispiel Migräne, chronische Rückenschmerzen, Spannungskopfschmerz, spastischer Schiefhals und Zähneknirschen. Auch bei direkt ausgelösten Krankheiten wie Blasen- oder Darmschwäche (Inkontinenz), Bluthochdruck, Durchblutungsstörungen der Finger und Füße (Raynaud-Krankheit), Hechelatmung (Hyperventilationssyndrom), Herzrhythmusstörungen und Verdauungsstörungen wird Biofeedback eingesetzt; ebenso bei Asthma, Bewegungsstörungen und Epilepsie, Lähmungen etwa nach einem Schlaganfall und bei Ohrgeräuschen (Tinnitus).

In der angewendeten Psychologie wird Biofeedback bei Ängsten, Aufmerksamkeitsstörungen, Hyperaktivität, Panikattacken, Phobien, Schlafstörungen und Somatisierungsstörungen (Beschwerden, für die keine organische Ursache gefunden werden kann) sowie zur Bewältigung von Stress eingesetzt.

## Belege für die Wirksamkeit

Es existieren zahlreiche kontrollierte Studien und eine Vielfalt von systematischen Übersichtsarbeiten zu Anwendungsbereichen, die unterschiedlich genau definiert sind.

Auf der Basis dieser Arbeiten lässt sich feststellen, dass Biofeedback bei folgenden Erkrankungen beziehungsweise Symptomen als ergänzende Behandlung nachweislich wirksam ist:

Bei Blasenschwäche (Inkontinenz) reduziert Biofeedback das Einnässen, bei kindlicher Migräne reduziert es die Intensität von Schmerzen und bewirkt, dass seltener Migräneanfälle auftreten. Bei der rheumatoiden Arthritis lindert Biofeedback als Ergänzung zur Standardtherapie die Schmerzen und verbessert die Funktion der Gelenke. Bei Schmerzen oder Funktionsstörungen des Kiefergelenks verringert es die Beschwerden und verbessert die Beweglichkeit. In der Schlaganfall-Nachbehandlung reduziert Biofeedback den Grad der einschränkenden Behinderungen beim Gehen und der Handfunktion.

Bei gewöhnlicher Verstopfung und Anismus, einer häufigen Ursache von Verstopfung, bei der sich der Schließmuskel bei der Stuhlabgabe zusammenzieht statt zu entspannen, hilft Biofeedback, die Muskeln und damit auch den Schließmuskel zu entspannen. Es ist geeignet, bei einer Schwäche des Darmschließmuskels (fäkale Inkontinenz), auch nach einer Operation am Schließmuskel, nicht aber, um nach Prostataoperationen ungewollten Stuhlabgang zu verhindern.

Ferner kann Biofeedback bei zystischer Fibrose die Lungenfunktion und bei kindlicher Hirnlähmung die Beweglichkeit verbessern. Bei Epilepsie senkt es die Anfallfrequenz.

Bei anderen Anwendungen ergibt die Datenlage Hinweise auf eine mögliche Wirksamkeit. Da die Studien jedoch methodische Schwächen zeigen, sind die Ergebnisse letztlich nicht überzeugend, und ein abschließender Beleg der Wirksamkeit steht noch aus.

Das betrifft Untersuchungen zu Bluthochdruck, Erektionsproblemen, chronisch obstruktiven Lungenerkrankungen, Schlafstörungen, chronischen Schmerzen und Stress.

Kein Wirksamkeitsnachweis ist bislang in der Anwendung bei der symptomatischen Behandlung von Asthma, bei atopischem Ekzem, Ohrgeräuschen (Tinnitus), Rückenschmerzen und Spannungskopfschmerz gelungen.

## Achtung

Biofeedback ohne vorherige Diagnose und ohne medizinische Kontrolle durchzuführen kann das Risiko mit sich bringen, dass eine Krankheit nicht erkannt und eine notwendige Behandlung versäumt wird.

► ***Gegenanzeigen***

Wie alle Therapieverfahren, die auf die Psyche einwirken können, sollte Biofeedback bei schweren Persönlichkeitsstörungen und latenter Psychose nur unter ärztlicher Kontrolle durchgeführt werden.

► ***Wechselwirkungen***

Es ist möglich, dass sich durch Biofeedback-Übungen bei denjenigen, die regelmäßig Medikamente einnehmen müssen, wie etwa Menschen mit Diabetes oder hohem Blutdruck, der Bedarf an diesen Mitteln verringert. Dies muss kontrolliert und gegebenenfalls die Dosis angepasst werden.

## Risiken und unerwünschte Wirkungen

► ***Durch das Verfahren***

Es sind einige Fälle bekannt geworden, in denen Biofeedback akute Angst, Benommenheit, Desorientierung und veränderte Sinnesempfindungen ausgelöst hat.

## Hinweise

► ***Zur Verkehrstüchtigkeit***

Wenn Sie nach der Behandlung benommen oder desorientiert sind, sollten Sie – bis dies vergangen ist – kein Fahrzeug lenken, keine Maschinen bedienen und keine Arbeiten ohne sicheren Halt verrichten.

## Bewertung

Nachweislich kann Biofeedback bei einer Blasen- und Darmschwäche, einer Verkrampfung des Schließmuskels (Anismus) helfen sowie Funktionsstörungen des Kiefergelenks bessern, bei kindlicher Migräne die Häufigkeit und Intensität der Schmerzen verringern, bei rheumatoider Arthritis die Schmerzen lindern und die Beweglichkeit erhöhen und in der Schlaganfall-Nachbehandlung den Behinderungsgrad reduzieren. Bei ordnungsgemäßer Anwendung sind ernste Nebenwirkungen nicht zu befürchten. Eine Nutzen-Risiko-Abwägung fällt bei den genannten Beschwerden daher positiv aus. Biofeedback ist bei diesen Erkrankungen und Störungen als ergänzende Behandlung zur Standardtherapie geeignet.

Es gibt Hinweise darauf, dass Biofeedback bei hohem Blutdruck, Erektionsproblemen, chronisch obstruktiven Lungenerkrankungen, Schlafstörungen und chronischen Schmerzen helfen und zur Verringerung von stressbedingten Beschwerden beitragen kann. Bei Asthma gibt es Hinweise auf eine Eignung von Biofeedback als begleitende Maßnahme zur Senkung des Medikamentenverbrauchs. Aufgrund der nicht abschließenden Wirksamkeitsnachweise fällt die Nutzen-Risiko-Abwägung eher negativ aus. Biofeedback ist zur Behandlung der genannten Krankheiten und Störungen wenig geeignet.

Bei atopischem Ekzem, Ohrgeräuschen, Rückenschmerzen und Spannungskopfschmerz liegt kein Nachweis der Wirksamkeit vor. Eine symptomatische Behandlung von Asthma zeigte ebenso wenig Wirksamkeit. Die Abwägung von Nutzen und Risiko fällt somit negativ aus. Biofeedback ist zur Behandlung dieser Erkrankungen nicht geeignet.

# Bioresonanztherapie

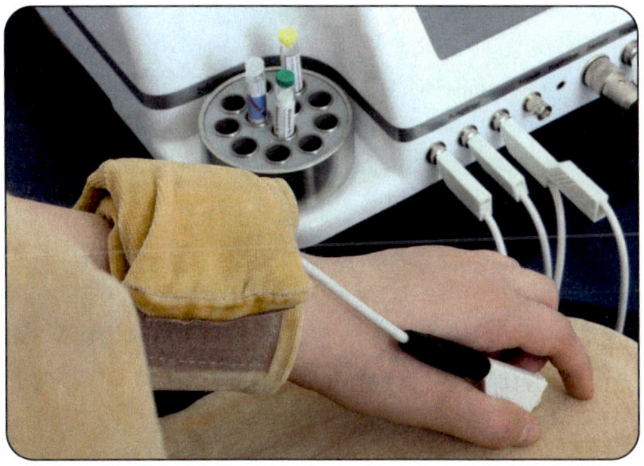

Die Bioresonanztherapie (BRT) ist sowohl ein Diagnostik- als auch ein Therapieverfahren, das mit einer speziellen Apparatur die körpereigenen Schwingungen aufnimmt und Krankheiten mit Schwingungen behandelt.

Der Name leitet sich ab von griechisch „bios“ das Leben und „Resonanz“ in der Bedeutung von „Mitschwingen“.

## Geschichte und Entwicklung

1977 wurde die Bioresonanztherapie von dem Arzt Franz Morell vorgestellt, die er zusammen mit dem Ingenieur Erich Rasche entwickelt hatte. Morell war Mitarbeiter von Reinhard Voll, dem Begründer der Elektroakupunktur nach Voll (→ Seite 127), und beschäftigte sich mit der Idee von elektrischen Ladungsverteilungen an der Körperoberfläche. Der ursprüngliche Name MORA – abgeleitet von den Namen Morell und Rasche – wurde jeweils parallel zu Veränderungen und Weiterentwicklungen des Konzepts und der Geräte geändert in Biokommunikations-, Bicom- und Bioresonanztherapie, Mora-Color, Multicom- und Multiresonanztherapie, Audiocolortherapie sowie Tricom. Zuletzt wurde auch die Bezeichnung biophysikalische Informationstherapie (BIT) gebraucht.

Sollten ursprünglich nur körpereigene Schwingungen durch das Gerät empfangen werden, um diese umgewandelt in den Körper wieder zurückzuführen, wurden später Apparate entwickelt, die nach Angaben der Konstrukteure auch Schwingungen aus der Umwelt aufnehmen können, um sie dem Körper zuzuführen.

Nach der Trennung der beiden Begründer der BRT haben andere Ärzte und Gerätehersteller weitere Apparatevarianten gebaut, die zum Teil auch verschiedene Geräte miteinander kombinieren. Inzwischen bieten mehr als ein Dutzend Firmen derartige Geräte an. All diese Behandlungsmethoden werden neben dem Oberbegriff Bioresonanztherapie oft auch unter der Bezeichnung biokybernetische Medizin zusammengefasst. Sie haben im letzten Jahrzehnt in Deutschland und seinen Nachbarländern einen Aufschwung erlebt und sind weit verbreitet.

Verwandte und abgeleitete Verfahren sind Diagnostische Resonanztherapie (DRT), Lykotronik, Matrix Regenerationstherapie, meridianbezogene Methode nach Hennecke, Methode nach Klein und Schweitzer, sequentielle Frequenzdiagnostik, SomaDyne, Vega-Select, Vega-STT und andere mehr.

## Konzept

Die Bioresonanztherapie und die ihr verwandten Verfahren beruhen auf der Annahme, dass jede materielle Struktur, also auch der menschliche Körper, ein komplexes Schwingungssystem darstellt und dass demzufolge alle Lebensvorgänge eine „Bioenergie" in Form von elektrischen Signalen oder Biophotonen erzeugen. Gesunde Organe mit intakter Funktion sollen harmonische elektromagnetische Schwingungen abgeben, die bei allen Gesunden nahezu gleich sind. Krankhafte Prozesse erzeugen disharmonische (pathologische) Schwingungen. Diese Schwingungen werden ähnlich wie bei der Elektroakupunktur nach Voll (→ Seite 127) über Hand- oder Fußelektroden erfasst und an ein Bioresonanzgerät übermittelt. Die BRT sieht sich als eine Therapie, die dem „ultrafeinen Energiebereich" nachspürt und ihn nutzt.

Ein im Gerät integrierter Filter (Separator) dient dazu, die krankhaften, disharmonischen Schwingungen von den Schwingungen des gesunden Gewebes zu trennen. Dabei werden die krankmachenden Schwingungen nach Darstellung der Erfinder „invertiert" oder gedreht, sodass die pathologischen Schwingungen geschwächt oder aufgehoben und damit „gelöscht" werden. Die Therapie besteht darin, dem Patienten die gereinigten, modifizierten Schwingungen wieder zuzuführen, sodass die harmonischen Schwingungen im Patienten gestärkt werden. Auf diese Weise sollen sowohl körperliche als auch seelische Krankheiten und Störungen sowie Partnerschaftsprobleme bewältigt werden.

Das MORA-Konzept wurde mehrmals abgewandelt und um die Vorstellung erweitert, dass der menschliche Körper durch äußere elektromagnetische Felder zum Mitschwingen – zur Resonanz – angeregt werden kann. So wurden Geräte entwickelt, die an den Patienten in verschiedenen Kombinationen wählbare Schwingungen von Farben, Tönen, Spurenelementen und Edelsteinen abgeben, um ihm gesunde, unverzichtbare Resonanzen aus der Natur zuzuführen. Störfelder und krankmachende Einwirkungen aus der Umwelt, etwa Schwingungen von Schadstoffen, Erdstrahlen oder negative Schwingungen des Partners, sollen von dem Gerät aufgespürt und wenn nötig ausgeglichen werden können.

Die Gerätehersteller bedienen sich verschiedener ergänzender Theorien und verknüpfen diese mit dem Verfahren. Manche Anbieter berufen sich auf die Photonentheorie, die besagt, dass die von jeder Körperzelle permanent ausgesandten Lichtteilchen (Photonen) eine Art Informationssystem darstellen, mit dem die Zellen untereinander kommunizieren und sich gegenseitig beeinflussen. Ihr Gerät soll in diese Kommunikation eingreifen. Andere beziehen sich auf die Fünf-Phasen-Lehre und die Vorstellung von Yin und Yang der traditionellen chinesischen Medizin (→ Seite 287), die von einem dynamischen Zusammenspiel polarer Kräfte im Körper ausgeht und die Organe mit den Sternen, den fünf Elementen und den vier Himmelsrichtungen in Bezug setzt. Wieder andere bezeichnen ihre Methode als „elektronische Homöopathie", womit eine Behandlung mit geringer elektrischer Spannung gemeint ist.

Da das Konzept besagt, dass Krankheiten oder auch Allergieneigungen gelöscht und Medikamente eingespart werden können, raten manche Anbieter dazu, Medikamente abzusetzen.

## Plausibilität des Konzepts

Die von den Anwendern angegebenen Grundlagen des Verfahrens halten einer naturwissenschaftlichen Analyse nicht stand. Richtig ist, dass durch biochemische Reaktionen und elektrophysikalische Prozesse in Nervenfasern und Muskeln im Organismus elektromagnetische Signale entstehen – das sind Begleiterscheinungen der Stoffwechselprozesse, die erfasst werden können – etwa in der Elektrokardiografie (EKG) oder Elektroenzephalografie (EEG). Diese Signale haben jedoch keine bisher nachgewiesene direkte Bedeutung für die Steuerung anderer Organfunktionen.

Wegen der Lichtundurchlässigkeit der meisten Gewebe ist es sehr unwahrscheinlich, dass Biophotonen der Informationsübermittlung dienen. Die Vorstellung, dass im Organismus die Zellen ständig miteinander kommunizieren ist spekulativ. Ferner ist zu bedenken, dass sich hieraus, selbst wenn dies der Fall wäre, kein Hinweis auf eine Plausibilität der Bioresonanztherapie ableiten ließe.

Einige verwendete Begriffe – etwa Bezeichnungen wie „Molekularsaugkreis" oder „sechsdimensionale Hyperwellen" – scheinen eine Wissenschaftlichkeit belegen zu wollen, die aber nicht existiert. Auch können Schwingungen nicht, wie angegeben, invertiert werden. Die Überprüfung eines willkürlich ausgewählten Geräts hat ergeben, dass es im Prinzip einem Fourier-Frequenzanalysator entspricht, wie er in vielen physikalischen Laboratorien vorzufinden ist. Es nimmt keinerlei elektromagnetische Schwingungen aus dem Körper auf.

Die Schwingungen des „ultrafeinen" Bereiches sind – wie von den Anwendern angegeben – nicht messbar. Nicht messbare Größen können nach naturwissenschaftlichen Erkenntnissen von keinem Gerät verändert werden.

Die verschiedenen von den Geräteherstellern zur Erklärung der Wirkung herangezogenen Theorien widersprechen einander. Die Erklärung sowohl der Entstehung von Krankheiten, als auch der Gerätewirkung und der Medikamente der Bioresonanztherapie ist spekulativ.

## Mittel

Die Geräte bestehen aus einem Kästchen mit Digitalanzeige. Üblicherweise geben sie einen schwachen, mit einer Frequenz von etwa 105 Hertz gepulsten Gleichstrom ab. Mittels Kabel sind daran Elektroden angeschlossen, die Signale vom Körper des Patienten aufnehmen, filtern und verändern und als neue Signale an ihn abgeben sollen.

Zusätzlich werden mit dem Gerät auch Medikamente hergestellt: Zu diesem Zweck werden Fläschchen mit einem Arzneimittelgrundstoff (Alkohollösung, physiologische Kochsalzlösung oder Salbe) in eine Metallwabe gestellt, die mit dem Stromkreis des Geräts verbunden ist. Der Arzneimittelbasis wird die „therapeutische Information", die das Gerät abgibt, übermittelt. Nach Vorstellung der Bioresonanztherapie wird zum Beispiel bei Allergikern durch Aufnahme der Körperwellen die Schwingung des Allergens erfasst, invertiert und die neutralisierte Schwingung auf den Arzneimittelgrundstoff übertragen.

In die Wabe können auch Medikamente eingestellt werden, die die Therapie verstärken sollen. Oft handelt es sich dabei um Homöopathika oder Nosoden (siehe „Homotoxikologie" unter „Mittel" → Seite 170).

Nach dem gleichen Verfahren werden auch Bioresonanztropfen mit den Schwingungen des Partners (Partnerresonanzen) zur Behandlung von Partnerschaftsproblemen hergestellt.

## Durchführung

Der Patient hält im Sitzen die Elektroden des Geräts in seinen Händen, meist stehen auch seine Füße auf Elektroden. Gelegentlich ist der Kopf ebenfalls durch Elektroden mit dem Gerät verbunden. Über die Elektroden wird schwacher, gepulster Gleichstrom in den Körper geleitet.

Manche Geräte kommen auch ohne Elektroden aus. Nach den Angaben der Hersteller können sie ihre Signale ebenso gut kontaktlos – über ein Magnetfeld – in den Körper senden und empfangen.

**Diagnose**

Die Diagnostik von Krankheiten besteht aus der Aufnahme der körpereigenen Schwingungen durch die Elektroden. Eine Untersuchung und Befunderhebung im üblichen Sinn ist laut den ursprünglichen Angaben der Gerätehersteller nicht nötig, weil die Apparate selbst genau die Schwingungen herausfinden, die die Heilung in Gang bringen können.

Inzwischen werden allerdings häufiger Diagnosen erstellt. Dazu dient meist ein in den Bioresonanzapparat integriertes Gerät der Elektroakupunktur nach Voll oder ein Biotensor, der einer Einhand-Wünschelrute ähnelt und in Schwingungen gerät, wenn er über den Körper gehalten wird.

**Behandlung**

Der Behandelnde stellt die therapeutisch gewünschten Schwingungen am Gerät ein. Die Behandlung dauert etwa eine Viertelstunde, die der Patient bequem sitzend abwartet. Das kann in den obersten Hautschichten zu einem leichten Kribbeln führen.

Um die Wirkung der Behandlung zu verstärken, werden gelegentlich auch Fläschchen mit Arzneimitteln in eine Metallwabe gestellt, die mit dem Stromkreis des Geräts verbunden ist. Durch die Elektroden sollen die Schwingungen dieser Mittel in den Körper eingebracht werden. Zur Informationsverbesserung können auch Eigenblut, Speichel oder Eiter eines Abszesses (Nosoden) in Fläschchen abgefüllt und in die Wabe gestellt werden. Dahinter steht die Vorstellung der Bioresonanztherapeuten, dass die Schwingungen dieser Stoffe vom Gerät aufgenommen, anschließend „invertiert" und als gesundmachende Schwingungen über die Elektroden an den Körper abgegeben werden.

Es gibt Behandlungen, für die nur eine Sitzung notwendig ist (Einmallöschungen). Üblich sind jedoch Serien von etwa sechs Behandlungen. Manchmal wird dazu geraten, nach jeder Behandlung zwei Liter Wasser zu trinken, um durch die Behandlung freigesetzte Schadstoffe und Schlacken auszuschwemmen.

Besteht die Vermutung, dass eine Beziehungsstörung zum Partner mitverantwortlich für eine Erkrankung ist, wird die zusätzliche Behandlung mit „Partnerresonanzen" empfohlen.

## Anwender und ihre Ausbildung

Eine spezielle Ausbildung zum Bioresonanztherapeuten gibt es nicht. Die erforderlichen Kenntnisse über den Einsatz der Geräte werden in den von den Geräteherstellern organisierten Einführungskursen vermittelt und können ihren Unterlagen entnommen werden.

Bioresonanztherapie und ihre Varianten werden von Ärzten, Psychotherapeuten, Psychologen, Heilpraktikern und auch von Lebensberatern ohne medizinische Kenntnisse angeboten.

## Anwendungsbereiche

Bioresonanztherapie wird vornehmlich als therapeutisches Verfahren angesehen. Im Bereich der Diagnostik sehen die Anwender einen besonderen Nutzen bei der Allergietestung. Die BRT wird häufig zur Behandlung von Allergien und Neurodermitis eingesetzt, insbesondere bei Kindern.

Nach Einschätzung der Anwender können mit ihrer Methode alle Funktionsstörungen und Krankheiten der inneren Organe behandelt werden: Von Asthma über Entzündungen, Hauterkrankungen, Wunden, Magen- und Zwölffingerdarmgeschwüre, Beschwerden des Bewegungsapparates bis hin zu Krankheiten des rheumatischen Formenkreises. Als Einschränkung gilt: Bei bereits geschädigten Strukturen wie zum Beispiel zerstörter Haut sind Heilungen nicht möglich.

Darüber hinaus wird die Bioresonanztherapie zur Operationsvorbereitung und -nachbehandlung angeboten, zur Stärkung der Abwehrkräfte sowie zur Entgiftung und Entschlackung. Sie wird angewendet, um Medikamente einzusparen und Beziehungsprobleme zu lösen.

## Belege für die Wirksamkeit

Eine Studie zur Diagnostik und Therapie von Pollenallergie hat ergeben, dass das Verfahren in der Mehrzahl Fehldiagnosen liefert und auch zur Therapie von Allergien ungeeignet ist. In einer klinischen Studie zur Bioresonanztherapie bei Neurodermitis konnte kein Rückgang der entzündlichen Ekzeme und kein über eine Scheinbehandlung hinausgehender therapeutischer Effekt festgestellt werden.

Eine kontrollierte Studie mit 75 Patienten, die an Kniearthrose litten, zeigt, dass die adjuvante Bioresonanztherapie Symptome wie Schmerz in der Kombination mit einer Standardtherapie messbar deutlicher reduziert als die alleinige Standardbehandlung. Es fehlt allerdings eine unabhängige Bestätigung dieser Daten. Bis zur Bestätigung der Wirksamkeit durch unabhängige wissenschaftliche Studien können diese Ergebnisse nur als Hinweise gewertet werden.

Eine Studie, bei der die Patienten per Los der Prüf- und Kontrollgruppe zugeteilt wurden, fand keine Wirksamkeit der Bioresonanztherapie bei kindlichem Stottern.

Eine Übersichtsarbeit, die sich speziell mit komplementärmedizinischen Methoden zur Behandlung von allergischem Bronchialasthma befasste, kommt zu dem Urteil, dass Bioresonanztherapie sowohl vom physikalischen als auch vom medizinischen Standpunkt aus weder für die Diagnostik noch für die Therapie geeignet ist.

## Achtung

Der Anspruch, Krankheiten zu löschen, verführt unter Umständen dazu, zum Beispiel bei bestehender Allergie gegen Nahrungsmittel oder Insektenstiche beziehungsweise bei allergischem Asthma auf die Allergenvermeidung, auf Sicherheitsmaßnahmen, lebensrettende Notfallmedikamente oder, wie auch bei anderen Erkrankungen, auf eine wirksame Therapie zu verzichten. Es besteht die Gefahr, dass Krankheiten nicht erkannt und notwendige Behandlungen versäumt werden.

DER DOKUMENTIERTE FALL

### Absetzen ist riskant

Bei einem 12-jährigen Mädchen, das seit drei Jahren an einem insulinpflichtigen Diabetes mellitus Typ I erkrankt war, ließen sich trotz engmaschiger Kontrollen die Blutzuckerwerte schlecht einstellen. Die Eltern suchten zusätzliche Hilfe bei einer Heilpraktikerin. Diese stellte fest, dass keinerlei Stoffwechselstörung vorliege, sondern dass es sich um eine Quecksilberallergie gegen die Amalgamfüllungen in den Zähnen handle. Sie empfahl Bioresonanztherapie und legte den Eltern nahe, das Insulin abzusetzen. Nach sechs Wochen kam es zu einer Bewusstseinstrübung und Bewusstlosigkeit. Trotzdem verweigerte die Heilpraktikerin dem Kind das Insulin, um den „Therapieerfolg nicht zu gefährden". Schließlich riefen die Eltern den Notarzt. Zu diesem Zeitpunkt war das Kind bereits im diabetischen Koma, und obwohl die Klinikärzte 40 Stunden lang um das Leben des Kindes kämpften, erlag es einem Herz-Kreislauf-Versagen. Die Heilpraktikerin wurde wegen fahrlässiger Tötung verurteilt.

► ***Gegenanzeigen***

Menschen mit Herzschrittmacher sollten auf eine Behandlung mit Bioresonanzgeräten verzichten, die mit integrierten Magnetfeldern arbeiten. Elektromagnetische Felder können die Funktion des Herzschrittmachers stören.

## Hinweise

► ***Für Kinder unter 14 Jahren***

Da das Verfahren suggestiv wirken kann, kann es bei Kindern mit Allergien und Neurodermitis kurzfristig zu Linderungen der Beschwerden kommen. Es wird jedoch berichtet, dass es häufig zu – manchmal schweren – Rückfällen kommt.

► ***Für Schwangerschaft und Stillzeit***
Viele Anwender schließen Schwangere von der Behandlung aus.

## Bewertung

Bioresonanztherapie konnte in einer Studie Beschwerden bei Kniearthrose verbessern, allerdings fehlt eine unabhängige Bestätigung der Wirksamkeit, damit werden die Ergebnisse als Hinweise auf eine Wirksamkeit gewertet. Die vorliegenden Studien zu allergischem Asthma, Neurodermitis und Pollenallergie kommen zu dem Ergebnis, dass Bioresonanztherapie weder zur Feststellung dieser Erkrankungen, noch zu deren Behandlung geeignet ist. Die Anwendung der Bioresonanztherapie birgt keine ernsthaften Risiken, Falschdiagnosen sind jedoch wahrscheinlich. Die Nutzen-Risiko-Abwägung fällt für Kniearthrose wegen fehlender unabhängiger Überprüfung eher negativ, für alle anderen Erkrankungen negativ aus.

Bioresonanztherapie ist zur Diagnose nicht geeignet, zur Therapie von Beschwerden bei Kniearthrose wenig geeignet, zur Behandlung anderer Erkrankungen dagegen nicht geeignet.

# Blutegeltherapie

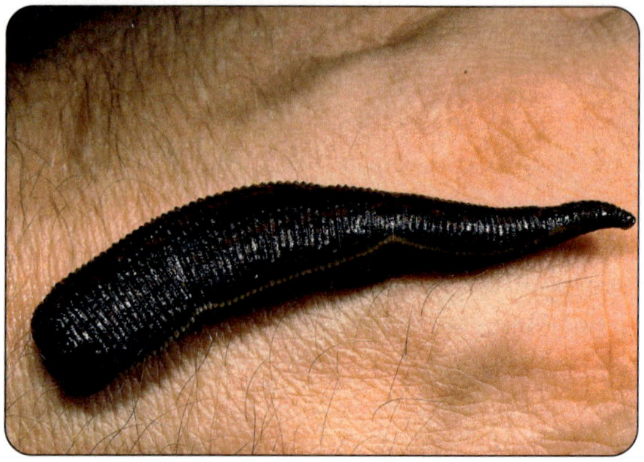

Die Blutegeltherapie ist ein ausleitendes Verfahren ebenso wie Aderlass, Baunscheidtieren und das Cantharidinpflaster. Je nach der zu behandelnden Krankheit werden an verschiedene Stellen der Haut Blutegel der Gattung Hirudo medicinalis angesetzt, die an den Körper unter anderem gerinnungshemmende Stoffe abgeben.

## Geschichte und Entwicklung

Bereits in den Keilschriften der Babylonier finden sich – 1 500 Jahre vor unserer Zeitrechnung – Aufzeichnungen über den Einsatz von Blutegeln zur Behandlung von Krankheiten, und auch in den alten indischen Schriften ist davon die Rede. Vom 2. Jahrhundert an verbreitete sich diese Methode von Griechenland aus rasch über ganz Europa und wurde wie der Aderlass zum festen Bestandteil der Medizin: Damals herrschte die Vorstellung, dass die im Körper kreisenden „schlechten Säfte" Krankheiten auslösen, und dass durch Blutentzug Verunreinigungen und Gifte abgeleitet werden können. Mitte des 18. Jahrhunderts waren die blutrünstigen Tierchen so sehr in Mode gekommen, dass jährlich Millionen Blutegel verbraucht wurden. Diese damals als „Vampirismus" bezeichnete blutige Medizin war unter anderem ein Grund für die Verbreitung der im Gegensatz dazu als sanft empfundenen Homöopathie (→ Seite 159).

Gegen Ende des 19. Jahrhunderts ging mit dem enormen Preisanstieg der Blutegel und den neuen naturwissenschaftlichen Erkenntnissen über die Entstehung von Krankheiten der Einsatz deutlich zurück. Die Methode geriet fast vollends in Vergessenheit, nachdem es wirksame Medikamente für die Behandlung von Thrombosen gab, die als letzte Domäne der Blutegeltherapie galt.

Vor einem Vierteljahrhundert wurde ein neues Einsatzgebiet für die Blutegel entdeckt: In der plastischen Chirurgie und Mikrochirurgie helfen sie, die Wundheilung zu fördern und den Operationserfolg zu erhöhen. Auch in einigen Rheumakliniken, bei niedergelassenen Ärzten und in Kliniken der Naturheilkunde werden Blutegel bei einer Vielzahl von Krankheiten angewendet.

Blutegel geben pharmakologisch wirkende Substanzen ab, die sowohl an der Stelle des Bisses, als auch über den Blutkreislauf im ganzen Körper wirken und das Blut weniger leicht gerinnen lassen. Das im Blutegelspeichel vorhandene Hirudin wird heute auch gentechnisch hergestellt und in der modernen Medizin bei der Behandlung von Venenerkrankungen (Thrombosen) eingesetzt.

## Konzept

Der Blutegel gilt als „blutreinigend, entgiftend, entstauend, krampflösend und beruhigend". Es gibt verschiedene Erklärungsansätze für die Wirksamkeit der Blutegeltherapie:

- Der Bissreiz löst eine unspezifische Reaktion des vegetativen Systems aus und wirkt so über Reflexzonen auf der Haut, die durch Nerven mit inneren Organen verbunden sind, auf andere Körperregionen.
- Wirkstoffe, die im Speichel enthalten sind, dringen nach dem Biss in den Körper ein und entfalten ihre unterschiedlichen Wirkungen. Im Vordergrund stehen das Hirudin mit gerinnungshemmender Wirkung und das Eglin, das ebenfalls die Blutgerinnung beeinflusst. Der Blutegelspeichel enthält außerdem eine histaminähnliche Substanz, die gefäßerweiternd wirkt und weitere Stoffe mit entkrampfenden und entzündungshemmenden Eigenschaften.
- Die Bakterien des Blutegels regen möglicherweise eine unspezifische Immunantwort an.
- Durch die Ausleitung von Blut und Gewebeflüssigkeit werden schädigende Substanzen aus dem Körper entfernt.

## Plausibilität des Konzepts

Das Konzept der Blutegeltherapie ist weitgehend wissenschaftlich abgesichert.

Der Biss der Blutegel wirkt als unspezifischer Reiz, der im Sinn der Gate-Control-Therapie (siehe „Akupunktur" → Seite 64) Schmerzen lindert.

Die Wirkstoffe aus dem Blutegelspeichel wirken gerinnungshemmend, entzündungshemmend und gefäßerweiternd. Die Dosierung beruht auf Erfahrung. Die Anzahl der angesetzten Egel bestimmt die Höhe der Dosis.

## Mittel

Die medizinischen Blutegel (Hirudo medicinalis) gehören zur Familie der Ringelwürmer und leben üblicherweise im Süßwasser. Sie sind etwa 10 bis 15 Zentimeter lang und haben an Vorder- und Hinterende jeweils einen Saugnapf. Der Mund trägt drei sternförmig angeordnete Sägeleisten mit Kalkzähnchen, die nach dem Biss in der Haut eine Y-förmige Wunde hinterlassen. Ein Egel nimmt bei einer Blutmahlzeit etwa 10 Milliliter Blut (das Fünffache seines Eigengewichts) auf und kann danach zwei Jahre lang hungern.

Zu medizinischen Zwecken werden heute eigens gezüchtete Blutegel verwendet. Mit speziellen Zuchtmethoden wird unter anderem das Risiko der Übertragung von Bakterien oder Viren wesentlich begrenzt. Egel sind in Apotheken erhältlich und werden lichtgeschützt in Gefäßen mit kaltem Wasser aufbewahrt.

Damit keine Infektionen übertragen werden, dürfen Egel nur einmal verwendet werden.

## Durchführung

Vor der Behandlung sollten auf jene Hautpartien, auf die die Blutegel angesetzt werden, keine Salben, Cremes oder Lotionen aufgetragen werden. Das Hautgebiet wird mit warmem Wasser gereinigt. Die Blutegel werden vor ihrem Einsatz zwei Stunden lang in kaltes, abgekochtes Wasser gelegt, um die Keimzahl auf ihrer Haut und den Saugnäpfen zu verringern.

**Behandlung**

Die Behandlung wird im Liegen durchgeführt. Die Blutegel werden mit den Zähnchen tragenden Kopfenden auf die Hautstellen gesetzt, die zuvor eventuell mit einem Skalpell angeritzt wurden. Der Biss löst einen feinen Schmerz wie etwa bei einem Mückenstich aus.

Beim Saugen werden die Blutegel mit Watte und einer Kompresse warm abgedeckt, um sie zum Saugen anzuregen. Sie saugen etwa 20 bis 40 Minuten und fallen, wenn sie ausreichend Blut aufgenommen haben, von selbst ab. Manchmal sind die Egel bereits nach 10 Minuten satt, in ungünstigen Fällen kann es aber auch zwei Stunden dauern, bis sie sich lösen. Falls sie das nicht von selbst tun, werden sie mit einem Holzspatel abgestreift. Die angestrebte Nachblutung hält etwa zehn bis zwölf Stunden an, kann aber auch 24 Stunden dauern. In dieser Zeit fließen weitere 40 Milliliter Blut ab. Um die Blutung zu fördern, werden warmfeuchte Kompressen aufgelegt. Nur bei langdauernder oder starker Nachblutung wird die Blutung mit trockenen Kompressen gestillt.

Bei Erstbehandlungen, bei starker Nachblutung, bei langem Anfahrtsweg und für behandelte Kinder ist es ratsam, noch einige Stunden in der Praxis zu ruhen. Auch daheim sollte man zumindest bis zur spontanen Blutstillung auf körperliche Aktivitäten verzichten.

Die Umgebung der Bisswunde verfärbt sich ähnlich wie ein Bluterguss. Dies bildet sich innerhalb von zwei Wochen zurück. Die Heilung der Wunde geht meistens mit starkem Juckreiz einher; die Narben verkleinern sich, verblassen und sind nach wenigen Wochen nicht mehr sichtbar.

Üblicherweise werden zwei bis zehn Blutegel angesetzt. Die Anzahl richtet sich nach der Größe der Egel, dem Gewicht und Alter des Patienten, dessen Ernährungszustand und dem Krankheitsbild sowie der Häufigkeit der beabsichtigten Anwendung. Bei chronischen Krankheiten werden wenige Egel in Abständen von wenigen Tagen, bei Akutkrankheiten mehrere Blutegel auf einmal, aber in längeren Abständen, angesetzt.

## Anwender und ihre Ausbildung

In vielen Heilpraktikerschulen wird Blutegeltherapie gelehrt. In Rheumakliniken sowie in Krankenhausabteilungen der plastischen Chirurgie und Unfallchirurgie werden Ärzte und Pflegepersonal im Einsatz von Blutegeln geschult. Die sachgerechte Anwendung kann Fachbüchern entnommen werden.

## Anwendungsbereiche

Die Liste der Erkrankungen und Leiden, die in der Komplementärmedizin mit Blutegeln behandelt werden, ist lang: Entzündungen und Rheuma aller Art, Stauungen in Venen und Lymphgefäßen, Venenentzündung und Thrombosen, Krampfadern und Beingeschwüre. Es werden aber auch Migräne und Nasennebenhöhlenentzündung, Neuralgien und Gürtelrose, Schwellungen und Zerrungen, Schlaganfall und Schwindel behandelt.

In der konventionellen Medizin werden Blutegel vorwiegend in der plastischen und Mikrochirurgie nach Replantation von Ohren, Fingern, Zehen oder Hautlappen, in der Unfallchirurgie zur Anregung der Durchblutung und besseren Wundheilung und in Rheumakliniken zur Schmerzlinderung bei Gelenkentzündungen angewendet.

## Belege für die Wirksamkeit

Zum Einsatz der Blutegel als komplementärmedizinische Behandlung liegen nur sehr wenige Studien vor. Sie beziehen sich speziell auf schmerzhafte degenerative Gelenkerkrankungen (Arthrosen). Bei der aussagekräftigsten Studie wurden 51 Patienten mit

Kniegelenkarthrose entweder mit vier bis sechs Blutegeln oder mit *Diclofenac-Lotion* (einem entzündungshemmenden Mittel) behandelt. Die Ergebnisse zeigten eine anhaltende Schmerzreduktion in der Blutegel-Gruppe, die deutlich über jene hinausging, die mit der Lotion erzielt wurde. Eine weitere Studie bestätigt die Wirksamkeit.

## Achtung

Ein zu nahes Ansetzen bei Krebsgeschwülsten sollte vermieden werden, es kann die Krankheit fördern; Augenlid und Ohrmuschel sollten prinzipiell ausgespart werden.

► ***Gegenanzeigen***

Die Bluterkrankheit, schwere Blutarmut, Leukämie, Magengeschwüre, chronische Erkrankungen, ausgeprägte Immunschwäche, Wundbrand, Wundheilungsstörungen, ein stark beeinträchtigtes Allgemeinbefinden und bekannte Allergien sind Ausschließungsgründe für die Blutegeltherapie.

An offenen Wunden, großen oberflächlichen Krampfaderknoten, bei Ekzemen, schlecht durchbluteten und besonders schmerzempfindlichen Hautgebieten sollten keine Egel angesetzt werden.

► ***Wechselwirkungen***

Bei einer Behandlung mit quecksilberhaltigen Mitteln, wie sie etwa in der Homöopathie, der anthroposophischen, ayurvedischen und ostasiatischen Medizin eingesetzt werden, sollte keine gleichzeitige Blutegelanwendung erfolgen, da Hirudin die toxische Wirkung des Quecksilbers verstärkt. Blutegel können dazu beitragen, dass sich die Wirkung gerinnungshemmender Mittel (zum Beispiel *Marcumar* bei Thrombosen) verstärkt, sodass deren Dosis angepasst werden muss. Deshalb sollte die Blutegeltherapie in diesen Fällen nur unter strengster ärztlicher Kontrolle erfolgen.

## Risiken und unerwünschte Wirkungen

► ***Durch das Verfahren***

Lokale Hautreizungen und -entzündungen sowie leichte Schmerzen an der Bissstelle sind häufig. Vereinzelt kann es zu langanhaltenden Nachblutungen kommen. Selten tritt eine Infektion mit dem Bakterium Aeromonas hydrophila auf. In Ausnahmefällen kann die Behandlung zu allergischen Reaktionen führen. Dabei sind sowohl allergische Sofort- als auch Spätreaktionen denkbar.

Bei frisch Operierten muss bei der Blutegelbehandlung mit Nachblutungen im Operationsgebiet gerechnet werden.

► ***Durch unsachgemäße Anwendung***

Der Einsatz einer zu großen Zahl von Blutegeln kann aufgrund des hohen Blutverlustes zu Schwindel und Ohnmacht führen.

Durch Unachtsamkeit kann es zu Zwischenfällen kommen. So wurde mehrfach berichtet, dass Blutegel, die in der Nähe von Körperöffnungen angesetzt wurden, verschluckt wurden beziehungsweise in die Nase oder den Anus eindrangen und innere Blutungen verursachten.

Zahlreiche Bakterien- und Virengattungen – auch der Aids-Erreger – können im Verdauungstrakt der Blutegel überleben. Wenn die Egel beim Ablösen gequetscht werden, kann ihr Darminhalt mit dem Erreger in die Saugwunde geraten. Um Infektionen vorzubeugen, dürfen Egel ausnahmslos nur einmal verwendet werden.

## Hinweise

Um eine Wundinfektion nach der Behandlung zu vermeiden, sollte man sich trotz Juckreiz nicht im Bereich der Wunde kratzen.

► ***Für Kinder unter 14 Jahren***

Wegen der Gefahr der Überdosierung von Hirudin darf bei Kindern jeweils nur ein Egel angesetzt werden und dies nicht in der Gegend der Rippen, weil sich die Haut im Kindesalter bei Atembewegungen noch sehr stark verschiebt.

Kinder sollten nach der Behandlung noch einige Stunden beobachtet werden, um sicher zu gehen, dass keine Nachblutung auftritt.

► ***Für Schwangerschaft und Stillzeit***

Hinsichtlich der Behandlung mit Blutegeln während Schwangerschaft und Stillzeit sind keine Bedenken bekannt. Aus Sicherheitsgründen wird Blutegelbehandlung in dieser Zeit jedoch nicht empfohlen, da es zu übermäßigem Blutverlust kommen kann.

## Bewertung

Die Blutegeltherapie ist bei Arthrose im Kniegelenk (Gonarthrose) zur Linderung der Schmerzen wirksam. Die Risiken sind bei Beachtung der Vorsichtsmaßnahmen gering. Eine Nutzen-Risiko-Abwägung fällt für Kniegelenkarthrose positiv aus. Die Blutegeltherapie ist zur Behandlung geeignet. Für die Behandlung mit Blutegeln bei anderen Anwendungsbereichen sind keine Studien bekannt. Die Blutegeltherapie ist daher für alle anderen Anwendungsgebiete als „nicht geeignet" zu bewerten.

# Chelattherapie

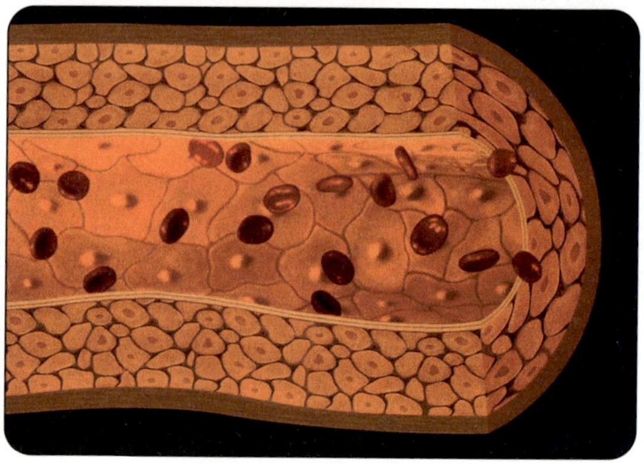

Bei der Chelattherapie werden Infusionen mit Chelatbildnern (im Allgemeinen Ethylendiamintetraacetat, Abk. EDTA) in die Venen verabreicht, um Gifte, Mineralstoffe und Stoffwechselprodukte von den Gefäßwänden abzulösen und aus dem Blutstrom zu entfernen.

Der Begriff Chelat leitet sich aus dem Griechischen ab und bedeutet Krebsschere. Diese Bezeichnung wurde gewählt, weil die molekulare Struktur der stabilen Komplexe von Metallen mit organischen Verbindungen einer Krebsschere ähnelt.

## Geschichte und Entwicklung

Zum Ausgangspunkt der Chelattherapie wurde das Wissen um die Eigenschaften einer besonderen Substanzgruppe, zu der beispielsweise EDTA gehört. Chelatbildner binden bestimmte Stoffe, zum Beispiel Schwermetalle und Kalzium, und überführen diese so in eine lösliche Form. Auf diese Weise können die im Körper abgelagerten Schwermetalle über die Nieren ausgeschieden werden. Diese Eigenschaft der Chelatbildner ist seit 1941 bekannt und wird in der konventionellen Medizin erfolgreich benutzt, um Vergiftungen durch Schwermetalle zu behandeln.

Später wurde versucht, Durchblutungsstörungen und andere Beschwerden, die mit einer Schwermetallvergiftung nichts zu tun haben, mit EDTA zu behandeln. Zu Beginn der 1980er-Jahre verbreitete sich die Chelattherapie mit dem griffigen Slogan „Rohrfrei für die Arterien“ von den USA aus nach Europa. In Deutschland wurde sie von Heilpraktiker- und Ärztegesellschaften beworben. Heute ist der Einsatz der Chelattherapie wieder zurückgegangen, viele Ärztegesellschaften im In- und Ausland raten von ihr ab.

## Konzept

Die Chelattherapie beruht ursprünglich auf der Idee, dass die Kalziumablagerungen, die sich bei Arteriosklerose in den Gefäßwänden finden, durch EDTA herausgelöst werden können. Auf diese Weise sollen „alle Gefäße, von der Schlagader bis zu feinsten Haargefäßen“, von Kalkablagerungen gereinigt werden. Weil dieser Anspruch bei Medizinern auf Widerspruch stieß, schrieben die Chelattherapeuten ihrer Methode später auch andere Wirkungsmechanismen zu. So soll sie etwa verhindern, dass reaktionsfreudige Sauerstoffverbindungen, so genannte freie Radikale, gewebeschädigend wirken oder Zellveränderungen zu Ansammlung von Fett, Bindegewebe- und Muskelzellen in den Arterienwänden führen.

## Plausibilität des Konzepts

Die ursprüngliche Wirkungserklärung beruht auf Theorien, die durch neue medizinische Erkenntnisse überholt sind. Es ist inzwischen nachgewiesen, dass die Gefäßwandablagerungen in den Arterien von anderen Faktoren, wie zum Beispiel hohen Cholesterinwerten, abhängen: Die Wände der Gefäße verhärten und verkleben mit Fett, später lagern sich weitere Stoffe in die Gefäßwände ein, darunter auch kalkhaltige Stoffe, wodurch sich die Gefäße zunehmend verhärten und verengen. Das „Entkalken“ weitet die Gefäße aber nicht wieder und macht sie auch nicht elastischer, auf die Fettablagerungen hat es keinen Einfluss.

## Mittel

Meist werden 0,5 bis 3 Gramm Natrium-EDTA in einem halben bis einem Liter physiologischer Kochsalzlösung aufgelöst und Heparin, Magnesiumchlorid, B-Vitamine und Vitamin C in kleinsten Mengen hinzugefügt.

Durch die Behandlung mit EDTA gehen dem Körper gewisse Spurenelemente und Mineralstoffe verloren. Daher wird teilweise empfohlen, diese Stoffe der Chelatbilder-Lösung zuzusetzen.

## Durchführung

### Diagnose

Üblicherweise werden eine konventionelle körperliche Untersuchung und konventionelle Labortests vorgenommen. Manche Chelattherapeuten lassen zusätzlich eine Haarmineralanalyse (→ Seite 16) durchführen, um über den Mineralstatus des Körpers Auskunft zu erhalten.

### Behandlung

Die EDTA-Lösung wird über eine Vene in den Körper eingebracht (Infusion). Die Dauer einer Behandlung beträgt etwa vier Stunden, während der der Patient einen Liter Flüssigkeit trinken soll. Die Behandlung wird ein- bis dreimal pro Woche durchgeführt; eine Behandlungsserie umfasst meist 30 Infusionen, manchmal auch mehr. Nach den ersten fünf Infusionen wird anhand einer Blutuntersuchung festgestellt, welche lebensnotwendigen Spurenelemente aus dem Körper mit ausgeschwemmt wurden. Diese soll der Patient anschließend wieder einnehmen.

Zusätzlich zu den Infusionen wird oft zu einer gesunden Lebensführung ermutigt.

## Anwender und ihre Ausbildung

Die Deutsche Gesellschaft für Chelat-Therapie bildet interessierte Ärzte in Seminaren und einem Eintagespraktikum aus und vergibt ein Zertifikat.

## Anwendungsbereiche

Die Chelattherapie wird als „unblutige Art der Gefäßchirurgie mit gleicher Zielsetzung und ähnlichen Erfolgen“ bezeichnet. Sie wird eingesetzt, um schmerzhafte Gelenkleiden wie Entzündungen (Arthritis) günstig zu beeinflussen, Angina-Pectoris-Beschwerden zu lindern, Bluthochdruck zu senken, eine Bypassoperation zu ersetzen, Durchblutungsstörungen (Arteriosklerose) zu beseitigen, Raucherbeine (Schaufensterkrankheit) zu heilen und Schlaganfällen vorzubeugen. Außerdem findet die Chelattherapie Einsatz bei Gallensteinen, Gasansammlung in der Lunge (Emphysem), Kopfschmerzen, Krebserkrankungen, Nierenproblemen, Osteoporose, Parkinsonkrankheit und Diabetes. Darüber hinaus wird die Therapieform angewendet, um vorzeitiges Altern zu verhindern, Konzentration und Gedächtnis zu verbessern, die Potenz zu steigern sowie Sehen, Hören und den Geruchssinn zu fördern.

## Belege für die Wirksamkeit

Es gibt eine Reihe positiver Berichte bei Durchblutungsstörungen der Beine (Schaufensterkrankheit). Allerdings liegen nur vier Studien zu diesem Thema vor, die sowohl gegen ein Scheinmedikament geprüft wurden, als auch die Patientengruppen nach dem Zufallsprinzip einteilten. Diese wurden in einer systematischen Übersicht ausgewertet. In keiner dieser Studien fand sich jedoch ein Hinweis, dass die therapeutische Wirksamkeit beispielsweise bezüglich der schmerzfreien Gehstrecke unter einer Chelattherapie über die einer Scheinbehandlung hinausgeht.

Eine weitere systematische Übersichtsarbeit fasste alle klinischen Studien bei koronarer Herzkrankheit zusammen. Es fand sich eine Vielzahl unkontrollierter Studien, die meist in Bezug auf das Auftreten von Herzschmerzen zu einem positiven Ergebnis kamen. Doch ließen sich nur zwei Studien finden, die kontrolliert waren. Diese zeigten aber keine Effekte, die über die einer Scheinbehandlung hinausgingen. Eine weitere Studie testete gegen ein Scheinmedikament, teilte die Untersuchungsgruppen nach dem Zufallsprinzip ein und war so aufgebaut, dass weder die Patienten noch die Ärzte wussten, wer die Schein- und wer die echte Behandlung erhielt. Diese Studie bestätigte an 84 Patienten, die an koronarer Herzkrankheit litten, dass die Chelattherapie bei dieser Indikation nicht effektiv ist: Weder objektive Befunde noch subjektive Symptome wurden positiv beeinflusst. Auch die Lebensqualität verbesserte sich unter Chelattherapie nicht deutlicher als mit einer Scheinbehandlung. Eine neue Studie zeigt ferner, dass die Chelattherapie keinen Einfluss auf die Gefäßfunktionen der Armarterie bei Patienten hat, bei denen diese Funktion eingeschränkt war. Eine Übersichtsarbeit, die durch ein internationales Netzwerk von Wissenschaftlern erstellt wurde (Cochrane Review), zieht den Schluss, dass bei arteriosklerotisch bedingten Erkrankungen die Datenlage für Chelattherapie „insuffizient" ist. Aus einer weiteren Übersichtsarbeit geht hervor: „keine Daten belegen den Einsatz von Chelattherapie". Die therapeutische Wirksamkeit ist nicht belegt.

Zu anderen Krankheitsbildern liegen keine veröffentlichten Studien vor.

## Achtung

Eine dringend notwendige, lebensrettende Therapie – etwa eine Herzoperation bei Verschluss der Herzkranzgefäße – kann versäumt werden, wenn die Chelattherapie als alleinige Therapie eingesetzt wird.

*Gegenanzeigen*

Chelattherapeuten schließen Patienten mit Blutgerinnungsproblemen, mit vermindertem Blutzucker (Hypoglykämie), eingeschränkter Leberfunktion sowie Tuberkulose von einer Behandlung aus. Blutungsneigung und Nierenstörungen gelten ebenfalls als Ausschlussgrund.

► ***Wechselwirkungen***

Die Effekte einiger Medikamente können beeinflusst werden, beispielsweise kann sich die Wirksamkeit von gerinnungshemmenden und blutdrucksenkenden Mitteln durch Chelattherapie verstärken. Die Wirkung von kalziumhaltigen Mitteln – die etwa von Schwangeren, Dialysepatienten oder zur Unterstützung einer Osteoporosebehandlung eingenommen werden – wird abgeschwächt.

## Risiken und unerwünschte Wirkungen

► ***Durch das Verfahren***

Durch EDTA werden dem Körper wichtige Mineralstoffe und Spurenelemente entzogen, wodurch der Kalziumstoffwechsel gestört werden kann. Das kann Herzrhythmusstörungen, Krampfanfälle und Atemstillstand hervorrufen. Es kann zu Blutgerinnungsstörungen und zu Fieberschüben kommen, ebenso zu einer plötzlichen Blutdrucksenkung sowie zu schweren Entzündungen und Ablagerungen an den Venenwänden (Thrombophlebitis). Außerdem wurden bei der Behandlung mit EDTA eine Bluterkrankung, die so genannte autoimmunvermittelte hämolytische Anämie, allergische Reaktionen, Juckreiz und Ekzeme am ganzen Körper beobachtet. Kreatininerhöhung, die eine Muskelschädigung anzeigt, Nierenversagen, schwere Beeinträchtigungen des Immunsystems und Knochenmarkschäden sind möglich. Es sind mehrere Todesfälle durch die Behandlung mit EDTA bekannt geworden.

► ***Durch unsachgemäße Anwendung***

Eine Verabreichung von EDTA in hoher Dosierung verstärkt die im Abschnitt „Risiken und unerwünschte Wirkungen durch das Verfahren" genannten Gefahren, ebenso die Wechselwirkungen mit anderen Medikamenten.

## Hinweise

► ***Für Kinder unter 14 Jahren***

Für Kinder wird von einer Chelattherapie abgeraten, weil nicht ausgeschlossen werden kann, dass EDTA bei ihnen Schäden hervorruft.

► ***Für Schwangerschaft und Stillzeit***

Schwangere sollten keine Chelattherapie durchführen lassen, weil eine Gefährdung für Mutter und Kind durch eine Elektrolytverschiebung besteht.

► ***Für ältere Menschen***

Eine Chelattherapie ist für ältere Menschen nicht zu empfehlen, da sie bei einem möglichen Kalziummangel besonders schnell in lebensbedrohliche Situationen geraten.

## Bewertung

Die therapeutische Wirksamkeit der Chelattherapie ist bei arteriosklerotisch bedingten Durchblutungsstörungen, wie zum Beispiel der Schaufensterkrankheit oder der koronaren Herzkrankheit, nicht belegt. Zu anderen Indikationen, wie unter „Anwendungsbereiche" angegeben, liegen keine aussagekräftigen Studien vor. Die Chelattherapie ist mit zahlreichen ernsten Nebenwirkungen belastet. Eine Nutzen-Risiko-Abwägung fällt bei den genannten Anwendungsgebieten negativ aus.

Die Chelattherapie ist zur Behandlung von Durchblutungsstörungen (Schaufensterkrankheit, koronare Herzkrankheit ) nicht geeignet.

Diese Bewertung bezieht sich nicht auf den konventionellen Einsatz der Chelattherapie gegen Schwermetallvergiftungen.

# Eigenbluttherapie

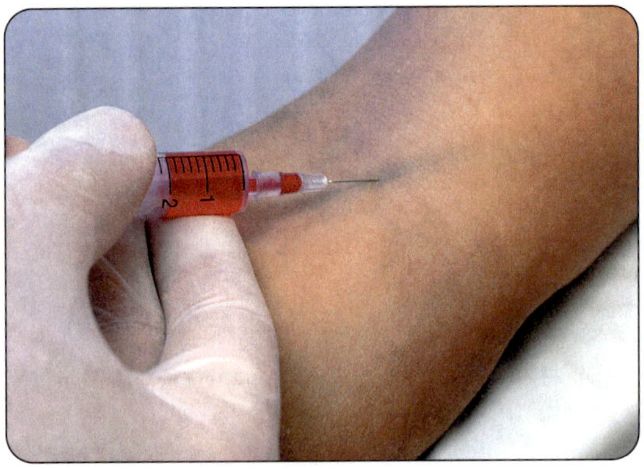

Bei der Eigenbluttherapie wird dem Patienten Blut aus einer Vene entnommen und unbehandelt oder in veränderter Form im Sinn einer Reiztherapie (→ Seite 34) wieder injiziert, um eine Abwehrreaktion des Körpers auszulösen.

## Geschichte und Entwicklung

Zu Beginn des 20. Jahrhunderts versuchten viele Ärzte eine Reiztherapie mit Blutinjektionen, um Entzündungen oder die Neigung zu Infektionen zu behandeln. Der Hautarzt Spiethoff entwickelte 1913 eine standardisierte Methode, die in den darauffolgenden drei Jahrzehnten regelrecht zur Mode wurde. Es wurde über Erfolge bei vielerlei Erkrankungen berichtet, von der Syphilis und Tuberkulose über Herz-Kreislauf-, Haut- und Augenkrankheiten, orthopädische und gynäkologische Leiden bis hin zum Krebs.

Um die Wirkung des Eigenbluts zu verstärken, wurde es verschiedenen Behandlungen unterzogen, bevor es wieder injiziert wurde: Man ließ das Blut gefrieren und wieder auftauen; setzte es Hitze aus und entfernte Blutgerinnungsfaktoren oder die roten Blutkörperchen. Es wurde mit Sauerstoff oder Ozon aufgeschäumt und mit ultraviolettem Licht bestrahlt. Daraus entwickelten sich die hämatogene Oxidationstherapie und die Ozontherapie (→ Seite 251). Schließlich fügte man auch verschiedenste Medikamente und Lösungsmittel hinzu.

In der konventionellen Medizin spielt die Eigenbluttherapie keine Rolle mehr. Sie wird heute überwiegend von Heilpraktikern angewendet.

## Konzept

Der Behandlung mit Eigenblut liegt die Idee zugrunde, dass körpereigene Stoffe den Organismus zu einer verstärkten Abwehrreaktion anregen können. An der Einstichstelle entsteht eine Entzündungsreaktion, die Körpertemperatur steigt an, der Stoffwechsel, das Immunsystem und das vegetative System werden günstig beeinflusst.

Ferdinand Hoff hat die Wirkung der Eigenbluttherapie 1930 als eine „vegetative Gesamtumschaltung" bezeichnet: Der Sympathikus, als Teil des vegetativen Nervensystems, das dem Willen nicht untergeordnet ist und die Regelung der Vitalsysteme steuert, reagiert auf den Reiz mit einer so genannten Kampfphase; anschließend setzt die Erholungsphase mit Übergewicht des Parasympathikus, dem zweiten Teil des vegetativen Nervensystems, ein.

Den speziellen Formen der Eigenbluttherapie liegen verschiedene andere Konzepte zugrunde: Alle Anwender gehen allerdings davon aus, dass Beifügungen, Verschüttelung und Potenzierung die Reizwirkung des Eigenbluts verstärken. Manche nehmen an, dass durch Eigenblutinjektion Krankheitsstoffe und Giftstoffe vermehrt ausgeschieden werden.

Die Autosanguis-Stufentherapie beruht auf der Lehre der Homotoxikologie (→ Seite 169) und der Idee, dass krankes Blut in potenzierter Form zur Entgiftung beitragen kann.

## Plausibilität des Konzepts

Es liegen keine überzeugenden Belege vor, die die Theorie einer Umstimmung mittels Eigenblut untermauern würden. Ebenso fehlt ein Beleg, dass ein Reiz auf das vegetative System eine gezielte Abwehrreaktion in Gang setzen kann. Auch die Vorstellungen, dass der Körper am injizierten Eigenblut „die Krankheitsstoffe erkennt", oder dass eine Verdünnung und Verschüttelung einiger Tropfen des eigenen Blutes eine Entgiftung und dadurch eine heilende Wirkung entfalten kann, beruhen nicht auf wissenschaftlichen Erkenntnissen.

Eine unspezifische Reizwirkung auf das Abwehrsystem des Menschen ist allerdings möglich.

## Mittel

Das Blut des Patienten dient als Medikament. Vor der Behandlung können dem Eigenblut verschiedene Mittel beigefügt werden, etwa Homöopathika aus Bienengift oder Ameisensäure (siehe „Homöopathie" → Seite 159). Soll ein größerer Reiz erzielt werden, wird dem Blut Mistel- oder Echinacea-Extrakt, destilliertes Wasser, Prokain oder der Chelatbildner EDTA (siehe „Chelattherapie" → Seite 120) zugesetzt.

Bei einigen Varianten wird das Blut nach der Entnahme mit ultraviolettem Licht (zum Beispiel bei der hämatogenen Oxidationstherapie und dem Havlicek-Verfahren) oder Kurzwellen bestrahlt, um die Reizwirkung zu erhöhen. Bei der Eigenblutbehandlung nach Windstosser wird das Blut mit Sauerstoff oder Ozon durchperlt. Wird das Blut mit destilliertem Wasser und Wasserstoffperoxid verschüttelt und mit UV-Licht bestrahlt, nennt man es „aktiviertes" Eigenblut. Bei der Autosanguis-Stufentherapie wird das Blut verdünnt und mit Injektionspräparaten der Homotoxikologie (→ Seite 169) gemischt.

Auch ein Gerät, der Hämoaktivator nach Höveler, wird eingesetzt, um das Blut zu „aktivieren". Manchmal werden nur ein paar Blutstropfen nach homöopathischen Regeln zu so genannten Nosoden (siehe unter „Mittel" im Abschnitt „Homotoxikologie" → Seite 170) verdünnt.

## Durchführung

### Diagnose

Vor der Behandlung wird meist die Krankengeschichte erhoben, der Patient wird befragt und untersucht. Einige Anwender setzen das Eigenblut auch zur Klärung des Krankheitsbilds ein, wobei sie aus den Reaktionen des Körpers auf die Injektionen Rückschlüsse auf bestehende Krankheiten ziehen.

### Behandlung

Dem Patienten werden 0,5 bis 5 Milliliter Blut aus einer Vene entnommen. Bei der ursprünglichen Eigenblutbehandlung spritzt der Behandelnde das entnommene Blut sofort wieder ein, ohne es zu präparieren, am häufigsten in den Muskel, manchmal unter die Haut.

Gelegentlich wird in Akupunkturpunkte oder in die so genannten Triggerpunkte von verspannten Muskelpartien gespritzt, selten auch in Arterien.

Die Spritzen werden in Form von Kuren verabreicht. Bei akuten Krankheiten: Injektionen mit ansteigender Dosierung im Abstand von zwei Tagen. Bei chronischen Krankheiten: wöchentlich zunächst zwei Spritzen, später eine und auf längere Sicht vierzehntägig eine Spritze.

Zu Nosoden verdünntes Blut wird nicht gespritzt, sondern eingenommen. Diese Variante wird bevorzugt bei Kindern mit chronischen Krankheiten angewendet.

## Anwender und ihre Ausbildung

Die meisten Anwender sind Heilpraktiker, die diese Methode im Rahmen einer Ausbildung an Heilpraktikerschulen erlernen können. Ärzte erfahren darüber etwas in der Ausbildung zum Arzt für Naturheilkunde.

## Anwendungsbereiche

Eigenbluttherapie wird bei vielerlei Problemen angeboten: bei allgemeiner Abwehrschwäche, bei Allergien, körperlichem und geistigem Leistungsabfall, verzögerter Rekonvaleszenz, chronischen Entzündungen und wiederkehrenden Infektionen, chronischen Krankheiten der Haut, des Bewegungsapparats und der Atemwege, degenerativen Krankheiten, Rheuma, Beschwerden im Klimakterium (wie Schlaflosigkeit und depressive Zustände), Stoffwechsel- und Durchblutungsstörungen sowie zur Krebsnachsorge.

Sie wird außerdem eingesetzt, um den Appetit und die Drüsentätigkeit anzuregen, um die Wirkung von Arzneimitteln zu verstärken und damit deren Dosis reduzieren zu können. Gesunden wird angeraten, sich zweimal im Jahr einem Eigenblut-Immuntraining zur Vorbeugung vor Erkältungskrankheiten zu unterziehen.

## Belege für die Wirksamkeit

Im Bereich der Eigenbluttherapie mangelt es insgesamt an hochwertigen klinischen Studien.

Einige Studien legen nahe, dass das Abwehrsystem durch Eigenbluttherapie stimuliert werden kann, sie weisen jedoch erhebliche methodische Mängel auf. So fehlt zum Beispiel eine Kontrollgruppe, anhand derer ein Vergleich gezogen werden kann, ob die Wirksamkeit der Blutinjektion größer ist als die einer Injektion eines Scheinmittels. Zudem ist unklar, welche Bedeutung die Stimulierung des Immunsystems für einen Krankheitsverlauf hat.

Studien dieser Art liegen zu folgenden Erkrankungen vor: schwere Durchblutungsstörungen an den Fingern und Zehen (sekundäre und primäre Raynaud-Krankheit), chronische Lebererkrankungen, Hörsturz, Migräne, wiederholte Fehlgeburten und zur peripheren arteriellen Verschlusskrankheit (Schaufensterkrankheit, auch Claudicatio intermittens genannt). Zu letztgenannter Krankheit, bei der Betroffene wegen Beinschmerzen nur kleine Wegstrecken zurücklegen können, liegen auch kontrollierte Studien vor. Die methodisch beste dieser Studien umfasste aber nur 18 Patienten. Die Ergebnisse zeigen keinen Effekt der Therapie mit Eigenblut, das durch UV-Strahlen und Sauerstoff „aktiviert" wurde, auf die Länge der zurückgelegten Gehstrecke dieser Patienten.

Kürzlich wurde eine weitere überzeugende Studie, an der 31 Patienten mit einem atopisches Ekzem (Neurodermitis) teilnahmen, veröffentlicht. Unbehandeltes Eigenblut wurde einmal pro Woche über fünf Wochen in einen Muskel gespritzt. Gegenüber der Gruppe, der eine Scheinsubstanz gespritzt wurde, verbesserten sich die Hauterscheinungen der mit Eigenblut Behandelten deutlich. Diese Ergebnisse müssen noch von einer weiteren Forschergruppe wiederholt werden, bevor sie in eine positive Empfehlung umgesetzt werden können.

## Achtung

Die Behandlung kann eine so genannte Erstverschlimmerung auslösen: Es kommt zu leicht erhöhter Temperatur, die einige Stunden anhält. Auch können sich Ermüdung, erhöhtes Schlafbedürfnis und verstärktes Krankheitsgefühl einstellen. Dies gilt Anwendern als erwünschte Abwehrreaktion, die anzeigt, dass der Körper seine Kräfte mobilisiert. Dabei besteht die Gefahr, dass eine Verschlechterung des Gesundheitszustandes fälschlicherweise für eine solche Erstverschlimmerung gehalten und eine rechtzeitige konventionelle Behandlung versäumt wird.

► ***Gegenanzeigen***

Bei Gerinnungsstörungen darf wegen Blutungsgefahr keine Eigenbluttherapie durchgeführt werden. Bei gleichzeitiger Anwendung von Arzneimitteln, die das Immunsystem hemmen, zum Beispiel Glukokortikoide, kann Eigenblut deren Wirkung stören. Bei schweren Leber- und Nierenschäden sowie bei einer Überfunktion der Schilddrüse darf keine Eigenblutbehandlung durchgeführt werden, um die bereits gestörte Organfunktion nicht weiter zu gefährden. Beim Einsatz von Zusatzstoffen, zum Beispiel Echinacin, gelten die Gegenanzeigen dieser Mittel.

Als Gegenanzeigen der Therapie geben Anwender schwere akute Erkrankungen und nicht behebbare Schäden, wie zum Beispiel eine Querschnittlähmung, an.

## Risiken und unerwünschte Wirkungen

► ***Durch das Verfahren***

Unverträglichkeitsreaktionen wie Nesselausschlag, Schwindel, Kopfschmerzen, Fieber, Herzklopfen und lebensbedrohliche Schockzustände sind dokumentiert worden.

An der Einstichstelle kann sich ein Abszess bilden und eine Blutvergiftung entstehen. Die Injektion von Blut mit Mistel- oder anderen Zusätzen kann schmerzhaft sein und Fieber hervorrufen.

► ***Durch unsachgemäße Anwendung***

Beim Spritzen des Eigenbluts in eine Vene oder Arterie kann es zu Embolien kommen.

## Hinweise

► ***Zur Verkehrstüchtigkeit***

Tritt als Reaktion auf die Behandlung Müdigkeit auf, sollten Sie zur Sicherheit kein Fahrzeug lenken, keine Maschinen bedienen und keine Arbeiten ohne sicheren Halt verrichten.

## Bewertung

Beim atopischen Ekzem ist die Wirksamkeit der Eigenbluttherapie zur Verbesserung der Hauterscheinungen mit Einschränkungen zumindest durch eine Studie belegt. Nebenwirkungen können schwerwiegend sein, sind bei richtiger Anwendung jedoch selten. Eine Nutzen-Risiko-Abwägung fällt bei atopischem Ekzem noch positiv aus. Die Eigenbluttherapie ist für eine Behandlung somit geeignet.

Für die Stimulation des Abwehrsystems gibt es erste Hinweise einer Wirksamkeit, die Nutzen-Risiko-Abwägung fällt aufgrund der schwachen Wirksamkeitsnachweise eher negativ aus. Die Eigenbluttherapie ist in diesen Fällen wenig geeignet.

Bei allen anderen Anwendungen wie etwa zur Behebung von schweren Durchblutungsstörungen oder zur Schmerzlinderung und Verlängerung der Wegstrecke bei der peripheren arteriellen Verschlusskrankheit sowie zur Besserung von Migräneschmerzen und bei Hörsturz ist die Wirksamkeit nicht belegt. Ebenso wenig bessern sich unter Eigenblutbehandlung chronische Lebererkrankungen und die Neigung zu Fehlgeburten.

Die Nutzen-Risiko-Abwägung fällt insgesamt negativ aus. Für diese Anwendungsbereiche ist Eigenbluttherapie nicht geeignet.

# Elektroakupunktur nach Voll

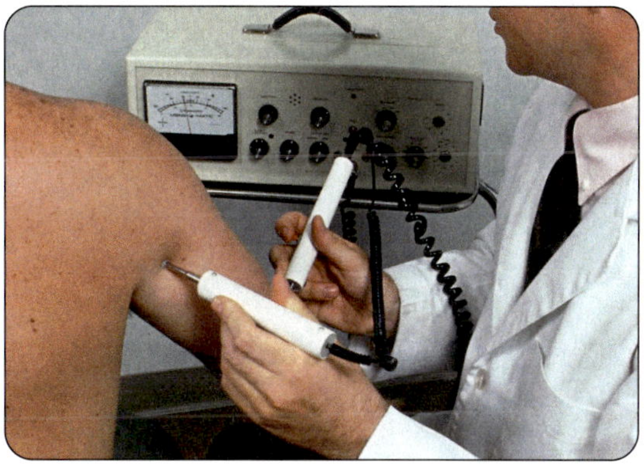

Die Elektroakupunktur nach Voll (EAV) ist eine Diagnose- und Therapiemethode, bei der mit einem elektrischen Gerät krankmachende Belastungen und Krankheiten im Körper an Akupunkturpunkten erkannt und durch schwachen Impulsstrom geheilt werden sollen. Darüber hinaus werden mit dem Gerät Allergene festgestellt und Medikamente ausgewählt.

Gleichbedeutend mit Elektroakupunktur nach Voll werden die Namen funktionsanalytische Biometrie, biometrische Systemdiagnostik, elektrodermale Testung, elektronisches Organometriesystem, Regulationstherapie und Vega-Test (Vegetativer Reflextest) verwendet.

Verwandte Verfahren sind die bioelektr(on)ische Funktions- oder Regulationsdiagnostik (BFD, BRT), Impulsdermografie (IDG), Neo-Bioelektronische Diagnostik, Segmentelektrogramm (SEG) und Decoder-Dermografie.

## Geschichte und Entwicklung

Das erste Elektroakupunkturgerät konstruierte der französische Arzt Salander im Jahr 1825. In den 1950er-Jahren experimentierten mehrere deutsche Ärzte mit der elektrischen Messung an Akupunkturpunkten. Der Arzt Reinhard Voll (1909–1989) übernahm diese Ideen und entwickelte sie gemeinsam mit dem Ingenieur Fritz Werner weiter, um Akupunkturpunkte zu orten und Akupunkturnadeln zu ersetzen. In Anlehnung an Vorstellungen der traditionellen chinesischen Medizin (→ Seite 287) ging er davon aus, dass im Krankheitsfall der Energiefluss im Körper aus dem Gleichgewicht geraten ist, dass man diese Vorgänge entlang der Meridiane, die die Akupunkturpunkte verbinden, messen und dem Körper bei Bedarf Energie zuführen kann. Voll erweiterte das traditionelle Akupunktursystem auf 1 262 Messpunkte und stellte seine Methode 1955 vor. 1956 wurde von seinen zahlreichen Anhängern die Internationale Medizinische Gesellschaft für Elektroakupunktur nach Voll e.V. (IMGEAV) gegründet.

Von der ursprünglichen EAV wurden verschiedene Verfahren abgeleitet, die zwar auf einer ähnlichen Grundlage beruhen, sich aber meist durch eine modifizierte Messtechnik unterscheiden. Statt der komplizierten Messungen an den über tausend Voll-Punkten wird an den Endpunkten der Meridiane oder an wenigen anderen Körperstellen gemessen, zum Beispiel bei der Vegatestung. Diese Verfahren werden häufig unter der Bezeichnung „bioelektronische Funktionsdiagnostik" zusammengefasst und werden durch die Internationale Forschungsgemeinschaft für Bioelektronische Forschungsdiagnostik und Therapie (BFD) vertreten. Allgemein ist das Interesse an diesem Verfahren in letzter Zeit zurückgegangen. In den USA sind die Geräte zur elektrodermalen Messung nicht zugelassen.

## Konzept

Die EAV bezieht Gedankengut der Akupunktur (→ Seite 62), der Elektrotherapie und der Homöopathie (→ Seite 159) in ihr Konzept ein. Voll übernahm auch Ideen aus der früher weit verbreiteten, heute aber als widerlegt geltenden Herdlehre, die auch Grundlage für die Neuraltherapie nach Huneke (→ Seite 238) ist. Sie besagt, dass die Ursachen von Krankheiten fernab der erkrankten Körperbereiche liegen können. Als Herde gelten vernarbte, vergrößerte, entzündete Mandeln, chronische Nasennebenhöhlenentzündungen, wurzelbehandelte und sogar klinisch gesunde Zähne, chronische Entzündungen an Blinddarmfortsatz, Prostata und Eierstöcken, Narben und Umweltgifte sowie das Quecksilber aus Amalgamfüllungen in Zähnen. Darüber hinaus kann jedes Organ ein potenzieller Herd sein.

Nach der Lehre der EAV stören Herde das Befinden und reizen oder beeinträchtigen den Körper ständig. Kann ein Herd nicht ausheilen und wird der Organismus weiteren Belastungen ausgesetzt, bricht die Abwehr zusammen. Dann kann an einer entfernten Stelle des Körpers eine Krankheit entstehen.

Das EAV-Gerät wird eingesetzt, um diese Krankheitsherde aufzuspüren und zu behandeln. Es sollen Reaktionspotenziale einzelner Organe, der Widerstand der Leitungsbahnen oder „Elektrobatterien" erfasst werden. EAV soll Krankheiten schon vor ihrem Ausbruch erkennen und testen können, welche Umweltgifte den Körper belasten, welche Nahrungsmittel schlecht vertragen werden und welche Medikamente zur Behandlung einzusetzen sind.

## Plausibilität des Konzepts

Trotz eingehender Untersuchung konnte die Theorie über die Bedeutung von Herden für die Gesundheit wissenschaftlich bislang nicht bestätigt werden.

Das EAV-Gerät misst den Hautwiderstand, der in keinem erklärbaren Zusammenhang mit dem vermuteten energetischen Potenzial steht. Die Aussagekraft der Werte durch eine EAV-Messung ist fragwürdig, denn die Skala ist willkürlich gewählt und die Anzeige des Messgeräts – das haben Experimente eindeutig gezeigt – ist abhängig vom Anpressdruck der Elektrode an die Haut, von der Polarisationsspannung an der Elektrode, vom Fettpolster unter der Haut und davon, ob sie trocken oder feucht ist und ob Kontaktgel verwendet wird.

Etwaige Giftbelastungen des Körpers oder Überempfindlichkeiten gegen bestimmte Stoffe und Nahrungsmittel können mit EAV nicht stichhaltig getestet werden. Auch der therapeutische Nutzen eines Medikaments lässt sich mit dem EAV-Gerät nicht ermitteln. Gerichtsurteile haben die Diagnostik und die Arzneitestung als unverantwortlich bewertet.

Impuls- und Reizströme haben eine bekannte, wohltuende Wirkung auf den Organismus, so auch bei der EAV. Darüber hinausgehende Effekte kann der schwache Strom aus dem EAV-Gerät nicht erzielen.

## Mittel

Das EAV-Gerät setzt sich aus einem Diagnostik- und einem Therapieteil zusammen. Der Diagnostikteil ist ein Ohmmeter zur Messung des Hautwiderstands; der Messstrom hat eine Stärke von 5,5 bis 11 Mikroampere und eine Messspannung von 0,13 bis 2 Volt. Die Skala ist nicht in physikalischen Einheiten geeicht, sondern ohne nähere Definition in 100 Skalenteile geteilt, wobei nach Voll der Wert 50 als optimal gilt und ein gesundes Organ anzeigen soll.

Werte bis 80 zeigen Irritationen an, Werte zwischen 80 und 100 sind ein Zeichen überschießender Energie und deuten auf Entzündungen hin. Aus niedrigen Werten wird auf Ermüdung und Degeneration der Organe geschlossen. Fällt der Zeiger von seiner ursprünglichen Stellung allmählich auf niedrige Werte ab („Zeigerabfall"), wird das als Hinweis auf eine Herdbelastung und ein Zugrundegehen von Zellen interpretiert.

Auf dem Markt sind verschiedene Geräte mit unterschiedlichen Anzeigen für die Messergebnisse: Neben Skalen mit Zeigern oder Kurvenzeichnern gibt es Apparate mit Display und Bildschirm sowie solche, die akustische Signale abgeben oder einen Computerausdruck ausgeben.

In den Stromkreis kann auch eine Wabe eingeschaltet werden, ein runder Metallblock mit Bohrungen, in die Fläschchen mit verschiedenen Lösungen eingesetzt werden können. So wird der Einfluss von Lösungen mit Krankheitskeimen oder Allergenen auf den Patienten getestet und auch die therapeutische Wirksamkeit von Medikamenten auf den Körper untersucht.

Das Therapiegerät gibt niederfrequente elektrische Impulsströme ab. Es gibt verschiedene, individuell einstellbare Geräte mit gleichbleibender und variabler Frequenz.

## Durchführung

### Diagnose

Während der Messung sitzt der Patient in aufrechter Position und hält einen Metallgriff – die negativ gepolte Elektrode –, während der Anwender mit der positiv gepolten Punktelektrode Akupunkturpunkte an der Haut, vor allem an Kopf, Händen und Füßen untersucht. An diesen Punkten wird der elektrische Hautwiderstand gemessen und daraus auf den Gesundheitszustand geschlossen.

Mit dem gleichen Gerät werden Unverträglichkeiten oder Allergieneigungen gemessen. Zu diesem Zweck werden in die Wabe nacheinander Fläschchen eingestellt, in denen sich Lebensmittellösungen, Nosoden (siehe unter „Mittel" im Abschnitt „Homotoxikologie" → Seite 170) aus verschiedenen kranken Geweben oder Allergene befinden und die Reaktion des Geräts kontrolliert. Auf die gleiche Weise wird auch getestet, welches Medikament sich zur Behandlung eignet: Die geeigneten Mittel sind laut EAV dadurch zu erkennen, dass die Anzeige auf den Normalwert zurückgeht.

Die Untersuchung dauert bis zu einer Stunde, gelegentlich auch länger.

### Behandlung

Bei festgestellter Unverträglichkeit gegenüber bestimmten Lebensmitteln wird eine Diät verordnet, die die problematischen Nahrungsmittel nicht enthält oder mittels EAV-Gerät ein Arzneimittel gesucht, das die Symptome abschwächt. Bei Allergieneigung wird zur Vermeidung der Auslöser geraten.

Im Krankheitsfall werden die ausgetesteten Medikamente – meist handelt es sich um Homöopathika oder Nosoden – üblicherweise als Injektion unter die Haut oder in den Gesäßmuskel gespritzt. Oft wird zu einer Serie von Spritzenbehandlungen geraten, die im Abstand von einigen Monaten wiederholt werden soll. Zusätzlich werden Krankheiten mit dem Impulsstrom des Therapieteils des EAV-Geräts behandelt. Diese Behandlung dauert etwa eine halbe Stunde und wird im Abstand von wenigen Tagen mehrmals wiederholt.

Um Gifte auszuschwemmen werden ebenfalls Homöopathika gespritzt. Bei einer festgestellten Quecksilbervergiftung wird auch eine Behandlung mit Komplexbildnern (DMPS, Dimercaptopropansulfonsäure) angeboten. DMPS verbindet sich mit Quecksilber, das dann vom Körper auf dem natürlichen Weg ausgeschieden werden kann.

Wird ein Herd als Krankheitsverursacher verdächtigt, so raten EAV-Therapeuten manchmal dazu, diesen zu entfernen, also die Mandeln zu operieren, Zähne zu ziehen oder Amalgamfüllungen aus den Zähnen entfernen zu lassen. Nach abgeschlossener Behandlung wird das EAV-Gerät zur Überprüfung des Therapieerfolges eingesetzt.

## Anwender und ihre Ausbildung

Die Internationale medizinische Gesellschaft für Elektroakupunktur nach Voll e.V. bildet nur Ärzte aus und bestätigt die Teilnahme am Lehrgang mit einem Zertifikat. Andere Institute, Ärzte und Zahnärzte halten ebenfalls Kurse ab und schulen auch Heilpraktiker in dieser und den verwandten Methoden. In Deutschland wenden heute einige tausend Ärzte, Zahnärzte und Heilpraktiker EAV oder verwandte Verfahren an.

## Anwendungsbereiche

Mit EAV wird ausgetestet, welche Erkrankungen drohen und ob noch Nachwirkungen früher durchgestandener Erkrankungen vorhanden sind. Es wird geprüft, ob Umweltgifte oder Medikamentenrückstände den Körper belasten, Allergien oder Unverträglichkeiten gegen Lebensmittel und zahnärztliche Werkstoffe bestehen.

EAV wird angewendet, um akute und chronische Erkrankungen zu erkennen und zu behandeln. Auch werden die Ursachen von Allergien, Befindlichkeitsstörungen und psychosomatischen Erkrankungen wie vegetative Dystonie, Störungen der Darmtätigkeit, Schädigungen des Immunsystems und Problemen nach operativen Eingriffen gesucht und zum Teil auch behandelt.

## Belege für die Wirksamkeit

Die aus methodischer Sicht bei weitem beste Überprüfung der EAV wurde im Bereich der Allergietestung durchgeführt. Mit einem elektrodermalen Testgerät wurden 30 Probanten untersucht, von denen die Hälfte an konventionell diagnostisch abgesicherten Allergien litt. Insgesamt wurden 810 Einzeltestungen durchgeführt. Die Auswertungen zeigten, dass die Ergebnisse des Tests nicht verlässlich mit denen der konventionellen Allergiediagnostik übereinstimmten. Ferner schnitt keiner der Vega-Anwender besser ab als seine Konkurrenten und bei keinem Probanden zeigten sich verlässlichere Ergebnisse als bei den anderen. Die Ergebnisse der Studie zeigten, dass diese Tests nicht zur Diagnostik von Allergien herangezogen werden können.

In einer weiteren Übersicht wurden alle publizierten Daten zur Feststellung von Allergien durch elektrodermale Testung erfasst. Eine Unterscheidung der Testgeräte ist für die Beurteilung aufgrund der nahezu identischen Arbeitsweise nicht notwendig. Die Schlussfolgerung daraus lautete, dass die elektrodermalen Tests keine verlässliche Methode zur Identifizierung von Allergenen sind.

Zur Behandlung von Allergien und anderen Erkrankungen mit der Elektroakupunktur nach Voll liegen keine Belege zur Wirksamkeit vor.

## Achtung

Die EAV dient zur Feststellung von Krankheiten, Auswahl von Medikamenten und Überprüfung des Behandlungserfolgs – damit ist es ein System, das sich selbst kontrolliert. Problematisch ist, dass Diagnosen gestellt werden, die in der konventionellen Medizin so nicht beschrieben sind und Krankheiten erkannt werden sollen, bevor sie mit konventionellen Mitteln nachweisbar sind. Die Anwendung von EAV kann dazu führen, dass Akuterkrankungen nicht erkannt und angemessen behandelt werden, andererseits aber überflüssige Medikamente eingenommen oder gespritzt werden. In mehreren Fällen wurden deshalb bereits Gerichte beschäftigt. Wird aufgrund der Tests eine Herdsanierung eingeleitet, kann es zu unnötigen Behandlungen kommen. In der Vergangenheit hat EAV in vielen Fällen zu Fehldiagnosen und folgenschweren Eingriffen geführt, wie zum Beispiel zur Entfernung funktionstüchtiger, gesunder Zähne und zum Ausschälen des Kieferknochens, ohne dass sich der Gesundheitszustand der Behandelten dadurch gebessert hätte. Bei psychosomatischen Erkrankungen besteht die Gefahr, dass die Beschwerden chronisch werden.

EAV kann bestehende Ängste vor Umweltgiften verstärken. Allergiepässe, die den Ausgetesteten ausgestellt werden, können über eine tatsächliche Allergieneigung keine korrekte Auskunft geben.

► ***Gegenanzeigen***

Bei Trägern von Herzschrittmachern und Personen mit schweren Herzrhythmusstörungen sollte EAV nicht durchgeführt werden.

Als therapeutische Grenzen werden von den EAV-Anhängern genannt: Krankheiten, bei denen ständig ein Stoff dem Körper zugeführt werden muss wie Diabetes oder Eisenmangelanämie, bei zerstörtem Gewebe und psychischen Krankheiten.

## Risiken und unerwünschte Wirkungen

► ***Durch das Verfahren***

Der leichte Impulsstrom kann elektrisch betriebene Geräte beeinflussen, die Körperfunktionen oder Medikamentengaben, wie beispielsweise Insulinpumpen, steuern.

## Hinweise

► ***Für Schwangerschaft und Stillzeit***

In der Schwangerschaft sollte EAV nicht angewendet werden, da nicht ausgeschlossen werden kann, dass die elektrischen Impulse die Entwicklung des Fetus beeinflussen.

## Bewertung

Der Nutzen der EAV ist für die Diagnostik von Allergien nicht nachgewiesen. Weder für die Diagnose anderer gesundheitlicher Störungen oder Erkrankungen noch für deren Behandlung liegen Studien vor, die eine Wirksamkeit belegen könnten. Es besteht das Risiko von Falschdiagnosen. Eine Nutzen-Risiko-Abwägung fällt daher negativ aus. Elektroakupunktur nach Voll ist weder zur Diagnostik noch zur Therapie von Krankheiten oder Störungen geeignet.

# Enzymtherapie

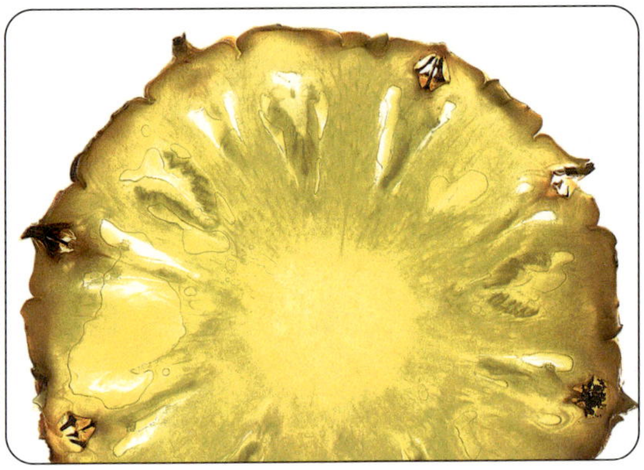

Bei der Enzymtherapie sollen eingenommene Enzympräparate das Immunsystem beeinflussen, um gesundheitlichen Störungen entgegenzuwirken.

## Geschichte und Entwicklung

Seit Beginn des 19. Jahrhunderts ist bekannt, dass manche chemische Reaktionen durch so genannte Enzyme, die an der Reaktion selbst anscheinend nicht beteiligt sind, beschleunigt werden können. Kurz vor der Jahrhundertwende ergaben Forschungen, dass es sich bei diesen Enzymen um Substanzen handelt, die man aus Zellen gewinnen kann und die ihre Eigenschaften, unabhängig von dem Gewebe, aus dem sie stammen, entfalten.

Heute weiß man, dass Enzyme Eiweiße sind, die als Katalysatoren biochemische Vorgänge in Gang setzen, stoppen oder anderweitig steuern. Sie wirken an vielen verschiedenen Stoffwechselprozessen mit, so zum Beispiel an der Verdauung, Zellatmung, Zellvermehrung, Energiegewinnung und Blutgerinnung. Nach den Reaktionen, die die verschiedenen Enzyme beeinflussen, werden sie sechs verschiedenen Klassen zugeordnet. So gehören beispielsweise in die Klasse der Hydrolasen Enzyme, die Bindungen unter Einsatz von Wasser spalten.

Erkrankungen, die darauf beruhen, dass der Körper ein spezielles Enzym nicht oder nicht ausreichend produziert, versucht man in der konventionellen Medizin zu behandeln, indem man das Fehlende zuführt.

Die hier zu besprechende Enzymtherapie ist aber keine solche Substitutionsbehandlung. Sie geht vielmehr auf den Mediziner Max Wolf (1885–1975) zurück, der in seinem Forscherleben zunächst eine Mischung aus pflanzlichen und tierischen Enzymen zur Behandlung krebskranker Menschen einsetzte. Später versuchte er auch, damit den Alterungsprozess aufzuhalten und stellte bei der Behandlung mit Enzymen einen positiven Effekt auf eine Reihe von Erkrankungen fest. Bei diesem Verfahren werden nur Enzyme aus der Klasse eingesetzt, die zum Beispiel Fette, Kohlenhydrate und Eiweiße spalten. Typische Vertreter dieser Enzymklasse sind die Verdauungsenzyme, wie sie zum Beispiel die Bauchspeicheldrüse produziert.

Auf Wolfs Arbeiten beruft sich auch das deutsche Unternehmen Mucos Pharma, das seit 1960 Enzymkombinationsprodukte herstellt und zugelassene Präparate für diese Therapierichtung anbietet. Der Verein „Medizinische Enzymforschungsgesellschaft“ ist eine Gründung von Max Wolf.

## Konzept

Die Enzymtherapie setzt ihre Produkte vornehmlich bei Erkrankungen ein, von denen sie meint, dass bei ihnen ein Entzündungsgeschehen stattfindet. Entzündliche Prozesse sind eine Reaktion des Immunsystems, und an ihnen sind immer auch Enzyme beteiligt. Die Enzymtherapie geht davon aus, dass sich gestörte und unangemessene Reaktionen des Immunsystems mit der Einnahme von Enzymen regulieren lassen. Zur Erklärung hebt sie auf Einzelaspekte des Entzündungsgeschehens ab, wie zum Beispiel auf die Tatsache, dass sich bei Entzündungen Wasser im Gewebe ansammelt, dass sich winzige Blutgerinnsel bilden können und dass Zelltrümmer entstehen, die abgebaut werden müssen.

Auch beim Einsatz dieser Enzyme bei Krebserkrankungen berufen sich die Vertreter dieser Methode auf Eingriffe in das Immunsystem. Nach ihrer Theorie sollen eiweißspaltende Enzyme die Aktivität bestimmter weißer Blutzellen erhöhen, wodurch sie dann die Ausbreitung von Tumorzellen erschweren. Ferner sollen Enzyme die Produktion von Gewebehormonen, die Signale zwischen den einzelnen Zellen übermitteln, steigern. Dadurch sollen sie eine Antitumorwirkung haben.

## Plausibilität des Konzepts

Es ist anerkanntes Wissen, dass viele Gesundheitsstörungen mit entzündlichen Prozessen verbunden sind. Allerdings trifft das nicht für alle Erkrankungen zu, für die die Enzymtherapie empfohlen wird. So ist zum Beispiel die multiple Sklerose nicht von Anbeginn an eine entzündliche Erkrankung.

In der Tat reguliert das Immunsystem mit seinen Zellen und Vermittlersubstanzen einige Aspekte dieser Entzündungsprozesse. Dass überschießende oder anderweitig fehlgeleitete Immunreaktionen auf einem Mangel an den bei diesem Verfahren verwendeten Enzymen beruhen, ist hingegen nicht richtig.

Die bei der Enzymtherapie eingesetzten Produkte enthalten vornehmlich Verdauungsenzyme. Im Immunsystem haben diese Enzyme nur eine begrenzte Bedeutung. Sie wirken bei weitem nicht so vielfältig, wie es die Enzymtherapie nahe legt.

Hinzu kommt, dass die Enzyme in magensaftresistent hergestellten Produkten zwar weitgehend unbeschadet durch Mund und Magen den Dünndarm erreichen, dass sie dort aber in nennenswerter Menge unverändert ins Blut übertreten und dorthin gelangen, wo sie wirken sollen, ist nicht nachgewiesen. Zumindest von dem Enzymgemisch Bromelain ist bekannt, dass es so schnell wieder ausgeschieden wird, dass eine nachhaltige Wirkung eher unwahrscheinlich ist.

Zur Erklärung der Wirkung der Enzymtherapie wird manchmal auch ihr Einfluss auf die Blutgerinnung herangezogen. Nachgewiesenermaßen kann zumindest das Enzymgemisch Bromelain die Blutplättchen in gewissem Maß daran hindern, sich zusammenzuballen. Dadurch verlängert sich die Blutungszeit. In Tierversuchen zeigte sich bei hoher Dosierung auch, dass sich nach der Gabe von Bromelain in entzündeten Geweben weniger Wasser ansammelt (ödemhemmende Wirkung).

## Mittel

Eine Enzymtherapie im hier besprochenen Sinn kann nur mit Arzneimitteln durchgeführt werden. Die dafür zugelassenen Produkte enthalten vornehmlich Verdauungsenzyme.

Pankreatin ist ein Extrakt aus Bauchspeicheldrüsen, meist von Schweinen. Dieses Gemisch enthält drei Verdauungsenzyme: Amylase spaltet Stärke, Trypsin zerteilt Eiweiß und Lipase bricht Fett auf. Einige Produkte enthalten diese Enzyme auch in isolierter Form.

Gebräuchliche Bestandteile dieser Präparate sind auch Bromelain, ein Gemisch eiweißspaltender Enzyme aus Ananas, und Papain, ein eiweißspaltendes Enzym aus dem mexikanischen Melonenbaum.

Die Mittel werden als magensaftresistente Tabletten angeboten.

## Durchführung

### Diagnose

Vor der Behandlung steht üblicherweise eine konventionelle Diagnose.

### Behandlung

Die Mittel der Enzymtherapie werden eingenommen und dabei sehr hoch dosiert. Bei dem Produkt *Wobenzym N* heißt es im Beipackzettel: mindestens dreimal täglich zwei Tabletten, in schweren Fällen bis 30 Tabletten täglich oder auch mehr.

Um bei Krebspatienten die Bildung von Tochtergeschwülsten zu verhindern, soll von dem Mittel im ersten Jahr nach der grundlegenden Behandlung einmal monatlich, im zweiten Jahr jeden zweiten Monat, im dritten Jahr jeden dritten Monat und so weiter jeweils eine Woche lang täglich eine Tablette eingenommen werden.

## Anwender und ihre Ausbildung

Mittel zur Enzymtherapie werden von Ärzten und Heilpraktikern verordnet.

## Anwendungsbereiche

Die Enzymprodukte sind – abhängig vom Präparat – für folgende Anwendungsbereiche zugelassen: Venenentzündungen, Entzündungen – namentlich solche der Harnwege, Nase und Nasennebenhöhlen, Gewebeschwellungen (Ödeme) und Entzündungen, die auf Verletzungen beruhen oder nach Operationen auftreten, rheumatische Erkrankungen – auch solche, die nicht ein Gelenk betreffen, aktive Phasen einer Arthrose; Langzeitbehandlung bei Tumoren, Zusatzbehandlung während der Strahlentherapie, Vorbeugung vor Metastasen, unterstützende Behandlung bei Entzündungen und Virusinfektionen, wie zum Beispiel Gürtelrose.

In den Veröffentlichungen zur Enzymtherapie werden allerdings noch weitere Erkrankungen genannt, die der Behandlung mit Enzymen zugänglich sein sollen. So wird die Behandlung der multiplen Sklerose ausführlich besprochen; beim Thema Aids findet sich der Satz „... kann eine zusätzliche Enzymbehandlung die Zeit zwischen der Infektion und dem Ausbruch der Krankheit verlängern".

## Belege für die Wirksamkeit

Bei der Beurteilung der Wirksamkeit der Enzymtherapie ist zu berücksichtigen, dass die Hersteller aufgrund der in den vergangenen Jahren mehrfach geänderten gesetzlichen Bedingungen die Zusammensetzung ihrer Enzymprodukte verändert haben; damit haben sich auch die aufgeführten Anwendungsbereiche geändert. Deshalb können Studienergebnisse, die mit den früheren Produkten erzielt wurden, für die heutigen Produkte nicht mehr uneingeschränkt herangezogen werden.

Zum Beispiel enthielt das Präparat *Wobe-Mugos E*, das bei Krebserkrankungen eingesetzt wird und mit dem die Studien zum Wirksamkeitsnachweis durchgeführt wurden, in den 1990er-Jahren Thymusextrakt. In dem heutigen Produkt ist dieser Extrakt jedoch nicht mehr enthalten. Infolgedessen können die damals erzielten Ergebnisse auf das heutige Präparat nicht übertragen werden.

Wie die Herstellerfirma Mucos Pharma mit Studienergebnissen umgeht, trägt zudem nicht dazu bei, die Aussagen über die therapeutische Wirksamkeit der Enzympräparate verlässlicher erscheinen zu lassen. So wurden die Daten einer Studie zwar als fehlerhaft berechnet erkannt, die falschen Daten jedoch mindestens neun Jahre lang weiterhin als wissenschaftliche Belege verbreitet.

In einer neueren Übersichtsarbeit, deren Finanzierung eine Herstellerfirma unterstützte, wurden insgesamt elf Studien hinsichtlich der therapeutischen Wirksamkeit der Enzymkombination bei Krebserkrankungen ausgewertet. Vier dieser Studien sind nicht veröffentlicht; sie sind nur denen zugänglich, die sie von der Herstellerfirma zur Verfügung gestellt bekommen. Die öffentlich gemachten Studien sind zwischen 1976 und 1998 erschienen. In ihnen wurden Patienten, die an verschiedenen Krebsarten litten, behandelt. Die Studienleiter schließen aus den Ergebnissen, dass die Enzymtherapie die Nebenwirkungen von Strahlen- und Chemotherapie bei Krebserkrankungen verringern kann.

Eine weitere Übersichtsarbeit, die ebenfalls mithilfe einer Herstellerfirma finanziert wurde, wertet vier Studien aus, deren Aufbau zwar hohen wissenschaftlichen Ansprüchen genügt, die aber nicht veröffentlicht sind. Alle Texte stammen zudem vom gleichen Autor. In den Studien wurden vier Erkrankungen aus dem rheumatischen Formenkreis untersucht: schmerzhafte degenerative Veränderungen des Schultergelenks (Periarthropathia humeroscapularis), Arthrose des Knie- und Hüftgelenks (Gonarthrose, Coxarthrose) und Rückenschmerzen. In keiner dieser Studien konnte gezeigt werden, dass die Enzymtherapie einer Behandlung mit einem Scheinmittel überlegen ist.

In einer dritten Übersichtsarbeit wurden sieben Studien zusammengefasst, in denen die Enzymtherapie mit einer konventionellen medikamentösen Behandlung bei rheumatischen Erkrankungen verglichen wurde. Die Studie zieht den Schluss, dass die Enzymtherapie bei diesen Erkrankungen keine Alternative darstellt. Es konnte keine therapeutische Wirksamkeit nachgewiesen werden.

Obwohl einige Studien zu positiven Ergebnissen kamen, können diese Daten allenfalls als Hinweise gelten. Beweiskraft hätten sie erst, wenn sie in Arbeiten ohne finanzielle Beteiligung einer Herstellerfirma der Enzyme durchgeführt würden und unter der Leitung von verschiedenen Personen, die in keinem Verhältnis zum Unternehmen stehen, bestätigt werden.

## Achtung

Pankreatin wird meist aus den Bauchspeicheldrüsen von Schweinen gewonnen. Das müssen diejenigen beachten, die Schweinefleisch nicht vertragen und die aus religiösen Gründen keine Produkte von Schweinen zu sich nehmen dürfen.

► ***Gegenanzeigen***

Bei einer akuten Bauchspeicheldrüsenentzündung dürfen keine enzymhaltigen Mittel eingenommen werden. Auch bei erhöhter Blutungsneigung sollte auf eine Behandlung mit Enzymen verzichtet werden.

► ***Wechselwirkungen***

Wenn zusätzlich zu den Enzymen noch andere Medikamente angewendet werden, können Wechselwirkungen zwischen den verschiedenen Arzneimitteln auftreten. Beachten Sie in diesem Fall die Angaben im Beipackzettel der Präparate und besprechen Sie die Behandlung mit Ihrem Arzt.

## Risiken und unerwünschte Wirkungen

► ***Durch das Verfahren***

Enzympräparate können allergische Reaktionen hervorrufen. Diese verlaufen zwar meist mild, dennoch sind schwere allergische Reaktionen bis hin zum lebensbedrohlichen Schock nicht auszuschließen.

Gelegentlich können Übelkeit, Erbrechen und Durchfall auftreten.

Die Packungsbeilage von *Wobenzym N* weist darauf hin, dass sich bei chronischen Erkrankungen die Symptome vorübergehend verstärken können. Dieses wird als positives Zeichen dafür gewertet, dass der Heilungsvorgang angeregt worden ist. Darin liegt allerdings die Gefahr, dass eine Verschlechterung des Gesundheitszustands fälschlicherweise für eine solche „Erstverschlimmerung" gehalten und eine rechtzeitige andere Form der Behandlung versäumt wird.

## Hinweise

► ***Für Schwangerschaft und Stillzeit***

Über die Risiken einer Anwendung in der Schwangerschaft und Stillzeit gibt es keine Erkenntnisse. Sicherheitshalber sollten Sie in dieser Zeit keine Enzymtherapie durchführen.

## Bewertung

Es gibt Hinweise, dass die Enzymtherapie therapeutisch wirksam ist, um die Nebenwirkungen von Strahlen- und Chemotherapie bei Krebserkrankungen zu verringern. Dennoch können diese Ergebnisse allenfalls als positive Hinweise gelten, da die Daten weder von verschiedenen Studienleitern, noch von solchen, die in keinem Verhältnis zur Herstellerfirma der Mittel stehen, bestätigt worden sind. Das Verfahren ist nicht frei von unerwünschten Wirkungen. Die Nutzen-Risiko-Abwägung zur Enzymtherapie fällt insgesamt eher negativ aus.

Sie ist für die oben genannten Anwendungsgebiete wenig geeignet.

Bei rheumatischen Erkrankungen und Rückenschmerzen ist die therapeutische Wirksamkeit hingegen nicht ausreichend nachgewiesen. Die Nutzen-Risiko-Abwägung fällt somit negativ aus. Enzymtherapie ist zur Behandlung dieser Krankheiten nicht geeignet.

# Farbtherapie

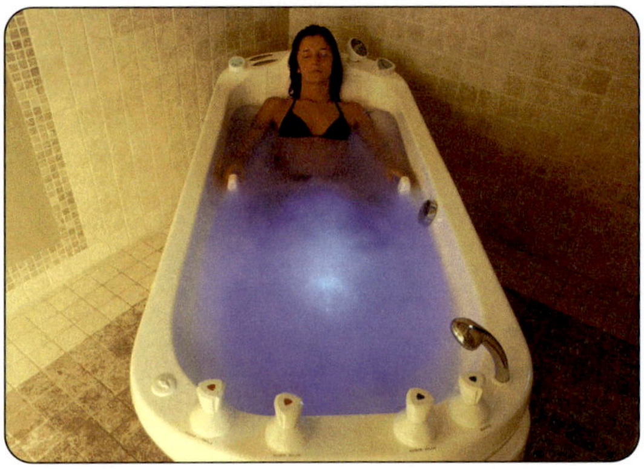

In der Farbtherapie werden Farben in Form von farbigem Licht zur Behandlung von Beschwerden und Erkrankungen eingesetzt.

Gleichbedeutend mit Farbtherapie wird auch die Bezeichnung Colortherapie verwendet. Therapien mit unterschiedlichen Farblichtgeräten werden unter verschiedenen Namen angeboten, wie etwa Eichothermbehandlung, Mora-Colortherapie, Spectro-Chrom-Therapie oder esogetische Medizin.

## Geschichte und Entwicklung

Unter den Naturheilern haben Farbtherapeuten die längste Ahnentafel: Sie berufen sich auf die Priester der mythischen Insel Atlantis, die Kranke vornehmlich mit Farben geheilt haben sollen.

Jeder Kulturkreis schrieb Farben bestimmte Bedeutungen und Fähigkeiten zu: Sie wurden mit göttlichen Kräften in Verbindung gebracht und spielten in Ritus, Religion und Politik eine große Rolle. So war es dem Kaiser von China vorbehalten, Gelb zu tragen, dem Kaiser von Rom, einen Mantel in purpurner Farbe. Farbiger Schmuck galt als magischer Schutz vor bösen Geistern.

Im Altertum setzten Ägypter, Chinesen und Inder Farben als magische Heilmittel ein: Darmkranke wurden mit gelben Farben bestrichen, Herzkranke in rote Tücher gehüllt, Epileptiker in violette. Farbige Tinkturen galten als Heilmittel. In der frühen Medizin Europas wurden Organen und ihren Krankheiten bestimmte Farben zugeordnet, der Galle zum Beispiel die Farbe Gelb. In überlieferten Rezepten der Volksheilkunde finden sich noch Reste solch einer symbolischen Medizin, zum Beispiel das Rezept, ein schmerzendes Rheumagelenk mit einer blauen Schürze zu umwickeln, um mit dieser kalt wirkenden Farbe das entzündete Gelenk zu kühlen.

Jede Farbe hat im Lauf der Zeit unterschiedliche Bedeutungen zugeschrieben bekommen, die nicht immer deckungsgleich sind. So gilt Rot etwa als Farbe der Liebe, aber auch des Blutes, des Henkers und der Revolution; und sie signalisiert auch heute noch „Halt“.

Wissenschaftlich beschäftigte sich erstmals Johann Wolfgang von Goethe (1749–1832) mit der Ordnung der Farben sowie den Komplementärfarben – jenen Farben, die einander ergänzen und als Licht miteinander gemischt Weiß ergeben. Er befasste sich mit Farbschattierungen und mit ihrer „kalten“ oder „warmen“ Wirkung auf das Gemüt.

Ende des 19. Jahrhunderts begannen Biologen, Mediziner und Psychologen mit der Wirkung von Licht verschiedener Wellenlängen auf Pflanzen, Tiere und Menschen zu experimentieren. In den USA, Italien, England und Dänemark entstanden Institute, die Farbbestrahlung als therapeutisches Mittel einsetzten. In der anthroposophischen Medizin (→ Seite 75) werden Farben in der Maltherapie angewendet, wobei Kranke angeregt werden, innere Zustände durch bestimmte Farben auszudrücken.

In den 80er-Jahren des 20. Jahrhunderts brachte die New-Age-Bewegung viele Heiler hervor, die bei ihren Patienten eine farbige Ausstrahlung zu erkennen glauben, die sie als Aura bezeichnen und deren Auffälligkeiten sie als Ausdruck bestimmter Krankheitszustände deuten (Aura-Reading). Manche von ihnen behandeln diese anschließend mit Farbimaginationen. Dabei stellen sich die Patienten, entsprechend der Farbsymbolik, bestimmte Farben über den als krank identifizierten Körperregionen vor.

## Konzept

Farbtherapeuten gehen davon aus, dass den Farben beziehungsweise den entsprechenden Lichtwellen bestimmte therapeutische – anregende oder beruhigende – Eigenschaften zugeordnet werden können. Rot soll dynamisch, anregend und wärmend sein, Gelb stimulierend und aufheiternd. Blau wird als entspannend, beruhigend, hemmend und kühlend beschrieben, Grün als beruhigend und ausgleichend. Die Farbe Orange gilt als aufheiternd und normalisierend, Violett als ausgleichend und inspirierend.

Diese Eigenschaften lassen sich laut Theorie der Farbtherapie mit Hilfe eines Farblichtstrahls auf den Körper übertragen. Um die positiven Eigenschaften der Farben zu übertragen, wird mit den entsprechenden Lichtwellen behandelt; um deren schädliche Einflüsse zu unterdrücken, wird die entsprechende Komplementärfarbe eingesetzt. Bestimmte Farben werden darüber hinaus bestimmten Organen zugeordnet und sollen deren Funktion beeinflussen.

Für die Wirkungsweise der Farbtherapie werden verschiedene Theorien angeboten. Farbtherapeuten nehmen Vorstellungen aus der Farbmystik, der traditionellen chinesischen Medizin (→ Seite 287) und ayurvedischen Medizin (→ Seite 93) auf, und sie berufen sich auf Goethes Farbenlehre sowie die Deutungen des Persönlichkeitstests, den der Psychologe Max Lüscher 1949 entwickelt hat (Lüscher-Test). Bei diesem Test reiht man acht Farbkärtchen nach eigener Vorliebe, woraus Rückschlüsse auf die Persönlichkeit gezogen werden.

Bei der Farbpunktur werden Akupunkturpunkte bestrahlt, wobei den Farben gemäß der traditionellen chinesischen Medizin eine energetische Wirkung auf diese Punkte zugeschrieben wird. Ebenso wird mitunter eine Verbindung zwischen Farben und den Energiezentren der indischen Medizin, den Chakren, hergestellt.

Manche Farbtherapeuten gehen davon aus, dass die Farben mit ihren unterschiedlichen Wellenlängen die Aktivität der Cytochrome erhöhen. Cytochrome sind Moleküle, die für die Energiegewinnung der Körperzellen mitverantwortlich sind. Andere Anbieter stützen sich auf die Biophotonentheorie, die davon ausgeht, dass Zellen durch Aussenden von Photonen miteinander kommunizieren und gemeinsam ein Biophotonenfeld bilden. Sie nehmen an, dass die Farbschwingungen Informationen an das Biophotonenfeld abgeben können. Für esoterische Heiler entspricht das Biophotonenfeld der Lebensenergie des Menschen, die sie als farbige Aura zu erkennen glauben.

Die Mora-Colortherapie will heilende Farbschwingungen aus dem Bioresonanzgerät (siehe „Bioresonanztherapie“ → Seite 111) auf die erkrankten Körperpartien des Patienten übertragen. Die anderen Varianten der Farbtherapie beruhen auf den gleichen Konzepten, setzen aber unterschiedliche Geräte zur Behandlung ein.

## Plausibilität des Konzepts

Farben beeinflussen zwar die Stimmung eines Menschen, aber kulturelle Bedeutung und Mode, Geschlecht und soziale Stellung des Betrachters bestimmen mit, wie Farben auf ihn wirken. Der eine assoziiert mit Grün die Eigenschaft Giftigkeit, der andere Gesundheit. Gesetzmäßigkeiten, die für alle Zeiten, Kulturen und Menschen gelten, wurden bis heute nicht gefunden. Auch die Deutungen des Lüscher-Tests, der auf Farbwahl beruht, sind widerlegt. Der individuelle Geschmack entscheidet über die Auswahl der Farben und das Wohlbefinden.

Die Zuordnungen der Farben zu Krankheitsbildern sind je nach Behandler willkürlich und widersprechen einander: Gegen Impotenz soll zum Beispiel bei einem Anwender Blau, beim anderen Rot helfen.

Die Existenz und Emissionen von Photonen sind bekannt, eine Bedeutung der Photonen als Informationssystem der Zellen ist jedoch wissenschaftlich umstritten. Das Vorhandensein und das Deuten der Aura beruhen auf okkultem, mystischem Glauben, einen wissenschaftlichen Beweis ihrer Aussagekraft gibt es nicht.

## Mittel

Es gibt eine Reihe von Geräten, die entweder Farblicht abstrahlen oder Weißlicht abgeben und je nach Bedarf mit einem farbigen Vorsatz oder Farbfilter versehen werden können. Die Behandlung kann mit flächig abgestrahltem Licht (Farbsonnen) oder Strahlern durchgeführt werden, die das Farblicht in einem dünnen Strahl bündeln und so zur Farbpunktur dienen.

## Durchführung

**Behandlung**

Der Patient liegt entspannt in Rücken- oder Bauchlage, während der Behandelnde den Farbstrahl des Gerätes auf jene Körperpartien richtet, auf denen dieser seine Wirkung entfalten soll. Entweder werden gezielt kleine Gebiete belichtet (Farbpunktur) oder große Hautareale mit dem Lichtkegel in pendelnder Bewegung bestrichen.

Die meisten Gerätehersteller empfehlen zur Vorbereitung, alle Behandlungen mit grünem Licht zu beginnen. Dann erst wird zur eigentlichen Behandlung jene Farbe gewählt, deren Eigenschaft dem erkrankten Organ zugeordnet ist.

Bei der Mora-Colortherapie hält der Patient Elektroden in der Hand, die mit dem Mora-Gerät verbunden sind. Die Anwender geben an, dass mit geringem Gleichstrom aus dem Mora-Gerät die Eigenschaften der Farben als Schwingungen auf den Körper übertragen werden (siehe „Bioresonanztherapie“ → Seite 111).

Eine Behandlung dauert etwa zwanzig Minuten. Es wird dazu geraten, eine Serie von mehreren Behandlungen durchzuführen.

**Selbstbehandlung**

Für die Selbstbehandlung werden schwenkbare Farbstrahler, Farblampen und Farbklänge auf CD, bei denen Tonschwingungen bestimmten Farben zugeordnet sind, angeboten. Auch die „rosarote Brille“ ist Wirklichkeit geworden: Auf dem Heilmarkt gibt es therapeutische Brillen in allen Farben, die je nach Zuordnung beruhigen, anregen oder inspirieren sollen. Die Produkte werden jeweils nach den Anleitungen der Hersteller angewendet.

## Anwender und ihre Ausbildung

Ärzte für Naturheilkunde, anthroposophisch und esoterisch orientierte Mediziner, Heilpraktiker, Masseure und Kosmetiker setzen Farben therapeutisch ein. Die Hersteller der Geräte und die Händler schulen die Therapeuten.

## Anwendungsbereiche

Farbtherapie wird insbesondere als Begleitbehandlung bei Schmerzen, depressiver Verstimmung und Schlafstörungen, bei Allergien und chronischen Entzündungen eingesetzt. Sie heilt nach Angaben der Anwender ohne Einschränkung von Blutkrankheiten (rot) bis zu Gallensteinen (gelb), von Falten (orange) bis zur Orangenhaut (violett), von der Glatze (violett) bis zur Taubheit (blau), von Aids (grün) bis zu Krebs (rosa).

## Belege für die Wirksamkeit

Es existieren keine kontrollierten Studien, die die Wirksamkeit der Farbtherapie überprüfen.

## Achtung

Bei der Anwendung der Farbtherapie besteht die Gefahr, dass eine Krankheit nicht rechtzeitig fachgerecht behandelt wird, insbesondere, da der Anspruch besteht, auch schwere Erkrankungen behandeln zu können.

## Bewertung

Die Wirksamkeit der Farbtherapie ist bei keinem Anwendungsbereich belegt. Die Risiken sind gering. Eine Nutzen-Risiko-Abwägung fällt wegen der fehlenden Wirksamkeitsbelege insgesamt negativ aus.

Die Farbtherapie ist nicht geeignet zur Behandlung von Krankheiten und Störungen.

# Fasten

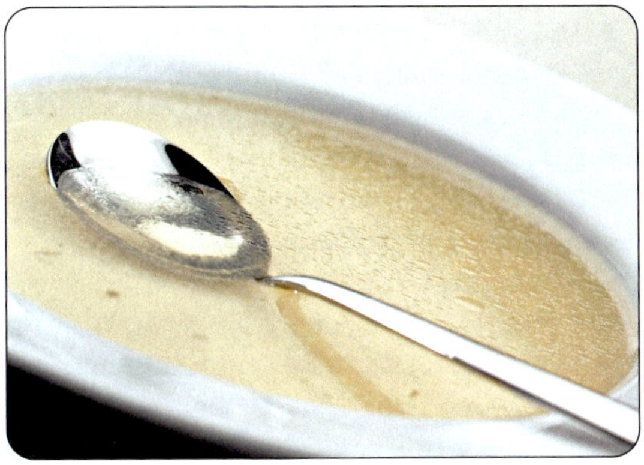

Als Fasten bezeichnet man den freiwilligen Verzicht auf feste Nahrung und Genussmittel für eine begrenzte Zeit. In medizinischer Absicht eingesetzt, soll sich Fasten gesundheitlich positiv auswirken.

## Geschichte und Entwicklung

Zwei gänzlich verschiedene Fastenkulturen haben sich etabliert. Bei der einen Ausrichtung ist das Fasten Bestandteil des religiösen Lebens. Das Christentum kennt die vorösterliche Fastenzeit, der Islam den Ramadan als Übungen religiösen Gehorsams. Darüber hinaus setzen viele Religionen das Fasten ein, um den Geist für spirituelle oder religiöse Erfahrungen bereit zu machen.

In der Medizin wird das Fasten therapeutisch eingesetzt. Bereits zur Zeit Hippokrates begann man, körperliche und geistige Erkrankungen durch Fasten zu behandeln. Pionier des so genannten Heilfastens war der deutsche Arzt Otto Buchinger (1882–1970). Er entwarf ein Konzept der stationären Behandlung von Menschen, das das Fasten in den Mittelpunkt stellte, aber auch andere Naturheilverfahren wie zum Beispiel Wasseranwendungen, Bewegung und Pflanzenheilkunde, einschloss.

In Deutschland hat sich eine Reihe von Einrichtungen auf stationär durchgeführtes Heilfasten spezialisiert. Auch einige Krankenhäuser, mit einer Abteilung für Naturheilverfahren, bieten Heilfasten an. Zum Fasten als gesundheitsfördernde Maßnahme raten aber auch viele, deren Qualifikation in Gesundheitsfragen eher zweifelhaft ist.

Das Nicht-Essen wird heute auch als so genannte Null-Diät praktiziert, um schnell an Gewicht zu verlieren. Damit hat es aber eine andere Zielsetzung als das Heilfasten.

## Konzept

Jedes Lebewesen kann eine gewisse Zeit ausschließlich von den Nahrungsbestandteilen leben, die es im Körper gespeichert hat. Normalgewichtige gesunde Menschen können bis zu 60 Tage auf Nahrung verzichten, ohne Schäden befürchten zu müssen. Beim Heilfasten wird diese, von den meisten Menschen aufgrund ihrer ausreichenden Versorgung mit Nahrung nicht mehr genutzte Fähigkeit des Körpers eingesetzt, um mit sich selbst neue Erfahrungen zu machen und um Körperprozesse zu beeinflussen.

Wird das Fasten wie unten angegeben durchgeführt, bleibt die Leistungsfähigkeit erhalten, und der Fastende kann ohne Hungergefühl seinen alltäglichen Anforderungen nachkommen.

Wie sich Fasten auf die Vorgänge in Stoffwechsel, Hormon-, Nerven- und Immunsystem und das Gewicht auswirkt, lässt sich mit den bekannten Abläufen im Körper erklären. Darüber hinaus werden dem Fasten aber noch Effekte nachgesagt, für deren Erklärung spezielle Ideen herangezogen werden.

So gibt es die Theorie, dass sich bei Übergewicht bestimmte Eiweiße im Bindegewebe ablagern und dieses verdicken. Dadurch soll sich die Sauerstoffversorgung der Zellen und auch der Abtransport von Stoffwechselendprodukten aus ihnen verschlechtern. Beim Fasten sollen diese Eiweiße abgebaut werden, sodass sich die Durchblutung in den feinsten Blutgefäßen verbessert.

Des Weiteren geht man davon aus, dass es sich bei Krankheiten, an denen das Immunsystem beteiligt ist, positiv auswirkt, wenn sich das Abwehrsystem eine Zeit lang nicht mehr mit den Eiweißstoffen beschäftigen muss, die die Nahrung normalerweise zuführt.

Überlegt wird auch, ob dem Körper durch den Mangel an Eiweißen nun das Baumaterial fehlt, um jene Antikörper zu bilden, mit denen er sich bisher geschadet hat. Mit dieser Idee wird versucht, die positiven Wirkungen des Fastens bei Autoimmunerkrankungen wie Rheuma zu erklären.

Abführmaßnahmen, wie sie während des Fastens meist durchgeführt werden, sollen notwendig sein, damit die weiterhin in den Darm abgegebene Gallenflüssigkeit nicht zu Befindlichkeitsstörungen führt, und weil vermutet wird, dass die abgestorbenen Darmbakterien andernfalls den Körper mit Giftstoffen belasten können.

## Plausibilität des Konzepts

Das Konzept des Heilfastens ist wissenschaftlich plausibel.

Ein Organismus, der keine Nahrung mehr zugeführt bekommt, stellt seinen Stoffwechsel nach und nach so um, dass er die notwendigen Nährstoffe aus gespeicherten Reserven bereitstellt. Als Erstes reagiert die Bauchspeicheldrüse auf die ausbleibende Nahrung, indem sie weniger Insulin und dafür mehr von dem Hormon Glukagon produziert. Dadurch wird die Leber veranlasst, ihre Zuckerspeicher zu leeren. Ab dem zweiten Fastentag wird dann das Fettgewebe mobilisiert, und es wird Eiweiß abgebaut, um daraus Zucker zu gewinnen. Mehrere Tage lang ist dieser Eiweißverbrauch relativ hoch, weil sich einige Gewebe, allen voran das Gehirn, erst langsam darauf einstellen müssen, auch Fettabbauprodukte statt Zucker für ihren Energiebedarf zu nutzen. Ist diese Umstellung vollzogen, verliert der Körper deutlich weniger Eiweiß. Während in der Anfangsphase des Fastens den Muskeln täglich etwa 75 Gramm Eiweiß entzogen werden, sind es nach fünf bis sechs Wochen nur noch etwa 20 bis 30 Gramm. Sind die Fettreserven nahezu komplett aufgebraucht und wird dennoch weiter gefastet, wird das restliche Eiweiß sehr schnell abgebaut. Diese letzte Phase des Fastens kann rasch zum Tod führen.

Der beim Fasten stattfindende Eiweißabbau wird von naturwissenschaftlich orientierten Medizinern kritisch gesehen. Die nützlichen Effekte auf die Durchblutung des Bindegewebes und auf das Immunsystem, die Verfechter des Fastens darin sehen wollen, sind nicht dokumentiert. Auch die Begründung für die meist durchgeführten Abführmaßnahmen ist wissenschaftlich nicht abgesichert.

Die Geschwindigkeit, mit der der Fastende an Gewicht verliert, variiert in den unterschiedlichen Phasen. Anfangs geht es rasch, weil viel Wasser ausgeschieden wird. Später reduziert sich der Gewichtsverlust, da sich der Energieumsatz verringert und der Stoffwechsel verlangsamt. Das liegt unter anderem daran, dass nur noch ein geringer Teil der gebildeten Schilddrüsenhormone aktiviert wird.

Auch der Einfluss des Fastens auf die Stimmung lässt sich wissenschaftlich erklären. Dass Fastende in den ersten Tagen meist aufgekratzt und aktiv sind, liegt an dem Adrenalinschub, den der leere Magen und der sinkende Blutzuckerspiegel auslösen. Später gibt sich das wieder, und es machen sich Ruhe und Entspannung breit. Der Puls verlangsamt sich, der Blutdruck sinkt.

Bei manchen Menschen wirkt Fasten antidepressiv. Das wird darauf zurückgeführt, dass es die Konzentration der Botenstoffe im Gehirn beeinflusst. Durch Fasten kann vor allem mehr von dem harmonisierend wirkenden Botenstoff Serotonin an den Nervenendigungen wirken. Auf dem gleichen Prinzip beruht die Wirksamkeit einer Gruppe von antidepressiven Medikamenten (selektive Serotonin-Wiederaufnahmehemmer).

Fasten wirkt darüber hinaus offenbar normalisierend auf den Gehalt des Blutes an Kortisol, einem Hormon der Nebennierenrinden. Bei stressgeplagten Menschen ist der Kortisolspiegel üblicherweise erhöht, sinkt aber beim Fasten. „Coole Typen" hingegen, die Gefühlsregungen nicht an sich heranlassen, haben einen niedrigen Kortisolspiegel, der durch Fasten steigt. Diese Effekte treten aber anscheinend nur auf, wenn jemand freiwillig nichts isst, nicht beim erzwungenen Hungern.

## Durchführung

### Diagnose

Bevor jemand fastet, sollte ein Arzt beurteilen, ob es Einwände dagegen gibt. Besonders totales Fasten eignet sich nur für gesunde Menschen, die keine Medikamente einnehmen. Über die körperliche Untersuchung hinaus sind erforderlich: Bestimmung des Blutbilds und des Blutzuckers, der Salze (Elektrolyte) und Harnsäure im Blut, der Leber- und Nierenwerte und der Konzentration eines auf die Schilddrüse gerichteten Hormons (TSH). Darüber hinaus sollte ein Belastungs-EKG den Zustand des Herzens dokumentieren.

**Behandlung**

Eine Fastentherapie, die Krankheiten vorbeugen oder ihrer Behandlung dienen soll, kann ambulant oder stationär durchgeführt werden.

Im ersten Fall wird der Fastende am besten von einem niedergelassenen Arzt betreut, im zweiten Fall begibt er sich in eine Klinik. Die stationäre Kur wird als besonders effektiv angesehen, weil der Fastende dort durch ein ganzes Bündel von Maßnahmen dazu angeregt wird, seinen Lebensstil umzugestalten.

Eine Fastenkur verläuft in etwa nach folgendem Schema:

Ein Tag mit kalorienreduzierter Kost, an dem bereits auf Kaffee, Tee, Alkohol und Nikotin verzichtet wird, bereitet das Fasten vor. Zugleich wird mit körperlicher Bewegung begonnen, und im Tagesablauf werden Ruhezeiten vorgesehen.

Der erste Fastentag beginnt mit dem Trinken einer Glaubersalzlösung zum Abführen. Solche Abführmaßnahmen wiederholen sich jeden zweiten Tag in Form eines Einlaufs mit körperwarmem Wasser oder Kamillentee. Täglich müssen mindestens zweieinhalb Liter kalorienfreier Flüssigkeit getrunken werden. Die Ausscheidungsvorgänge der Leber sollen durch heißfeuchte Wickel, die während der Mittagsruhe aufgelegt werden, gefördert werden. Die Ausscheidungsaktivität von Lunge und Haut wird durch regelmäßige Bewegung, wie Atemtherapie, Ausdauertraining, Feldenkrais (→ Seite 144), Gymnastik, Wandern, Schwimmen und – je nach Bedarf – physikalische Anwendungen wie Massage (→ Seite 219), Wasseranwendungen und anderem angeregt. Autogenes Training (→ Seite 88) und Yoga (→ Seite 295) werden als Entspannungstechniken angeboten.

Zur Fastentherapie gehören auch der Austausch mit anderen Menschen und geleitete Gespräche in der Gruppe, die ähnlich einer Gesprächstherapie den Menschen zu neuen Einsichten verhelfen können.

Anhänger des Heilfastens geben als optimale Fastendauer – abhängig von der individuellen Verfassung – zwei bis vier Wochen an. Übergewichtige können auch länger fasten. Am Tag des Fastenbrechens gibt es mittags einen reifen Apfel, abends eine Kartoffelsuppe. In den folgenden drei Tagen wird nach und nach eine vegetarische Kost, die Eier und Milchprodukte einschließt, aufgebaut. Fastenärzte empfehlen, jedes Jahr einmal zu fasten.

Beim Fasten haben sich verschiedene Varianten etabliert. Sie unterscheiden sich dadurch, dass bestimmte Getränke oder Nahrungsmittel aufgenommen werden dürfen, die nicht kalorienfrei sind.

*Buchinger-Fasten*

Bei dieser Form des Heilfastens werden außer den üblichen zweieinhalb Litern Wasser täglich jeweils ein Viertelliter Gemüsebrühe und Obstsaft getrunken, und die Getränke dürfen mit insgesamt 30 Gramm Honig pro Tag gesüßt werden. Damit nimmt der Fastende zusammengerechnet etwa 500 Kalorien auf.

*Eiweißmodifiziertes Fasten*

Bei dieser Fastenkur wird zusätzlich zu den kalorienfreien Getränken ein Quantum Buttermilch oder Molke getrunken. Auf diese Weise muss nicht völlig auf Eiweiß verzichtet werden, und die Eiweißverluste des Körpers bleiben begrenzt.

*Eiweißmodifizierte Formula-Diäten*

Hierbei trinkt der Fastende zusätzlich zu den kalorienfreien Getränken eine Flüssigkeit, die aus einem industriell hergestellten Pulver angerührt wird. Dabei handelt es sich um eine Mischung aus Eiweiß, Kohlenhydraten, Vitaminen und Mineralstoffen.

*Mayr-Kur*

Diese in der Regel vierwöchige Kur, benannt nach dem österreichischen Arzt F. X. Mayr, beginnt mit einigen Tagen Tee-Wasser-Fasten. Dann folgt die „Milch-Semmel-Diät", bei der morgens und mittags je ein altbackenes Brötchen mit Milch gegessen wird. Den Kurabschluss bildet die „Ableitungsdiät", bei der kleine Mengen mageres Fleisch oder Fisch und fettfrei zubereitetes Gemüse verzehrt werden.

Eine tägliche Bauchmassage, ein feuchtwarmer Leberwickel zu Mittag, Spaziergänge und Gymnastik gehören zur Kur.

Die Mayr-Kur entspricht einem Heilfasten, das langsam mit steigenden Zusätzen von Eiweiß und Kohlenhydraten angereichert wird.

**Selbstbehandlung**

Gesunde Menschen, die kurze Zeit fasten wollen und dabei keinen medizinischen Zweck verfolgen, können das in eigener Verantwortung, zum Beispiel angeleitet durch Bücher, tun. Es wird jedoch empfohlen, sich nach Möglichkeit zumindest von einem nichtärztlichen Fastenleiter betreuen zu lassen, besser noch von einem Fastenarzt.

Das Fasten selbst läuft ab wie oben beschrieben; ohne ärztliche Betreuung sollte es allerdings nach fünf bis sieben Tagen beendet werden.

## Anwender und ihre Ausbildung

Ärzte können sich zu Fastenärzten weiterbilden lassen. Die Ausbildung führt die Ärztegesellschaft für Heilfasten und Ernährung in Zusammenarbeit mit anderen Vereinigungen durch. Die Teilnahme wird mit einem Zertifikat bescheinigt und berechtigt den Arzt, ambulante Fastentherapien zu leiten.

Darüber hinaus bilden verschiedene Institutionen auch nichtärztliche Fastenleiter aus, die gesunde Menschen, die fasten wollen, betreuen. Es ist wünschenswert, dass diese Fastenleiter mit Ärzten zusammenarbeiten, die im Fasten erfahren sind.

## Anwendungsbereiche

Fasten greift in alle Stoffwechselvorgänge und viele Organfunktionen ein. Auf diese Weise soll es viele Erkrankungen, aber auch das seelische Befinden beeinflussen. Da der Fastende an Gewicht verliert, können sich viele Beschwerden bessern. Darüber hinaus verringern sich die Risikofaktoren für diverse Erkrankungen wie erhöhte Blutfett- und Cholesterinwerte, hoher Blutdruck und ein erhöhter Insulinspiegel.

Fasten wird unter anderem eingesetzt, um Herz-Kreislauf-Erkrankungen, Typ-2-Diabetes, rheumatische Erkrankungen – speziell rheumatoide Arthritis –, Gelenkbeschwerden, Schmerzerkrankungen und Migräne, Magen-Darm-Erkrankungen, Allergien und Hautkrankheiten zu bessern. Es soll allgemein die Abwehrkräfte stärken.

## Belege für die Wirksamkeit

Unbestritten und offenkundig gelingt mit Fasten eine Gewichtsabnahme – allerdings nur für kurze Zeit. Auf lange Sicht gesehen kehrt sich der Effekt eher um: Menschen, die ihr Gewicht durch eine derart radikale Maßnahme reduziert haben, wiegen einige Zeit später mehr als vor dem Fasten. Darum empfiehlt die konventionelle Medizin das totale Fasten heute nicht mehr, um Gewicht zu reduzieren.

Im Verlauf des Fastens sinken die Blutfettwerte und der Blutdruck. Einige Untersuchungen sprechen auch dafür, dass sich der Immunzustand verbessert. Diese Aussagen sind kaum umstritten, obwohl sie auf unkontrollierten Studien basieren und diese sonst als nicht ausreichend angesehen werden, um eine therapeutische Wirksamkeit zu belegen. Uneinig ist man sich jedoch darüber, welche Bedeutung diese Ergebnisse für den einzelnen Fastenden haben. Die gesundheitlichen Effekte, die während des Fastens auftreten, vergehen nämlich, wenn der Betroffene wieder normal isst. Da der Mensch nur kurzfristig fasten kann und soll, sind sie medizinisch kaum relevant. Auf lange Zeit gesehen kann das Fasten den Gesundheitszustand nur verbessern, wenn seine Effekte erhalten bleiben. Dazu muss aber die Ernährung umgestellt und diese Veränderungen müssen beibehalten werden. Damit ist nicht das Fasten das Entscheidende für die medizinisch relevanten Wirkungen, sondern die nachfolgende Umstellung der Ernährung.

Über die Anwendung des Fastens bei rheumatoider Arthritis liegen vier kontrollierte Studien vor, bei denen die Beteiligten zudem noch drei Monate nach dem Ende des Fastens beobachtet wurden. Sie sprechen für eine therapeutische Wirksamkeit. Allerdings erfolgte auch bei diesen Untersuchungen nach dem Fasten eine Umstellung der Teilnehmer auf eine vegetarische Kost. Damit verknüpfen sich die Effekte des Fastens mit denen der geänderten Ernährung und sind nicht allein dem Fasten zuzuschreiben.

Darüber hinaus wird Fasten bei einer Reihe anderer Erkrankungen empfohlen, so zum Beispiel bei Rückenschmerzen und degenerativen Gelenkerkrankungen. Kontrollierte Studien, die zu solchen Empfehlungen berechtigen, gibt es jedoch nicht. Die positiven Wirkungen, die sich nach dem Fasten beobachten lassen, erklären sich jedoch leicht durch die Gewichtsabnahme, aufgrund derer die Wirbelsäule und die Gelenke entlastet werden. Dieser Effekt lässt sich jedoch sicherer und verlässlicher durch eine Ernährungsumstellung und mehr körperliche Aktivität erreichen.

## Achtung

Jeder, der fasten möchte, sollte sich vorher ärztlich untersuchen lassen, um beurteilen zu lassen, ob das gefahrlos möglich ist.

► ***Gegenanzeigen***

Menschen mit Herzrhythmusstörungen, koronarer Herzkrankheit, Diabetes und hohem Blutdruck sollten nicht fasten.

► ***Wechselwirkungen***

Fasten beeinträchtigt alle Medikamente, die regelmäßig eingenommen werden, in ihrer Wirksamkeit und/oder in der Häufigkeit, mit der unerwünschte Wirkungen auftreten. Wie Sie darauf reagieren sollen, müssen Sie unbedingt mit einem Arzt besprechen, bevor Sie zu fasten beginnen.

## Risiken und unerwünschte Wirkungen

► ***Durch das Verfahren***

Die meisten Risiken verbinden sich mit dem totalen Fasten. Die oben genannten Varianten, bei denen weiterhin wichtige Nahrungsstoffe zugeführt werden, sind deutlich weniger risikobehaftet.

- Fastende haben oft einen unangenehmen Mundgeruch und frieren leicht.
- Schlafstörungen gehören zum Fasten. Die oft beunruhigend intensiven Träume können ein begleitendes Gespräch notwendig machen.
- Es können Kreislaufstörungen, insbesondere Herzrhythmusstörungen, auftreten, teilweise begleitet von Schwindel.
- Leichte Unterzuckerungen machen sich zum Beispiel durch Schwitzen, zitternde Hände, Herzklopfen, innere Unruhe bemerkbar.
- Kopfschmerzen und Migräneanfälle können sich einstellen.
- Es sind Muskelkrämpfe möglich.
- Es kann ein akuter Hexenschuss auftreten.
- Es kann zu vorübergehenden Sehstörungen kommen.
- Die Nieren werden durch das Fasten sehr belastet. Möglicherweise macht sich dann eine Nierenfunktionsstörung bemerkbar, die vorher noch nicht auffiel.
- Bei Menschen, deren Harnsäurewerte im Blut schon zu Beginn des Fastens erhöht waren, sind Gichtanfälle möglich, und es können sich Nierensteine bilden.
- Bei Frauen kann sich die Monatsblutung verzögern.

Für den Körper ist Fasten eine Art „Hungersnot", die er mit seinem biologisch angelegten Rettungsprogramm beantwortet. Steht später wieder ausreichend Nahrung zur Verfügung, vergrößert er seine Reserven, um für neue Notzeiten gewappnet zu sein. Dieser „Jo-Jo-Effekt" kann dazu führen, dass Menschen nach mehreren Fastenkuren auf lange Sicht mehr wiegen als vor dem Fasten.

Die psychischen Effekte des Fastens bergen für psychisch labile Personen ein Missbrauchpotenzial, aus dem sich eine Essstörung entwickeln kann. Jugendliche sind dadurch besonders gefährdet, weil bei ihnen die Regulierung des Botenstoffs Serotonin schneller auf das Fasten anspricht als bei älteren Erwachsenen und sie allgemein leichter zu beeinflussen sind.

► ***Durch unsachgemäße Anwendung***

Vor allem in den ersten beiden Fastenwochen kann der Eiweißverlust relativ hoch sein. Speziell für den

Herzmuskel kann das ein unter Umständen tödliches Risiko bedeuten.

### Hinweise

► ***Für Kinder unter 14 Jahren***
Kinder sollten nicht fasten.

► ***Für Schwangerschaft und Stillzeit***
Frauen dürfen weder in der Schwangerschaft noch in der Stillzeit fasten.

► ***Für ältere Menschen***
Ältere Menschen sollten nicht fasten.

► ***Zur Verkehrstüchtigkeit***
Wenn durch das Fasten Sehstörungen oder Schwindel auftreten, sollten Sie kein Fahrzeug lenken, keine Maschinen bedienen und keine Arbeiten ohne sicheren Halt verrichten.

### Bewertung

Für kurze Zeit zu fasten, hat zahlreiche Effekte. Sie sind jedoch medizinisch wenig relevant, weil sie rasch wieder vergehen, wenn die Ernährung nicht dauerhaft umgestellt wird. Auf bestehende Krankheiten und Störungen wie zum Beispiel eine rheumatoide Arthritis, wirkt sich die kurzzeitige Verringerung der Risikofaktoren wie eine Reduktion des Gewichts, die das Fasten bewirkt, nicht aus. Gleiches gilt bei den Risikofaktoren für Herz-Kreislauf-Erkrankungen. Therapeutisch wirksam ist letztlich nur eine Ernährungsumstellung, nicht das Fasten.

Totales Fasten ist mit einem erheblichen Risiko belastet. Geringer ist das Risiko bei den Varianten, bei denen weiterhin wichtige Nahrungsstoffe zugeführt werden. Ein Abwägung von Nutzen und Risiko fällt aus medizinischer Sicht insgesamt negativ aus. Fasten ist zur Behandlung von Krankheiten und Störungen nicht geeignet.

# Feldenkrais

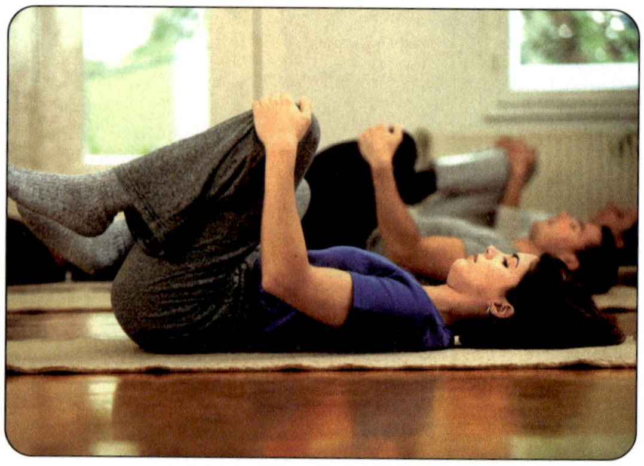

Die Feldenkraismethode ist ein bewegungspädagogisches Konzept, mit dem sich unter anderem Haltungs- und Bewegungsstörungen beeinflussen lassen.

### Geschichte und Entwicklung

In Russland geboren, lebte Moshé Feldenkrais (1904–1984) in Israel, Frankreich und England. Er war Physiker und begeisterter Judo-Anhänger. Eine Knieverletzung, die sich nicht besserte, brachte ihn dazu, sich selbst intensiv zu beobachten und sein Gespür für Bewegungen zu verfeinern. Er brachte sich so eine Art des Gehens bei, mit der er sich schmerzfrei fortbewegen konnte.

Der Erfolg weckte sein Interesse am Vorgang des Lernens und dessen wissenschaftstheoretischen Grundlagen. Aus praktischem Üben und wissenschaftlichem Lernen und Denken heraus entwickelte er letztlich eine Methode, in der Bewegung als Grundlage allen menschlichen Handelns im Zentrum stand. Feldenkrais verstand seine Arbeit primär pädagogisch, erkannte aber bald, dass sie sich auch bei psychologischen und medizinischen Problemen nutzbringend einsetzen lässt.

Feldenkrais schuf zwei Unterrichtsarten: den Einzelunterricht, *„Funktionale Integration"* genannt, und den Gruppenunterricht, *„Bewusstheit durch Bewegung"*.

In den USA, in Kanada, Europa, Israel und Australien ist Feldenkraisarbeit weit verbreitet. Verschiedene nationale Feldenkrais-Gilden haben sich in einer internationalen Vereinigung zusammengeschlossen. Die deutsche Feldenkrais-Gilde verzeichnet mehr als 1 500 Mitglieder.

## Konzept

Die Feldenkraismethode ist ein pädagogisches Konzept, das über das Bewusstmachen von Körperfunktionen und Bewegungen Körper und Geist zu neuen Erfahrungen verhelfen will.

Feldenkrais verstand die Körperhaltung eines Menschen nicht als statischen Zustand, sondern als einen dynamischen Prozess, der auf das Verhalten bezogen ist. Wie sich jemand bewegt und spricht, sein Auftreten und sein Ausdruck beruhen auf dem Bild, das er von sich selbst hat. Für Feldenkrais galten Bewegungsmuster als Muster des Lebens.

Das Verfahren beruht darauf, dass sich der Lernende seiner muskulären Verhaltensmuster bewusst wird und sich klar macht, welche psychischen und mentalen Prozesse ihnen zugrunde liegen. So hat er die Möglichkeit, Neues zu lernen und die Muster zu verändern. Mit dieser Selbsterziehung gewinnt der Mensch die Freiheit, sich selbst neu zu gestalten. Und da an jeder Handlung Bewegung, Sinnesempfindung, Gefühl und Denken zugleich beteiligt sind, zieht die Veränderung einer dieser Faktoren automatisch die der anderen nach sich. Auf diese Weise kann also das Umlernen gewohnter Bewegungsmuster auch psychische Reaktionsmuster neu strukturieren.

Für diesen Prozess des Neulernens bedient sich Feldenkrais nicht der üblichen Art des akademischen Lernens, sondern er setzt auf das, was der Betreffende – im wörtlichen Sinn – am eigenen Leib erfährt.

## Plausibilität des Konzepts

Das Konzept der Feldenkraismethode ist wissenschaftlich plausibel.

Es ist unstrittig, dass das Gehirn Haltungs- und Bewegungsmuster steuert und dass die bewussten und reflexartigen, die automatischen und vegetativen Anteile der Nervenstrukturen miteinander verknüpft sind und sich gegenseitig beeinflussen. Auch dass es einen Zusammenhang zwischen psychischem Befinden und körperlicher Verfassung gibt, ist bekannt. Dieses System von sich gegenseitig bedingenden Faktoren lässt sich verändern. Grundlage dafür ist die Fähigkeit des Nervensystems, zu lernen, also neue Schaltungen zwischen den einzelnen Nerven zu bahnen.

## Durchführung

Dem Konzept entsprechend ist Feldenkraisarbeit keine Behandlung, sondern Unterricht.

Im Allgemeinen beginnt sie mit Einzelsitzungen. Dabei ist der Schüler passiv, der Lehrer führt die Bewegungen an ihm durch. Die Arbeit verläuft ohne viele Worte. In der Gruppenarbeit muss der Schüler die geforderten Bewegungen aktiv selbst machen. An einer Gruppenstunde sollten nicht mehr als 10 bis 35 Personen teilnehmen.

Der Unterricht findet meist im Liegen statt. Die Bewegungen sind leicht, behutsam und werden ohne Anstrengung oder Schmerzen durchgeführt. Ob die ausgeführte Bewegung groß oder klein, ästhetisch oder ungelenk ist, spielt keine Rolle. Das Ziel ist nicht „schöne“, sondern bewusste Bewegung.

Um erfolgreich zu sein, ist es notwendig, dass jeder Schüler nach der anfänglichen Anleitung das Gelernte allein weiter praktiziert.

## Anwender und ihre Ausbildung

Zum Feldenkraislehrer lassen sich vornehmlich Krankengymnasten, Masseure, Heilpraktiker und Bewegungspädagogen ausbilden. Nur wenige sind Ärzte oder Psychologen.

Die Ausbildung dauert mindestens 160 Tage, die sich auf drei bis fünf Jahre verteilen. Der Inhalt folgt den von den internationalen Gilden vereinbarten Standards.

Die Bezeichnung „Gilde lizenzierte Feldenkrais-LehrerIn“ dürfen Mitglieder der Gilde führen, wenn sie die Methode in mindestens 100 Stunden professioneller Arbeit im Jahr anwenden und sich innerhalb von zwei Jahren mindestens 40 Stunden fortbilden. Sie bieten die Methode in Kursen und Workshops an.

## Anwendungsbereiche

Feldenkraisarbeit ist zwar nicht als medizinische Behandlungsmethode konzipiert, dennoch wird sie vielfach in medizinischer Absicht eingesetzt. Zu den Indikationen gehören Haltungsschäden jeder Art, Atmungs- und Rückenbeschwerden, orthopädische Erkrankungen, Nervenleiden und chronische Schmerzzustände. Bei entwicklungsgestörten Kindern soll die Feldenkraismethode die Beweglichkeit verbessern. Im psychischen Bereich soll sie bei Angststörungen, Depressionen und Psychosen hilfreich sein.

Ein besonderes Plus ergibt sich daraus, dass das Verfahren keiner Worte bedarf, um verstanden zu werden. Dadurch können auch sprach- und hörbehinderte Menschen davon profitieren.

## Belege für die Wirksamkeit

Zur Überprüfung der Wirksamkeit fand eine systematische Übersichtsarbeit sechs klinische Studien, bei denen die Patienten nach dem Zufallsprinzip einer Prüf- beziehungsweise Kontrollgruppe zugelost wurden. Untersucht wurden gesunde Freiwillige, Patienten, die an multipler Sklerose (MS) litten, Patienten mit Nacken- oder Schulterschmerzen, Patienten mit Rückenschmerzen und Krebspatienten. Die Ergebnisse ergaben positive Hinweise darauf, dass Feldenkraisbehandlung die Beweglichkeit der Halswirbelsäule erhöht, Stress und Balance bei MS-Patienten positiv beeinflusst, Nackenschmerzen reduziert und Rückenschmerzen lindert. Bei Krebspatienten fanden sich keine Hinweise auf irgendwelche positiven Effekte.

## Risiken und unerwünschte Wirkungen

► ***Durch das Verfahren***

Die psychischen Effekte der Feldenkraismethode bergen für seelisch labile Menschen das Risiko, aus dem Gleichgewicht zu geraten. Mögliche Krisen können Feldenkraislehrer üblicherweise nicht auffangen, weil sie nicht psychologisch oder psychiatrisch ausgebildet sind.

## Bewertung

Die Wirksamkeit der Feldenkraismethode ist belegt für den Abbau von Stress und die Verbesserung der Balance bei MS-Patienten sowie zur Verminderung von Nacken- und Rückenschmerzen. Die Risiken sind zu vernachlässigen. Die Nutzen-Risiko-Abwägung fällt bei der Behandlung dieser Krankheiten und Störungen positiv aus. Die Feldenkraismethode ist zur Behandlung bei diesen Anwendungsgebieten geeignet.

Zur Anwendung bei Krebspatienten hat die Methode keinerlei therapeutische Wirksamkeit. Hierfür fällt die Nutzen-Risiko-Abwägung negativ aus. Die Feldenkraismethode ist nicht geeignet zur Behandlung von Krebspatienten.

# Fiebertherapie

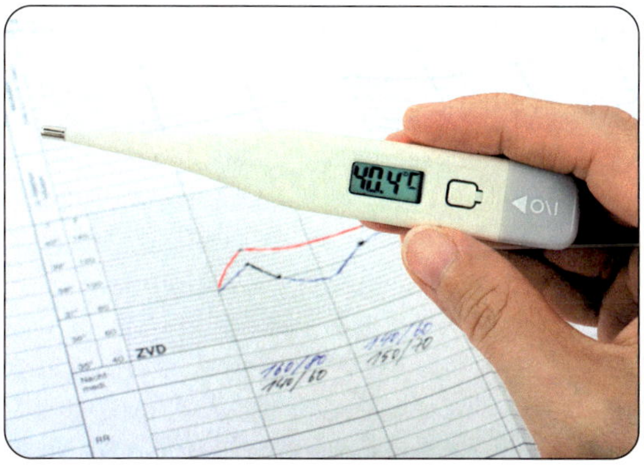

Bei der aktiven Fiebertherapie werden Bakteriengifte in den Körper gespritzt, die über eine Fieberreaktion das Immunsystem anregen, um so Krankheiten zu heilen.

## Geschichte und Entwicklung

Schon die Ärzte des antiken Griechenlands, später dann Hippokrates und der Naturarzt Hufeland (1762–1836) hatten erkannt, dass sich manche Krankheiten bessern, wenn eine zweite Erkrankung, die mit hohem Fieber einhergeht, hinzukommt. Diese zufälligen Beobachtungen wurden später gezielt zur Therapie eingesetzt, indem den Kranken Wundsekret gespritzt wurde. Nach der Entdeckung der Bakterien wurden ausgewählte, in Kulturen gezüchtete Bakterienarten eingesetzt. Ende des 19. Jahrhunderts verwendete der New Yorker Internist William Coley Bakterienmischungen, um Fieber zu erzeugen und so Tumorerkrankungen zu beeinflussen.

Dabei wurden immer wieder andere Bakterien in den Körper gespritzt, bis eine Mischung gefunden war, die eine deutliche Fieberreaktion hervorrief, den Kranken aber nicht über Gebühr gefährdete. Die Fiebertherapie galt so lange als einzige im Körperinnern angreifende Tumorbehandlung, bis die Chemotherapie breite Anwendung fand.

Der Wiener Psychiater Julius Wagner von Jauregg registrierte Besserungen bei psychisch erkrankten Patienten, die gleichzeitig Malaria – eine Krankheit mit wiederholten Fieberschüben – hatten. Für diese Entdeckung wurde er 1927 mit dem Nobelpreis ausgezeichnet.

Vornehmlich in der Krebstherapie haben sich Behandlungen, die hohe Temperaturen einsetzen, bis heute gehalten. Die so genannte Hyperthermiebehandlung, bei der der ganze Körper oder Teilbereiche gezielt überwärmt werden – zum Beispiel durch Infrarotstrahlung –, ist etabliert und wird wissenschaftlich erforscht.

Von der Fiebertherapie zu unterscheiden ist die passive Überwärmung – ein Naturheilverfahren, bei dem von außen Wärme an den Körper herangebracht wird. Im Folgenden geht es um die aktive Fiebertherapie, bei der im Körper Fieber erzeugt und der Organismus veranlasst wird, die Körperkerntemperatur selbst zu erhöhen.

## Konzept

In der Antike herrschte die Vorstellung, dass Fieber das Schlechte, das den Körper krank macht, „verbrennt". Auf diesem Gedanken beruht noch heute der Einsatz der Fiebertherapie bei Infektionskrankheiten.

Als Heilkundige die Fiebertherapie später einsetzten, um Tumorerkrankungen zu behandeln, meinte man, es seien die Bakteriengifte, die den Tumor direkt angreifen. Doch schon bald erkannten Wissenschaftler, dass die Auswirkungen der Bakteriengifte, deren messbares Symptom das Fieber ist, dafür verantwortlich sind, wenn sich ein Tumor nach der Behandlung verkleinert. Mit der Erforschung des Immunsystems wurde dann deutlich, welche Veränderungen die Fiebertherapie in diesem Körpersystem hervorruft. Von diesen Änderungen ausgehend denkt man sich auch Auswirkungen auf das Tumorwachstum.

## Plausibilität des Konzepts

Für die Fiebertherapie gibt es Ansätze einer wissenschaftlichen Plausibilität.

In den Körper eingespritzte Bakteriengifte regen die Freisetzung von Substanzen wie Interleukin und

Tumornekrosefaktor an, die als Vermittler zwischen den Zellen fungieren. Sie veranlassen das Zentrum im Gehirn, das die Körpertemperatur reguliert, die Grundtemperatur heraufzusetzen. Das messbare Ergebnis dieses Vorgangs ist Fieber.

Kommt das Immunsystem mit Bakterienprodukten in Kontakt, reagiert es ebenso als ob es mit Krankheitserregern in Kontakt käme. Diese Veränderungen sind nachweisbar und dienen dazu, die Unversehrtheit des Organismus wiederherzustellen.

Da die Entstehung einer Krebserkrankung unter anderem dadurch mitbedingt sein kann, dass die Abwehrfunktion des Immunsystems nicht ausreichend war, ist es denkbar, dass eine stärkere Aktivität dieses Systems zur Überwindung der Krankheit beitragen kann. Darüber hinaus geht man von einem Zusammenhang zwischen Fieber und Krebserkrankungen aus: Menschen, die selten fiebern und kaum Kinderkrankheiten durchgemacht haben, sind stärker gefährdet, eine bösartige Erkrankung zu bekommen, als solche, die häufiger mit fiebrigen Infekten darniederliegen.

Für die Wirkung der Fiebertherapie bei psychischen Erkrankungen ist ebenfalls eine wissenschaftliche Erklärung denkbar. Depressionen beispielsweise stehen in Zusammenhang mit einem Ungleichgewicht der Botenstoffe im Gehirn. Diese Botenstoffe werden durch die Vermittlersubstanzen zwischen Zellen, wie sie die Bakteriengifte vermehrt hervorrufen, in größerer Zahl freigesetzt. Es ist also denkbar, dass die Botenstoffe auf diese Weise wieder ausbalanciert werden.

## Mittel

In Deutschland gibt es keine Fertigpräparate, mit denen eine Fiebertherapie durchgeführt werden kann. Die Injektionsmittel können aber in Speziallabors hergestellt werden. Apotheken können auf ärztliche Verschreibung aus Japan das Präparat *Picibanil* importieren.

Um einen Fieberanstieg auszulösen, werden auch Pflanzenextrakte injiziert, so zum Beispiel ein Auszug aus Mistel oder Thuja.

## Durchführung

### Diagnose

Bevor die Fiebertherapie bei einer bösartigen Tumorerkrankung eingesetzt wird, muss die Diagnose durch eine mikroskopische Untersuchung einer Gewebeprobe (Biopsie) gesichert sein.

Darüber hinaus müssen vor der Behandlung Leber und Nieren auf ihre Funktionstüchtigkeit und das Herz auf seine Belastbarkeit geprüft werden.

### Behandlung

Für eine wirksame Therapie muss die Körpertemperatur auf 38,5 °C, besser noch auf mehr als 40,5 °C gebracht werden.

Das verdünnte Bakterienprodukt wird injiziert. Nach 15 bis 60 Minuten setzt Schüttelfrost ein, der 10 bis 45 Minuten anhält. Um diese oft als unangenehm empfundene Phase abzukürzen, kann der Körper von außen passiv erwärmt werden, zum Beispiel mit einer Infrarot-Ganzkörperbestrahlung. Die Fieberreaktion hält vier bis sechs Stunden an. Anschließend kann die Körpertemperatur noch zwei bis drei Tage lang schwanken.

Wenn die Fieberreaktion zu heftig ausfällt oder andere Probleme auftreten, muss der Behandler bei der nächsten Injektion eine geringere Konzentration verwenden.

In den ersten drei Wochen der Behandlung wird das Bakterienprodukt an fünf Tagen der Woche gespritzt. Dann folgen etwa vier Monate lang drei Injektionen pro Woche, danach eine wöchentlich. Bei einem auf übliche Weise behandelten Tumor sollte die Behandlung vier bis fünf Monate dauern, handelt es sich um einen Tumor, der nicht operiert werden kann, vier bis zwölf Monate.

Wenn der Bereich, in dem der Tumor wächst, von außen zugänglich ist, soll möglichst einmal in der Woche in den Tumor selbst hineingespritzt werden.

Die Behandlung sollte in einer Klinik oder teilstationären Einrichtung erfolgen, da Körpertemperatur, Blutdruck und Herzfrequenz während der Fieberphase kontinuierlich überwacht werden müssen.

Mit der Fiebertherapie kann sowohl vor als auch nach der Operation eines Tumors begonnen werden. Um die belastenden Wirkungen einer Chemo- oder Strahlentherapie zu verringern, wird geraten, die Fiebertherapie begleitend einzusetzen.

## Anwender und ihre Ausbildung

Die Fiebertherapie wird von Ärzten, teilweise auch von Heilpraktikern ambulant, vornehmlich aber in naturheilkundlich und anthroposophisch orientierten Kliniken eingesetzt.

Eine spezielle Ausbildung ist für die Fiebertherapie nicht erforderlich, da es sich dabei um übliche ärztliche Tätigkeiten handelt. Mit dem Verfahren selbst können sich Interessierte zum Beispiel im Rahmen von Naturheilkundekongressen vertraut machen.

## Anwendungsbereiche

Hauptanwendungsgebiet der Fiebertherapie sind Tumorerkrankungen, vor allem Weichteilsarkome und Lymphome. Man hofft, dass durch die Behandlung Metastasen seltener auftreten. Tumore, die nicht operiert werden können, sollen durch eine Fiebertherapie so weit schrumpfen, dass sie operiert werden können.

Darüber hinaus wird die Fiebertherapie bei Virusinfektionen wie Herpes-simplex-Infektionen und Gürtelrose eingesetzt sowie bei Immunschwächekrankheiten, namentlich auch Aids. Chronische Entzündungen des Magens, der Blase und der Prostata werden mit ihr ebenso behandelt wie Erkrankungen, die mit einer gestörten Abwehr in Zusammenhang gebracht werden wie Neurodermitis und Zellveränderungen am Gebärmutterhals und im Mund, die als Krebsvorstufen angesehen werden können. Ferner wird sie bei Blutbildungsstörungen und Depressionen angewendet.

## Belege für die Wirksamkeit

Die Wirksamkeit der Injektion gemischter Bakteriengifte bei Krebserkrankungen ist nicht eindeutig durch aussagekräftige Studien belegt. Drei Studien, die allerdings nur wenige Personen, nämlich 37, 86 und 30 Patienten, einschlossen, erbrachten unterschiedliche Ergebnisse.

Eine andere Veröffentlichung widmet sich dem Vergleich historischer Daten zur Wirksamkeit der Fiebertherapie in der Zeit von 1890 bis 1960 und den Überlebenszeiten von Krebspatienten, wie sie 1983 ermittelt wurden. Dass diese rückblickende Analyse für beide Zeiträume eine ähnliche Überlebensrate ausweist, interpretierten die Forscher als Indiz für die Wirksamkeit der Fiebertherapie. Dieser Schluss ist jedoch nicht haltbar, da es sich um eine rückblickende Analyse und nicht um eine im Voraus geplante Studie handelt.

Über die Behandlung von Krebspatienten mit *Picibanil* liegt eine Reihe von Studien mit positivem Ergebnis vor, deren Ergebnisse darauf hindeuten, dass diese Behandlung das Tumorwachstum hemmt. Dennoch resümiert eine Analyse dieser Arbeiten, dass die Daten nicht ausreichen, um das Verfahren fundiert beurteilen zu können. Unter anderem wird kritisiert, dass sich der Tumor nur bei einer Minderheit der Untersuchten verkleinert hat und dass dieser Rückgang nur kurze Zeit anhielt. *Picibanil* wird für diese Anwendung als konventionelles Arzneimittel überprüft.

## Achtung

► ***Gegenanzeigen***

Bei folgenden Erkrankungen darf keine Fiebertherapie durchgeführt werden: Herz-Kreislauf-Schwäche, Herzinfarkt, Lungenembolie, hoher Blutdruck, schwere Leber- und Nierenfunktionsstörungen, gestörte Blutgerinnung und Magen-Darm-Geschwüre.

Mit der Fiebertherapie soll nicht begonnen werden, wenn akute Infektionen vorliegen.

Während einer Behandlung mit Kortison oder Mitteln, die die Immunreaktion unterdrücken, sollte keine Fiebertherapie durchgeführt werden.

► ***Wechselwirkungen***

Beruhigungsmittel vom Benzodiazepintyp können die Wirksamkeit der Fiebertherapie abschwächen.

## Risiken und unerwünschte Wirkungen

► ***Durch das Verfahren***

An unerwünschten Wirkungen sind Schmerzen am ganzen Körper, Kopf-, Muskel- und Gliederschmerzen, Muskelkrämpfe und ein Hitzegefühl im Tumorgebiet möglich. Auch Übelkeit, Erbrechen und Durchfall können auftreten. Es kann außerdem zu Herz-Kreislauf-Problemen, Thrombosen, Lungenembolie und allergischen Reaktionen kommen.

► ***Durch unsachgemäße Anwendung***

Wenn der Behandler das Bakterienprodukt zu hoch dosiert, kann das Fieber lebensbedrohlich ansteigen.

## Hinweise

► ***Für Kinder unter 14 Jahren***

Da die Injektion von Bakteriengiften bei Kindern oft heftige Fieberreaktionen hervorruft, sollte eine Fiebertherapie bei ihnen nur unter besonderer Vorsicht durchgeführt werden.

► ***Für Schwangerschaft und Stillzeit***

Während der Schwangerschaft soll keine Fiebertherapie durchgeführt werden.

► ***Für ältere Menschen***

Ältere Menschen sind in ihrem Allgemeinzustand oft geschwächt. Daher sollte eine Fiebertherapie bei ihnen nur unter besonderer Vorsicht durchgeführt werden.

► ***Zur Verkehrstüchtigkeit***

Starkes Fieber kann die Verkehrstüchtigkeit einschränken. In diesem Zustand sollten Sie kein Fahrzeug lenken, keine Maschinen bedienen und keine Arbeiten ohne sicheren Halt verrichten.

## Bewertung

Es gibt Hinweise auf eine therapeutische Wirksamkeit der Fiebertherapie bei Krebserkrankungen. Für die Anwendung bei anderen Erkrankungen und Störungen ist die therapeutische Wirksamkeit nicht ausreichend nachgewiesen. Die Anwendung des Verfahrens ist mit Risiken verbunden. Die Nutzen-Risiko-Abwägung zur Fiebertherapie fällt bei Krebserkrankungen eher negativ aus. Fiebertherapie ist zur Behandlung von Krebserkrankungen wenig geeignet.

Bei der Behandlung aller anderen Krankheiten und Störungen ist die Nutzen-Risiko-Abwägung eindeutig negativ. Die Fiebertherapie ist hierfür nicht geeignet.

# Fußreflexzonen-massage

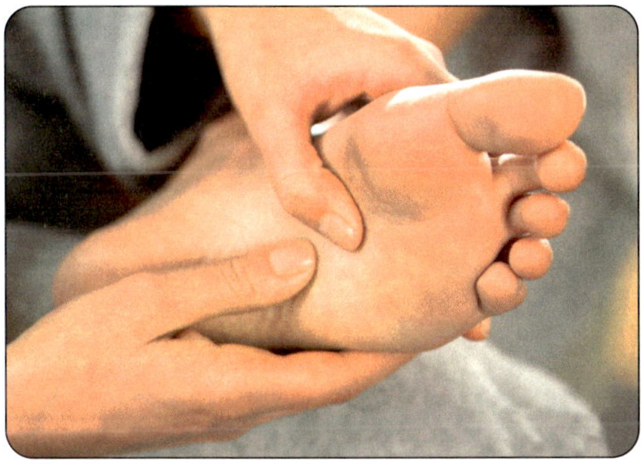

Fußreflexzonenmassage ist ein Diagnose- und vor allem Therapieverfahren, das auf der Vorstellung beruht, dass bestimmte Bereiche der Fußsohle, Reflexzonen genannt, Organen zugeordnet sind und diese durch Massieren auf reflektorischem Weg beeinflusst werden können. Beschwerden und Krankheiten sollen auf diese Weise gelindert werden.

Verwandte Verfahren sind die Reflexzonenbehandlungen an den Händen, den Ohren und dem Kopf sowie die Aurikulotherapie (siehe „Akupunktur" → Seite 62).

## Geschichte und Entwicklung

Schon 2 500 vor unserer Zeitrechnung wurde auf ägyptischem Papyrus ein Heiler abgebildet, der mit seinen Händen die Patienten an den Füßen behandelte. Auch die Massagetechniken der traditionellen chinesischen Medizin beruhen auf der Vorstellung, dass durch Behandeln eines Körperbereiches der Energiefluss im ganzen Körper beeinflussbar ist. Zu Beginn des 20. Jahrhunderts kam die Behandlung von Reflexzonen über Amerika nach Europa. Grundlage war dabei die Technik des amerikanischen Hals-Nasen-Ohren-Arztes William Fitzgerald (1872–1942). Dieser lernte die Fußreflexzonenmassage zu Beginn des 20. Jahrhunderts bei den Indianern Mittel- und Nordamerikas kennen, dokumentierte und erweiterte sie. Aus Experimenten, bei denen er durch Druck auf verschiedene Körperstellen Schmerz an anderen Stellen erzeugte, schloss er, dass der Körper in zweimal fünf Längszonen und drei Querzonen geteilt ist und dass man von jeder Stelle einer Zone alle Organe erreichen kann, die in dieser Zone liegen. Die Masseurin Eunice Ingham griff in den 1930er-Jahren dieses Konzept auf und baute es zur Fußsohlenbehandlung aus. Die bekannteste Repräsentantin des Verfahrens in Deutschland ist derzeit ihre Schülerin Hanne Marquart.

Die Fußreflexzonenmassage ist ein sehr weit verbreitetes Naturheilverfahren. Daneben werden auch Reflexzonenmassagen am Kopf, an den Händen, am Schienbein und am Ohr angeboten.

## Konzept

William Fitzgerald ging von der Vorstellung aus, dass der Körper in insgesamt zehn senkrechte Zonen geteilt ist – von der Schädeldecke ausgehend über die Finger hinab bis zu den Füßen verlaufend, mit einer Zehe in jeder Zone.

Dazu kommt eine waagrechte Ordnung und Teilung in drei Zonen: die oberste Querzone mit dem Kopf- und Halsbereich, in der Mitte der Brust- und Bauchraum und unten der Unterleibs- und Beckenbereich. In diesem Raster erkannte Fitzgerald Ähnlichkeiten mit den Längen- und Breitengraden der Erdkugel und den Meridianen chinesischer Akupunkturfiguren (siehe „Akupunktur" → Seite 62).

Nach dem Prinzip „pars pro toto" (der Teil steht für das Ganze) ergänzte Eunice Ingham diese Idee durch die Vorstellung, dass die beiden Körperhälften jeweils auf den Zehen, der Sohle, den Außenseiten und der Ferse des entsprechenden Fußes, gelegentlich auch auf dem Fußrücken, repräsentiert sind. Die Fußsohle gilt gleichsam als Landkarte, auf der sich – der Einteilung der Längs- und Querzonen entsprechend – die Körperstrukturen und die inneren Organe anordnen: die Kopf- und Halsorgane im Bereich der Zehen, die Organe der Brust und des Oberbauchs im Bereich des Mittelfußes und die von Unterbauch und Becken im Bereich der Fußwurzel. So wird zum Beispiel das rechte Auge am rechten Fuß im Bereich der zweiten und dritten Zehe abgebildet, das linke entsprechend auf dem linken Fuß. Die Strukturen und Organe – außer den im Körper paarig angeordneten wie die Augen – liegen nach Ingham spiegelbildlich auf beiden Fußsohlen, die Wirbelsäule an den Außenkanten der Fußsohlen, die Bauschspeicheldrüse in der Mitte, Arme und Beine an den Außenseiten der Füße.

Ist an einer bestimmten Stelle der Fußsohle die Haut auffällig verändert oder gerötet oder tritt beim Massieren des Fußes ein Druckschmerz auf, gehen die Anwender davon aus, dass das dazugehörige Organ krank beziehungsweise in seiner Funktion gestört ist. Als Ursache der Schmerzen werden feine kristalline Stoffwechselschlacken an den Nervenenden vermutet, die die normale Blutzufuhr zu den Organen behindern. Durch Massage sollen diese Kristalle verrieben und der Blutkreislauf dazu angeregt werden, diese Schlacken zu beseitigen.

Ingham stellte darüber hinaus eigene Theorien bezüglich der Entstehung von Krankheiten auf. So gab sie beispielsweise an, Epilepsie und Migräne seien ein Symptom einer Allergie und Erkältungskrankheiten entstünden durch einen überempfindlichen Grimmdarm.

Neuerdings werden Auffälligkeiten an der Fußsohle von vielen Anwendern als Störungen von Energiekanälen angesehen, die den Fluss der Energie blockieren. Die Massage dieser Areale soll den Energiefluss aktivieren, indem sie reflektorisch auf Nervenbahnen oder Meridiane wirkt.

## Plausibilität des Konzepts

Die von Fitzgerald willkürlich entworfenen Längszonen am Körper müssen aufgrund heutiger medizinischer Erkenntnisse als Fantasieprodukte angesehen werden. Der ganze Körper ist darüber hinaus in keinem seiner Teile so repräsentiert, dass er von diesem Teil aus behandelt werden könnte. Es existiert keine Basis für die angenommene Verbindung zwischen den inneren Organen und den Fußsohlen. Ebenso fehlt ein Nachweis, dass sich an den Nervenenden im Fußgewebe kristalline Säurekristalle ablagern.

Die Angaben der verschiedenen Autoren, wo genau sich die einzelnen Organe an der Fußsohle abbilden sollen, weichen voneinander ab. Die Vermutungen über die Krankheitsursachen sind nach heutigem Stand des Wissens nicht haltbar und führen zu falscher oder ungenügender Behandlung teilweise schwerwiegender Krankheiten. Allerdings konnte ein kontrollierter Versuch zeigen, dass Fußreflexzonenmassage am „Nierenpunkt" die Nierendurchblutung messbar beeinflusst.

## Mittel

Die Fußreflexzonenmassage wird meist mit den Fingern durchgeführt, um Veränderungen im Gewebe zu spüren und gesundheitliche Störungen zu erkennen. Daneben setzen Masseure auch Massagestäbe, Kugeln und elektrische Geräte ein, die einen leichten Impulsstrom abgeben. Manchmal werden bei der Massage aromatisierte Öle verwendet.

Zur Erhöhung des allgemeinen Wohlbefindens können Einlagen, die mit Noppen versehen sind, in die Schuhe gelegt werden, damit sie dann in einer Art Dauermassage wirken. Außerdem werden „biomagnetische" Strümpfe angeboten, deren magnetische Einwirkung auf die Fußreflexzonen die inneren Organe beeinflussen soll (siehe „Magnettherapie" → Seite 206).

## Durchführung

Der Patient liegt mit entblößten Füßen bequem in Bauch- oder Rückenlage.

### Diagnose

Je nachdem wo der Masseur eine veränderte Hautstruktur spürt oder durch stärkeren Druck seiner Finger Schmerzen auslöst, schließt er anhand der Fußsohlenkarten auf Störungen einzelner Organe, ohne eine genaue Diagnose zu stellen.

### Behandlung

Die Behandlung beginnt mit oberflächlich ansetzenden Streichungen und behutsamem Verschieben der Oberhaut gegenüber dem Unterhautbindegewebe. Stets werden beide Füße behandelt, weil sich laut Konzept manche Organe auf beiden Füßen abbilden. Der Masseur drückt und reibt. Dabei bearbeitet er Zehen, Sohlen, Fußränder, die Knöchelregion und gelegentlich auch Teile des Fußrückens. Manche Stellen bearbeitet er sehr fest mit Fingerkuppen und -nägeln, insbesondere dort, wo er Knötchen spürt oder Schmerzen auslöst, um die Verhärtungen zu lösen.

Die Behandlung dauert etwa eine Dreiviertelstunde. Meist wird eine Serie von zehn bis zwölf Sitzungen in Abständen von einigen Tagen angeboten, bei chronischen Erkrankungen auch mehr.

**Selbstbehandlung**

Zur Selbstbehandlung der Reflexzonen können Schuheinlagen mit Noppen oder Socken mit magnetischen Eigenschaften getragen werden.

## Anwender und ihre Ausbildung

Fußreflexzonenmassage wird in vielen privaten Instituten und Heilpraktikerschulen gelehrt und meist von Physiotherapeuten, Masseuren und Heilpraktikern erlernt und ausgeübt. Auch Laien geben und besuchen Kurse und können diese Massageform im Selbststudium aus Büchern erlernen.

## Anwendungsbereiche

Fußreflexzonenmassage wird zur Behandlung vieler Krankheiten angeboten, zum Beispiel zur Linderung von Asthma, bei Erschöpfung, Migräne, Kopfschmerzen, Schlaflosigkeit, stressbedingten Beschwerden, Arthritis und anderen Gelenk- und Wirbelsäulenbeschwerden, Funktionsstörungen der inneren Organe, Hormonstörungen und Wechseljahrsbeschwerden. Manche Anbieter behandeln auch die Parkinsonkrankheit und multiple Sklerose.

## Belege für die Wirksamkeit

Um die Treffsicherheit der Fußreflexzonenmassage als Diagnosemethode zu untersuchen, wurden drei Reflextherapeuten aufgefordert, 18 Patienten mit verschiedenen Beschwerdebildern von Nackenschmerzen über Migräne bis hin zu Diabetes zu untersuchen. Es konnte mit Fußreflexzonenmassage keine höhere Treffsicherheit der Diagnose erreicht werden als durch Zufall zu erwarten war.

Eine systematische Übersicht über die therapeutische Anwendung der Fußreflexzonenmassage untersuchte sieben kontrollierte klinische Studien, bei denen Patienten mit Altersdiabetes, Ängstlichkeit, Asthma, Kopfschmerzen, nach einer Gallenblasenoperation und anderen chirurgischen Eingriffen sowie mit prämenstruellem Syndrom (PMS) behandelt wurden. Beim prämenstruellen Syndrom zeigten sich zwar Hinweise auf eine Linderung der Symptome, da aber auch Regionen an Händen und Ohren behandelt wurden, war eine Aussage zur Wirksamkeit der Fußbehandlung allein nicht möglich. Insgesamt waren die Resultate der Studien enttäuschend. Entweder war nur eine geringe Anzahl von Patienten in die Studien aufgenommen worden oder diese wiesen andere methodische Schwächen auf, die die Aussagekraft schmälerten. Darüber hinaus fehlen Wiederholungen dieser Studien von unabhängiger Seite. Letztlich lautete die Schlussfolgerung, dass kein Beleg für eine Wirksamkeit, die über einen (potenziell erheblichen) Effekt einer Scheinbehandlung hinausgeht, existiert. Dieses Fazit wurde auch von anderen Autoren im Prinzip bestätigt.

Eine weitere Übersichtsarbeit fand keine Belege für die Annahme, dass Fußreflexzonenmassage in der Schmerztherapie effektiv sei.

Andere kontrollierte klinische Studien zur Fußreflexzonenmassage bei Wechseljahrsbeschwerden, Oberbauchschmerzen, Völlegefühl, Verstopfung und Durchfall bei Reizdarm, bei Asthma und zur Nachsorge von Patienten mit Herzoperationen bestätigten die Einschätzung, dass Fußreflexzonenmassage nicht wirkungsvoller ist als eine Scheinbehandlung.

Dagegen zeigt eine Studie, in der die Patienten per Los den Untersuchungsgruppen zugeteilt wurden, dass Fußreflexzonenmassage effektiver ist als eine Scheinbehandlung bei der symptomatischen Therapie der multiplen Sklerose. Berücksichtigt wurden dabei unter anderem die Symptome Blasen-, Sensibilitäts- und motorische Störungen.

## Achtung

Bei Personen mit Problemen der Knochen und Gelenke im Bereich der Füße und Unterschenkel sollte eine Fußmassage mit Vorsicht angewendet werden.

Falschdiagnosen sind wahrscheinlich und in der Folge Falschbehandlungen möglich. Dass Fehldiagnosen durch Fußreflexzonenmasseure eine Gefahr darstellen, Gesunde als krank und Kranke als gesund zu erklären, ist wiederholt dokumentiert worden.

► ***Gegenanzeigen***

Bei akuten Infektionskrankheiten und Fieber sollte Fußreflexzonenmassage nicht angewendet werden, weil vegetative Erregung durch die Therapie die Beschwerden verstärken kann. Bei offenen Wunden an Füßen und Unterschenkeln ist Fußreflexzonenmassage ebenfalls nicht angebracht.

## Risiken und unerwünschte Wirkungen

► ***Durch das Verfahren***

Nach Fußreflexzonenmassage kann Müdigkeit auftreten, die Füße können schmerzempfindlich werden. Starke Schmerzreize an den Füßen können Reaktionen wie Schweißausbrüche und vermehrte Blasen- und Darmtätigkeit auslösen, sie können eine Änderung der Regelblutung bewirken und einen Kreislaufkollaps hervorrufen.

Bei der Verwendung von Aromaölen kann es zu Allergien kommen.

## Hinweise

► ***Für Schwangerschaft und Stillzeit***

In der Schwangerschaft sollte Fußreflexzonenmassage nicht angewendet werden, da sie die Gebärmuttertätigkeit anregen kann.

► ***Zur Verkehrstüchtigkeit***

Wenn nach Fußreflexzonenmassage Müdigkeit auftritt, sollten zur Sicherheit kein Fahrzeug gelenkt, keine Maschinen bedient und keine Arbeiten ohne sicheren Halt verrichtet werden.

## Bewertung

Die Eignung der Fußreflexzonenmassage als Diagnosemethode ist nicht belegt. Die Risiken sind gering. Die Nutzen-Risiko-Abwägung fällt aufgrund des fehlenden Wirksamkeitsnachweises negativ aus. Als diagnostische Methode wird die Fußreflexzonenmassage als „nicht geeignet" bewertet.

Ihre therapeutische Wirksamkeit ist belegt bei der symptomatischen Therapie der multiplen Sklerose. Ihre Risiken sind bei richtiger Anwendung eher gering. Eine Nutzen-Risiko-Abwägung fällt positiv aus. Die Fußreflexzonenmassage wird zur symptomatischen Therapie der multiplen Sklerose als „geeignet" bewertet.

Dagegen ist ihre Wirkung weder bei Altersdiabetes noch bei Ängstlichkeit, Asthma, Kopfschmerzen, zur Rehabilitation nach Gallenblasen-, Herzoperation und anderen chirurgischen Eingriffen, bei prämenstruellem Syndrom (PMS) und Wechseljahrsbeschwerden oder Reizdarm eindeutig belegt. Eine Abwägung von Nutzen und Risiko fällt insgesamt negativ aus. Die Fußreflexzonenmassage ist zur Behandlung dieser Krankheiten nicht geeignet.

# Geistheilung

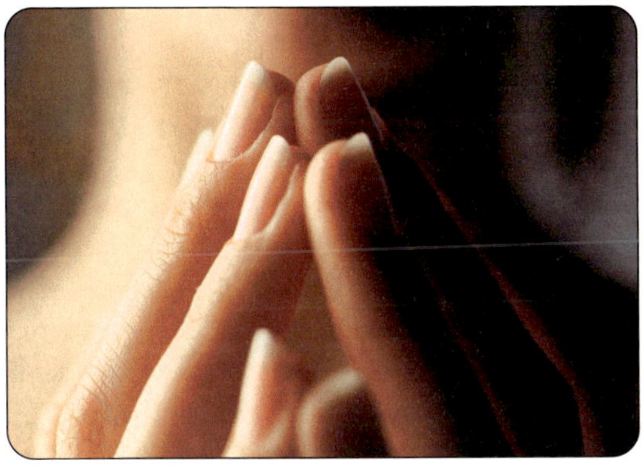

Ein Geistheiler setzt die Beziehung zwischen sich selbst und einem Hilfesuchenden, mit dem Ziel ein, eine Krankheit zu heilen oder zu lindern. Heiler beziehen ihre Kraft aus dem Glauben an eine höhere Macht, als Mittler zwischen der jenseitigen und der diesseitigen Welt. Sie sehen sich als Werkzeug Gottes, Vermittler von „Energie“ oder wenden naturreligiöse Praktiken mit magischen Zaubermitteln an.

Zu den verwandten Verfahren zählen Handauflegen, Therapeutic Touch, Fernheilung, Gesundbeten und Fürbitten, Besprechen (Wenden), Spiritismus, Exorzismus, Heilen mit Fetischen, Channelling, Reiki (→ Seite 268), Chakra-Healing, Heilen mit Tachyonen und Radionik sowie Logurgie (philippinische Geistoperationen).

## Geschichte und Entwicklung

In allen traditionellen Kulturen und zu jeder Zeit hat es den Glauben an die heilende Kraft von Zaubersprüchen, magischen Praktiken, Gegenständen und Kraftorten sowie an schamanische Heilung gegeben. Auch die Heilung aus dem Glauben heraus, durch Wallfahrten, Reliquien, Amulette, geweihtes Wasser, durch Beten und Fürbitten ist aus vielen Religionen bekannt.

Um 400 vor unserer Zeitrechnung entstand auf der Peleponnes das berühmte Heilzentrum des Asklepios, in dem Leidende dem Heilgott im Schlaf begegneten und durch den Traum geheilt wurden.

Dem Neuen Testament zufolge heilte auch Jesus von Nazareth zahlreiche Kranke. Heilen und Handauflegen wurde in der Klostermedizin somit zum Handeln in der Nachfolge Christi.

Krankheit wurde damals als Folge sündhaften Lebens aufgefasst und das Leiden an ihr war für den Sünder eine Möglichkeit der Buße. Wer von Teufeln und bösen Geistern besessen war, wurde besonders im Mittelalter durch Exorzisten behandelt, die die Dämonen vertreiben sollten – diese Methode wird in Einzelfällen sogar heute noch angewendet. Vom 13. Jahrhundert an betrieben auch Könige das Handauflegen; medizinische Autoritäten in England und Frankreich empfahlen es anstelle einer Operation.

In der Ära der Aufklärung im 18. Jahrhundert distanzierte sich die katholische Obrigkeit vom „Aberglauben“, doch schon Mitte des 19. Jahrhunderts setzten sich Volksfrömmigkeit und altes Brauchtum wieder durch. Gegen Ende des 19. Jahrhunderts verbreitete sich eine neue Strömung des Spiritismus; bürgerliche Zirkel veranstalteten Seancen, um okkulte Phänomene wie Gedankenübertragung und Fernheilung zu erproben. Viele Heiler kombinierten spiritistische Ansätze mit der frühen Form der Magnettherapie (→ Seite 206), und im 20. Jahrhundert beriefen sich Geistheiler, analog zu den physikalischen Entdeckungen, auf geheimnisvolle Strahlen und Kräfte, zum Beispiel bei Channeling, Reiki, Chakra-Healing und bei der Behandlung mit Tachyonen. Um einige Heiler bildeten sich sektenähnliche Gemeinschaften wie der Bruno-Gröningen-Kreis oder Fiat Lux, die Geist- und Betheilungen durchführen.

Mit der „Neuen Spiritualität“ esoterischer Strömungen vor zirka drei Jahrzehnten vermischten sich magische, naturphilosophische und religiöse Praktiken mit außereuropäischen Techniken zum Neoschamanismus. Als Orientierungshilfe und zur Sinnsuche, als Mittel zur Veränderung und Möglichkeit optimistischen Selbstschutzes werden heute alle Formen von Geistheilung wieder vermehrt in Anspruch genommen.

## Konzept

Allen Verfahren gemeinsam ist die Vorstellung, dass eine spezielle Kraft über den Heiler auf den Hilfesuchenden übertragen wird. Und es liegt ihnen der Gedanke zugrunde, mit dem richtigen, dem magischen Tun, das Böse zu bannen.

Geistheiler sehen sich als Medien des göttlichen Willens, einer höheren Macht oder einer kosmischen Kraft. Handaufleger und Fernheiler berufen sich auf Heilenergie aus übernatürlichen Quellen oder aus ihrem Selbst. Bei Therapeutic Touch wird davon ausgegangen, dass die Heiler das elektromagnetische Feld des kranken Körpers spüren und durch Energie beeinflussen können. Wender beschwören durch magische Sprüche die Naturheilkräfte. Schamanen und Neoschamanen gehen auf die Reise in eine jenseitige Welt, um die Seele des Erkrankten zurückzuholen und wieder im Körper einzufügen. Sie nehmen das Leiden auf sich, um es zu überwinden. Esoterische Heiler berufen sich auf das hermetische Gesetz, das besagt, dass Kosmos und Mikrokosmos spirituell und materiell – in „Entsprechung“ oder „Sympathie“ – verbunden sind und feinstoffliche Kräfte, Schwingungen, Felder und Energien walten. Diese Begriffe drücken philosophische Vorstellungen aus und sind nicht im physikalischen Sinn zu verstehen. Manche Geistheiler berufen sich auf ihre eigenen parapsychologischen oder Psi-Kräfte; sie vertreten die Auffassung, allein durch die Kraft ihrer Gedanken Änderungen in der materiellen Welt herbeiführen zu können.

Durch Geistheilung soll das Böse, Krankmachende symbolisch entfernt werden und der Patient – oft durch das Provozieren einer Krise – in die Lage versetzt werden, aus seiner passiven Leidenshaltung in eine aktive Bereitschaft zur Selbstheilung hinüberzuwechseln. Den Weg zur Bewusstseinserweiterung und Heilung muss der Kranke selbst gehen. In der Auffassung vieler Heiler kann Geistheilung nur durch diese individuelle Lernhaltung funktionieren. Auch Operationen, bei denen Blut fließt, aber nachher keine Wunde zu sehen ist, sollen durch geistig-spirituelle Kraft möglich sein.

Die Heilung mit Tachyonen oder so genannter freier Energie beruft sich auf theoretische Überlegungen aus der Physik.

## Plausibilität des Konzepts

Ein Gebet, ein Segen, geweihtes Wasser, eine Heiligenstatue oder eine Pilgerfahrt, begleitet von mitfühlenden Angehörigen, kann von Gläubigen als eine Tröstung erlebt werden, die mit einer Neuorientierung verbunden ist, auch wenn die Krankheit nicht gebessert wurde. Die sakrale Handlung kann dem Kranksein einen Sinn geben. Es geht dabei nicht um Gesundung, sondern vielmehr um die Erlangung von Heil im religiösen Sinn.

Rituelle Handlungen und spezielle therapeutische Inszenierungen, wie sie beispielsweise mit Schwitzhütte, Räuchern, Trommeln und Opferungen bei Schamanen üblich sind, machen einen großen Eindruck auf Hilfesuchende. Die außergewöhnliche Situation der Geistheilung ruft bei vielen Menschen eine erhebliche Erwartungshaltung oder gar Erschütterung hervor. Diese kann, gemeinsam mit der Zuwendung des Heilers, dem man übernatürliche Fähigkeiten zutraut, unspezifische Effekte und Reaktionen auslösen, die mitunter erheblich sein können (siehe unter „Der Placeboeffekt“ → Seite 20).

Auch die Spontanheilung spielt bei Geistheilung eine Rolle: Da viele Krankheiten und Beschwerden nach einer gewissen Zeit von selbst zurückgehen, zeigen Anwendungen der Geistheilung scheinbare Effekte.

Auch Effekte, die beim Wenden erzielt werden – beispielweise das Zurückgehen von Warzen – werden von der konventionellen Medizin als Spontanheilungen eingestuft.

Spezifische Energien – wie die vermutete universelle, übernatürliche Energie oder besondere eigene Kräfte – konnten bislang nicht nachgewiesen werden. Experimente mit Heilern, die angeben, eine Krankheit am Körper des Patienten mit ihren Händen zu erspüren, haben gezeigt, dass diese Fähigkeit nicht besteht. Das gilt umso mehr auch für Fernheilung: Bei mehreren Überprüfungen haben behauptete Fähigkeiten der Einflussnahme über weite Entfernung keine Effekte gezeigt. Ebenso fehlt ein Nachweis, dass magische Praktiken jenseitige Kräfte oder das „Schicksal" beeinflussen könnten. Die Vorstellung, mit Tachyonen zu heilen, ist ein Missbrauch physikalischer Begriffe: freie Energie konnte bislang noch nicht nachgewiesen werden. Eine Tachyonenenergie kann bei den eingesetzten Gegenständen nicht gefunden werden.

Aus wissenschaftlicher Sicht sind die Konzepte der Geistheilung nicht überzeugend.

Das Konzept der Logurgie, bei der auf geistigem Weg Krankes aus dem Körper operativ entfernt wird, ist nicht haltbar. Geistoperationen sind mehrfach als Trickkunst entlarvt worden, wobei tierisches Blut und Gewebe oder Watte und Farbe einen Eingriff in den Körper vortäuschten.

## Durchführung

### Diagnose

Heiler besprechen mit dem Patienten die Beschwerden und die konventionelle medizinische Diagnose, die gestellt wurde, um sich ein Bild des Problems zu verschaffen.

Nur wenige Geistheiler stellen selbst Diagnosen. Manche untersuchen den Körper des Patienten mit den Händen und schließen von der Wärme, die sie spüren, oder der Energie, die sie erfühlen, auf Krankheitszustände oder vermutete Energie-Blockaden. Andere vertrauen ihrer Fähigkeit, eine farbige Ausstrahlung des Patienten (Aura) zu sehen und deren Form zu interpretieren (Aura-Reading), um Krankheiten zu erkennen. Schamanen erspüren intuitiv die Probleme ihrer Klienten.

Manche Fernheiler stellen auch Ferndiagnosen: Dazu genügt ihnen ein Foto oder ein persönlicher Gegenstand des Betroffenen, auf den sie sich konzentrieren oder den sie auspendeln (→ Seite 255).

### Behandlung

Hilfesuchende und Patienten werden aufgefordert, sich zu setzen oder hinzulegen. Die meisten Heiler legen ihre Hände auf die vermuteten kranken Körperbereiche und konzentrieren sich, um eine höhere Kraft auf den Patienten zu übertragen. Oft halten sie ihre Hände auch aus kurzer Entfernung über dessen Scheitel und streichen in geringem Abstand die schmerzenden Körperpartien entlang. Manche benutzen für die Streichungen Gegenstände (zum Beispiel Steine, Magneten) und geben rituell gereinigtes Wasser und andere, selbst hergestellte Mittel zum Einnehmen oder Einreiben an den Klienten ab. Beim Handauflegen treten häufig Empfindungen wie Hitze oder Kribbeln in den Arealen unter den Heilerhänden auf.

Gesundbeter beten direkt am Krankenbett, bitten aber auch an entfernten Orten entsprechend einem Auftrag für die Genesung Kranker.

Schamanische und neoschamanische Heiler führen mit verschiedenen Gegenständen Rituale durch. Manchmal versetzen sie sich und ihre Patienten auch durch Tänze, Nahrungsentzug, Aufenthalt in einer Schwitzhütte oder durch den Genuss von Drogentees in Trancezustände.

Wender rezitieren beim Besprechen von Krankheiten Zaubersprüche, die gelegentlich mit Ritualen verbunden werden. Manche setzen ihre Klienten Stress aus, zum Beispiel indem die Rituale in finsterer Nacht ausgeführt werden, oder indem versucht wird, sie in Gegenwart anderer Menschen zu beschämen. Diese Techniken beruhen auf der Erfahrung, dass Stress die Wirkung einer Scheinbehandlung erhöht.

Fernheiler meditieren, um auf Heilsuchende Einfluss zu nehmen und schicken zum vereinbarten Zeitpunkt ihre Heilenergie durch bloße Gedanken. Manche benutzen Gegenstände des Heilsuchenden – ein Foto, eine Locke, einen Blutstropfen auf Löschpapier –, um Heilenergie auf ihn zu übertragen. Andere wählen den Postweg, um glückverheißende Texte oder Amulette zuzusenden.

Philippinische Geistoperateure arbeiten mit großem Fingerdruck am Körper des Patienten, der nach der Behandlung keine Operationswunde aufweist, obwohl der Heiler blutiges Gewebe vorzeigen kann.

Die meisten Geistheiler raten zu mehreren Wiederholungen der Behandlung.

## Anwender und ihre Ausbildung

Geistheiler kommen aus allen Berufsgruppen und Volksschichten, auch Ärzte sind darunter. Viele berichten, dass sie durch einen Schock, eine schwere Krankheit oder besondere Erlebnisse ihre Heilkraft entdeckten. Schamanen werden üblicherweise durch einen Traum berufen und durchlaufen eine spezielle Initiation. Wender geben ihre Techniken an die folgende Generation weiter. Philippinische Geistheiler erlernen ihre Technik von Vorbildern.

In Deutschland arbeiten tausende Heiler. Es gibt einen Dachverband für geistiges Heilen (DGH) mit Statuten für verantwortungsvolles Handeln und Richtlinien für die Anerkennung als Heiler.

Wollen Geistheiler kranke Menschen behandeln, benötigen sie eine Zulassung als Arzt oder Heilpraktiker.

## Anwendungsbereiche

Meist werden keine detaillierten Anwendungsbereiche im medizinischen Sinn genannt. Aufgrund der gesetzlichen Regelungen geben Heiler oft nur an, das Wohlbefinden ihrer Kunden und deren Selbstheilungskräfte zu unterstützen. Trotzdem werden immer wieder Heilversprechen zu unterschiedlichen Krankheiten gemacht. In besonderem Maße werden Menschen mit emotionalen Problemen, chronischen Schmerzen und mit lebensbedrohlichen Krankheiten wie Krebserkrankungen oder Aids angesprochen.

## Belege für die Wirksamkeit

Im Jahr 2000 wurde eine systematische Übersicht über alle bis dahin vorliegenden überzeugenden Studien zusammengestellt, die sich mit verschiedenen Formen der Geistheilung befassten und bei denen die Teilnehmer nach wissenschaftlichen Kriterien auf die Untersuchungsgruppen verteilt wurden. Es wurden 23 Untersuchungen mit insgesamt 2 774 Patienten analysiert. Fünf dieser Studien betrafen Beten, elf Therapeutic Touch (TT) und sieben testeten andere Formen der Geistheilung. 57 Prozent dieser Studien zeigten signifikant positive Ergebnisse, was eine Wirksamkeit der Geistheilung nahe legte. Weil diese Arbeiten aber zahlreiche methodische Schwächen zeigten, konnte daraus nicht die abschließende Folgerung gezogen werden, dass Geistheilungen wirksam sind.

In einer Aktualisierung dieser Analyse wurden 17 neue Untersuchungen aufgenommen, acht davon waren wissenschaftlich korrekt geplante Studien. Die Patientenzahl lag bei 1 226. In der Gesamtschau sind auch diese Untersuchungen wenig überzeugend. Das Ergebnis spricht nicht für die These, dass Geistheilung größere Effekte hat als eine Scheinbehandlung. Eine Übersichtsarbeit, die durch ein internationales Netzwerk von Wissenschaftlern erstellt wurde (Cochrane Review), beurteilt vier Studien über TT bei der Wundheilung, bei denen die Patienten nach dem Zufallsprinzip auf die Untersuchungsgruppen verteilt wurden. Es konnten keine Belege zur Wirksamkeit der Methode gefunden werden. Eine ähnliche Arbeit dieses Netzwerkes beschäftigte sich mit Studien, auch diese nach dem Zufallsprinzip aufgebaut, die die Wirksamkeit des Betens auf alle Aspekte der Gesundheit überprüfen. Die Ergebnisse belegen die Wirksamkeit nicht.

## Achtung

Da Geistheiler meist kaum medizinische Kenntnisse haben, ist die Gefahr groß, dass Krankheiten nicht erkannt und eine notwendige Behandlung verschleppt oder nicht eingeleitet wird. Geistheiler wecken mit Heilversprechen Hoffnungen, die nicht erfüllt werden können. Viele brechen die Behandlung auch dann nicht ab, wenn sich zeigt, dass sie erfolglos ist. Manche Geistheiler erklären ihren Patienten, dass nur gesunden kann, wer den Willen dazu oder den Glauben daran hat. So kann die Verantwortung für eine missglückte Heilung dem Kranken aufgebürdet werden.

Ihrem Selbstverständnis nach dürfen Geistheiler nicht in den „kosmischen Plan" eingreifen. Konsequenterweise heißt das, sie dürfen nicht Leben verlängern, wenn dies nicht vorgesehen ist oder Krankheiten heilen, die sie für die geistige Weiterentwicklung des Patienten für entscheidend halten.

Menschen, die an einer lebensbedrohlichen Krankheit leiden, sind oft zu jedem, auch finanziellem Opfer bereit, um gesund zu werden. Viele Geistheiler arbeiten kostenlos oder gegen geringe Spenden, einige wenige aber nutzen diese Bereitschaft aus und verlangen nicht selten große Geldbeträge für ihre Dienste.

Einige Geist- und Fernheiler sind als Betrüger gerichtsbekannt geworden, die philippinischen Geistoperateure wurden als Trickkünstler entlarvt.

► ***Gegenanzeigen***

Besonders bei psychischen Krankheiten sollte keine Geistheilung durchgeführt werden, da es durch die Behandlungen zu erneuten Krankheitsausbrüchen kommen kann.

## Risiken und unerwünschte Wirkungen

► ***Durch das Verfahren***

Die Symptome der zu behandelnden Krankheit können sich durch eine Geistheilung verschlechtern.

► ***Durch unsachgemäße Anwendung***

Manche Geistheiler schaffen um sich die Aura eines Wunderheilers. Für diese Heiler steht bei ihrer Tätigkeit im Vordergrund, Macht über andere Menschen zu erlangen. In diesen Fällen besteht für die Patienten das Risiko, psychisch abhängig zu werden.

## Bewertung

Die therapeutische Wirksamkeit der Geistheilung ist bei keiner Erkrankung und für keine Form der Therapie nachgewiesen, wenn auch Placeboeffekte erreicht werden können. Risiken sind selten. Eine Nutzen-Risiko-Abwägung fällt insgesamt negativ aus. Die Geistheilung ist zur Behandlung von Erkrankungen nicht geeignet.

# Homöopathie

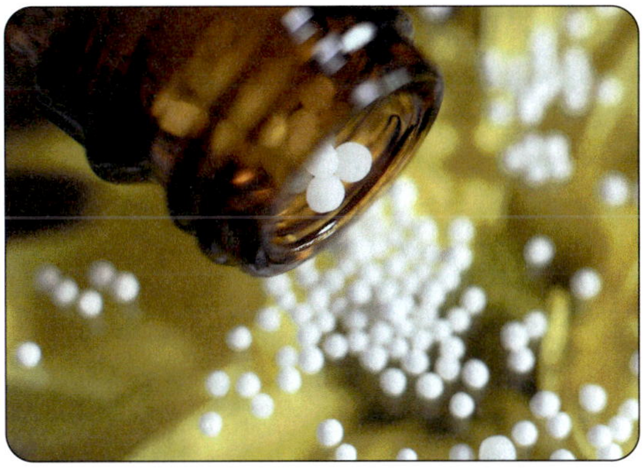

Die Homöopathie ist ein Medizinsystem, in dem spezielle Arzneimittel eingesetzt werden, die – anders als sonst – danach ausgewählt werden, dass sie bei gesunden Menschen ähnliche Symptome und Beschwerden hervorrufen wie die Krankheiten, gegen die sie wirken sollen.

Der Name Homöopathie ist vom griechischen Wort „homios“ (ähnlich) abgeleitet und bezieht sich auf die dem Verfahren zugrundeliegende Ähnlichkeitsregel (→ Seite 161).

Verfahren, die dem homöopathischen Konzept verwandt sind, es aber abgewandelt haben und nach abweichenden Prinzipien einsetzen, sind die Isopathie, die Homotoxikologie (→ Seite 169) und die Biochemie nach Schüßler (→ Seite 104).

## Geschichte und Entwicklung

Die Homöopathie geht auf den deutschen Arzt Samuel Hahnemann (1755–1843) zurück. Enttäuscht von den geringen Erfolgen der damaligen Medizin und unzufrieden mit ihren teilweise recht brutalen Methoden wie häufigem Aderlass und der Gabe hochgiftiger Pflanzen und Substanzen, entwarf er aufgrund von Beobachtungen und Erfahrungen ein in sich geschlossenes Gedankengebäude, das dem medizinischen Denken der damaligen Zeit ebenso widersprach wie dem heutigen. Die Grundregeln dieser Heilweise legte Hahnemann in seinen

Büchern „Organon“ und „Die chronischen Krankheiten“ nieder.

Noch zu Hahnemanns Lebzeiten entspann sich eine leidenschaftliche Diskussion zwischen Befürwortern und Gegnern der Homöopathie, die zeitweise geradezu in einen Kampf um die „richtige Lehre“ ausartete. Diese Auseinandersetzungen prägen zum Teil noch heute die Äußerungen zur Homöopathie.

Anfänglich war die Homöopathie vornehmlich in Deutschland und Frankreich verbreitet. Um 1900 erlebte sie in den USA eine Blüte; dann ebbte ihre Bedeutung dort ab, zurzeit nimmt das Interesse wieder zu. In England gehört Homöopathie zu den Heilverfahren, für die es eine staatliche Regelung hinsichtlich Ausbildung und Ausübung durch Ärzte und nicht medizinisch ausgebildete Personen gibt. Großen Zuspruch findet sie darüber hinaus in Österreich, den Niederlanden, Italien, Spanien, der Schweiz, Griechenland und Belgien. Außerhalb Europas spielt die Homöopathie vor allem in Indien und einigen Ländern Lateinamerikas eine wichtige Rolle.

Deutschlands Nationalsozialisten setzten große Hoffnungen in die Homöopathie und initiierten eine wissenschaftliche Beurteilung ihrer Wirksamkeit. Die Ergebnisse wurden zwar nie veröffentlicht, sind aber gemäß der Aussage eines Augenzeugen durchweg negativ.

Heute gehört die Homöopathie in Deutschland zu den am häufigsten eingesetzten komplementärmedizinischen Verfahren. Ihren Arzneimitteln ist, gemeinsam mit denen der Pflanzenheilkunde und der anthroposophischen Medizin, als „Arzneimittel besonderer Therapierichtungen“ im Arzneimittelgesetz ein besonderer Status eingeräumt worden. Sie werden registriert, wenn sie ordnungsgemäß hergestellt werden und von ihnen keine schädlichen Wirkungen zu befürchten sind. Ein Wirksamkeitsnachweis wie ihn die konventionellen Arzneimittel erbringen müssen, wird von homöopathischen Arzneimitteln in der Regel nicht gefordert. Diese Ausnahme gilt dann nicht, wenn homöopathische Mittel die Erkrankungen benennen, bei denen sie eingesetzt werden sollen und wenn diese Anwendungsbereiche von Sachverständigen als „schwerere Erkrankungen“ eingestuft werden.

Seit Hahnemanns Zeiten haben sich verschiedene Richtungen der Homöopathie etabliert, zwischen denen es Auseinandersetzungen gibt, wer die richtige Art, Homöopathie zu praktizieren, vertritt. Sie unterscheiden sich hinsichtlich ihrer Vorstellungen, worauf Gesundheit und Krankheit beruhen und wie sie zu beeinflussen sind, wie die Diagnose zu erstellen und die Therapie durchzuführen ist. Diese drei Richtungen werden als klassische Homöopathie, organotrope Homöopathie und Komplexmittel-Homöopathie bezeichnet.

*Klassische Homöopathie*

Sie arbeitet nach Regeln, wie Hahnemann sie vorgab. Dabei wird nicht eine definierte Erkrankung behandelt, sondern die „verstimmte Lebenskraft“ des Kranken. Sie äußert sich in Stimmungen, Empfindungen, körperlichen Erscheinungen und Symptomen, die für diesen individuellen Menschen in dieser speziellen Situation typisch sind. Manche dieser Symptome treten zwar im Zusammenhang mit einer Krankheit auf, für die es einen medizinischen Namen gibt, doch die für diese Erkrankung üblicherweise beschriebenen Symptome und Beschwerden spielen bei Hahnemann keine Rolle. Im Rahmen der klassischen Homöopathie wird die erkrankte Person längere Zeit mit nur einem homöopathischen Mittel behandelt – meist in hoher Potenzierung –, das nur selten verabreicht wird.

*Organotrope Homöopathie*

Diese Variante der Homöopathie wird vornehmlich bei akuten Organerkrankungen, die meist nach den üblichen Regeln der Medizin diagnostiziert worden sind, angewendet. Da die Herangehensweise der organotropen Homöopathie deutlich weniger individualisiert ist als bei der klassischen Form, dient sie kaum zur Behandlung von chronischen Krankheiten. Die Medikamente werden aufgrund von Ähnlichkeiten zwischen den erkrankten Organen und den Beschreibungen der homöopathischen Mittel ausgewählt. Sie werden üblicherweise als Tiefpotenzen (siehe unter „Mittel" → Seite 163) verwendet, die mehrmals täglich eingenommen werden.

Diese Form der homöopathischen Behandlung ist weit verbreitet zur Selbstbehandlung. Auch Ärzte, die sich nicht als Anhänger der Homöopathie sehen, raten zur Anwendung solcher Produkte als „sanfte" Behandlungsmethode. Homöopathisch orientierte Ärzte setzen diese Variante mitunter ein, wenn sie nicht von einer – im hahnemannschen Sinne – „chronischen Krankheit" ausgehen und eine ausführliche individualisierte Diagnose für nicht notwendig erachten.

*Komplexmittel-Homöopathie*
Bei dieser Variante werden fixe Kombinationen mehrerer Einzelmittel meist niedriger Potenz eingesetzt. Die Auswahl, welche Mittel in einem Produkt kombiniert werden, basiert auf Erfahrungen. Die Potenzstufen können gleich, aber auch unterschiedlich sein. Die Präparate werden teilweise anhand üblicher medizinischer Diagnosen (zum Beispiel *Heuschnupfenmittel DHU* zur Behandlung von Heuschnupfen), teilweise gemäß der Konstitution des Patienten ausgewählt. Eine Arzneimittelprüfung (→ nebenstehend) wie die, auf der die klassische Homöopathie fußt, gibt es für diese Mittel nicht. Diese Produkte sind ohne den für konventionelle Arzneimittel erforderlichen Wirksamkeitsnachweis im Handel, wenn sie nicht den Anspruch erheben, eine gemäß dem Verständnis von Sachverständigen „schwerere Erkrankung" zu behandeln.

Eine Variante der Homöopathie ist die „Isopathie". Sie arbeitet nicht nach der homöopathischen Ähnlichkeitsregel, sondern ihr Prinzip lautet: Gleiches wird mit Gleichem behandelt. Danach könnte eine Lebererkrankung zum Beispiel mit der homöopathischen Verdünnung eines Leberextrakts behandelt werden. Dem isopathischen Gedanken folgt auch ein weiteres der Homöopathie verwandtes Verfahren, die Homotoxikologie (→ Seite 169).

## Konzept

Das Konzept der Homöopathie nach Hahnemann beruht auf Regeln, die von denen der konventionellen Medizin entscheidend abweichen. Die Ähnlichkeitsregel (Simileprinzip) besagt, dass Ähnliches mit Ähnlichem geheilt werden soll (lateinisch: similia similibus curentur). Ein homöopathisches Medikament wird so ausgewählt, dass sein „Arzneimittelbild" den Beschwerden und Symptomen der zu behandelnden Krankheit möglichst ähnlich ist.

Diese so genannten Arzneimittelbilder sind ein weiteres Prinzip der Homöopathie. Jedes Medikament hat sein eigenes Arzneimittelbild, das in speziellen Prüfungen ermittelt wurde. Für eine solche Arzneimittelprüfung nehmen möglichst viele gesunde Menschen die stark verdünnte Prüfsubstanz ein und beschreiben, wie sich ihr Befinden danach geändert hat. Aus den so gefundenen ausführlichen Beschreibungen von Beschwerden, Symptomen und Befindlichkeiten wird das Arzneimittelbild der jeweiligen Substanz formuliert. Hahnemann hat eine Vielzahl von Substanzen auf diese Weise untersucht, und mittlerweile sind noch von vielen anderen Substanzen derartige Arzneimittelbilder erstellt worden.

Ein weiteres Charakteristikum der Homöopathie sind die nach festgelegten Regeln stark verdünnten Lösungen. Hahnemann nannte die von ihm entwickelte besondere Form des Verdünnens „Dynamisieren" und bezeichnete die entstandenen Lösungen als „Potenzen", weil er meinte, dass sich durch das Verschütteln die Wirksamkeit der Arzneimittel verstärke. Im Laufe seiner Arbeit verwendete Hahnemann immer stärker verdünnte Mittel, ohne je eine obere Grenze der Wirksamkeit festzustellen.

Die Homöopathie geht prinzipiell davon aus, dass die Auswahl des richtigen Mittels wichtiger ist als seine Dosierung. Ob man es ein- oder sechsmal täglich einnimmt, wirkt sich kaum aus; die Wahl des falschen Mittels hingegen vereitelt jede Wirkung. Eine besonders tiefe und lang anhaltende Wirkung wird den Hochpotenzen zugeschrieben – je höher, desto stärker. Es ist nicht ungewöhnlich, dass eine C100-Lösung nur einmal pro Monat eingenommen werden soll.

Hahnemann erklärte sich die Wirkung der Homöopathie folgendermaßen: Wenn im Körper zwei Krankheiten wirken, die die gleichen Symptome hervorrufen, aber verschiedene Ursachen haben, heben sich die beiden Krankheiten gegenseitig auf. Bei der homöopathischen Behandlung wird ein zur Erkrankung passendes Arzneimittel verabreicht, das dann eine zweite, arzneimittelbedingte Krankheit auslöst, die die erste auslöscht. Dieses soll im Sinne einer Reiz-Regulation (→ Seite 34) geschehen, durch die der Organismus angeregt wird, seine „verstimmte Lebenskraft", wie Hahnemann es nannte, wieder zu normalisieren.

Später wurde versucht, die Wirkung solcher extrem verdünnten Substanzen naturwissenschaftlich zu begründen. Dazu wurde die Theorie entwickelt, dass die Wirkung nicht auf der Arzneisubstanz beruht, sondern dass das Lösungsmittel die Information der Substanz weiterträgt. Die intensive mechanische Bearbeitung beim Potenzieren soll dem System aus Arzneistoff und Lösungsmittel Energie zuführen und so dem Lösungsmittel die Information über den Arzneistoff einprägen. Das Lösungsmittel hält dann die Information fest, vervielfältigt sie mit zunehmender Potenzierung und verstärkt sie dabei noch.

Von wenigen Ausnahmen abgesehen, betrachtete Hahnemann Krankheiten als Ausdruck chronischen Krankseins. Weil seine Behandlungsmethode keine dauerhaften Heilungen bewirkte, meinte er, es müsse ein „Urübel" geben, das anders angegangen werden müsse als akute Krankheiten. Als „Urübel" definierte er drei verschiedene Krankheitstypen, von ihm „Miasmen" genannt (griechisch für etwas Beschmutztes, Beflecktes), die in der Regel mit Hautveränderungen beginnen, zu denen dann funktionelle Störungen hinzukommen, bis schließlich eine ernste Krankheit ausbricht. Diese Krankheitseinheiten bedingen bei den betroffenen Menschen auch spezielle Charaktereigenschaften und Gemütsverfassungen, die Hahnemann detailliert beschrieb.

Zur homöopathischen Behandlung gehören auch allgemeine Hinweise zur gesunden Lebensführung.

Viele, vor allem ärztliche Homöopathen akzeptieren eine Reihe von Bedingungen, bei denen nicht allein homöopathisch behandelt werden darf. Hierzu gehören akut lebensbedrohliche Erkrankungen und solche, bei denen eine konventionelle medikamentöse Therapie dringend notwendig ist (zum Beispiel Antibiotika bei Geschlechtskrankheiten, Tuberkulose) und ununterbrochen fortgesetzt werden muss (zum Beispiel Insulin bei Diabetes, Gerinnungshemmer bei Herzrhythmusstörungen). Bei vielen anderen schweren chronischen Erkrankungen, wie zum Beispiel Krebs, setzen sie die homöopathische Behandlung unterstützend ein.

## Plausibilität des Konzepts

Das Konzept der Homöopathie ist nach naturwissenschaftlichem Verständnis nicht plausibel; das gilt auch für die Richtungen der organotropen und Komplexmittel-Homöopathie sowie der Isopathie.

Die Grundlagen, nach denen Hahnemann sein Ähnlichkeitsprinzip entwickelte, sind vielfach kritisiert worden.

Hahnemann begann seine Forschungen mit dem „Chinarindenversuch". Er nahm Chinarinde in hoher Dosierung ein und fühlte sich danach, als hätte er Fieber. Daraus schloss er, dass mit Chinarinde fieberhafte Erkrankungen kuriert werden können. Selbst wenn Hahnemann Fieber empfunden hat, so ist das doch nicht die übliche Wirkung einer hohen Dosis Chinarinde. Die ruft nämlich in aller Regel eine Untertemperatur hervor. Hahnemann hat also ein sehr subjektives und zudem ungewöhnliches Gefühl nach der Einnahme dieses Mittel unberechtigterweise verallgemeinert. Der Versuch ist mehrfach wiederholt worden, doch Hahnemanns Beobachtungen ließen sich nicht reproduzieren.

Bei den Arzneimittelprüfungen, die Hahnemann durchgeführt hat, können aufgrund der Versuchsanordnung keine objektiven Ergebnisse erwartet werden.

So wurden die Mittel meist ohne Placebokontrolle geprüft. Häufig kannte der Prüfer das zu testende Mittel, sodass er aus der Vielzahl der Symptome leicht die herausfiltern konnte, die ihm „passend" erschienen. Auch dass viele Prüfer die Arzneimittelprüfungen an sich selbst durchgeführt haben, ist für eine echte Arzneimittelprüfung nicht akzeptabel. Diese Prüfungen sind in neuerer Zeit mehrfach wiederholt worden, doch die Ergebnisse Hahnemanns ließen sich nicht bestätigen.

Die Homöopathie stellt keine eindeutigen Diagnosen wie sie aus heutiger Sicht für eine Behandlung notwendig sind. Sie beschreibt für Erkrankungen Ursachen, die dem heutigen Wissensstand nicht mehr entsprechen.

Wenn eine homöopathische Behandlung wirksam ist, kann das – wenn zur Behandlung homöopathische Tiefpotenzen (siehe unter „Mittel" → nebenstehend) eingesetzt werden – auf dem Arzneistoff beruhen. Bis etwa D 6 liegt er in einer Konzentration vor, die eine Wirkung erklärbar macht. Anders ist das bei den Hochpotenzen (siehe unter „Mittel" → nebenstehend). Bei ihnen ist eine Wirksamkeit mit den heutigen naturwissenschaftlichen Vorstellungen nicht zu begründen. Ab D 24 beziehungsweise C 12 ist, einem Grundgesetz der Chemie folgend, die Ursubstanz so weit verdünnt, dass kein Molekül der Ausgangssubstanz mehr enthalten sein kann. Demnach kann sie auch keine arzneiliche Wirkung entfalten.

In einer Reihe von Experimenten wurde versucht, das theoretische Modell der Informationsübertragung durch das Lösungsmittel zu bestätigen. Dieses ist jedoch nicht gelungen.

In der Homöopathie gilt nur die Substanz als Heilmittel, die als Ausgangssubstanz verschüttelt wurde. Jedes Verdünnungsmittel enthält aber immer auch Spuren anderer Stoffe. Von diesen sind nach dem Potenzieren größere Mengen in dem homöopathischen Mittel enthalten als von der Ausgangssubstanz. Ihnen wird aber keinerlei Wirkung zugesprochen.

Die Homöopathie verwendet Substanzen als Heilmittel, von denen man täglich ein Vielfaches mit der Nahrung zu sich nimmt, wie zum Beispiel Kochsalz. Es bleibt unerklärlich, warum diese Substanzen als Homöopathikum ein Heilmittel sein, als Nahrungszusatz aber wirkungslos bleiben sollen.

Zwischen der eingesetzten Dosis und der beobachteten Wirksamkeit gibt es keine logische und reproduzierbare Beziehung. Der eine Homöopath erzielt Erfolge mit Tiefpotenzen, der andere mit Hochpotenzen.

## Mittel

Typisches Kennzeichen der Homöopathie sind ihre Arzneimittel: Tropfen und Streukügelchen (Globuli), Tabletten, Salben und Injektionslösungen mit teilweise extrem verdünnten Arzneistoffen. Die Mittel entstehen aus konzentrierten Ursubstanzen, die gemäß den Vorschriften des homöopathischen Arzneibuchs hergestellt werden. Die Verdünnungen werden mit „D", „C" und „Q" beziehungsweise „LM" bezeichnet. D steht für Dezimalpotenzen ($10^X$), C für Centesimalpotenzen ($100^Y$), Q beziehungsweise LM für 50 000.

Dezimalpotenzen werden in Zehnerschritten verdünnt: 1 Teil Ursubstanz wird mit 9 Teilen Lösungsmittel verschüttelt = D 1. Davon wird wieder 1 Teil mit 9 Teilen Lösungsmittel verschüttelt = D 2 und so weiter. D 6 bedeutet demnach, dass rein rechnerisch auf einen Teil Ursubstanz 1 000 000 Teile Lösungsmittel kommen.

Das Verdünnen bei Centesimalpotenzen geschieht analog dazu in Hunderterschritten: 1 Teil Ursubstanz wird mit 99 Teilen Lösungsmittel verschüttelt = C 1.

Q- beziehungsweise LM-Potenzen entstehen durch ein noch anderes Verfahren, aus dem bei jedem Schritt ein Verdünnungsverhältnis von 1 : 50 000 resultiert.

Bis D 6/C 3 spricht man von Tiefpotenzen, bis D 24/C 12 von mittleren und bis D 60/C 30 von Hochpotenzen; was darüber hinausgeht, sind sehr hohe Potenzen.

Homöopathische Arzneimittel dürfen nur in Apotheken verkauft werden. Solche mit rezeptpflichtigen Inhaltsstoffen müssen bis D 3 wie andere Arzneimittel auch Wirkung, Nebenwirkungen und Unbedenklichkeit belegen und beim Bundesinstitut für Arzneimittel und Medizinprodukte eine Zulassung beantragen. Sie tragen auf ihrer äußeren Verpackung eine Zulassungsnummer (ZulNr.). Homöopathika, die ihre Anwendungsgebiete nennen – und dazu gehören auch die Mittel der Komplexmittel-

Homöopathie –, müssen ebenfalls zugelassen werden. Hinsichtlich des Wirksamkeitsnachweises gelten für sie aber andere Bedingungen als für konventionelle Arzneimittel.

Ab D 4 reicht es aus, wenn der Hersteller Qualität, Unbedenklichkeit und die Herstellung nach den Vorschriften des homöopathischen Arzneibuchs nachweist. Die Mittel werden dann registriert. Anwendungsgebiete werden für diese Mittel üblicherweise nicht genannt. Ihr Kennzeichen ist eine Registriernummer (RegNr.).

Homöopathische Mittel sollen vor Licht und Bestrahlung geschützt werden, da sie sonst ihre Wirkung verlieren.

*Komplexmittel-Homöopathie*
Diese Variante setzt auf das, was die klassische Homöopathie ablehnt: die gegenseitige Beeinflussung einzelner Mittel. Die Zusammensetzung der Mittel folgt keiner nachvollziehbaren Systematik. Die Bestandteile können aufgrund gemachter Erfahrungen kombiniert werden, es können aber auch firmenspezifische Definitionen zugrunde liegen.

## Durchführung

**Diagnose**
Vor einer homöopathischen Behandlung muss zunächst einmal festgestellt werden, ob eine solche Behandlung überhaupt infrage kommt. Zu den Bedingungen, bei denen das nicht gegeben ist, siehe unter „Plausibilität des Konzepts" (→ Seite 162).

*Klassische Homöopathie*
Bei der klassisch-homöopathischen Vorgehensweise wird das individuelle Krankheitsbild des Patienten erstellt (Anamnese), für welches das dazu passende Arzneimittelbild einer Substanz gefunden werden muss. Der Behandelnde lässt sich vom Patienten detailliert die Beschwerden schildern, registriert dessen körperliche und seelische Merkmale, bestimmt Größe, Gewicht und Konstitution, erfragt Neigungen, Interessen und Charakter, die Reaktion auf Umweltreize, die Krankheitsgeschichte der Familie, die persönliche Lebenssituation und vieles andere mehr. Dabei wird dem vom Patienten geschilderten Erleben und Empfinden eine größere Bedeutung eingeräumt als zum Beispiel den im Labor ermittelten Messwerten.

Eine homöopathische Konsultation kann eine Stunde und länger dauern. Mit einer konventionellen Diagnose ist sie nicht gleichzusetzen.

*Organotrope und Komplexmittel-Homöopathie*
Die Diagnose wird auf die übliche medizinische Weise gestellt. Eine spezielle homöopathische Diagnostik ist nicht erforderlich. In der organotropen Homöopathie kann sie aber gestellt werden, um abzugrenzen, ob der akuten nicht doch eine chronische Krankheit zugrunde liegt, die dann auf die klassische homöopathische Weise behandelt werden muss.

**Behandlung**
*Klassische Homöopathie*
Der Behandelnde vergleicht das bei der homöopathischen Diagnose gewonnene Bild des Patienten mit dem, was sich in der homöopathischen Grundlagenliteratur über die Arzneimittelprüfungen finden lässt, um das am besten geeignete Medikament zu finden (Repertorisation). Mittlerweile gibt es für diesen Abgleich von Krankheits- und Arzneimittelbild auch computergestützte Programme.

Der Patient bekommt ein Mittel verordnet und auf seine Person abgestimmte Angaben, wann, wie oft und wie lange er es einnehmen soll. In gewissen Zeitabständen erfolgen Kontrollen. Es wird grundsätzlich nur ein Mittel zu einer Zeit gegeben, weil die klassische Homöopathie davon ausgeht, dass sich mehrere Mittel in ihren Wirkungen beeinflussen, sodass die Therapie nicht mehr exakt zu steuern ist.

Da in der Homöopathie die meisten Krankheiten als chronisch angesehen werden, dauern die Behandlungen üblicherweise relativ lange, wobei die verordneten Mittel immer wieder gewechselt werden können. Im Allgemeinen gilt die Regel, dass die Mittel umso seltener eingenommen werden, je stärker sie verschüttelt sind.

Während einer homöopathischen Therapie soll auf Gewürze, Koffein, Alkohol und Nikotin verzichtet werden. Ätherische Öle, Kampfer und Lösungsmittel sollen ihre Wirkung zunichte machen. Damit dürfen zum Beispiel die üblichen Zahnpasten und Mundwässer, die fast alle Menthol oder ätherische Öle enthalten, nicht verwendet werden. Röntgenaufnahmen und jede Art von Betäubung sollen die Wirkung der Homöopathika abschwächen. Das Gleiche gilt für Antibiotika, die bei Entzündungen und Infektionen verordnet werden, sowie für kortisonhaltige Arzneimittel, die oft zur Behandlung von zum Beispiel Asthma und Rheuma notwendig sind. Wenn irgend möglich, sollen während einer homöopathischen Behandlung keine konventionellen Medikamente eingenommen werden.

Dieser Forderung steht allerdings die Einsicht entgegen, dass bei manchen und vor allem schweren Erkrankungen auf konventionelle Arzneimittel nicht verzichtet werden kann. Homöopathisch tätige Ärzte müssen diesen Zwiespalt im Rahmen einer verantwortlichen Nutzen-Risiko-Abwägung überbrücken. Heilpraktiker müssen hier die Grenzen ihrer Eingreifmöglichkeiten erkennen und berücksichtigen.

*Organotrope Homöopathie*
Die Mittel können nach der Ähnlichkeitsregel, bei der die Symptome ausschlaggebend sind, ausgesucht werden, sie können aber auch anhand der Diagnose oder entsprechend den Erfahrungswerten gewählt werden.

*Komplexmittel-Homöopathie*
Die Mittel werden entsprechend der gestellten Diagnose eingesetzt. Sie können aber auch in der Absicht konzipiert sein, die Konstitution oder familiäre Belastung zu beeinflussen.

### Selbstbehandlung

Vor allem die organotrope und die Komplexmittel-Homöopathie bieten sich zur Anwendung im Rahmen der Selbstmedikation an, da für den Einsatz dieser Mittel keine spezielle homöopathische Diagnose notwendig ist.

Viele Apotheken empfehlen Homöopathika zur Selbstbehandlung. Um die Krankheitssymptome den entsprechenden Medikamenten zuordnen zu können, gibt es Nachschlagewerke und Computerprogramme. Dieser Verkauf in Apotheken im Rahmen der Selbstmedikation macht einen nicht unerheblichen Anteil am Umsatz homöopathischer Arzneimittel aus.

Diverse Laien-Ratgeber leiten zur Eigenbehandlung an.

## Anwender und ihre Ausbildung

Etwa 16 000 Ärzte setzen in Deutschland regelmäßig Homöopathie ein. Seit Anfang der 1990er-Jahre lernt jeder Mediziner während seines Studiums etwas über das „therapeutische Handeln am Rande der Schulmedizin“, wozu der Gegenstandskatalog der Prüfungsfragen auch die Homöopathie zählt.

Zudem gibt es derzeit etwa 2 000 Ärzte mit der Zusatzbezeichnung „Homöopathie“. Diese Weiterbildung entsprechend der Richtlinien der Bundesärztekammer umschließt eine theoretische und praktische Beschäftigung mit homöopathischen Heilverfahren für mindestens eineinhalb Jahre oder eine halbjährige Weiterbildung an einem homöopathisch arbeitenden Krankenhaus. Zusätzlich sind die Teilnahme an verschiedenen Kursen und eine kontinuierliche Fortbildung verpflichtend.

Darüber hinaus setzen auch die meisten Heilpraktiker Homöopathie ein.

## Anwendungsbereiche

Hahnemann schloss nur Unfälle und akute Verletzungen, die operativ behandelt werden müssen, sowie Notfallsituationen von einer homöopathischen Behandlung aus. Heute gilt, dass die Homöopathie gestörte Funktionen wieder ins Gleichgewicht zu bringen versucht. Irreparabel angegriffene Gewebe oder zerstörte Organe kann auch sie nicht reparieren. Ihre Domäne ist die Behandlung von Funktionsstörungen, chronischen Erkrankungen, Allergien, Abwehrschwäche und psychosomatischen Erkrankungen. Bei der Behandlung anderer Erkrankungen wird die Homöopathie begleitend und unterstützend eingesetzt.

## Belege für die Wirksamkeit

Seit Jahren sind immer wieder Studien veröffentlicht worden, mit denen die Wirksamkeit homöopathischer Behandlungen bei genau definierten Erkrankungen nachgewiesen werden sollte. In den Untersuchungen wurde häufig der Effekt der homöopathischen Therapie auch mit dem einer Scheinbehandlung verglichen. Die Ergebnisse dieser Prüfungen fielen unterschiedlich aus.

Eine Forschergruppe hat vor Jahren alle diese Studien – es waren 89 – im Rahmen einer Übersichtsarbeit ausgewertet. Auf diese Weise wurde die homöopathische Behandlung von 2 588 Personen berücksichtigt, und es wurden Studien zu folgenden Indikationen einbezogen: Allergien, Hauterkrankungen, Einrisse am Enddarm, Durchfall, Magenschleimhautentzündung, funktionelle Störungen im Gallengangsystem, Reizdarm, Zerrungen, Gelenkerguss, Muskelkrämpfe, Neuralgie, Migräne, Seekrankheit, Sprachstörungen, Schlaganfall, Wechseljahrsbeschwerden, Scheidenausfluss, prämenstruelles Syndrom, Schmerzen unter der Geburt, Brustschmerzen und Blasenentzündung. Die Wissenschaftler kamen zu dem Ergebnis, dass eine homöopathische Behandlung durchschnittlich zweieinhalbmal wahrscheinlicher therapeutisch wirksam ist als eine Scheinbehandlung.

Homöopathen sahen in dieser Analyse einen Meilenstein zur Anerkennung ihrer Methode, doch das Ergebnis blieb nicht unwidersprochen. Die Kritik richtet sich vor allem darauf, dass zur Auswertung pauschal die Ergebnisse „der homöopathischen Behandlung" herangezogen wurden – unabhängig davon, welche Erkrankung behandelt wurde und welches Mittel dabei zum Einsatz kam. Wenn eine homöopathische Behandlung mit einem bestimmten Mittel bei einer speziellen Erkrankung erfolgreich war, ist damit noch nicht gesagt, dass die Homöopathie als Ganzes eine wirksame Methode darstellt. Ob sich bei anderen Störungen, die mit anderen homöopathischen Mitteln behandelt werden, ein ähnlicher Erfolg einstellt, bleibt offen.

Seit Veröffentlichung dieser Übersichtsarbeit im Jahr 1997 wurden die der Arbeit zugrunde liegenden Daten siebenmal erneut ausgewertet. Danach klingen die Urteile deutlich zurückhaltender. Bei genauerem Hinsehen hat sich gezeigt, dass zum Beispiel der Aufbau einer Studie ihr Ergebnis wesentlich beeinflusst: Je wissenschaftlicher eine Studie gestaltet ist, desto geringer die Effekte der homöopathischen Behandlung, die sich beobachten lassen.

Darüber hinaus wurden elf Übersichtsarbeiten veröffentlicht, die das vermieden, was an der obigen Arbeit kritisiert wurde. In ihnen wurde das Ergebnis nicht auf „die homöopathische Behandlung" insgesamt abgestellt, ohne die einzelnen Anwendungsbereiche zu trennen, sondern alle Indikationen wurden gesondert betrachtet: Arthrose, rheumatische Erkrankungen, chronisches Asthma, Muskelkater, ein operativ behobener Darmverschluss und Migränevorbeugung. Dann wurde noch getrennt davon die Wirkung einer homöopathischen Arnika-Zubereitung bei Muskelkater und Verletzungen geprüft und die einer Oscillococcinum-Zubereitung bei Grippe. Es fanden sich zwar Hinweise für eine therapeutische Wirksamkeit der homöopathischen Behandlung, doch insgesamt kam man nicht zu einem Ergebnis, das von der therapeutischen Wirksamkeit der Homöopathie als Ganzes überzeugt hätte. Allerdings wurde auch diesem Ergebnis widersprochen.

Im Jahr 2005 wurde nun eine Übersichtsarbeit, die durch ein internationales Netzwerk von Wissenschaftlern erstellt wurde (Cochrane Review), veröffentlicht. Sie spricht gegen eine Wirksamkeit einer homöopathischen Therapie in der Geburtshilfe.

Weiterhin wurde im Auftrag des Britischen Gesundheitssystems eine umfassende Übersicht zur Datenlage der Homöopathie erstellt: Die Schlussfolgerung der Gutachter lautete, dass es derzeit keinen ausreichend begründeten Nachweis gibt, die Homöopathie zu empfehlen.

Dem widerspricht jedoch eine neuerliche Arbeit, deren Autoren meinen, dass die Wirksamkeit der Homöopathie bezüglich der Besserung der jeweiligen Krankheitszeichen bei folgenden Anwendungsbereichen nachgewiesen sei: Durchfall bei Kindern, Weichteilrheumatismus, Grippe, Heuschnupfen, Infektionen der oberen Luftwege, Schmerzen, Zerrungen und als Begleitung von Strahlentherapie und Chemotherapie im Rahmen der Behandlung einer Krebserkrankung.

Da aber auch diese Arbeit wieder Schwächen aufweist (zum Beispiel fehlt eine systematische Vorgehensweise), bleiben ihre Aussagen ebenfalls zweifelhaft.

## Achtung

Hahnemann meinte, nahezu alle Krankheiten seien einer homöopathischen Behandlung zugänglich. Diese Auffassung birgt das Risiko, dass auch dann noch mit homöopathischen Mitteln behandelt wird, wenn längst eine hilfreiche konventionelle Behandlung notwendig wäre.

Homöopathen deuten die „Erstverschlimmerung" (siehe unter „Risiken und unerwünschte Wirkungen" → nebenstehend) als positives Zeichen. Dabei ist nicht gewährleistet, dass sie rechtzeitig bemerken, dass sich der Zustand des Patienten verschlechtert und eine andere Form der Behandlung angebracht ist.

Einige Vertreter der Homöopathie sprechen sich strikt gegen jegliche Impfung aus. Das bedeutet, dass Kindern der Schutz vor unter Umständen lebensbedrohlichen Krankheiten vorenthalten wird. So genannte homöopathische Impfungen schützen vor diesen Krankheiten nicht. Auch eine medikamentöse Malariaprophylaxe lässt sich nicht durch die Einnahme homöopathischer Mittel ersetzen.

Wenn Homöopathen dazu raten, die üblichen, ärztlich verordneten Medikamente in ihrer Dosierung erheblich zu verringern oder gar abzusetzen, kann das zu beträchtlichen gesundheitlichen Risiken führen.

Viele homöopathische Tropfen enthalten Alkohol. Personen mit Alkoholproblemen dürfen sie nicht anwenden. Auch Leberkranke und Menschen mit Anfallleiden sollten den Alkoholgehalt berücksichtigen. Darüber hinaus ist zu beachten, dass Alkohol die Wirkung vieler Arzneimittel (zum Beispiel Schlaf- und Beruhigungsmittel, Psychopharmaka, starke Schmerzmittel, viele Mittel bei hohem Blutdruck) verstärken kann.

► ***Gegenanzeigen***

Für die Tiefpotenzen von Homöopathika gelten generell die gleichen Gegenanzeigen wie für die Inhaltsstoffe an sich.

► ***Wechselwirkungen***

Zwischen den Tiefpotenzen von Homöopathika und den konventionellen Medikamenten können generell die gleichen Wechselwirkungen auftreten wie bei den Inhaltsstoffen der homöopathischen Mittel an sich. Informationen darüber sollte Ihnen der behandelnde Arzt oder Heilpraktiker geben.

## Risiken und unerwünschte Wirkungen

► ***Durch das Verfahren***

Zu Beginn der Behandlung können sich die Beschwerden verstärken; wenn Tiefpotenzen verwendet werden, sind diese Effekte besonders stark. Homöopathen nennen das „Erstverschlimmerung" und sehen darin ein Zeichen, dass der Körper auf die Therapie anspricht. Eine solche Erstverschlimmerung soll bei etwa jedem fünften Behandelten auftreten.

In der Homöopathie werden Gifte wie Arsen, Blei, Kadmium und Quecksilber verwendet. Besonders wenn sie längere Zeit in niedrigen Verdünnungen eingenommen werden, können sie im Körper zu einer chronischen Vergiftung führen. Darüber hinaus addiert sich ihre Wirkung zu der der übrigen Schadstoffe.

Die Homöopathie setzt auch Pflanzen ein, die das Erbgut schädigen oder die Entstehung von Krebs begünstigen können. Das kann problematisch sein, weil sich keine untere Grenze angeben lässt, ab der solche Stoffe ungefährlich sind.

Homöopathika bis etwa D 8 kommen als mögliche Allergieauslöser infrage.

Homöopathische Mittel tierischen Ursprungs werden verarbeitet, ohne dass das Ausgangsmaterial vorher sterilisiert wurde. Damit ist nicht gewährleistet, dass sie frei sind von allen Arten von Infektionserregern. Die Verfahren, mit denen sich eine solche Arzneisicherheit erreichen ließe, würden die Ausgangsmaterialien verändern, sodass die ermittelten Arzneimittelbilder nicht mehr zutreffen würden und könnten so nicht mehr im Sinne der Homöopathie eingesetzt werden.

Die Tiefpotenzen von Homöopathika können generell die gleichen unerwünschten Wirkungen haben wie die Inhaltsstoffe an sich.

Als hochverdünnte Zubereitungen haben homöopathische Arzneimittel in der Regel keine unerwünschten Wirkungen, die auf der Giftigkeit der eingesetzten Pflanzen oder Metalle beruhen.

► ***Durch unsachgemäße Anwendung***

Wird die Ursubstanz oder D 1 von Giftpflanzen und giftigen Substanzen zu hoch dosiert, kann es zu Vergiftungen kommen.

## Hinweise

► ***Für Kinder unter 14 Jahren***

Für die Tiefpotenzen von Homöopathika gelten die gleichen Einschränkungen und Vorsichtsmaßnahmen wie für die Inhaltsstoffe an sich. Bedenken Sie, dass fast alle homöopathischen Tropfen Alkohol enthalten. Streukügelchen (Globuli) und Tabletten sind alkoholfrei.

► ***Für Schwangerschaft und Stillzeit***

Für die Tiefpotenzen von Homöopathika gelten generell die gleichen Einschränkungen und Vorsichtsmaßnahmen wie für die Inhaltsstoffe an sich.

Fast alle homöopathischen Tropfen enthalten Alkohol. Homöopathische Streukügelchen (Globuli) und Tabletten sind alkoholfrei.

► ***Für ältere Menschen***

Für die Tiefpotenzen von Homöopathika gelten generell die gleichen Einschränkungen und Vorsichtsmaßnahmen wie für die Inhaltsstoffe an sich.

► ***Zur Verkehrstüchtigkeit***

Für die Tiefpotenzen von Homöopathika gelten die gleichen Einschränkungen und Vorsichtsmaßnahmen wie für die Inhaltsstoffe an sich.

## Bewertung

Es gibt Hinweise auf eine therapeutische Wirksamkeit von homöopathischer Behandlung bei folgenden Krankheiten und Störungen: Allergien, Arthrose, chronisches Asthma, Begleitung einer Strahlen- und Chemotherapie im Rahmen der Behandlung einer Krebserkrankung, Blasenentzündung, Brustschmerzen, Durchfall, Einrisse am Enddarm, Weichteilrheumatismus, funktionelle Störungen im Gallengangsystem, bei Schmerzen unter der Geburt, Gelenkerguss, Grippe, Hauterkrankungen, Heuschnupfen, Infektionen der oberen Luftwege, Magenschleimhautentzündung, Migräne, Muskelkater, Muskelkrämpfe, Neuralgie, prämenstruelles Syndrom, Reizdarm, rheumatische Erkrankungen, Scheidenausfluss, Schlaganfall, Schmerzen, Seekrankheit, Sprachstörungen, Verletzungen, Wechseljahrsbeschwerden, Zerrungen. Ein direktes Risiko ist mit hochverdünnten Mitteln nicht verbunden. Die Nutzen-Risiko-Abwägung zur Homöopathie fällt aufgrund der schwachen Wirksamkeitsbelege eher negativ aus. Homöopathie ist für die oben genannten untersuchten Anwendungsgebiete wenig geeignet.

Als allgemeines Behandlungskonzept ist die Homöopathie zur Behandlung von Krankheiten und Störungen nicht geeignet.

# Homotoxikologie

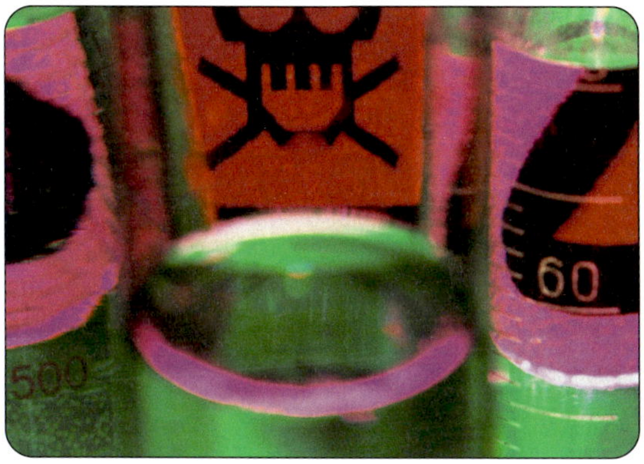


Für die Homotoxikologie sind Krankheiten die Folge von Vergiftungen. Die Gifte entstehen entweder durch Prozesse im Innern des Körpers oder sie erreichen ihn von außen. Die Behandlung mit antihomotoxischen Mitteln soll den Körper darin unterstützen, die Gifte auszuscheiden.

Das Wort Homotoxikologie geht auf das Krankheitsverständnis der Vertreter zurück: das lateinische Wort „homo" bedeutet Mensch, die griechische Silbe „tox-" weist auf einen Zusammenhang mit „Gift" hin.

## Geschichte und Entwicklung

Die Homotoxikologie beruht auf Überlegungen des deutschen Arztes Hans-Heinrich Reckeweg (1905–1985). Er verband Inhalte der konventionellen Medizin mit der Homöopathie und entwickelte daraus eine eigene Theorie der Krankheitsentstehung und Behandlung. Für Herstellung und Vertrieb seiner Arzneimittel gründete er 1936 die Firma Heel. Um seine Ideen zu publizieren, folgte 1954 die Gründung eines Verlages, in dem unter anderem ab 1962 das „Homotoxin-Journal" erschien. Dieses wurde zehn Jahre später in „Biologische Medizin" umbenannt.

1961 formierte sich die Gesellschaft für Homotoxikologie, deren Ziele die Förderung der Forschung und Verbreitung der Methode sind. Sie führt Fort- und Weiterbildungsveranstaltungen durch und verleiht Preise, unter anderem auch einen Journalistenpreis, „um die weltweite Verbreitung der Homotoxikologie voranzutreiben". Sie zählt etwa 1 500 Mitglieder. Mitglied können nur Angehörige medizinischer Fachberufe werden.

## Konzept

Reckeweg hielt Krankheiten für biologisch zweckmäßig. Nach seinem Verständnis zeigen sie, dass sich der Körper gegen Schadstoffe, die er „Menschengifte" nannte, wehrt. Reckeweg meinte, dass die Vielzahl der Erkrankungen, die moderne Menschen plagen, darauf zurückzuführen seien, dass der Körper im Laufe der Evolution wohl Mechanismen entwickelt habe, um die in ihm entstehenden Gifte zu neutralisieren, er jedoch relativ wehrlos gegen die ihn heute von außen bedrängenden Giftstoffe sei. Zu diesen zählte er Schadstoffe der Luft, der Innenräume, Zusatzstoffe und Rückstände in Lebensmitteln und Arzneimitteln.

Gemäß der Homotoxikologie verläuft eine solche „Giftabwehrkrankheit" in sechs Phasen. In der ersten Phase versucht der Körper, das Gift auszuscheiden (Exkretion). In der Phase der so genannten Inflammation werden die Ausscheidungsvorgänge heftiger; es können auch andere Abwehrmechanismen hinzukommen. Danach werden die Toxine im Bindegewebe „zwischengelagert" (Deposition). Während dieser ersten drei Phasen kursieren die Gifte in den Körperflüssigkeiten. Die Zellen und Organe sind noch intakt, und der Körper kann sich noch selbst regulieren. Danach folgt der von Reckeweg so genannte „biologische Schnitt". Ab hier verschlimmert sich die Krankheit immer mehr, sie wird chronisch. Die Fähigkeit der Zellen, sich zu regulieren, nimmt weiter ab, bis sie gänzlich verloren geht. In der vierten Phase dringt das Gift in die Zellen ein (Imprägnation) und schädigt ihre Strukturen und Funktionen. Die Zellen sterben ab, Organe gehen zugrunde (Degeneration). Schließlich bemüht sich der Organismus, die verlorenen Zellen durch neue zu ersetzen; daraus kann ein Tumor entstehen (Dedifferenz).

Jede Krankheit kann von einer Phase in eine andere übergehen und dabei ihr äußeres Erscheinungsbild verändern. Dieses ist sowohl im Sinne einer Besserung als auch einer Verschlimmerung möglich.

Um Krankheiten im Sinne der Homotoxikologie zu heilen, darf der Körper nicht mit weiteren Schadstoffen belastet werden und seine Ausscheidungssysteme müssen angeregt und darin unterstützt werden, vorhandene Giftstoffe zu beseitigen. Diesem Zweck dient die antihomotoxische Behandlung.

Sie geschieht zum einen mit homöopathischen Mitteln, deren Wirkung auf den Organismus gemäß den Vorstellungen der Homöopathie erklärt wird. Näheres hierzu lesen Sie unter „Homöopathie" (→ Seite 159).

Die homöopathischen Medikamente werden allerdings nicht nach den Prinzipien der Homöopathie, sondern im Sinne der Isopathie ausgewählt. Deren Prinzip lautet: Gleiches wird mit Gleichem behandelt. Ein Beispiel dafür sind die so genannten Suis-Präparate. Reckeweg lastete dem Verzehr von Schweinefleisch eine erhebliche krankmachende Wirkung an. Um die Schäden, die das im Menschen anrichtet, zu beheben, entwickelte er Präparate, die aus Schweinegeweben gewonnen werden. Die Information der Schweinegewebe in den Mitteln soll nun helfen, die durch Schweinefleisch bedingten Erkrankungen zu vertreiben.

Über diese ursprünglichen Erklärungsmuster hinaus wird heute versucht, die Wirkung der antihomotoxischen Therapie auch damit zu begründen, dass sie das Immunsystem stärkt und Viren bekämpft.

Die Verfechter der antihomotoxischen Therapie kombinieren ihre Behandlungsmethode mit anderen komplementärmedizinischen Methoden.

## Plausibilität des Konzepts

Die Theorie Reckewegs ist noch von der Vorstellung des ausgehenden 19. Jahrhunderts geprägt, dass sich im Körper Schlackenstoffe ablagern und ihn krankmachen können. Diese Annahme hat sich allerdings in einer so verallgemeinernden Form nicht bestätigt.

Die Vorstellungen der Homotoxikologie, wie Krankheiten entstehen, entspricht nicht dem Kenntnisstand der modernen Medizin.

Für die Überlegungen der Homotoxikologie hinsichtlich einer Ähnlichkeit von Menschen und Schweinen gibt es eine wissenschaftliche Basis. In der Tat sind die Organe von Schweinen in etwa so groß wie die des Menschen und auch ihre Gewebemerkmale kommen denen des Menschen recht nahe. Allerdings entbehrt der Schluss, den Reckeweg daraus zog, dass verzehrtes Schweinefleisch den Menschen „vergifte", jedes wissenschaftlichen Nachweises.

Die Vorstellung der Isopathie, dass man generell Gleiches mit Gleichem bekämpfen kann, ist mit naturwissenschaftlichem Denken nicht nachzuvollziehen. Das Prinzip, nach dem die Suis-Präparate und die homöopathisch aufbereiteten konventionellen Medikamente eingesetzt werden, ist nicht plausibel.

Was an den Mitteln der Homöopathie kritisiert wird, gilt auch für die antihomotoxischen Mittel.

## Mittel

Die antihomotoxische Therapie setzt verschiedene Medikamente ein. Zum einen nutzt sie die üblichen homöopathischen Einzelmittel (siehe unter „Mittel" im Abschnitt „Homöopathie" → Seite 163), darüber hinaus hat sie eigene homöopathische Komplexmittel kreiert. Bekannte Präparate sind zum Beispiel *Lymphomyosot*, *Traumeel* und *Vertigoheel*. Bei diesen Produkten ist aber nicht zu erkennen, ob es sich um solche der Homöopathie oder der Homotoxikologie handelt.

Weiterhin gibt es die für die Homotoxikologie typischen Akkorde. In den „Potenzakkorden" sind jeweils eine Tief-, Mittel- und Hochpotenz eines homöopathischen Präparats miteinander gemischt. Für die *„Homaccorde"*, Präparate einer speziellen Firma, gilt das Gleiche, nur sind in ihnen drei homöopathisch aufbereitete Arzneimittel, die jeweils in Potenzakkorden vorliegen, miteinander kombiniert. Die Akkorde sollen die Wirkungen der verschiedenen homöopathischen Mittel und Potenzen gleichzeitig zur Entfaltung bringen.

Viel verwendet werden in der Homotoxikologie so genannte Nosoden. Dieses sind homöopathisch potenzierte, injizierbare Arzneimittel, die aus gesunden oder krankhaft veränderten Körpergeweben von Menschen, ihren Ausscheidungen, ihren Krankheitsprodukten, Blut und Blutbestandteilen, Bakterien, Viren und Pilzen hergestellt werden. Die Ausgangssubstanzen von industriell hergestellten Nosoden werden vor der Verarbeitung sterilisiert.

So genannte Autonosoden werden dagegen in einer Apotheke als Sonderanfertigung aus körpereigenem Material eines einzelnen Patienten hergestellt. Diese Nosode bekommt nur die Person gespritzt, von der das Material stammt. Autonosoden werden darum auch nicht sterilisiert. Sie gelten als wesentlich wirksamer als andere Nosoden.

*Suis-Injeele* sind homöopathisch aufbereitete Injektionsmittel aus Schweinegeweben. Eine Reihe von gesetzlichen Bestimmungen soll sicherstellen, dass mit diesen tierischen Produkten keine Infektionserreger auf den Menschen übertragen werden.

Darüber hinaus werden in der Homotoxikologie homöopathisch aufbereitete Substanzen verwendet, die der konventionellen Medizin entstammen, zum Beispiel Kortison, Enzyme und Vitamine.

## Durchführung

### Diagnose

Vor einer homotoxikologischen Behandlung wird von den Anwendern dieses Verfahrens eine Diagnose nach den üblichen Regeln der konventionellen Medizin gestellt.

### Behandlung

Alle Mittel zur homotoxikologischen Therapie sind Homöopathika. Während sich die klassische Homöopathie bei der Auswahl ihrer Medikamente jedoch an der Person und ihren Beschwerden orientiert, richtet sich die Homotoxikologie bei der Wahl ihrer Mittel an der diagnostizierten Erkrankung aus.

In einer Tabelle, deren sechs Spalten den Phasen der homotoxikologischen Krankheitslehre entsprechen, sind Erkrankungen aufgelistet. Entzündliches Rheuma findet sich da beispielsweise unter „Inflammationsphase", Osteoporose unter „Degenerationsphase". Entsprechend dieser Zugehörigkeit wählen die Behandler die antihomotoxischen Mittel aus, mit denen die Krankheit in eine günstigere Phase verschoben werden kann.

## Anwender und ihre Ausbildung

Homotoxikologie wird von homöopathisch orientierten Ärzten und Heilpraktikern betrieben. Eine über die homöopathische Ausbildung hinausgehende Befähigung ist nicht erforderlich.

## Anwendungsbereiche

Entsprechend ihrem Krankheitsverständnis eignet sich eine antihomotoxische Therapie zur Behandlung aller chronischen und degenerativen Krankheiten. Als Hauptanwendungsgebiete werden genannt: Arthrose, rheumatische Beschwerden, allergische Beschwerden, Schwindel, grippale Infekte, Herz-Kreislauf-Erkrankungen sowie Sportverletzungen.

## Belege für die Wirksamkeit

In einer systematischen Übersichtsarbeit wurden acht Studien ausgewertet, an denen jeweils zwischen 30 und 155 Personen teilnahmen. Sie wurden bei folgenden Erkrankungen mit homotoxikologischen Präparaten behandelt: Bluterguss im Kniegelenk, chronisches Asthma, chronische Nasennebenhöhlenentzündung, Gelenkarthrose, Heuschnupfen, Magenschleimhautentzündung nach Chemotherapie im Rahmen einer Krebsbehandlung, Schwindel und Verstauchung des Sprunggelenks. Die Ergebnisse dieser Studien fielen positiv aus. Sie legten nahe, dass die homotoxikologische Behandlung therapeutisch wirksam ist.

Allerdings registrierten die Wissenschaftler der Übersichtsarbeit einiges, was sie zweifeln ließ, ob die Studienergebnisse die therapeutische Wirksamkeit wirklich eindeutig belegen. So sind die Untersuchungen ausnahmslos sowohl unter personeller als auch finanzieller Beteiligung der Herstellerfirma homotoxikologischer Präparate durchgeführt worden. Die meisten Ergebnisse wurden darüber hinaus in einer Zeitschrift veröffentlicht, die der Herstellerfirma nahe steht. Es gibt keine unabhängigen Arbeiten, in denen die Prüfungen wiederholt worden wären. Skeptisch stimmt auch, dass es ausschließlich positive Resultate gibt. Derartiges ist in der Wissenschaft äußerst selten.

Diese Zweifel an der Aussagekraft der Studien führen dazu, dass die Autoren der Arbeit die Ergebnisse als Hinweis auf eine mögliche Wirksamkeit werten, die therapeutische Wirksamkeit aber nicht als eindeutig nachgewiesen ansehen.

## Achtung

In der Homotoxikologie wird eine „Erstverschlimmerung" (siehe unter „Risiken und unerwünschte Wirkungen" → nebenstehend) als positives Zeichen gedeutet. Dabei ist nicht gewährleistet, dass rechtzeitig bemerkt wird, dass sich der Zustand des Patienten verschlechtert und eine andere Form der Behandlung angebracht ist.

Da die Homotoxikologie Arzneimittel als potenzielle Giftstoffe ansieht und jeden weiteren Schadstoffeintrag in den Körper vermeiden will, wird von ihren Anhängern häufig dazu geraten, die üblichen ärztlich verordneten Medikamente abzusetzen. Das kann zu gesundheitlichen Risiken führen.

Fast alle Tropfen, die in der antihomotoxischen Therapie verwendet werden, enthalten Alkohol. Personen mit Alkoholproblemen dürfen diese Mittel nicht einnehmen. Auch Leberkranke und Menschen mit Anfallleiden sollten den Alkoholgehalt berücksichtigen. Darüber hinaus ist zu beachten, dass Alkohol die Wirkung vieler Arzneimittel (zum Beispiel Schlaf- und Beruhigungsmittel, Psychopharmaka, starke Schmerzmittel, viele Mittel bei hohem Blutdruck) verstärken kann.

► ***Gegenanzeigen***

Für die nur gering verdünnten antihomotoxischen Mittel, die so genannten Tiefpotenzen, gelten generell die gleichen Gegenanzeigen wie für die Inhaltsstoffe an sich.

► ***Wechselwirkungen***

Zwischen den nur gering verdünnten Tiefpotenzen von antihomotoxischen Mitteln und den üblichen Medikamenten können generell die gleichen Wechselwirkungen auftreten wie bei den Inhaltsstoffen an sich.

## Risiken und unerwünschte Wirkungen

► ***Durch das Verfahren***

Zu Beginn der Behandlung können sich die Beschwerden verstärken. Die Behandler nennen das „Erstverschlimmerung" und sehen darin ein Zeichen, dass der Körper auf die Therapie anspricht.

Für die in der Homotoxikologie eingesetzten homöopathischen Mittel gelten die gleichen Risiken und unerwünschten Wirkungen wie sie im Abschnitt „Homöopathie" (→ Seite 167) angegeben sind.

Für Nosoden ist darüber hinaus zu bedenken: Sie basieren auf menschlichem oder tierischem Ausgangsmaterial, das vor der Verarbeitung sterilisiert wird. Nach dem alten homöopathischen Arzneibuch geschah das bei einer Temperatur von 120 °C. Das reicht jedoch nicht aus, um zu gewährleisten, dass keinerlei Infektionserreger übertragen werden können. Solche Produkte könnten auch heute noch zum Einsatz kommen. Nach den Vorschriften des jetzt gültigen homöopathischen Arzneibuchs erfolgt die Sterilisation bei 133 °C. Diese Produkte entsprechen den Sicherheitsanforderungen des Bundesinstituts für Arzneimittel und Medizinprodukte.

Nosoden werden gerne als „homöopathische Impfung" bezeichnet. Mit einer Impfung im üblichen Sinn hat das jedoch nichts zu tun. Das Spritzen von Nosoden schützt nicht vor Infektionskrankheiten.

## Hinweise

► ***Für Kinder unter 14 Jahren***

Für die nur gering verdünnten Tiefpotenzen von antihomotoxischen Mitteln gelten die gleichen Einschränkungen und Vorsichtsmaßnahmen wie für die Inhaltsstoffe an sich.

Bedenken Sie, dass fast alle Tropfen, die in der antihomotoxischen Therapie eingesetzt werden, Alkohol enthalten.

► ***Für Schwangerschaft und Stillzeit***
Für die nur gering verdünnten Tiefpotenzen von antihomotoxischen Mitteln gelten die gleichen Einschränkungen und Vorsichtsmaßnahmen wie für die Inhaltsstoffe an sich.

Fast alle Tropfen, die in der antihomotoxischen Therapie eingesetzt werden, enthalten Alkohol.

► ***Für ältere Menschen***
Für die nur gering verdünnten Tiefpotenzen von antihomotoxischen Mitteln gelten die gleichen Einschränkungen und Vorsichtsmaßnahmen wie für die Inhaltsstoffe an sich.

► ***Zur Verkehrstüchtigkeit***
Für die nur gering verdünnten Tiefpotenzen von antihomotoxischen Mitteln gelten die gleichen Einschränkungen und Vorsichtsmaßnahmen wie für die Inhaltsstoffe an sich.

## Bewertung

Es gibt bei einigen Erkrankungen Hinweise auf eine therapeutische Wirksamkeit von homotoxikologischen Mitteln. Die Funktion des Knies nach einer Blutung und die des Sprunggelenks nach einer Verstauchung kann sich rascher wieder normalisieren als ohne eine solche Behandlung. Bei Menschen mit chronischem Asthma kann sich der Bedarf an kortisonhaltigen Medikamenten verringern. Die Beschwerden einer chronischen Nasennebenhöhlenentzündung können gelindert werden. Die Gelenkschmerzen bei einer Arthrose können nachlassen. Die Symptome eines Heuschnupfens können erträglicher werden. Eine Magenschleimhautentzündung nach Chemotherapie im Rahmen einer Krebsbehandlung kann weniger Beschwerden machen. Schwindelanfälle können seltener auftreten, nicht so lange dauern und weniger heftig sein. Dennoch können diese Ergebnisse allenfalls als positive Hinweise gelten, da die Daten weder von verschiedenen Studienleitern noch von solchen, die in keinem Verhältnis zur Herstellerfirma der Mittel stehen, bestätigt worden sind. Ein direktes Risiko ist mit der Anwendung homotoxikologischer Mittel in der Regel nicht verbunden. Die Nutzen-Risiko-Abwägung zur Homotoxikologie fällt insgesamt eher negativ aus. Homotoxikologie ist für die oben genannten Erkrankungen wenig geeignet.

# Hypnose

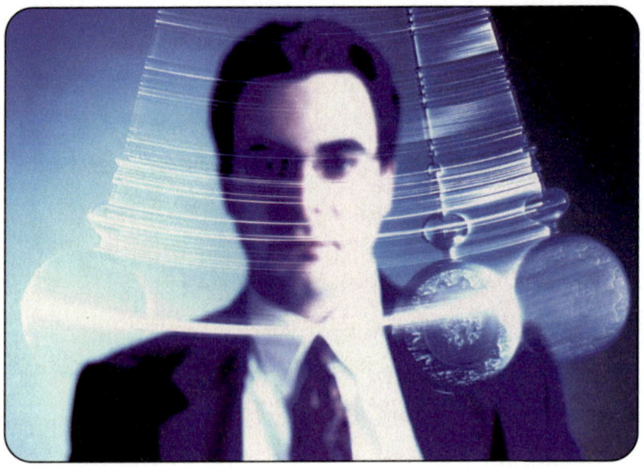

Hypnose ist eine Technik zur Erzeugung eines Bewusstseinszustands, der sich durch entspannte Wachsamkeit auszeichnet, in dem die Aufmerksamkeit fixiert und das Bewusstsein eingeengt sind. Der Bezug zur Wirklichkeit ist gemindert und Denkvorgänge sind gehemmt. Als Therapie wird die Hypnose bei körperlichen und seelischen Erkrankungen und Beschwerden eingesetzt und als Hypnotherapie bezeichnet.

Das Wort Hypnose leitet sich ab vom griechischen Begriff „hypnos“ für Schlaf.

Verwandte Verfahren sind autogenes Training (→ Seite 88), Meditation (→ Seite 226), Biofeedback (→ Seite 107) und Yoga (→ Seite 295).

## Geschichte und Entwicklung

Bereits im zweiten vorchristlichen Jahrtausend verwendeten Yogis und Fakire zur Selbstsuggestion Trancetechniken, um einen Zustand der inneren Versenkung zu erreichen. Auch Schamanen vieler Naturvölker setzen noch heute bei ihren Heilritualen solche Techniken ein, um Kontakt zum Jenseits aufzunehmen und spirituelle Hilfe zu erlangen.

Der älteste ägyptische Papyrus bezeugt, dass schon damals Ärzte die Kunst der Hypnose beherrschten. Verwandte Techniken der Hypnose kannte man im antiken Griechenland ebenso wie bei den Kelten.

Paracelsus (1494–1541) empfahl Trancetechniken ausdrücklich zur Behandlung von Nervenkrankheiten. Im 19. Jahrhundert nutzten englische und schottische Ärzte die Hypnose, um Operationen erträglicher zu machen, und viele Psychiater experimentierten mit dieser Technik – unter ihnen auch Sigmund Freud. Nach dem Ersten Weltkrieg wurde Hypnose bei Soldaten angewendet, um deren psychische Folgen der Kriegserlebnisse bewältigen zu helfen. In der Folge wurde die Hypnose vor allem in den USA intensiv an Kliniken erforscht. Milton H. Erickson (1901–1980) entwickelte vielfältige Vorgehensweisen und Einsatzmöglichkeiten der Hypnose in der Psychotherapie.

Lange Zeit versuchte man, den hypnotischen Zustand mit naturwissenschaftlichen Überlegungen zu erklären, was der Grundhaltung der damaligen Zeit entsprach und auf der Trennung von Religion und medizinischer Lehre beruhte. Erst Anfang des 20. Jahrhunderts setzte sich die Erkenntnis durch, dass es sich bei den unter Hypnose beobachteten Veränderungen um besondere Zustände des menschlichen Bewusstseins handelt.

Hypnose wird seit einigen Jahren vermehrt in der Medizin, insbesondere in der Schmerztherapie sowie zur Operationsvorbereitung und -nachbehandlung, aber auch in Verbindung mit verschiedenen Psychotherapieverfahren eingesetzt.

## Konzept

Dachte man früher, Hypnose sei eine Form des Tiefschlafs oder ein psychischer Ausnahmezustand, so haben Experimente und die praktische Anwendung gezeigt, dass es sich um einen veränderten Bewusstseinszustand handelt. Heute wird das soziobiologische Modell zur Erklärung des hypnotischen Zustands genutzt: In der Hypnose verändert sich das Kontrollsystem, der Verstand wird zurückgenommen, Logik und Vernunft werden zugunsten der Emotionalität zurückgedrängt. Gleichzeitig wird das Bewusstsein eingeengt und es werden Zusammenhänge neu erfasst, ähnlich wie es manchmal geschieht, wenn man von einer Sache, einem Gegenstand ganz gefesselt ist und die Aufmerksamkeit intensiv auf das Geschehen fokussiert ist. Was sich rundum abspielt, dringt nicht in das Bewusstsein. Konzentration und Erinnerung werden gesteigert, sodass Dinge erfasst werden, die normalerweise mit dem Verstand anders verknüpft werden.

Durch den sozialen Kontakt mit dem Hypnotiseur kann der Patient eine ursprünglich-flexible Lernhaltung einnehmen und ist eher bereit, glaubwürdige Fremdsuggestionen (lateinisch: „suggere“ im Sinne von „jemandem etwas einflüstern“) zu übernehmen und in Autosuggestionen umzusetzen. So können vorhandene innere Ressourcen aktiviert und nutzbar gemacht werden. Wie gut man auf Hypnose anspricht, hängt von der wechselseitigen Beziehung zwischen Arzt oder Psychotherapeut und Patient ab, der Übereinstimmung beider und dem gegenseitigen Vertrauen.

## Plausibilität des Konzepts

Wie Hypnose genau wirkt, ist noch immer nicht geklärt. Eine Theorie besagt, dass die linke, analytische Gehirnhälfte während der Hypnose ihren Einfluss verliert und der rechten, der kreativen, der emotionalen die Führung überlässt. Wie bei der Meditation (→ Seite 226) geht es um die Verminderung des willkürlichen Handelns zugunsten unwillkürlicher Reaktionen.

Der hypnotische Zustand selbst ist gut untersucht. Hypnose schafft ein eingeengtes, nach innen gerichtetes Bewusstsein. Das geht mit typischen körperlichen und seelischen Veränderungen einher. Atmung, Pulsschlag, Herzfrequenz und Stoffwechsel verlangsamen sich, der Blutdruck sinkt und die Erregungsweiterleitung der Nerven nimmt ab, ebenso die Muskelspannung. Die Bewegungen werden träge. Viele Funktionen des autonomen Nervensystems verändern sich.

Das Bewusstsein engt sich auf seelische Erlebnisse ein und die Vorstellungskraft wird aktiviert; alles andere wird ausgeblendet. Hypnotisierte sind passiv zur Aufnahme und Hingabe bereit. In diesem Zustand können sie buchstäblich besser auf den Arzt oder Therapeuten hören und Bilder ähnlich intensiv wie Halluzinationen sehen. Sie erleben sich oft als hellwach.

Sinneswahrnehmungen und Zeitempfinden ändern sich. Die gewohnten Einstellungs-, Gefühls- und Denkschemata sind weniger manifest, kreatives Denken wird möglich. Details träumerischer Erinnerungen können abgespalten und fehlende Erfahrungen dazufantasiert werden. Therapeuten können diese Muster nun leichter in Einzelelemente teilen, und die Patienten können sie zu einer neuen Haltung und Einstellung zusammenfügen.

Auf dieser Basis ist eine wissenschaftliche Plausibilität der Hypnotherapie gegeben.

## Durchführung

### Diagnose

Einer Hypnose, die im Sinne einer Hypnotherapie medizinisch eingesetzt werden soll, müssen eine gründliche körperliche und seelische Untersuchung sowie die Erhebung der Krankengeschichte vorausgehen.

### Behandlung

Hypnose erfolgt normalerweise in Einzelsitzungen, nicht in Gruppensitzungen. Da die meisten Menschen vor einer Manipulation durch Hypnose Angst haben, beginnt die Behandlung mit einem vertrauensvollen Gespräch und Informationen über die Wirkungsweise der Hypnose. Vor der Sitzung werden die Themen, um die es während der Hypnose gehen soll, vereinbart. Die Behandlung, während der der Patient bequem liegen oder auch sitzen kann, wird in einer abgeschirmten, Ruhe ausstrahlenden Umgebung durchgeführt.

Um die Hypnose einzuleiten, kann der Hypnotiseur verschiedene Techniken wählen: Er kann mit ruhiger, gleichmäßiger Stimme sprechen, den Patienten auffordern, in ein Licht zu schauen, einen Gegenstand zu fixieren oder auf eine Bleistiftspitze am Rande seines Gesichtsfelds zu achten, die hin und her geführt wird. Um herauszufinden, ob der hypnotische Zustand erreicht ist, wird der Hypnotiseur eventuell den Patienten auffordern, einen Arm zu heben. Geschieht dies in typischer Weise ohne willentliche Anstrengung des Patienten, ist der hypnotische Trancezustand erreicht. Dann wird der Hypnotiseur das zu behandelnde Problem ansprechen und Fragen stellen, um die Ursachen des Problems zu ergründen.

Zur Behandlung stehen verschiedene Methoden zur Verfügung. So können zum Beispiel gezielt heilsame formelhafte Sätze im Unterbewusstsein verankert werden. Meist wird jedoch mit inneren Bildern gearbeitet, da bildhafte Symbole in der Trance verstanden werden, die das Wachbewusstsein nicht entschlüsseln kann.

Visualisierungen sind daher ein wichtiges Mittel in der Hypnotherapie. Bei Asthma beispielsweise ist es die Vorstellung, dass sich die Muskulatur glättet, die Schleimschicht sich abbaut und die Bronchien sich erweitern. Bei Durchblutungsstörungen kann die Vorstellung helfen, dass die Gefäße weit werden. Nach einem Schlaganfall werden Erinnerungen an früher beherrschte Bewegungsabläufe geweckt, die eine große Bedeutung für den Betroffenen haben. Bei akuten Schmerzen und zur Operationsvorbereitung wird zu ablenkenden Vorstellungen angeregt, die Empfindungen positiv beeinflussen.

Wird Hypnose im Rahmen einer Psychotherapie angewendet, kann die frühere traumatische Erfahrung reaktiviert und die fehlende Bewältigung nachgeholt werden. Umgekehrt werden positive Erfahrungen verstärkt und in der Vorstellung mit Problemsituationen gekoppelt, um brachliegende seelische Ressourcen zu erschließen und für eine künftige Lösung zu aktivieren. Manche Psychotherapeuten verwenden Metaphern und symbolhaltige Geschichten, um das logische Denken zu unterlaufen. Unter der Hypnose erschließen sich indirekte Aussagen oder Aufträge, die in das Erzählte eingeschleust sind. In weiterführenden Gesprächen nach der Hypnose wird Einsicht in die Ursachen der Probleme gewonnen.

Am Ende jeder Sitzung wird der hypnotische Zustand mit gezielten Anleitungen gelöst, etwa mit der Aufforderung, die Augenlider wieder zu heben und sich frisch und aktiv zu fühlen.

Eine Sitzung dauert 30 bis 90 Minuten. Für den therapeutischen Einsatz werden üblicherweise zwischen 10 und 20 Sitzungen, jeweils einmal wöchentlich durchgeführt. Zur Operationsvorbereitung reichen ein bis zwei Behandlungen aus. Auch eine einzelne Behandlung kann zur Besserung von Beschwerden beitragen.

**Selbstbehandlung**

Manchmal kann das durch Hypnose Erreichte durch Autosuggestionen gefestigt werden. Dazu trifft der Hypnotiseur im ersten Schritt eine Abmachung mit dem Patienten, welche Herausforderung Gegenstand der Übung sein und welches Ziel erreicht werden soll. In einem entspannten Zustand begibt sich der Patient in der Vorstellung (Visualisierung) an einen ruhigen, wohltuenden Ort. Es können dazu alle Sinne aktiviert werden und zum Beispiel der Duft der Blumen, das Rauschen des Meeres, der Geschmack von Salz auf der Haut und die wärmenden Sonnenstrahlen vorgestellt werden. Hat sich ein Gefühl der inneren Übereinstimmung eingestellt, wird schließlich visualisiert, wie man an diesem Ort der inneren Ruhe das erwünschte Verhalten erfolgreich ausführt. Solche Übungen werden regelmäßig wiederholt und im Alltag genutzt.

## Anwender und ihre Ausbildung

Ärzte, Zahnärzte, Psychologen und Psychotherapeuten können die Methode in ärztlichen Fachgesellschaften unter Supervision erlernen. Die Ausbildung umfasst mindestens 200 Stunden. Darüber hinaus wird Hypnose in vielen Heilpraktikerschulen in Kursen mit unterschiedlichem Umfang gelehrt.

## Anwendungsbereiche

Hypnose wird bei vielen körperlichen, psychosomatischen und psychischen Störungen überwiegend zur Unterstützung einer anderen Therapie, aber auch als alleiniges Verfahren eingesetzt.

Dazu gehören im Bereich der körperlichen (somatischen) Störungen akute Schmerzen, etwa bei Zahnbehandlungen, Geburtshilfe sowie Operationsvor- und -nachbehandlung, etwa um Narkosemittel einzusparen und die Heilung zu fördern.

Weitere Anwendungsgebiete sind Asthma, chronische Schmerzen, Migräne und Spannungskopfschmerz, hoher Blutdruck, Herpes, Heuschnupfen, Reizdarm, die entzündliche Darmerkrankung Morbus Crohn und Magen-Darm-Geschwüre, Neurodermitis, Rehabilitation nach Gehirnverletzungen, Tumorerkrankungen, Übelkeit durch Chemotherapie oder in der Schwangerschaft sowie Warzen. Blutstillung, schwere Durchblutungs- und Gedächtnisstörungen und Wundheilung sind weitere Einsatzbereiche.

Im Rahmen von Anwendungsbereichen der Psychotherapie wird Hypnose bei Ängsten, reaktiven Depressionen, Minderwertigkeitsgefühlen und sexuellen Funktionsstörungen, Persönlichkeitsstörungen, Phobien, Schlafstörungen, Unruhe, Zwängen sowie bei Verhaltensproblemen wie Nägelkauen, Bettnässen, Stottern, Rauchen, Übergewicht und bei Leistungsblockaden eingesetzt. Im Sporttraining wird Hypnose verwendet, um Konzentration und Leistung zu steigern, Stress abzubauen sowie Leistungswillen und Durchsetzungsvermögen zu stärken.

## Belege für die Wirksamkeit

Die Literatur zur Hypnosebehandlung ist umfangreich; zahlreiche systematische Übersichten wurden publiziert. Allerdings ist zu bedenken, dass weder Studien durchgeführt werden können, bei denen Patienten und Ärzte im Ungewissen über die jeweils umgesetzte Therapie sind, noch eine Kontrolle mittels einer Scheinbehandlung möglich ist.

Die Ergebnisse der Studien lassen den Schluss zu, dass für viele Bereiche hohe Wahrscheinlichkeiten für eine Wirksamkeit bestehen. Die Studien im einzelnen:

*Asthma bronchiale*

In einer erneuten Analyse bereits vorliegender Studien wurde zusammenfassend die Wirkung aller psychoerzieherischen Maßnahmen, einschließlich Hypnose bei Asthma untersucht. Die Datenlage gibt Hinweise auf eine Wirksamkeit, wegen methodischer Schwächen der Studien sind sie jedoch nicht uneingeschränkt überzeugend.

*Migräne bei Kindern*

Zur Wirkung der Hypnose bei kindlicher Migräne liegt nur eine Studie vor. Sie legt nahe, dass ihr Einsatz bei dieser Krankheit wirksam ist, ohne dass dies als abschließender Beweis gelten kann.

*Ohrgeräusche (Tinnitus)*

Es liegen drei Studien zum Einsatz der Hypnose bei Ohrgeräuschen (Tinnitus) vor, bei denen die Patienten nach dem Zufallsprinzip einer Prüf- beziehungsweise Kontrollgruppe zugelost wurden, dabei wurden unter anderem die Lautstärke, die Schlafbeeinträchtigung und die allgemeine Belästigung beurteilt. Zwei davon sprechen für die Wirksamkeit der Hypnose.

*Psychische Störungen*

Eine umfassende Übersicht kommt zu dem Schluss, dass der Einsatz der Hypnose bei Ängsten, Somatisierungsstörungen (seelische Störungen, die sich durch körperliche Beschwerden ausdrücken) und dissoziativen Störungen (psychische Störungen, bei denen sich Betroffene gespalten fühlen), sowie Abhängigkeiten und Missbrauch zur Besserung der jeweiligen Symptome führt.

*Raucherentwöhnung*

Nach den Ergebnissen einer Übersichtsarbeit ist die Wirksamkeit von Hypnose zur Entwöhnung vom Zigarettenrauchen nicht nachgewiesen.

*Reizdarm*

Sechs Studien untersuchten den Einsatz von Hypnose bei Reizdarm. Sie zeigen insgesamt einen positiven Effekt auf die Krankheitszeichen bei dieser Darmerkrankung.

*Reizmagen*

Hierzu existiert eine systematische Übersichtsarbeit, die vier Studien, in denen die Patienten nach dem Zufallsprinzip einer Prüf- beziehungsweise Kontrollgruppe zugelost wurden, zu psychologischen Therapieformen zusammenfasst; eine davon betrifft Hypnotherapie. Ihre Ergebnisse sind vielversprechend. Es kam zu einer Besserung der Symptome bei Reizmagen.

*Schlafstörungen*
Eine Übersichtsstudie fasst alle psychologischen Behandlungsformen bei Schlafstörungen zusammen und vergleicht sie miteinander. Die Daten sprechen dafür, dass Hypnose bei Schlafstörungen wirkt.

*Akute Schmerzen*
Zur Behandlung von akuten Schmerzen wurde eine Übersicht erstellt, die alle Therapieformen mit Ausnahme der medikamentösen Behandlung bei akuten Schmerzen erfasst und vergleicht. Die Wirksamkeit der Hypnose ist aufgrund der ermittelten Daten nicht nachgewiesen. Die Ergebnisse einer weiteren Arbeit sprechen allerdings dafür, dass die Hypnotherapie postoperative Schmerzen reduzieren kann.

Eine Überprüfung und Neuauswertung der Daten von Studien zur Schmerztherapie mit Hypnose fasst 18 Studien zusammen und kommt nun zu dem Schluss, dass durch Hypnose Schmerzen gesenkt werden können. Diese Ergebnisse müssen nochmals überprüft werden, bevor die Wirksamkeit als nachgewiesen gelten kann.

*Chronische Krebsschmerzen*
Bei chronischen Krebsschmerzen liegen sechs Studien vor, die die Wirksamkeit der Hypnose belegen.

*Geburtschmerzen*
Der spezielle Schmerz bei einer Geburt wurde ebenfalls untersucht. Dazu konnten fünf methodisch gute Studien gefunden werden. Die Ergebnisse sprechen insgesamt für die Wirksamkeit der Hypnotherapie zur Schmerzsenkung während der Geburt.

*Schwangerschaftserbrechen*
Eine systematische Übersicht über den Einsatz unkonventioneller Therapien bei Schwangerschaftserbrechen fand keinen Beleg für die Wirksamkeit der Hypnose bei diesen Beschwerden.

*Übergewicht*
Eine Analyse zum Einsatz von Hypnose bei Übergewicht zeigte, dass mit dieser Methode eine geringe Gewichtsreduktion zu erreichen ist.

Die Kombination der Hypnose mit Verhaltenstherapie erzielte gute Ergebnisse.

*Hypnose in Kombination mit einer Verhaltenstherapie*
Als Ergänzung einer Verhaltenstherapie wurde Hypnose bei einer Vielzahl von Beschwerden untersucht. Sie ist nach diesen Untersuchungen wirksam bei Angst und Schlangenphobie, Bluthochdruck, Schlaflosigkeit, Schlafstörungen, Schmerzen, Übergewicht und Zwölffingerdarmgeschwüren.

*Sportliche Leistungsfähigkeit*
Eine Erhöhung sportlicher Leistung mit Hypnose ist in einer Studie belegt worden.

## Achtung

► ***Gegenanzeigen***

Menschen mit Psychosen und Wahnvorstellungen können durch Hypnose in schwere Krisen geraten; sie sollten deshalb nicht hypnotisiert werden. Auch Persönlichkeitsstörungen, diffuse Ängste und Epilepsie schließen eine Hypnose aus.

Zur Hysterie neigende Persönlichkeiten sollten nicht einer Hypnose unterzogen werden, da die Gefahr besteht, dass sie diese quasi als Bühne zum Ausagieren benutzen. Das kann einer Besserung ihrer Beschwerden entgegenstehen.

Nach sexuellen Übergriffen ist die Anwendung von Hypnose ungünstig, da sich das Trauma der Ohnmachtsituation dadurch verfestigen kann.

Anwender schließen Hypnose bei Erkrankungen aus, die dringend einer medizinischen Behandlung bedürfen. Auch bei offensichtlich mangelnder Bereitschaft zur Therapie, bei Personen mit hochgradigen Intelligenzdefiziten oder Gehirnabbau durch Alkohol oder Krankheiten sowie bei Personen mit Depression ohne erkennbare Ursache wird Hypnose ausgeschlossen. Wenn es religiöse Bedenken gibt, wird keine Hypnose verwendet.

## Risiken und unerwünschte Wirkungen

► ***Durch das Verfahren***

Eine richtig geführte Hypnose ist gefahrlos; niemandem kann gegen seinen Willen etwas suggeriert werden. Allerdings können in einer Psychotherapie mit Hypnose dramatische Erinnerungen auftauchen. Nicht immer sind die Patienten in der Lage zwischen der Erinnerung an Geschehenes und Fantasiebildern zu unterscheiden; es ist die Aufgabe des Therapeuten, klare Grenzen zu ziehen. Wird vom Therapeuten die Echtheit dieser Fantasiebilder suggeriert (zum Beispiel bei einer Reinkarnationstherapie), können falsche Erinnerungen übertragen werden und sich die seelischen Probleme verschärfen.

► ***Durch unsachgemäße Anwendung***

Wenn Personen ohne klinische Erfahrung und ohne medizinische Vorkenntnisse Hypnose anwenden, kann es zu Risiken kommen.

Wird eine Hypnose zu abrupt beendet, können vorübergehend Schwindel, Kopfschmerzen, Müdigkeit, Benommenheit und Konzentrationsstörungen auftreten; selten sind Angst, Unruhe und Depressionen die Folge. Im Extremfall können Störungen des Willens und des Bewusstseins sowie Kreislaufkollaps auftreten.

## Hinweise

► ***Für Kinder unter 14 Jahren***

Hypnose ist bei Kindern ab etwa dem fünften Lebensjahr wirksam. Jüngere Kinder sollten nicht hypnotisiert werden, weil sie sich nicht in dem notwendigen Maße konzentrieren können und psychisch besonders verletzlich sind.

► ***Zur Verkehrstüchtigkeit***

Bleibt nach einer Hypnose Müdigkeit bestehen, sollte man kein Fahrzeug lenken, keine Maschinen bedienen und keine Arbeiten ohne sicheren Halt verrichten.

## Bewertung

Die Wirksamkeit der Hypnotherapie ist belegt bei psychischen Störungen, wie Ängsten, Schlafstörungen, Schlangenphobie, dissoziativen Störungen und Somatisierungsstörungen, bei Reizdarm, Reizmagen, Schmerzen unter einer Geburt und nach einer Operation sowie chronischen Krebsschmerzen und bei Tinnitus. Auch bei Abhängigkeiten und Missbrauch konnte die Wirksamkeit der Hypnotherapie belegt werden. Im Rahmen einer Verhaltenstherapie ist Hypnose zusätzlich wirksam bei hohem Blutdruck, Übergewicht und Zwölffingerdarmgeschwüren. Sie ist außerdem erfolgreich zur sportlichen Leistungssteigerung einsetzbar. Risiken sind bei richtiger Anwendung gering. Eine Nutzen-Risiko-Abwägung fällt bei den genannten Krankheiten und Beschwerden positiv aus. Die Hypnose ist zur Behandlung dieser Krankheiten und Störungen sowie zur sportlichen Leistungssteigerung geeignet.

Der Nachweis der Wirksamkeit von Hypnotherapie bei Asthma ist nicht überzeugend. Auch die Wirksamkeit der alleinigen Behandlung von Übergewicht und kindlicher Migräne durch Hypnose ist nicht überzeugend nachgewiesen. Die Abwägung von Nutzen und Risiko fällt für diese Anwendungsgebiete eher negativ aus. Hypnose ist zur Behandlung von Asthma, kindlicher Migräne und Übergewicht als alleinige Therapie wenig geeignet.

Ein Beleg für die Wirksamkeit bei akuten Schmerzen, Raucherentwöhnung und Schwangerschaftserbrechen konnte nicht erbracht werden. Die Nutzen-Risiko-Abwägung fällt deshalb bei diesen Anwendungsbereichen negativ aus. Hypnotherapie ist zur Behandlung dieser Krankheiten und Zustände nicht geeignet.

# Irisdiagnostik

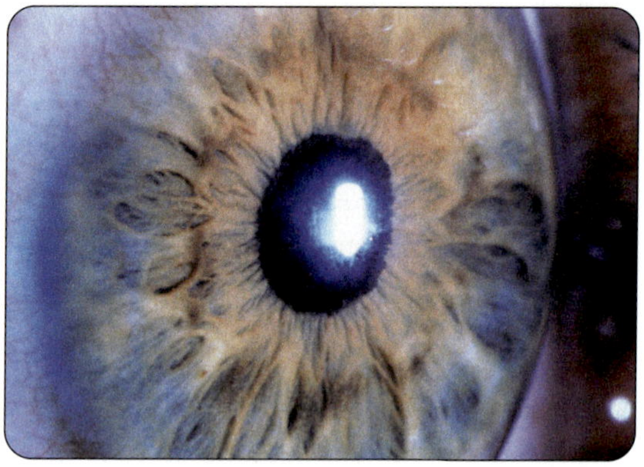

Bei der Irisdiagnostik werden aus der Betrachtung der Regenbogenhaut (Iris) und der Interpretation ihres Aussehens und ihrer Veränderungen Rückschlüsse auf den Gesundheitszustand des gesamten Körpers gezogen.

Ein verwandtes Verfahren ist die Augendiagnostik (gelegentlich als Synonym verwendet): Sie bezieht neben der Iris und der Pupille auch die anderen Bereiche des Auges mit ein.

### Konventionelle Augenuntersuchung

Weder die Iris- noch die Augendiagnostik haben etwas mit den konventionellen diagnostischen Untersuchungen am Auge zu tun. Darunter fällt zum Beispiel eine Untersuchung des Augenhintergrunds zur Feststellung von Netzhauterkrankungen oder von Veränderungen an den Blutgefäßen im Rahmen einer Diabetesuntersuchung.

## Geschichte und Entwicklung

Die erste Beschreibung einer Diagnosestellung aus den Augen stammt von Philippus Meyen aus dem Jahr 1670. Der ungarische Mechaniker und Homöopath Ignaz von Péczely (1822–1911) griff die Methode Ende des 19. Jahrhunderts wieder auf. Er veröffentlichte 1881 ein Lehrbuch zur Augendiagnose von Organerkrankungen aus Farb- und Formveränderungen in der Regenbogenhaut des Menschen. Der über die Grenzen Deutschlands hinaus bekannte Pastor Emanuel Felke (1856–1926) wurde zum Pionier der Irisdiagnostik; wichtige weitere Vertreter waren die Ärzte Aschner, Schnabel, Lang und Deck. Sie ergänzten die ursprünglichen Vorstellungen und bildeten unterschiedliche Schulen. Einige Iridologen haben eine Methode der Pupillendiagnostik entwickelt und schließen Verformungen der Pupille in die diagnostischen Überlegungen mit ein.

Zu Beginn des 20. Jahrhunderts als Kurpfuscherei eingestuft, wurde die Irisdiagnostik unter den Nationalsozialisten gefördert.

Bis heute wurden mehr als 20 verschiedene Iriskarten, so genannte Iriszirkel, als Vorlagen zur Diagnostik veröffentlicht.

## Konzept

Irisdiagnostiker meinen, dass das Auge – Spiegel der Seele – auch Spiegel des ganzen Körpers sei. Sie gehen davon aus, dass der ganze Organismus auf der Iris repräsentiert ist und zwar aufrecht und seitengleich: die rechte Körperhälfte auf der Regenbogenhaut des rechten Auges, die linke Körperhälfte auf der des linken Auges, der Kopf am oberen Rand der Iris, die Füße unten.

Iriszirkel teilen die Regenbogenhaut – ähnlich dem Zifferblatt einer Uhr – in 60 Abschnitte und ordnen diese Abschnitte bestimmten Organen zu. Funktionsstörungen und Krankheiten innerer Organe sind demzufolge als Form- und Farbanomalien (Irisphänomene) auf der Regenbogenhaut in dem jeweils zugeordneten Sektor beziehungsweise an der Pupille erkennbar. Erkrankungen des Blinddarms zum Beispiel zeigen sich nach einer solchen Einteilung in der unteren Hälfte des rechten Auges, etwa dort, wo auf dem Zifferblatt einer Uhr die Sieben liegt. Herzbeschwerden werden an der Iris des linken Auges sichtbar sein – etwa zwischen den Ziffern zwei und drei. Solche Repräsentationen sollen nach der Lehre der Irisdiagnostiker möglich sein, weil der gesamte Körper durch Nervenschaltkreise mit dem Auge verbunden ist.

Einige Iridologen gründen ihre Iriszirkel darüber hinaus auf den Vorstellungen der Traditionellen Chinesischen Medizin (→ Seite 287) vom Wechselspiel der Kräfte Yin und Yang und den Energiefluss in den Meridianen (siehe „Akupunktur" → Seite 62).

Die Liste dessen, was die Iridologen als diagnostizierbar erachten, hat sich im Lauf der Zeit verändert. Nur wenige suchen heute noch – wie es früher üblich war – in den Iriszeichen nach Lebensgewohnheiten und Charaktereigenschaften, nach Krankheiten der Vorfahren und „Erbanlagen" des Patienten. Heute wird die Irisdiagnostik eher für allgemeine Aussagen über die Konstitution eines Menschen und seine Disposition für bestimmte Krankheiten herangezogen. Vergiftungen, schwere Organerkrankungen, Knochenbrüche, operative Entfernung von Organen, Organtransplantationen und Amputationen sollen allerdings keine Spuren in der Iris hinterlassen.

## Plausibilität des Konzepts

Für die Lehre der Irisdiagnostik gibt es keine wissenschaftliche Basis, die Vorstellungen widersprechen den anatomischen Fakten: Es gibt keine Nervenbahnen, die den gesamten Körper mit der Iris verbinden. Darüber hinaus wäre eine seitengleiche Repräsentation der Organe auch deswegen nicht möglich, weil sich die sinnesleitenden Nervenfasern im jeweiligen Rückenmarksegment kreuzen und es somit zu einer spiegelbildlichen Weiterleitung der Reize kommt.

Farbflecken und unterschiedliche Strukturen der Iris sind normale Varianten der gesunden Regenbogenhaut und keine Krankheitszeichen. Die Augenheilkunde kennt zwar krankhafte Veränderungen der Iris, die zum Teil auch bei bestimmten Erkrankungen auftreten, aber diese Veränderungen decken sich nicht mit den Irisphänomenen der Irisdiagnostik.

Ein Vergleich der verschiedenen Iriskarten zeigt, dass die Organe an unterschiedlichen Stellen positioniert sind: An der Stelle der Ziffer eins soll sich je nach Autor etwa der Scheitel, der Hinterkopf, die Gehirnhaut, das Rückenmark, das Kleinhirn, der Wille, das Schläfenbein oder der Hirnstamm zeigen. Darüber hinaus gibt es unter Irisdiagnostikern keine einheitliche Vorstellung, welche Krankheiten aus der Iris erkannt werden können.

## Durchführung

Irisdiagnostiker schauen dem Patienten meist direkt in die Augen oder stellen ihre Diagnose anhand von Fotos oder Videoaufnahmen. Das, was sie sehen und entdecken, interpretieren sie dann meist mithilfe eines Iriszirkels.

Häufig werden entsprechend dem Befund zur Verbesserung der Konstitution Homöopathika oder Pflanzenmittel verabreicht.

## Anwender und ihre Ausbildung

Irisdiagnostik wird in Büchern erläutert und in vielen Heilpraktikerschulen gelehrt. Die meisten deutschen Heilpraktiker bedienen sich der Irisdeutung als zentraler diagnostischer Methode. Mediziner finden sich unter den heutigen Irisdiagnostikern kaum.

## Anwendungsbereiche

Irisdiagnostiker beanspruchen, eine Vielzahl an Funktionsstörungen und Krankheiten feststellen zu können. Genannt werden zum Beispiel Atemweginfekte, Blasenleiden, Blutarmut, degenerative Erkrankungen des Zentralnervensystems, Diabetes mellitus (Zuckerkrankheit), Durchblutungsstörungen, Epilepsie, Herzerkrankungen, Milchschorf, multiple Sklerose, Ohrenleiden, „Organschwächen", Stoffwechselstörungen, bösartige Tumore, beginnende Krebserkrankungen, von den Irisdiagnostikern „Präkanzerosen" genannt.

## Belege für die Wirksamkeit

Die Treffsicherheit der Irisdiagnostik wurde mehrmals untersucht, wobei erfahrenen Iridologen die Irisbilder von Kranken und Gesunden vorgelegt wurden. Die Tests sollten überprüfen, ob durch die Methode bestehende Krankheiten erkannt werden und ob sie bei wiederholter Anwendung zu ähnlichen Resultaten führt.

In einer systematischen Übersichtsarbeit wurden vier Studien zur diagnostischen Treffsicherheit bei folgenden Erkrankungen zusammengefasst und analysiert: Asthma, die entzündliche Darmerkrankung Colitis ulcerosa, Gallensteine, koronare Herzerkrankung, Nierenschaden und Schuppenflechte. In diesen Studien wurde Irisdiagnostikern die Aufgabe gestellt zwischen Patienten mit und ohne diese Erkrankungen zu unterscheiden. Beweise, dass sich das Verfahren zur Feststellung dieser Erkrankungen eignet, konnten dadurch nicht erbracht werden.

Dieses Ergebnis wird durch eine neuere Übersichtsarbeit bestätigt.

Eine Arbeit, die Studien zu komplementären Verfahren der Allergiediagnostik zusammengefasst hat, kommt zu dem Schluss, dass mit Irisdiagnostik keine Allergien festgestellt werden können. Auch bei einer Untersuchung an Patienten, die eine orthopädische Verletzung erlitten hatten, erzielten die drei beteiligten Iridologen mit der Irisdiagnostik keine verlässlicheren Resultate, als durch Zufallstreffer zu erwarten waren.

## Achtung

Falsch positive Diagnosen, wenn also Gesunde als krank erklärt werden, können zu – unnötigen – Ängsten führen; noch gefährlicher allerdings sind falsch negative Diagnosen: Bestehende Krankheiten werden nicht erkannt und notwendige Behandlungen versäumt.

Der wissenschaftliche Beirat der Bundesärztekammer warnt vor dem Verfahren.

### DER DOKUMENTIERTE FALL

#### Gefahr durch Falschdiagnosen

Durch Gerichtsverfahren wurden Falschdiagnosen bekannt. So hat ein Heilpraktiker einem Patienten mit Krebserkrankung fälschlich ein Schulter-Arm-Syndrom attestiert; ein anderer hat eine Ohrentzündung als Herzschwäche und Wassersucht interpretiert, ein dritter Angina Pectoris (eine schwere Erkrankung von Herz und/oder Herzkranzgefäßen) mit Bronchitis verwechselt. Ein Patient, dessen Depression vom Iridologen als Nervenentzündung eingeschätzt und monatelang als solche behandelt wurde, tötete sich schließlich selbst. Ein Kind mit Diabetes mellitus Typ I war auf Insulin eingestellt, doch die Iridologin fand in der Iris Zeichen einer erblichen Belastung und reduzierte daraufhin die Insulindosis. Das Kind starb nach fünf Tagen.

## Bewertung

Die Aussagekraft der Irisdiagnostik ist insbesondere bei Asthma, Colitis ulcerosa, Gallensteinen, koronarer Herzerkrankung, Nierenschaden, Schuppenflechte und orthopädischer Verletzung wiederholt und schlüssig widerlegt worden. Irisdiagnostik ist kein aussagekräftiges diagnostisches Verfahren. Die Gefahr von Fehldiagnosen ist erheblich.

Irisdiagnostik ist zur Erkennung von Krankheiten nicht geeignet.

# Kinesiologie

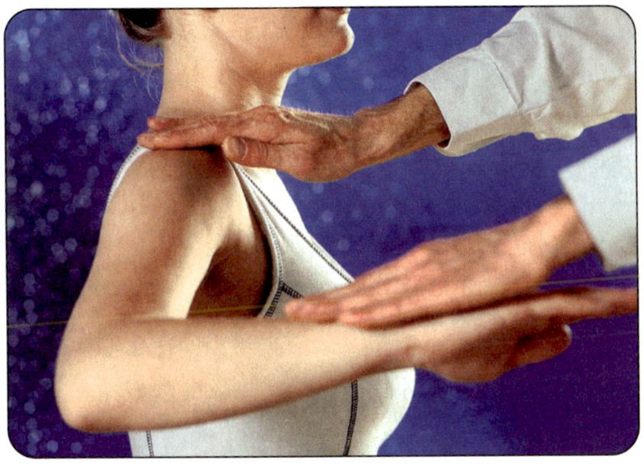

Kinesiologie ist ein diagnostisches und therapeutisches Verfahren, das auf speziellen Muskeltests beruht. Diese Tests bezwecken, Störungen im Körper zu erkennen und – wenn notwendig – geeignete Medikamente zu finden, um das Gleichgewicht wieder herzustellen. Die Behandlung hat zum Ziel, Energieblockaden zu lösen und die Balance zwischen der psychischen Ebene, der Struktur- und der Stoffwechselebene wiederherzustellen.

Der Begriff Kinesiologie stammt aus dem Griechischen und bedeutet „Lehre der Bewegung“. Im angloamerikanischen Sprachraum ist der Name mit dem Wort für „Anwendung“ verknüpft und lautet „applied kinesiology“. Das englische Fachwort „kinesiology“ wird für die konventionelle Krankengymnastik benutzt.

## Geschichte und Entwicklung

Das Diagnose- und Behandlungsverfahren wurde in den 1960er-Jahren von dem US-amerikanischen Chiropraktiker George Goodheart entwickelt. Er war der Ansicht, dass die Kraft eines Muskels über Krankheiten von Organen in der zugehörigen Reflexzone Aussagen machen kann. In den Folgejahren wurde die Methode durch das Buch von John Diamond mit dem Titel „Der Körper lügt nicht“ aus dem Jahr 1979 vielen Menschen bekannt. Der Titel des Buches wurde zum Motto des Verfahrens. Der Goodheart-Schüler John Thie stellte in den 1970er-Jahren eine ähnliche Methode zur Heilung körperlich-seelischer Beschwerden unter dem Namen Touch for Health (Gesund durch Berührung) vor, bei der es sich um eine Art des Handauflegens handelt (siehe „Geistheilung“ → Seite 155).

Paul E. Dennison erweiterte die Angebotspalette um die Verfahren Edu-Kinestetik (englisch: educational kinestetics) und Brain-Gym, beides Zusammenstellungen gymnastischer Übungen für Kinder. Später kamen Varianten für Erwachsene wie Energy Training, Energy Life Circle oder Movement Dynamics hinzu.

Gordon Stokes und Daniel Whiteside entwickelten psychologische Programme, zum Beispiel die Three-In-One-Concepts, ein Schnellkurs in „Menschenkenntnis“. Darüber hinaus sind in den USA – und in den letzten Jahren auch in Europa – eine Reihe weiterer Methoden zur psychologischen und psychotherapeutischen Behandlung entstanden, zum Beispiel integrative Kinesiologie, behavioral kinesiology (BK), psychologische Kinesiologie und transpersonal kinesiology, sowie die kinesiologisch-kybernetische Strategie (KKS) zur Wirtschaftsberatung.

Alle Varianten beruhen auf der gemeinsamen Grundlage des Muskeltests und kombinieren ihn häufig mit anderen Methoden der Komplementärmedizin wie der Homöopathie (→ Seite 159) oder der Bachblütentherapie (→ Seite 99).

## Konzept

### *Kinesiologie*

Dem Verfahren liegt die Idee zugrunde, dass die Muskelstärke im Zusammenhang mit bestimmten Organen des Körpers steht, mit der Psyche und dem emotionalen Bereich. Daher drücken sich Krankheiten, Unverträglichkeiten gegen bestimmte Lebensmittel oder Stressfaktoren durch eine Schwächung wichtiger Muskelgruppen aus. Belastende Gedanken, seelischer Stress oder ein gestörter Energiefluss sollen die Muskeln ebenfalls schwächen. Damit bezieht sich die Kinesiologie auf die Vorstellungen der traditionellen chinesischen Medizin (→ Seite 287) von der im Körper kreisenden Energie und den auf

Bahnen, den Meridianen, gelegenen Akupunkturpunkten. Fließt die Energie ungehindert und ist der Organismus in körperlich-seelischer Harmonie – in Balance –, so ist das untersuchte Organ gesund; dann ist der zugehörige Muskel „eingeschaltet" und stark.

Auf dem Test des Muskelwiderstands (siehe unter „Diagnose" → nebenstehend) beruhen das Diagnosesystem der Kinesiologie und die Suche nach den Medikamenten für die Behandlung der festgestellten Störungen.

*Kinesiologische Bewegungspädagogik*
Das Konzept der Kinesiologie von den Energie- und Muskelblockaden wurde auch auf Lernschwierigkeiten bei Kindern übertragen. Daraus entwickelte sich ein entsprechendes pädagogisches System (Edu-Kinestetik). Dieses basiert auf der Annahme, dass Konzentrationsschwäche und Lernprobleme auf einer gestörten Zusammenarbeit beider Gehirnhälften und einem unausgewogenen Körpergefühl beruhen. Diese Störungen sollen durch den Muskeltest feststellbar sein und mittels Körpertraining und Fingerdruckmassage an bestimmten Akupunkturpunkten, ähnlich dem Shiatsu (→ Seite 58), behoben werden.

*Psychologische Kinesiologie*
Aus der Kinesiologie und der Edu-Kinestetik haben sich verschiedene psychotherapeutisch orientierte Programme entwickelt. Sie zielen darauf ab, mit dem Muskeltest unbewusste Steuerungsmechanismen der Emotionen zu entdecken und durch Meditation und Gespräche zu beeinflussen.

## Plausibilität des Konzepts

Der Muskeltest beruht auf einer Annahme, die jeglicher wissenschaftlicher Plausibilität entbehrt. Untersuchungen haben ergeben, dass er rein subjektiv ist und durch den Anwender und seine Erwartungen (Selbsttäuschung) manipuliert werden kann. Die wechselnde Muskelspannung ist abhängig von der Stimmungslage und der suggestiven Beziehung zwischen Anwender und Patient. Weder der Test noch seine Interpretationen sind standardisiert.

Die Vorstellung der Kinesiologen, dass sich Lebensmittelunverträglichkeiten oder Medikamentenbedarf in der Muskelkraft äußern, widerspricht ebenso wissenschaftlichen Erkenntnissen wie die Theorien über Lern- und Entwicklungsstörungen der bewegungspädagogischen Varianten. Kinesiologische Muskeltests eignen sich weder, um Unbewusstes aufzudecken noch um psychische Störungen oder Probleme zu diagnostizieren oder zu behandeln. Die Ergebnisse der Kinesiologen sind nicht reproduzierbar und spiegeln lediglich unbelegte Mutmaßungen der Anwender wider.

## Durchführung

**Diagnose**
Der Muskeltest wird im Stehen, Sitzen oder Liegen durchgeführt. Der Anwender fordert den Patienten auf, mit dem erhobenen Arm oder dem angewinkelten Bein gegen den Druck seiner Hand Widerstand auszuüben. Während der Patient die Muskeln anspannt, legt der Anwender die andere Hand auf die Hautregion über jenem Organ, dessen Funktion er überprüfen will. Können die Muskeln des Patienten dem Druck standhalten, gilt das Organ als gesund; gibt der Arm oder das Bein nach, ist es nicht funktionstüchtig. Eine genaue medizinische Diagnose oder Krankheitsbezeichnung im herkömmlichen Sinn wird meist nicht genannt.

Manche Anwender stellen dem Patienten Fragen nach dem Zustand seiner Organe oder nach seinen Gefühlen, während sie den Test durchführen. Der Körper antwortet dann mit schwacher Kraft für „nein" und starker für „ja". Andere Therapeuten lassen den Klienten mit beiden Händen eine Waage drücken, um die Muskelkraft zu messen.

Mit dem Muskeltest wird gelegentlich auch geprüft, welche Spurenelemente dem Körper fehlen und welche Speisen und Getränke nicht vertragen werden: Die zu prüfenden Substanzen werden in der Hand gehalten, während der Anwender den Muskeltest durchführt. Gesunde Speisen – so die Theorie – machen den Muskel stark. Speisen, die der Klient meiden soll, schwächen den Muskel.

Bei der Edu-Kinestetik werden mit dem Muskeltest die Ursachen von Lernproblemen identifiziert: Dazu stellt der Anwender Fragen zu stressauslösenden Faktoren und Hemmungen, eventuell auch zu Unverträglichkeiten, die der Muskel – mehr oder weniger stark – beantwortet.

Ähnlich arbeiten kinesiologische Psychologen: Durch Befragen während des Muskeltests werden seelische Blockaden und konfliktreiche Auslösesituationen aus der Kindheit aufgespürt. Oft wenden sie für die Diagnostik den so genannten Biotensor an, eine Variante der Wünschelrute (siehe „Pendeln" → Seite 255), und stellen damit fest, ob der Patient durch negative Gedanken anderer Personen beeinflusst wird.

Die Austestung kann eine Stunde oder auch länger dauern.

**Behandlung**

*Kinesiologie und Touch for Health*

Die zur Behandlung der festgestellten Störungen notwendigen Medikamente werden ebenfalls durch Muskelkraft ermittelt: Dabei wird auf die Region des in seiner Funktion gestörten Organs ein Medikament – in der Verpackung oder im Fläschchen – aufgelegt und der Muskeltest durchgeführt. Der Patient kann das Mittel auch in der Hand halten. Es wird so lange getestet, bis das passende Mittel gefunden ist. Meist werden Naturheilmittel, Homöopathika oder Mittel anderer Verfahren der Komplementärmedizin (zum Beispiel Bachblütenmittel) getestet und anschließend angewendet.

Geschwächte Muskeln und gestörte Regionen werden auch mit Druckmassagen bestimmter Reaktions- und Akupunkturpunkte entlang der Wirbelsäule, an Kopf, Brustkorb und Oberschenkeln behandelt. Je nach Problem wird ein Druck von wenigen Sekunden bis zu mehreren Minuten angewendet.

Nach der Behandlung wird erneut mit dem Muskeltest geprüft, ob die eingenommenen Mittel beziehungsweise die Manipulationen am Körper das Befinden gebessert haben.

Bei Touch for Health werden zusätzlich Berührungen mit der Hand vorgenommen, um Verspannungen, die von geistig-emotionalen Problemen herrühren, zu lösen und Kopf- und Rückenschmerzen zu lindern.

*Kinesiologische Bewegungspädagogik*

Bewegungspädagogen schließen an die Untersuchung mentale und körperliche Übungen an, mit denen das Kind ausbalanciert, geerdet und von Stress befreit werden soll. Lehrer führen mit ganzen Schulklassen in den Pausen Übungen – ähnlich einfacher Gymnastik – durch, um die Konzentrationsfähigkeit der Schüler zu erhöhen.

*Psychologische Kinesiologie*

Kinesiologische Psychologen verabreichen Nahrungsergänzungsmittel, führen während des Muskeltests mit dem Klienten Gespräche und verordnen Meditation; sie arbeiten mit Visualisierung und manchmal auch mit der Behandlung des „Ätherleibs", um die psychische Situation zu verbessern, das Bewusstsein zu erweitern oder die Geschäftstüchtigkeit zu fördern.

Es werden Serien von fünf bis zu 20 Behandlungen im Wochenabstand vereinbart.

**Selbstbehandlung**

Zur Besserung gestörter Lernleistung werden oft Übungsblätter angeboten, nach denen daheim täglich trainiert werden soll: Schwingen mit dem Oberkörper, Schwerkraft-Antischwerkraft-Energiefluss-Übungen, mit den Armen eine liegende Acht in die Luft „zeichnen", Arme und Beine kreuzen, bestimmte Punkte an Kopf und Hals drücken. Um besser zuhören zu lernen, sollen Kinder die Ohren sanft von innen nach außen und von oben nach unten ziehen.

## Anwender und ihre Ausbildung

*Kinesiologie und Touch for Health*

Das ursprüngliche Verfahren und seine Varianten werden von einer internationalen Gesellschaft gefördert, die ihren Sitz und einen eigenen Verlag in den USA hat. Nationale Gesellschaften verbreiten die Ideen mit Büchern in leicht verständlicher Sprache und lehren den Muskeltest in Kursen für Ärzte und Vertreter anderer Heilberufe. Die einfache Technik und ihre Varianten werden auch durch die Anwender selbst weitergegeben. Es wird keine einschlägige Berufserfahrung oder Qualifikation vorausgesetzt.

Kinesiologie wird von Ärzten für Naturheilkunde, Zahnärzten, Heilpraktikern, Masseuren und Physiotherapeuten sowie von Lehrern, Bewegungstherapeuten und Gesundheitsberatern praktiziert. Sie ist unter Laien weit verbreitet.

*Pädagogische Bewegungsverfahren*

Es gibt eine reichhaltige Literatur zu Edu-Kinestetik und ihren Varianten, die sich an Pädagogen richtet. In einigen deutschen Bundesländern war das Verfahren früher Bestandteil der Lehrerfortbildung, andere Bundesländer haben es aber ausdrücklich ausgeschlossen. Lehrer und Laien bieten sich auf dem Markt der Lern- und Nachhilfe an, auch Logopäden und Psychotherapeuten arbeiten mit der Methode.

*Psychologische Kinesiologie*

Die Verfahren der psychologischen Kinesiologie werden in verschiedenen Instituten und Workshops gelehrt und von Psychotherapeuten und Laien angeboten.

## Anwendungsbereiche

*Kinesiologie und Touch for Health*

Laut Lehre der Kinesiologen können alle Befindlichkeitsstörungen, Organfunktionsstörungen, psychosomatische Erkrankungen, Verspannungen und Erkrankungen des Bewegungsapparats sowie „blockierte Energie“ oder „Stressoren“ diagnostiziert und behandelt werden. Auch ein Mangel an Spurenelementen kann festgestellt und es können die Lebensmittel herausgefunden werden, die von den Untersuchten nicht vertragen werden oder die bei ihnen Allergien auslösen. Es wird jedoch selten angegeben, dass bestimmte Krankheiten geheilt werden können.

Kinesiologie erhebt den Anspruch, mittels Muskeltest jene Medikamente zu identifizieren, die die gefundenen Störungen oder Fehlfunktionen beheben können. Zahnärzte wenden Kinesiologie an, um den Kieferschluss und die Funktion der Kiefergelenke zu kontrollieren. Manche Kinesiologen beschränken sich auf die Besserung von Befindlichkeitsstörungen und die Anregung der Selbstheilungskräfte.

*Kinesiologische Bewegungspädagogik*

Pädagogen wollen mit Edu-Kinestetik Lernblockaden, Konzentrationsstörungen, Legasthenie und ähnliches feststellen und heilen, Logopäden die Sprachfähigkeit bessern.

*Psychologische Kinesiologie*

Psychologen und Lebensberater setzen die psychologisch orientierte Kinesiologie ein, um unbewusste seelisch-emotionale Blockaden und „unerlöste seelische Konflikte“ aufzuspüren und die „gebundene Energie“ zu lösen, Stress und Lebenskrisen zu meistern sowie psychosomatische Störungen zu beseitigen. Die kinesiologischen Psychologen arbeiten mit ihren Klienten auch an Suchtproblemen, therapieren Zwangsvorstellungen und trainieren die Bewältigung von Schmerzen. Sie setzen die Methode ein, um Partnerprobleme zu lösen und Wirtschaftsstrategien zu erarbeiten.

## Belege für die Wirksamkeit

Von Befürwortern der Kinesiologie werden Belege für diese Methode vorgelegt, die einer genauen Überprüfung nicht standhalten. So wurden zum Beispiel 20 Arbeiten des International College of Applied Kinesiology von unabhängiger Stelle ausgewertet. Das Urteil war eindeutig: Es konnten keine Schlussfolgerungen gezogen werden, weil keines der Dokumente dem wissenschaftlichen Standard entsprach.

In weiteren Studien wurde die Kinesiologie von unabhängiger Seite auf ihre Wirksamkeit überprüft. So führte beispielsweise ein Wissenschaftlerteam vier verschiedene Testungen der Kinesiologie an gesunden Studenten durch. Die Treffsicherheit der kinesiologischen Diagnose konnte damit für keine der Fragestellungen belegt werden. Eine andere Arbeit beschäftigte sich speziell mit Nahrungsmittelallergien an 20 Patienten. Die diagnostischen Aussagen der Kinesiologie waren nicht reproduzierbar.

Auch die Muskeltestung von US-amerikanischen Chiropraktikern an 68 Studenten kam zu dem Ergebnis, dass die Reaktion dem Zufall entsprach.

Deutsche Wissenschaftler führten einen doppelblinden Test durch, bei dem vier Kinesiologen sieben Allergiker je 20-mal untersuchten. Die Trefferquote entsprach dem Zufall.

Schließlich wurden 315 Kinder und Jugendliche mit chronischen Erkrankungen, die mit einer Nahrungsmittelunverträglichkeit in Zusammenhang stehen können, kinesiologischen Muskeltests unterzogen: Wurde der Test von verschiedenen Personen angewendet, stimmten die Ergebnisse nicht überein. Darüber hinaus deckten sich die kinesiologischen Diagnosen nicht mit denen, die durch die konventionellen diagnostischen Methoden gestellt wurden. Schlüssige Untersuchungen über die Wirkungen kinesiologischer Therapien liegen nicht vor. Untersuchungen mit insuffizientem Studiendesign (zum Beispiel keine adäquate Kontrollgruppe) liefern positive Ergebnisse, die jedoch letztlich nicht aussagekräftig sind.

Es ist zu bedenken, dass die Methode suggestiv ist. Sie hat ein gewisses Potenzial, als Scheinbehandlung positiv auf das Befinden zu wirken.

Ob die pädagogischen Verfahren bei Leistungsschwäche, Entwicklungsstörungen oder psychischen Problemen eine Verbesserung bringen können, ist nicht dokumentiert und deshalb fraglich. Es fehlt auch eine Dokumentation über Wirkungen und mögliche Nebenwirkungen der psychotherapeutischen Programme, die wissenschaftlichen Standards entspricht. Eine aktuelle Übersicht kommt zu dem Schluss, dass die Kinesiologie weder für die Diagnose noch zur Therapie jedweder Erkrankung nachweislich wirksam ist.

## Risiken und unerwünschte Wirkungen

► ***Durch das Verfahren***

Die Anwendung der Kinesiologie birgt ein hohes Risiko für falsch-negative beziehungsweise falsch-positive Diagnosen in sich, dass also Gesunde für krank und Kranke für gesund erklärt werden. Dazu kommt das Risiko, dass unnötige oder nicht geeignete Medikamente eingenommen und unnötige Diäten eingehalten werden. Notwendige und wirksame Behandlungen können hingegen versäumt werden.

Es besteht die Gefahr, dass durch Edu-Kinestetik die Ursachen von Lernstörungen und durch psychologische Kinesiologie seelische Erkrankungen nicht erkannt und notwendige Behandlungen nicht eingeleitet werden.

## Hinweise

► ***Für Kinder unter 14 Jahren***

Das mögliche Versäumen einer notwendigen Behandlung kann sich bei Kindern besonders schwerwiegend auswirken. Für sie kann es auch belastend sein, bestimmte Nahrungsmittel zu meiden.

Einige deutsche Bundesländer lehnen kinesiologische Pädagogik in der Schule ab, weil die Ursachen der Lebens- und Lernprobleme allein beim Kind gesucht werden, obwohl sie ebenso gut in den Lebensbedingungen oder -beziehungen des Kindes liegen können.

Der Berufsverband Deutscher Psychologen (BDP) warnt vor der Edu-Kinestetik und schätzt sie als schädlich ein, weil damit Zeit vertan wird, die für effektive Maßnahmen genutzt werden könnte. Kinder mit einer psychischen Störung sollten möglichst rasch kompetent behandelt werden.

## Bewertung

Kinesiologie und ihre Varianten haben keine diagnostische Aussagekraft. Das Risiko von Fehldiagnosen und falschen Behandlungsempfehlungen ist erheblich. Die Nutzen-Risiko-Abwägung fällt negativ aus. Als diagnostische Verfahren sind Kinesiologie und ihre Varianten nicht geeignet.

Die therapeutische Wirksamkeit der kinesiologischen Therapie, der Edu-Kinestetik und der psychologischen Kinesiologie ist nicht belegt. Das Risiko ist erhöht. Die Nutzen-Risiko-Abwägung fällt daher negativ aus. Die Kinesiologie und ihre Varianten sind zur Behandlung von Krankheiten und Störungen nicht geeignet.

# Kirlianfotografie

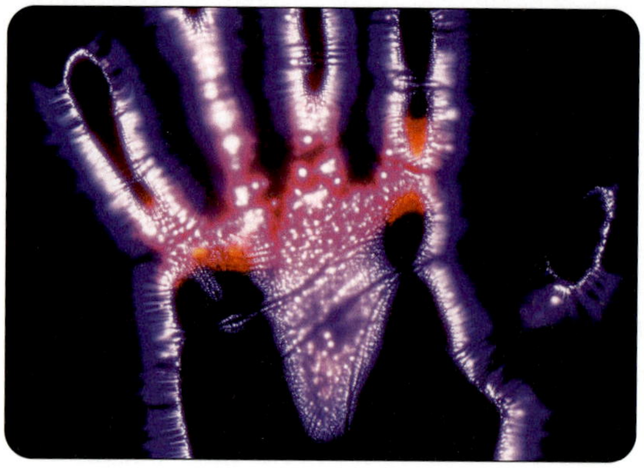

Kirlianfotografie ist ein diagnostisches Verfahren, bei dem fotografische Abbildungen von Spannungsentladungen an bestimmten Körperstellen angefertigt und auf Krankheitsanzeichen hin interpretiert werden. Varianten der Kirlianfotografie sind die energetische Terminalpunktdiagnostik (ETD) und das Plasmaprintverfahren.

## Geschichte und Entwicklung

In der Mitte des 19. Jahrhunderts entwickelte Freiherr von Reichenbach aus Gedanken der Theosophie, die dem Menschen eine strahlende Aura zuschreibt, die Lehre von der Od-Kraft, bei der der menschliche Körper als Behälter für eine „universelle Energie“ dient. Diese Lebensenergie eines Menschen und dessen „Ausstrahlung“ wollte man sichtbar machen. Die Theorien des Begründers der Anthroposophischen Medizin, Rudolf Steiner, über den Ätherleib führten zu Versuchen, diesen in Fotos festzuhalten. Man versuchte sogar, Gedanken zu fotografieren.

Um 1900 konnten erstmals elektrische Entladungen auf Fotoplatten sichtbar gemacht werden. Eine solche Darstellung im Sinne der Kirlianfotografie gelingt, wenn ein Objekt, das auf Filmmaterial, Fotopapier oder -platten liegt, als Entladungskanal für eine Hochspannung dient. Diese Spannung wird jeweils für wenige Sekunden angelegt und rings um das Objekt entsteht dann eine elektrische Korona aus Strahlenbüscheln, die sich auf dem lichtempfindlichen Fotopapier abzeichnet.

Das russische Forscherpaar Valentina und Semyon Kirlian verfeinerten ab 1939 diese Methode und wendeten sie auf lebende Objekte an, zum Beispiel auf Pflanzen oder Teile des menschlichen Körpers.

Darauf aufbauend untersuchten verschiedene Wissenschaftler mittels dieser Technik die „Bioaura“ sowie die „psychische Energie“ von Pflanzen und Tieren, überprüften die Hypnose- oder Drogenwirkung auf Menschen oder betrieben Krebsfrühdiagnostik.

## Konzept

Die auf dem Foto abgebildete Entladungskorona von Hand, Fuß oder Kopf deuten Anwender als Abbild der „Bioenergie“, der „Lebensausstrahlung“ oder des „energetischen Kraftfelds“ eines Menschen. Die Form und Farbe des Strahlenrings sollen über Krankheiten Auskunft geben und auch anzeigen, ob eine durchgeführte Therapie angeschlagen hat.

Die energetische Terminalpunktdiagnose beruft sich auch auf das Meridiansystem der traditionellen chinesischen Akupunktur (→ Seite 62) und auf die davon abgeleitete Elektroakupunktur nach Voll (→ Seite 127), bei dem fast alle paarigen Meridiane ihren Anfangs- und Endpunkt an den Endgliedern der Finger beziehungsweise der Zehen haben. Darüber hinaus vermuten die Anhänger der Kirlianfotografie weitere Beziehungen zwischen der Energie der Organe und den Finger- und Zehenspitzen.

Es werden drei verschiedene Strahlungstypen unterschieden, die insgesamt das „energetische Profil“ des untersuchten Menschen ausmachen und Hinweise auf Krankheiten sowie auf den Therapieerfolg geben.

## Plausibilität des Konzepts

Kirlianbilder mit einer Strahlenkorona können von unterschiedlichen Objekten gemacht werden, von lebenden Personen ebenso wie von Leichen. Daher ist die Korona kein Zeichen für etwas Lebendiges und kann nicht die „Lebensaura“ widerspiegeln.

Während die Bilder bei unbelebten Gegenständen konstant bleiben, variieren sie bei belebten Objekten von Aufnahme zu Aufnahme. Die Kirlianfotos ein und desselben Fingers, in kurzen Abständen angefertigt, ergeben unterschiedliche Koronaformen. Je nach Film, Unterlage, Anpressdruck, Belichtungszeit, Spannung und Frequenz des elektrischen Stroms, je nach Hautkontaktfläche, Hautdurchblutung, Luftfeuchtigkeit und Schweißabsonderung wechselt die Korona Farbe und Form. Daher ist bei der Untersuchung jede – unbewusste oder bewusste – Manipulation möglich. Kirlianbilder beruhen auf technisch-physikalischen Effekten, die mit einer „Aura" nichts zu tun haben.

## Mittel

Zur Diagnosestellung wird ein Kirlianapparat eingesetzt. Das ist eine Apparatur, bei der eine Metallplatte als flächige Elektrode dient, die mit einer Isolationsplatte bedeckt ist. Darauf wird dann das geerdete Objekt gelegt, das abgebildet werden soll. Für die Belichtung wird dann die Metallplatte kurzzeitig unter Hochspannung gesetzt.

Für die Aufnahmen des Gesichts wird eine Aurakamera benötigt. Diese besteht aus einer Sofortbildkamera, vor deren Objektiv ein Kranz farbiger Leuchtdioden angebracht wird. Die Helligkeit der Leuchtdioden wird durch den Hautwiderstand der Finger beeinflusst, die man auf eine Kontaktplatte legt.

## Durchführung

Die zu untersuchende Person hält ihre Hand, ihren Fuß oder einzelne Finger in den Kirlianapparat. Dann wird für einige Sekunden eine hochfrequente Wechselspannung von etwa 100 Kilohertz und 10 bis 40 Kilovolt zwischen dem Körperteil und der unter dem Film befindlichen Elektrode angelegt. Manche Menschen bemerken dabei ein leichtes Kribbeln. Die elektrischen Entladungen belichten den Film und bilden sich innerhalb weniger Minuten darauf ab.

Vom Gesicht können ebenfalls Kirlianfotos angefertigt werden. Dazu dient die Aurakamera.

Aus der Struktur und Intensität der Korona zieht der Kirliandiagnostiker Rückschlüsse auf Krankheiten oder das seelische Gleichgewicht. Im Anschluss an eine Behandlung – zum Beispiel mit Homöopathika oder Bachblütenmitteln – setzt er die Kirlianfotografie oft nochmals zur Kontrolle des Therapieerfolgs ein.

## Anwender und ihre Ausbildung

Die Kirlianfotografie ist sehr verbreitet. Sie wird in Heilpraktikerschulen unterrichtet und in Büchern dargestellt. Manche Anwender beziehen ihre Kenntnisse lediglich aus den Betriebsanleitungen zu den Geräten.

## Anwendungsbereiche

Kirlianfotografie wird zur Diagnostik von funktionellen Störungen und Krankheiten angewendet. So wird etwa von unregelmäßiger Abstrahlung am linken Daumen eine Zahnwurzelentzündung vermutet oder bei Auffälligkeiten der Korona des linken kleinen Fingers eine Störung im Dünndarm oder am Herzen festgestellt. Die energetische Terminalpunktdiagnostik will darüber hinaus „endokrine und hormonelle Dysregulationen" zeigen, sowie eine Degeneration, Vergiftung, Depression und Neurose feststellen.

Bei symptomfreien Menschen soll auch das Auftreten künftiger Krankheiten wie Gicht, Arteriosklerose oder Krebs vorhergesagt werden.

## Belege für die Wirksamkeit

Von den Vertretern der Methode werden häufig Belege zitiert, die einer wissenschaftlichen Überprüfung allerdings nicht standhalten. Daneben existieren einige wenige Studien zur Überprüfung der Treffsicherheit der Kirlianfotografie, die zumindest ansatzweise aussagekräftig sind.

So wurde in einer Versuchsreihe überprüft, ob je zehn Kirlianbilder von zwölf gesunden Probanden, die im Abstand von je 10 bis 15 Minuten angefertigt wurden, zu wiederholbaren Aussagen führen. Zwar entstanden häufiger als es der Zufall erwarten lässt gleiche Aufnahmen, aber sie entsprachen einander wesentlich seltener als dies von validen diagnostischen Verfahren zu fordern ist. In einem ähnlichen Versuch wurde die Reproduzierbarkeit der Kirlianbilder getestet, indem von jeweils 30 Patienten, deren Diagnosen in der Arbeit nicht genannt wurden, täglich neue Bilder angefertigt wurden. Die Ergebnisse zeigten eine deutliche Streuung der Bilder und somit keine ausreichende Reproduzierbarkeit.

Bei einem weiteren Experiment wurden von 30 Patienten mit unterschiedlichen Diagnosen in 10- bis 15-minütigen Abständen insgesamt 120 Kirlianfotos angefertigt. Ihre Reproduzierbarkeit lag nur knapp über den Werten, die per Zufall zu erwarten gewesen wären. Wissenschaftler haben ausgesuchte Fotos dieses Gesamtmaterials erneut untersucht und fanden Hinweise, dass es ein personenspezifisches Entladungsmuster gibt. Dies hat jedoch keine Beweiskraft für die Zuverlässigkeit der Kirlianfotografie als diagnostisches Verfahren.

## Achtung

Das Risiko des Verfahrens liegt darin, dass eine bestehende Krankheit nicht erkannt und eine rechtzeitige notwendige Behandlung versäumt wird. Es besteht die Gefahr, dass Gesunde für krank erklärt werden und ihnen Angst gemacht wird.

## Bewertung

Die diagnostische Aussagekraft der Kirlianfotografie ist nicht nachgewiesen. Die Gefahr von Fehldiagnosen ist erheblich. Direkte Risiken durch das Verfahren bestehen nicht. Eine Abwägung von Nutzen und Risiken fällt insgesamt negativ aus. Kirlianfotografie ist zur medizinischen Diagnostik nicht geeignet.

# Kneipptherapie

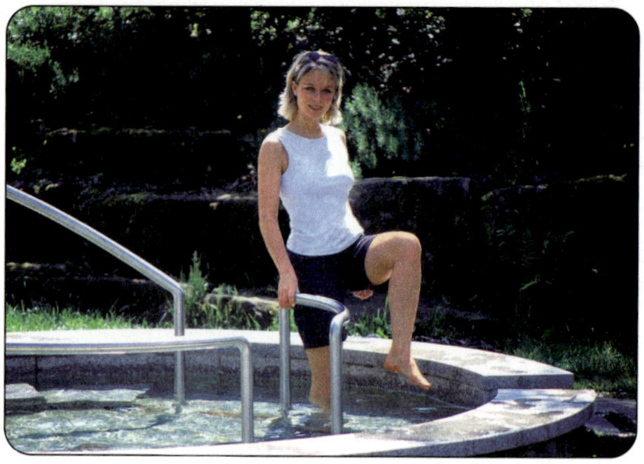

Die Kneipptherapie ist ein nach dem Pfarrer Sebastian Kneipp benanntes Behandlungskonzept, das sich auf die „fünf Säulen“ Wasseranwendungen, pflanzliche Heilmittel, Bewegungs-, Ernährungs- und Ordnungstherapie stützt.

## Geschichte und Entwicklung

Die Kneipptherapie hat sich aufgrund von Behandlungsversuchen entwickelt, die Sebastian Kneipp (1821–1897) an sich selbst ausprobierte. Kneipp hatte sich in seiner Studienzeit ein Lungenleiden zugezogen und stand schon fast vor dem Abbruch seines Theologiestudiums, als ihm zufällig das Buch der beiden „Wasserhähne“, der schlesischen Ärzte Johann Sigmund Hahn, Vater und Sohn mit gleichem Vornamen, in die Hände fiel. Die beiden hatten die Wasserbehandlung schon etwa 100 Jahre zuvor bekannt gemacht, ihre Schrift wurde später neu aufgelegt. Kneipp experimentierte dann selbst mit Tauchbädern in der Donau und später – mangels Tauchgelegenheiten – mit Wassergüssen aus der Gießkanne. Dass seine Lungentuberkulose danach ausgeheilt war, gilt als gesichert.

Die Wurzeln dieser Form der Wasseranwendungen, auch als Hydrotherapie bezeichnet, reichen bis in die Antike zurück, in der sich eine differenzierte Wassertherapie entwickelt hatte . Im Mittelalter vergessen, wurden Wasseranwendungen im 17. Jahrhundert wieder in Europa bekannt. Zu Kneipps

Lebzeiten hatten sich Kaltwasserbehandlungen sogar zu einer Mode entwickelt.

Kneipp erprobte Güsse und Bäder weiterhin an sich selbst, verfeinerte die ursprünglich recht derben Reize und entwickelte daraus sein Behandlungssystem. Neben seiner Tätigkeit als Seelsorger in Wörishofen behandelte er nach Bedarf Hilfesuchende. 1866 veröffentlichte er den therapeutischen Leitfaden „Meine Wasserkur". Das Buch wurde zum Bestseller und 1880 wurde in Wörishofen eine Badeanstalt errichtet, in der Kneipp im Beisein von Ärzten seine Sprechstunden abhielt. Dabei ging es nicht mehr um Wasseranwendungen allein, sondern auch um körperliche Bewegung und eine geistige Grundeinstellung, die von Moral und Glauben geprägt sein sollte. Er entwickelte Badezusätze und machte das Wassertreten und Barfußlaufen im taunassen Gras oder Schnee populär. Anhänger seiner Ideen vom naturgemäßen Leben gründeten 1890 die ersten Kneippvereine, 1894 wurde der Kneipp-Ärzte-Bund in Wörishofen ins Leben gerufen.

Beurteilt man die Kneipptherapie aus heutiger Sicht, umfasst sie die Grundlagen der Naturheilkunde, die einzelnen Verfahren sind Bestandteile der physikalischen Medizin und der Kurmedizin. Es gibt spezialisierte Kneippärzte und den medizinischen Assistenzberuf des Kneippbademeisters. Kneipptherapie wird in mehr als 50 Kneippheilbädern angeboten und auch ambulant durchgeführt. In Deutschland haben sich mehr als 100 000 Menschen in etwa 550 Kneippvereinen zusammengeschlossen.

## Konzept

Kneipp erklärte sein Behandlungssystem mit den Theorien der damals bekannten Humorallehre, deren therapeutisches Ziel es ist, Krankheitsstoffe aufzulösen und über Darm, Nieren und Haut aus dem Körper auszuleiten. Fasten, Schwitzen, Wasseranwendungen, Heilkräuter und frische Luft sollen diese Reinigung des Körpers unterstützen. Kneipp hatte erkannt, dass die starken Reize, die heißes und kaltes Wasser auf die Haut ausüben, auf den ganzen Körper wirken, und dass wiederholte wechselwarme Behandlungen den Körper und seine vegetativ gesteuerten Regelkreise trainieren.

Die Kneippkur beruht auf fünf Säulen: Wasseranwendungen (Hydrotherapie), pflanzlichen Mitteln, Bewegungstherapie, Ernährungs- und Ordnungstherapie. Im Rahmen von Kneippkuren werden heute ergänzend Entspannungstechniken und Verhaltenstherapie angeboten.

Für Kneipp ist richtige Ernährung, regelmäßige Bewegung und das Ordnen der Lebensführung Grundlage der Gesunderhaltung. Pflanzenmittel setzt er nach traditioneller Überlieferung ein. Durch die umfassende Ordnung sollen Patienten zur aktiven Mitarbeit an der Gesundung und zu einer vernünftigen Lebensführung angeregt werden.

Voraussetzung für eine Therapiewirkung ist die Reaktionsfähigkeit des Organismus.

## Plausibilität des Konzepts

Wasseranwendungen entsprechen den Grundsätzen der physikalischen Medizin. Sie wirken durch thermische Reize, Wasserdruck und Hautberührung. Diese Reize werden über die Haut auf darunter liegende Schichten übertragen und über das Nervensystem an innere Organe des entsprechenden Körperabschnitts weitergeleitet. Darüber hinaus wird durch Reize auf der Haut die Hormonproduktion angeregt und das Immunsystem stimuliert. Die Nebennieren schütten das Stresshormon Adrenalin aus und beleben das vegetative Nervensystem. Kreislauf und Herztätigkeit, Stoffwechsel und Schmerzempfindlichkeit werden reguliert; eine überhöhte Ausschüttung von Stresshormonen normalisiert sich, weil durch die wiederholte Anwendung Stress abgebaut wird.

Kalte Güsse können eine bessere periphere Durchblutung bewirken; sie provozieren die tiefe Atmung und regulieren den Wärmehaushalt durch Steigerung des Muskelstoffwechsels. Kalte Wickel entziehen Wärme, steigern den Stoffwechsel und wirken so schweißtreibend. Der Kältereiz kalter Kompressen wirkt schmerzstillend, abschwellend und durchblutungsfördernd. Die Verwendung von Eis intensiviert diese Wirkung. Wassertreten wirkt entstauend und fördert den Rückfluss des venösen Blutes zum Herzen.

Warme Güsse lindern rheumatische Beschwerden; Wärme führt zur Gefäßerweiterung, sodass sich in der Folge Muskelverspannungen lösen.

Temperaturansteigende Teilbäder führen zur Weitung der Gefäße im ganzen Körper, wodurch allgemeine Entspannung eintritt. Temperaturansteigende Vollbäder senken den Blutdruck. Die Wasseranwendungen werden in den Tagesrhythmus so eingebaut, dass sie einen optimalen Effekt erzielen.

Eine systematische Behandlung über mindestens drei Wochen mit wechselnden ansteigenden Reizen durch Wasserbehandlung kann den Organismus stärken.

Die Anwendung der Pflanzenmittel entspricht dem traditionellen Einsatz, doch für eine Reihe der empfohlenen pflanzlichen Mittel fehlt ein therapeutischer Wirksamkeitsnachweis, der den heutigen wissenschaftlich akzeptierten Grundsätzen entspricht. Die Anwendung von Haferstroh in Bad und Tee ist zweifelhaft, weil es Allergien auslösen kann. Darüber hinaus gelten einige pflanzliche Mittel inzwischen als kritisch oder sind als Bestandteil von Arzneien mittlerweile nicht mehr akzeptiert. Zum Beispiel wird bei Bärentraubenblättern geraten, sie nicht länger als eine Woche und nicht öfter als fünfmal im Jahr anzuwenden. Diese Begrenzung wurde als Schutz formuliert, weil das teilweise entstehende Hydrochinon im Verdacht steht, Krebs zu erregen und das Erbgut zu verändern.

Auch einige von Kneipp empfohlene Rezepte und Anwendungsempfehlungen sind überholt; so hat zum Beispiel Johannisbeere keine Wirkung auf Gicht, wie er vermutete.

Als Bewegungstherapie hat Kneipp zu Spaziergängen und Hausarbeit geraten; heute wird in Kneippanstalten Ausdauertraining und Heilgymnastik nach wissenschaftlichen Erkenntnissen und angepasst an individuelle Fähigkeiten durchgeführt. Ein positiver gesundheitlicher Effekt von angepasstem körperlichem Training ist anzunehmen.

Kneipp liebte die bayrische Hausmannskost, trat aber für mäßiges Essen ein. Genussmittel wie Kaffee oder Bier lehnte er ab. Heute entspricht die Ernährungstherapie weitgehend dem wissenschaftlichen Erkenntnisstand und fördert bekanntermaßen die Gesundheit und kann bei bestimmten Krankheiten vorbeugend wirken.

Die Ordnungstherapie des Pfarrers Kneipp war religiös motiviert und zielte auf eine umfassende Lebensordnung. Heute wird damit das Bestreben bezeichnet, die Beziehungen im körperlichen und psychischen Bereich sowie deren Wechselwirkungen wieder in eine natürliche Ordnung zu bringen und den vorgegebenen Lebensvorgängen Rechnung zu tragen beziehungsweise ihre Störungen auszugleichen. Vom wissenschaftlichen Standpunkt aus ist die Ordnungstherapie plausibel.

## Mittel

Es werden nur natürliche Mittel zur Behandlung eingesetzt: Wärme und Kälte, Wasser, Licht, Luft und Pflanzen, Massagen und Bewegungstraining (siehe unter „Grundprinzipien natürlicher Heilverfahren" → Seite 34). Die pflanzlichen Kneipppräparate werden in den Kneipp-Werken in Würzburg hergestellt. Die enthaltenen Wirkstoffe und Gegenanzeigen sind den Vorschriften gemäß deklariert. Zum Einsatz kommen beispielsweise Aloe, Baldrian, Fenchel, Fichtennadel, Heublumen, Johanniskraut, Knoblauch, Löwenzahn, Melisse, Panax Ginseng, Petersilie, Rosmarin, Sandelholz, Spitzwegerich, Wacholder und Zinnkraut.

## Durchführung

### Diagnose

Der Anwendung der Kneipptherapie gehen üblicherweise eine ärztliche Untersuchung und die Erhebung der Krankengeschichte voraus.

### Behandlung

Kneipptherapie im klassischen Sinne ist eine komplexe Therapie, bei der einzelne Anwendungen nach Bedarf und Beschwerden ausgewählt werden. Die verschiedenen Mittel ermöglichen es, abhängig von Konstitution, Kreislaufleistung und Reaktionsfähigkeit des Körpers, ein individuell dosiertes Programm zusammenzustellen, das mit langsam ansteigenden Reizen die Funktionen des Organismus trainiert und stärkt. Als Dosierung für den Reiz gilt: So mild wie möglich, so stark wie nötig. Je akuter die Krankheit ist, desto vorsichtiger wird vorgegangen.

Je häufiger Kälte oder Wärme auf ein Areal einwirken, desto schwächer reagiert es. Damit Reize auch weiterhin eine Wirkung entfalten können, muss die Behandlungsfläche öfter gewechselt werden. Die Durchführung der Kneippkur erfolgt bei ärztlicher Kontrolle unter Aufsicht eines Kneippbademeisters.

*Wasseranwendungen, Wickel, Auflagen und Packungen*

Es gibt etwa hundert verschiedene Wasseranwendungen; die Skala reicht von geringen, kaum belastenden Reizen durch Waschungen mit lauwarmem oder kaltem Wasser über Teil- und Vollbäder, Dampfbäder und Inhalationen sowie Druckmassagen mit dem Wasserstrahl bis hin zu anstrengenden Maßnahmen wie Wechselduschen, Blitzguss oder Überwärmungsbad.

Wasseranwendungen werden bei erwärmter Haut immer von außen zum Herzen hin durchgeführt. Kalte Güsse sollten nicht bei vollem Magen angewendet werden. Nach temperaturansteigenden Wannenbädern, heißen Nacken- und Rückengüssen und Druckstrahlmassagen wird eine Stunde Bettruhe empfohlen. Nach Teilbädern und Güssen wird das Wasser von der Haut abgestreift, nur Gesicht und Hände werden abgetrocknet. Danach zieht man sich an und geht oder läuft sich trocken.

Es können bei Bedarf auch wärmeentziehende, wärmestauende und schweißtreibende feuchte Wickel um den ganzen Körper oder einzelne Gliedmaßen gelegt oder kalte Packungen aufgelegt werden. Kneipp empfahl außerdem Wickel mit Quark oder Lehm, den Heusack als wärmende Packung und zur Erwärmung des ganzen Körpers das Heubad, bei dem der Patient auf einer Liege ruht und mit Heu zugedeckt wird.

*Phytotherapie*

Pflanzliche Heilmittel werden als Zusätze zu Umschlägen, Bädern, Inhalationen und Dampfbädern, als Einreibungen in Salben und Ölen angewendet, als Tees getrunken und in Form von Säften oder Dragees eingenommen.

*Bewegungstherapie*

Kneipp ließ seine Kurgäste seinerzeit noch Holz hacken und riet zu einer Stunde Hausarbeit als Bewegungstraining. Heute gehören mehrstündige tägliche Spaziergänge an der frischen Luft – auch Terrain-Kur genannt – zum Kneippen, aber auch Rad fahren, Schwimmen, Waldlauf und Gymnastik. Wasseranwendungen lassen sich mit der Bewegungstherapie kombinieren: Nach kleinen Reizen sollte sofort Bewegung einsetzen, nach großen Reizen sollte vor der Bewegung eine Ruhepause eingelegt werden, zum Beispiel warm eingewickelt im Bett. Je nach Leistungsfähigkeit kann man laufen, schwimmen, Rad fahren, Gymnastik (auch im Wasser) oder leichten Sport betreiben. Zur Stärkung der Atmung wird Atemtherapie empfohlen.

*Ernährungstherapie*

Die Ernährungstherapie nach Kneipp beruht auf den Erkenntnissen zur gesunden Ernährung: Diese soll den Kalorienbedarf decken, alle wichtigen Nährstoffe in optimaler Menge und richtigem Verhältnis enthalten und möglichst frei von schädigenden Stoffen sein.

*Ordnungstherapie*

Die Ordnungstherapie leitet Patienten an, auf die innere Uhr Rücksicht zu nehmen und einen gesunden Lebensstil zu finden. Darüber hinaus wird im Sinne der Psychohygiene die Überprüfung und Neubestimmung des eigenen Standpunkts zu existenziellen Fragen angestrebt, um eine Zielvorstellung für ein sinnvolles Leben zu entwickeln.

**Selbstbehandlung**

Wasseranwendungen eignen sich – mit Ausnahme von Blitzguss und Überwärmungsbad – gut zur Selbstbehandlung. Sie sollten jedoch unter fachlicher Anleitung eingeübt werden.

## Anwender und ihre Ausbildung

Der Kneipp-Ärzte-Bund e.V. bietet die Ausbildung in Kneipptherapie für Ärzte und eine Spezialisierung für Bademeister an.

## Anwendungsbereiche

Kneipptherapie wird zur allgemeinen Gesunderhaltung und Abhärtung sowie in der Rehabilitation nach akuten Krankheiten, Operationen und Unfällen eingesetzt. Sie wird angewendet, um funktionelle Störungen und psychovegetative Beschwerden zu beseitigen, chronische Leiden zu mildern sowie stressbedingte Effekte zu mindern.

Kneipptherapie wird bei Durchblutungsstörungen, Herz- und Kreislaufkrankheiten und Verdauungsproblemen sowie bei Entzündungen, Fieber und Schmerzen durchgeführt. Unterwassergymnastik soll die Beweglichkeit bei Verschleißkrankheiten fördern.

Spezielle Kinderkuren werden bei Asthma, Neigung zu Infekten, Konstitutionsschwäche, Unter- oder Übergewicht angeboten.

## Belege für die Wirksamkeit

Es liegen Hinweise aus klinischen Studien vor, die für die Wirksamkeit der Kneipptherapie sprechen. Diese stammen jedoch aus Studien ohne Kontrollgruppen, aus kontrollierten Studien an Gesunden und aus kontrollierten Studien, die nicht die Kneipptherapie insgesamt, sondern nur einen ihrer Teilaspekte, zum Beispiel Kaltreize, untersuchten. Die methodisch beste dieser Studien prüfte, ob die regelmäßige Anwendung von wechselwarmen Duschen, über ein Jahr durchgeführt, die Häufigkeiten, Dauer und Stärke von Erkältungen reduziert. Es zeigten sich keine Unterschiede gegenüber einer unbehandelten Kontrollgruppe.

Neuere Untersuchungen zeigen, dass Teilaspekte der Kneipptherapie wirksam sind. So zum Beispiel, dass regelmäßige Wasseranwendung die Beschwerden bei Krampfadern verbessert, das Denkvermögen älterer Menschen fördert und die Lebensqualität von Patienten mit Herzinsuffizienz erhöht. Allerdings lieferten nicht alle Untersuchungen zu Teilaspekten ein positives Ergebnis.

Die Wirksamkeit der Kneipptherapie als Gesamtmethode muss weiterhin als nicht nachgewiesen eingestuft werden.

## Achtung

Die einzelnen Anwendungen können unmittelbaren Einfluss auf Atmung, Herz und Kreislauf haben, deshalb sollten Wasseranwendungen nur unter ärztlicher Aufsicht durchgeführt und eine Selbstanwendung unter fachlicher Anleitung erlernt werden. Ein Überwärmungsbad darf nicht ohne Kontrolle von Puls- und Atemfrequenz sowie der Körpertemperatur angewendet werden.

► ***Gegenanzeigen***

Bei schwerer Hirnleistungsschwäche, schwerer Herzkrankheit, Funktionsstörung und Entzündung von Leber oder Nieren, ansteckender Krankheit, aktiver Tuberkulose, akut entzündlicher rheumatischer Erkrankung, Schilddrüsenüberfunktion, Suchtkrankheit, schwerer Neurose und psychiatrischer Krankheit wird eine Kneippkur ausgeschlossen.

Kneippärzte lehnen auch Patienten ohne Bereitschaft zu aktiver Gesundheitspflege ab und schließen die Behandlung von psychisch Kranken aus, für die körperliche Beschwerden eine Art von Gewinn – „Lebensqualität“ – bedeuten.

Kneippärzte raten davon ab, Kneipparzneibäder bei nässenden, großflächigen Ekzemen und Hautverletzungen, bei schweren fieberhaften und infektiösen Erkrankungen, bei schweren Herzerkrankungen und schwerem Bluthochdruck anzuwenden.

Kneipp Johanniskrauttee sollte nicht eingenommen werden bei erhöhter Empfindlichkeit gegen UV-Strahlen und bei schweren depressiven Störungen.

► ***Wechselwirkungen***

Johanniskrautpräparate können die Wirksamkeit von empfängnisverhütenden Arzneimitteln („Pille“) und von Depressionsmitteln mit den Wirkstoffen Amitriptylin und Nortriptylin abschwächen.

## Risiken und unerwünschte Wirkungen

► ***Durch das Verfahren***

Bei Badezusätzen, die Auszüge aus Kamille, Fichtennadel und Heublumen enthalten, sind allergische Reaktionen möglich. Auch Heusack und Heubad können – je nach Herkunft und Zusammensetzung des Heus – bei disponierten Menschen allergische Reaktionen auslösen. *Kneipp Arnika Kühlgel* oder *Kneipp Arnika Salbe S* kann ebenso, vor allem auf vorgeschädigte Haut aufgetragen, leichte Allergien auslösen.

## Hinweise

Bei Menschen mit gestörtem Temperaturempfinden sollten Wasseranwendungen mit Vorsicht durchgeführt werden. Kalte Wickel sollte man bei Frösteln vermeiden. Legt man Eispackungen auf, schützt ein zwischen Haut und Packung gelegtes Tuch vor Kälteschäden.

Menschen, die unter Allergien leiden, sollten bei der Anwendung von pflanzlichen Mitteln und Maßnahmen mit Heu vorsichtig sein. Johanniskraut macht die Haut lichtempfindlich; während der Einnahme sollte man sich nicht der Sonne aussetzen.

► ***Zur Verkehrstüchtigkeit***

Wenn durch die Therapie Müdigkeit ausgelöst wird, sollte man zur Sicherheit kein Fahrzeug lenken, keine Maschinen bedienen und keine Arbeiten ohne sicheren Halt verrichten.

## Bewertung

Es gibt zwar Hinweise für die Wirkung spezieller Anwendungen, doch ist die Wirksamkeit der Kneipptherapie als Gesamtmethode nicht belegt. Ihre Risiken sind gering. Eine Nutzen-Risiko-Abwägung fällt dennoch insgesamt eher negativ aus. Kneipptherapie als Ganzes ist wenig geeignet zur Therapie von Erkrankungen oder Beschwerden. Für die Wasseranwendung konnte in einigen Anwendungsgebieten eine Wirksamkeit nachgewiesen werden.

# Kolonhydrotherapie

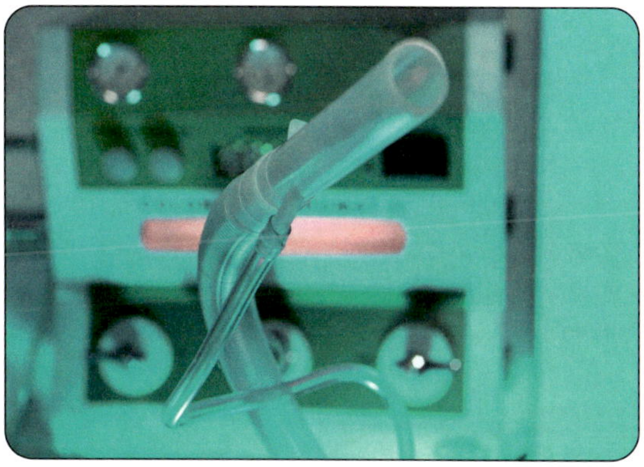

Bei der Kolonhydrotherapie wird der Dickdarm mit Wasser durchspült, um ihn von krankmachenden Substanzen zu reinigen. Für den Ein- und Ablauf wird ein spezielles Gerät benutzt.

## Geschichte und Entwicklung

„Der Tod sitzt im Darm" – dies ist eine weit verbreitete Vorstellung unter Vertretern der Naturheilverfahren. Die Wurzeln dieser Annahme reichen zurück bis in die antike Krankheitslehre von den Körpersäften, die auch noch im 19. Jahrhundert Gültigkeit hatte: Krankheiten wurden als Folge einer falschen Mischung der Körpersäfte (Dyskrasie) erklärt. Der berühmte griechische Arzt Hippokrates von Kos (460–377 v. Chr.) war der Meinung, dass vermehrte Ausscheidungen Krankheitsprozesse beenden können. Er verordnete Einläufe mit Eselsmilch, Honig, Salz oder Wein und Olivenöl. Schon 1 500 Jahre früher hatten ägyptische Heilkundige Einläufe anschaulich auf Papyrus beschrieben – damals wurden dafür Schilfrohre, Tierblasen und Flaschenkürbisse benutzt. Die noch immer benutzte Klistierspritze ist wahrscheinlich im 11. Jahrhundert im persisch-arabischen Raum erfunden worden und hat sich von dort aus verbreitet.

Zu Beginn des 20. Jahrhunderts wurde der Einlauf wieder entdeckt und das subaquale Darmbad (Sudabad) entwickelt, bei dem der Patient während eines warmen Vollbads eine Spülung höher gelegener Darmabschnitte und Unterwassermassagen erhielt. Das Sudabad gehörte zur Ausstattung jeder Klinik.

Der Wiener Gynäkologe und Naturheiler Bernhard Aschner (1883–1960) griff diese Therapieform auf und führte sie nach seiner Emigration in die USA auch dort in den Klinikalltag ein. Daneben wurde in den 1950er-Jahren in den USA das Kolonhydrotherapiegerät entwickelt. Aus Amerika gelangte die Kolonhydrotherapie in den Folgejahren erneut nach Europa.

## Konzept

Der Kolonhydrotherapie liegt die Vorstellung zugrunde, dass krankmachende „Abfälle" des Stoffwechsels den Körper vergiften, wenn sie zu lange im Darm verbleiben. Diese Lehre fußt auf Überlegungen der Symbioselenkung (siehe „Mikrobiologische Therapie" → Seite 230), wonach falsche Ernährung, chemische Nahrungsmittelzusätze, Umweltbelastungen und Medikamentenmissbrauch das Gleichgewicht der natürlichen Darmbakterien stören (Dysbiose) und krankmachende Bakterien das Immunsystem beeinträchtigen. In der Folge verkümmert die Darmtätigkeit, die Abwehr wird geschwächt, eine Verstopfung entsteht, und es entwickeln sich so genannte Schlacken: Gärungs- und Fäulnisprodukte, Gifte und Abfälle des Stoffwechsels werden – so die Vorstellung – nicht mehr ausgeschieden und können den Körper „rückvergiften", wodurch Müdigkeit, depressive Stimmung, Konzentrationsmangel, Kopfschmerzen, Infektanfälligkeit, Hauterkrankungen, Rheuma, Blutdruckkrisen, Allergien oder multiple Sklerose auftreten können.

Als „Kneippkur von innen" mit wechselnden Einläufen von kaltem und warmem Wasser (siehe „Kneipptherapie" → Seite 190) will die Kolonhydrotherapie diesen bedrohlichen Kreislauf durchbrechen: Die Gifte werden ausgeschwemmt, die schlechten Bakterien abgetötet, die guten ernährt und das Immunsystem „verjüngt". Das Ziel der Behandlung ist der Aufbau einer gesunden Bakterienbesiedlung des Darms. Über diese Modulation der Darmflora wird der gesamte Organismus beeinflusst, sodass auch Erkrankungen außerhalb des Magen-Darm-Trakts behandelt werden können.

## Plausibilität des Konzepts

Das Konzept der Kolonhydrotherapie entbehrt wissenschaftlichen Grundlagen: Eine Veränderung der Zusammensetzung der Mikroorganismen im Darm kann bei Infektionen, Entzündungen oder nach einer Antibiotikabehandlung auftreten. Solche Verschiebungen sind Anzeichen einer Gesundheitsstörung, nicht aber ihre Ursache. Die Darmflora reguliert sich bei normaler Lebensweise selbst, sobald die Ursachen der Störung behoben sind.

Die Besiedlung des Verdauungstrakts mit Bakterien beginnt bei der Geburt und ist mit etwa zwei Jahren abgeschlossen. Die dann vorhandene Zusammensetzung ist stabil und sorgt dafür, dass schädliche Keime kaum durch die Darmschleimhaut in den Organismus vorzudringen vermögen. Deshalb lässt sich auch mit Darmwäschen kein entscheidender Einfluss auf das Immunsystem nehmen.

Die These der „Rückvergiftung" (Autointoxikation) ist widerlegt: Auch nach monatelangen Verstopfungen reagiert der Organismus nicht mit Vergiftungserscheinungen. Kotzusammenballungen (Kotsteine) finden sich nur bei Personen gehäuft, bei denen der Darm krankhafte Ausstülpungen und Aussackungen aufweist.

Ein unmittelbarer Effekt der Kolonhydrotherapie ist, dass eine Verstopfung als direkte Reaktion auf den physikalischen Reiz durch die Spülung schlagartig beseitigt wird – jedoch nicht im Sinne einer kausalen Therapie oder eines Langzeiterfolgs.

## Mittel

Die Darmspülung wird mit einem Apparat durchgeführt, der aus einem geschlossenen Schlauchsystem besteht, durch das Wasser unterschiedlicher Temperatur geleitet wird. Die Darmrohre, die auf das Geräte aufgesetzt und in den Darm eingeführt werden, sind Einwegartikel aus weichem Plastik. Die Apparate verschiedener Bauart werden mechanisch oder elektronisch gesteuert.

Meist wird zur Behandlung reines Wasser eingeleitet. Es gibt jedoch auch zahlreiche Varianten, bei denen das Spülwasser mit Sauerstoff durchperlt oder mit Vitaminen, Mineralien, Pflanzenmitteln, Tees, Kaffee, Milch, Essig, Seife und verschiedenen Chemikalien gemischt wird.

Neuerdings werden Geräte zur integrierten Farb- (→ Seite 136) und Bioresonanztherapie (→ Seite 111) angeboten, mit denen diese Therapieformen gleichzeitig angewendet werden können.

## Durchführung

### Diagnose

Vor der ersten Behandlung wird meist ein Hämoccult-Test vorgenommen, um Blut im Stuhl auszuschließen, das auf eine Verletzung des Verdauungstrakts hinweist.

### Behandlung

Der Patient sollte kurz vor der Behandlung nicht gegessen oder getrunken haben und zur Vorbereitung die Blase entleeren. Nachdem ihm in Seitenlage ein Ein- und Abflussrohr in den After eingeführt wurden, legt er sich auf den Rücken. Nun fließt abwechselnd kaltes und warmes Wasser zwischen 25 und 41 °C ohne besonderen Druck in den Darm.

Der Behandelnde kann den Druck, die Temperatur und die Fließgeschwindigkeit des Wassers den Bedürfnissen des Patienten anpassen. Mit einer Bauchdeckenmassage versucht er, so genannte Problemzonen des Darms zu erkennen und das Wasser dorthin zu leiten. Der gelöste Darminhalt wird ohne Geruchs- und Sichtbelästigung abgeführt. Der Reinigungsvorgang dauert meist 30 bis 45, mitunter bis zu 60 Minuten. In dieser Zeit werden 60 bis 80 Liter Wasser in den Darm geleitet. Zum Abschluss wird bei manchen Verfahren für einige Minuten das Wasser mit Sauerstoff durchperlt oder reiner Sauerstoff in den Darm geblasen.

Nach der Behandlung sollen Patienten noch etwas ruhen. Von manchen Anwendern erhalten sie den Rat, Mineralstoffe zuzuführen, die durch die Darmwäsche verloren gegangen sind.

Die Anwendung erfolgt meist als Kur, wobei 6 bis 20 Sitzungen im Abstand von zwei bis zu mehreren Tagen angeraten werden. Die Empfehlungen variieren stark: Gelegentlich werden auch bis zu 40 Darmwäschen in Serie oder dreimal 20 Sitzungen jährlich empfohlen.

Anwender raten, die Therapie nach drei Sitzungen abzubrechen, wenn keine Darmbewegungen eintreten und keine Ausscheidungen abgeführt werden.

## Anwender und ihre Ausbildung

Kolonhydrotherapie wird vorwiegend von niedergelassenen Heilpraktikern und Naturheilärzten sowie in Instituten und Kurkliniken durchgeführt, in denen auch die Grundlagen und die Handhabung der Geräte gelehrt werden.

## Anwendungsbereiche

Die Methode wird in der Komplementärmedizin überwiegend bei Verstopfung, mangelnder Darmtätigkeit, bei Darmkrämpfen und Abführmittelmissbrauch, bei Reizdarm und Blähungen, bei Hämorriden, nicht akuter Darmentzündung (Morbus Crohn) sowie bei Darmparasiten (Würmern) eingesetzt.

Da von den Anwendern als Ursache vegetativer Störungen häufig Dysbiose oder Pilzbefall (Darmmykose) angenommen wird, werden auch diese mit der Darmwäsche behandelt.

Darüber hinaus wird Kolonhydrotherapie bei Neurodermitis, Rheuma, Herz-Kreislauf-Erkrankungen, Arteriosklerose, Migräne, Lymphabflussstörungen und bei hohem Blutdruck, bei Krebsleiden, zur Entfernung von Harnsteinen und auch bei Glatzenbildung (Alopezie) empfohlen.

Kolonhydrotherapie wird zudem zur Hebung des Wohlbefindens und Einleitung einer Ernährungsumstellung oder einer mikrobiologischen Therapie (→ Seite 230) eingesetzt.

## Belege für die Wirksamkeit

Kontrollierte klinische Studien, die die Wirksamkeit der Kolonhydrotherapie belegen, liegen nicht vor. Zwar wurden unkontrollierte Studien veröffentlicht, diese können aber aufgrund der mangelnden Qualität der Daten nicht als wissenschaftlicher Beleg einer Wirksamkeit gewertet werden.

## Achtung

Der Hämoccult-Test liefert keine ausreichend genauen Aussagen über Darmerkrankungen. Meist geht der Behandlung weder eine Untersuchung des Darmes durch bildgebende Verfahren noch eine Blutuntersuchung voraus, sodass möglicherweise vorhandene Geschwüre oder Darmkrebs nicht erkannt werden, bei denen diese Behandlung nicht eingesetzt werden soll.

Bei bestehenden Erkrankungen kann wertvolle Zeit für die notwendige wirkungsvolle Behandlung verloren gehen, wenn die Kolonhydrotherapie als alleinige Therapieform eingesetzt wird. Bei Verstopfung rät die Amerikanische Krebsgesellschaft vom Einsatz der Kolonhydrotherapie ab. Die Ursache einer hartnäckigen Verstopfung kann auch Darmkrebs sein, der dann nicht erkannt wird.

► ***Gegenanzeigen***

Nach Herzinfarkt, bei Angina Pectoris, Anämie, Aneurysma (krankhafte Ausweitung eines arteriellen Blutgefäßes), bei Zwerchfellbruch (Hernie), Blutungen im Verdauungstrakt, Darminfektionen, akuter Darmentzündung (Morbus Crohn, Colitis ulcerosa), Darmverschluss, Darmausstülpungen (Divertikel), Darmkrebs, Darmfisteln, nach Darmoperation und bei Leberzirrhose darf keine Darmspülung durchgeführt werden.

Bei Patienten mit Herz- oder Nierenschwäche, Dickdarmerweiterung (Morbus Hirschsprung), bestehenden Elektrolytverschiebungen (krankhafte Veränderung der Salze im Körper) und bei Austrocknung des Körpers darf diese Methode ebenfalls nicht angewendet werden.

Anwender der Kolonhydrotherapie schließen darüber hinaus Personen von der Behandlung aus, die gerinnungshemmende Medikamente, zum Beispiel zur Vermeidung von Thrombosen, erhalten, und solche, die an Tumoren des Dickdarms oder an Gewebeneubildungen in Darm und Prostata erkrankt sind.

## Risiken und unerwünschte Wirkungen

► ***Durch das Verfahren***

Es kann zu Übelkeit und Brechreiz kommen. Außerdem können schmerzhafte Bauchkrämpfe, Darmblutungen und blutige Durchfälle auftreten, Darmperforationen sind beschrieben worden.

Für Patienten mit einer Kreislaufschwäche kann die Behandlung gefährlich werden. Es kann durch die Therapie zu einer Verlagerung des Blutvolumens im Kreislauf kommen, wobei sich übermäßig Flüssigkeit im Gewebe einlagert. Dies kann ein Herz- oder Nierenversagen begünstigen. Weil Elektrolyte aus dem Gewebe in den Darm abfließen, kann es zu einer Elektrolytverschiebung kommen, wobei sich das Verhältnis der Salze im Körper ändert, sodass der Säure-Basen-Haushalt in Richtung Übersäuerung gestört wird. In der Folge kann es zu einem lebensbedrohlichen Elektrolytmangel kommen.

Bakterielle Entzündungen können entstehen, indem Bakterien durch die Darmwand – insbesondere durch die dünne Wand von Divertikeln – in den Körper vordringen, da die Darmwand während der Therapie einem erhöhten Druck ausgesetzt ist.

Häufige Überdehnungen des Darms führen zu Bewegungsstörungen der Darmwand.

Ernsthafte Zwischenfälle sind allerdings bei sachgemäßer Anwendung insgesamt selten.

► ***Durch unsachgemäße Anwendung***

Wenn das Wasser zu rasch einfließt, treten vermehrt Übelkeit, Brechreiz und Blähungen auf. Wird das Spülwasser unter zu hohem Druck eingeleitet, kann es zu einem Darmwanddurchbruch und bei zu hohen Wassertemperaturen zu Geschwüren im unteren Darmbereich kommen. Es besteht auch das Risiko eines Darmverschlusses (Ileus).

Die Anwendung veralteter Geräte mit Metallröhren bringt ein erhöhtes Verletzungsrisiko für die Darmwand mit sich. Durch unsachgemäße Handhabung ist es in Einzelfällen zur Perforation der Darmwand mit Todesfolge gekommen.

Durch mangelnde Sterilisation sind Amöbeninfektionen aufgetreten, die vereinzelt zu schweren Komplikationen und sogar zu Todesfällen geführt haben.

## Hinweise

► ***Für Kinder unter 14 Jahren***

Bei Kindern sollte keine Kolonhydrotherapie durchgeführt werden. Manipulationen im Genitalbereich können die Intimsphäre des Kindes verletzen und sollten nur vorgenommen werden, wenn es unumgänglich ist.

► ***Für Schwangerschaft und Stillzeit***

Bei Schwangeren darf ab dem dritten Monat wegen der Gefahr einer Fehlgeburt keine Darmspülung durchgeführt werden.

## Bewertung

Der therapeutische Nutzen ist bei keinem Anwendungsgebiet durch aussagekräftige Untersuchungen belegt. Zudem sind einige ernste Zwischenfälle bei der Behandlung beschrieben worden. Eine Abwägung von Nutzen und Risiko fällt daher negativ aus.

Kolonhydrotherapie ist nicht geeignet für die Behandlung von Erkrankungen oder Befindlichkeitsstörungen.

# Kraniosakraltherapie

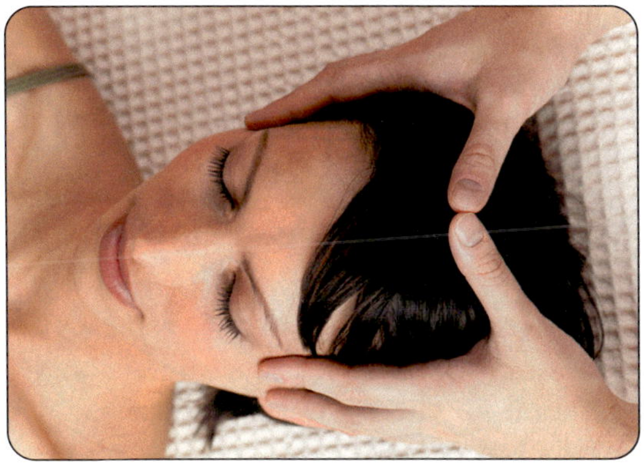

Die Kraniosakraltherapie (auch Craniosacraltherapie) ist ein manuelles Verfahren zur Behandlung von Erkrankungen. Dabei werden kaum wahrnehmbare Handgriffe im Bereich des Schädels (lateinisch: Cranium) und des Kreuzbeins (lateinisch: Os sacrum), die zusammen mit der Wirbelsäule als funktionelle Einheit betrachtet werden, ausgeführt. Kraniosakraltherapie ist eine von der Osteopathie (siehe unter „Manuelle Medizin" → Seite 211) abgeleitete Behandlungsform.

## Geschichte und Entwicklung

Der amerikanische Osteopath William Garner Sutherland (1873–1954) stellte in den 30er-Jahren des 20. Jahrhunderts die Technik der Kraniosakraltherapie vor. Er ging davon aus, dass die Knochen des Schädels und des Beckens durch eine rhythmische Bewegung der Flüssigkeit, die Kopf und Wirbelkanal füllt (Liquor), verbunden sind. Krankheiten, funktionelle Störungen und Störungen des Wohlbefindens führte Sutherland auf Beeinträchtigungen dieses kraniosakralen Rhythmus zurück. Er entwickelte spezielle Grifftechniken, um den ursprünglichen gesunden Rhythmusimpuls wieder herzustellen. In den 1970er-Jahren wurden diese Ideen von dem Chirurgen und Osteopathen John E. Upledger aufgegriffen und weiterentwickelt. Vor zwei Jahrzehnten erlebte diese Methode, oft erweitert um esoterisches Gedankengut, einen Aufschwung unter Masseuren, Heilpraktikern und Laienheilern, hat inzwischen aber wieder etwas an Aufmerksamkeit verloren.

## Konzept

Grundlage der Kraniosakraltherapie ist die Annahme, dass die Schädelknochen auch im Erwachsenenalter nicht fest miteinander verwachsen sind, sondern sich während des ganzen Lebens um Bruchteile von Millimetern gegeneinander bewegen können. Der knöcherne Schädel soll sich rhythmisch in seiner Ausdehnung verändern: Der Abstand vom Gesicht zum Hinterkopf verkürzt sich, während sich der Schädel nach den Seiten hin ausdehnt, anschließend kehrt sich dieser Vorgang um. Unabhängig von Atmung und Herzschlag soll sich diese Bewegung 6- bis 12-mal oder auch 8- bis 14-mal (je nach Schule) in der Minute wiederholen und die Flüssigkeit, die Gehirn und Rückenmark umspült (Liquor), wie Ebbe und Flut pulsieren lassen. Das wiederum überträgt sich auf das Becken, das winzige pendelnde Drehbewegungen vollführt.

Der Begriff Kraniosakralsystem umfasst in diesem Konzept die Gesamtheit der Knochen, des Liquors und der Bindegewebestruktur. Sutherland nahm ursprünglich an, das Gehirn sei die treibende Kraft und bewege durch rhythmisches Zusammenziehen das gesamte Kraniosakralsystem. Die heutige Theorie geht von einem wechselnden Druckaufbau und Druckabbau durch die Produktion der Gehirnflüssigkeit aus.

Nach der Lehre der Kraniosakraltherapie beeinträchtigen minimale Störungen in der Knochenstruktur des Schädels, der Wirbelsäule oder des Beckens diesen Kraniosakralrhythmus. So wird zum Beispiel angenommen, dass die Bewegung des Keilbeins (Teil der Schädelbasis und des seitlichen Schädeldachs) die Hypophyse (eine Drüse im Gehirn, die für die Hormonproduktion mit verantwortlich ist), beeinflusst, wodurch Veränderungen des Hormonhaushalts ausgelöst werden können. Eine wichtige Rolle spielt das Bindegewebe, das sich in der Folge von seelischen oder körperlichen Traumen verspannt und diese Ereignisse dauerhaft speichert. Sind die Schädelknochen durch Verhärtungen des Bindegewebes zueinander nicht mehr elastisch, entsteht ein Überdruck, der an die Nerven weitergegeben wird. Solche Blockierungen lassen nach Ansicht der Anwender verschiedene körperliche und seelische Krankheiten entstehen; bei Kindern können sie zum Beispiel zu Lernproblemen und Hyperaktivität führen. Auch die Deformierung des kindlichen Schädels bei einer schwierigen Geburt wird als Grund für eine Beeinträchtigung des natürlichen Rhythmus angesehen.

Kraniosakraltherapeuten gehen davon aus, dass sie die Wahrnehmungsfähigkeit ihrer Hände so weit trainieren können, dass sie minimale Veränderungen der blockierten Pendelbewegung erspüren und mit sanfter Berührung die Gewebespannungen lösen, die Durchblutung verbessern, die Beschwerden beheben und die Selbstheilung fördern können. Manche esoterisch orientierte Therapeuten glauben, dass durch ihre Hände eine göttliche Heilkraft fließt, die sie an Patienten weitergeben können.

## Plausibilität des Konzepts

Die Theorie von der losen Verbindung der Schädelknochen und dem Pulsieren der Gehirnflüssigkeit widerspricht medizinischem Wissen.

Der Knochen des Erwachsenenschädels kann sich nach den Erkenntnissen der Anatomie nicht wesentlich bewegen. Eine gewisse Bewegung der Schädelknochen gegeneinander kann allerdings auch bei Erwachsenen gelegentlich vorkommen. Die Gehirnflüssigkeit bewegt sich in bestimmten Mustern. Ein Pulsieren der Gehirnflüssigkeit konnte mit naturwissenschaftlichen Methoden aber nicht nachgewiesen werden. Ebenso ist weder ein Zusammenhang zwischen Knochenbewegung und Pulsieren der Gehirnflüssigkeit noch bei der mit einem Krankheitsgeschehen nachgewiesen.

Die gefühlten geringen Druck- und Bewegungsveränderungen sind möglicherweise eine Täuschung der Behandelnden. Einige Untersuchungen zeigen, dass die Wahrnehmungen der Therapeuten von Bewegungen der Schädelknochen am selben Patienten nicht wiederholbar sind.

## Durchführung

### Diagnose

Der Patient wird aufgefordert, sich in Bauch- oder Rückenlage möglichst tief zu entspannen. Nun legt der Kraniosakraltherapeut seine Hände um den Kopf des Patienten und stimmt sich meditativ auf dessen individuellen Rhythmus ein. Dann spürt er am Kreuzbein und entlang der Wirbelsäule der „subtilen körpereigenen Bewegung" nach und lokalisiert Blockierungen oder Asymmetrien im kraniosakralen Rhythmus.

### Behandlung

Zur Behandlung legt der Therapeut seine Hände dort auf, wo er eine Blockierung oder Asymmetrie des Rhythmus festgestellt hat. Spürt er, dass die Drehbewegung am Ende der Wirbelsäule nicht nach beiden Seiten gleich ausgeprägt abläuft, folgt er zuerst dem Kreuzbein passiv mit seiner Hand in die ausgeprägte Richtung der Bewegung und übt dann einen geringen Druck in die andere Richtung aus. Diese Druckbewegungen werden mehrmals wiederholt. Die Hände verbleiben so lange auf der Stelle, bis Entspannung eintritt. Auch am Schädel werden mit feinen Manipulationen so genannte Stellungsanomalien der Knochen ertastet. Dieser Prozess wird an verschiedenen Stellen so lange wiederholt, bis der Therapeut das Gefühl hat, bei den Eigenbewegungen des Körpers Symmetrie in alle Richtungen zu spüren.

Diese Berührungsbehandlung dauert meist eine Stunde, läuft sehr konzentriert und still ab und führt zu einer tiefen Entspannung. Nicht selten schlafen Patienten während der Behandlung ein.

Erwachsenen werden je nach Beschwerden 2 bis 20 Behandlungen, meist im Wochenabstand, angeraten. Bei Kindern dauert die Therapie bei zwei Sitzungen pro Woche meist sechs bis acht Wochen.

## Anwender und ihre Ausbildung

Kraniosakraltherapie wird an Instituten für Osteopathie (→ Seite 214), aber auch in Schnellkursen gelehrt und von ärztlichen Osteopathen, Manualtherapeuten, Zahnärzten, Physiotherapeuten, Bewegungs- und Psychotherapeuten, Heilpraktikern sowie Laien angewendet.

## Anwendungsbereiche

Bei Neugeborenen wird eine routinemäßige Schädelbehandlung angeraten, um die Folgen einer schwierigen Schwangerschaft und Geburt zu mildern; Säuglinge mit Saug- und Schluckbeschwerden werden behandelt, auch um – wie es heißt – ihr Schreien zu bessern.

Kinder mit Entwicklungsstörungen und Lernproblemen, Hyperaktivität und nervösem Tic, mit der Neigung zu Infekten der Atemwege, spastischer Bronchitis, Schlafstörungen und Haltungsschäden werden von Kraniosakraltherapeuten behandelt.

Die Kraniosakraltherapie soll Erwachsenen helfen, die nach einem Unfall – bei dem der Kopf, die Wirbelsäule oder das Steißbein betroffen waren – an Funktionsstörungen leiden. Sie wird bei Allergie, Depression, Kopfschmerzen, Krampfleiden, gestörtem Kieferschluss, Migräne, Ohrenrauschen, Schmerzen im Bewegungsapparat, Schwindel, Trigeminusneuralgie und Wirbelsäulenverkrümmung angewendet, aber auch bei innerem Ungleichgewicht und zur Stärkung des Immunsystems.

Einige Anhänger der Methode sehen keine Beschränkungen bei den Anwendungsbereichen.

## Belege für die Wirksamkeit

Eine äußerst gründliche systematische Übersichtsarbeit zum Thema fand keine einzige kontrollierte Studie zur Kraniosakraltherapie. Die Wirksamkeit ist somit bei keinem Anwendungsbereich nachgewiesen.

## Achtung

Es besteht das Risiko, dass eine notwendige und wirksame Behandlung einer ernsthaften Erkrankung unterbleibt oder zu spät erfolgt.

► ***Gegenanzeigen***

Kraniosakraltherapie darf wegen der Gefahr einer weiteren Schädigung nicht bei Personen mit traumatischen Hirnschäden angewendet werden.

## Risiken und unerwünschte Wirkungen

► ***Durch unsachgemäße Anwendung***

Anwender schließen Personen mit Schädelfrakturen und Gehirnblutungen von der Behandlung aus.

## Hinweise

► ***Für Kinder unter 14 Jahren***

Die Behandlung von Neugeborenen ist abzulehnen. Wenn die Wachstumsspalten am Schädel noch nicht geschlossen sind, besteht das Risiko, das Gehirn zu verletzen.

## Bewertung

Die therapeutische Wirksamkeit der Kraniosakraltherapie ist nicht nachgewiesen. Obwohl die mit dem Verfahren verbundenen Risiken als gering einzuschätzen sind, fällt die Abwägung von Nutzen und Risiko insgesamt negativ aus. Die Kraniosakraltherapie ist zur Diagnostik und Therapie von Krankheiten und Beschwerden nicht geeignet.

# Lichttherapie

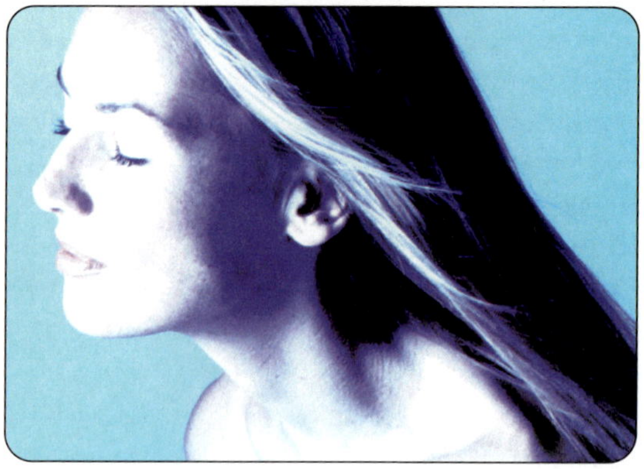

Lichttherapie im komplementärmedizinischen Sinn ist die Bestrahlung des Körpers mit Sonnenlicht. Darüber hinaus werden einzelne Strahlungsanteile des Lichts zur Behandlung bestimmter Krankheiten eingesetzt.

## Geschichte und Entwicklung

Schon die Ärzte der Antike nutzten das Licht der Sonne zu Heilzwecken. Diese Tradition wurde gegen Ende des 18. Jahrhunderts in Frankreich wiederbelebt. Diesseits des Rheins verordnete Christoph Wilhelm Hufeland (1762–1836), der Leibarzt des preußischen Königs Wilhelm III., seinen Patienten Lichtbäder.

Nachdem man herausgefunden hatte, dass Sonnenlicht desinfizierend wirkt, kam der Gedanke auf, es bei Infektionskrankheiten einzusetzen. Vor allem die im 19. Jahrhundert noch unheilbare Tuberkulose sollte in zahlreichen neu entstandenen Luftkurorten und Lungenheilstätten mit einer Frischluft-Liegetherapie geheilt werden.

Nach der Entdeckung der infraroten (IR-)Strahlung 1800 durch Wilhelm Herschel und 1801 dann der ultravioletten (UV-)Strahlung durch den deutschen Physiker Johann Wilhelm Ritter begann die medizinische Erforschung dieses unsichtbaren Anteils des Sonnenlichts. Man fand heraus, dass die bakterientötende Wirkung des Sonnenlichts auf seinem Anteil an UV-Strahlung beruht, und als man diese dann isoliert einsetzen konnte, bestrahlten Ärzte mit ihr nicht nur die Haut, sondern auch Körperhohlräume und Blut, um Krankheitserreger abzutöten.

Heutzutage müssen zwei Arten von Lichttherapie unterschieden werden: die Bestrahlung mit Sonnenlicht und die Anwendung von einzelnen Strahlungsanteilen des Sonnenlichts. Lichtbaden, also Sonnenbäder nehmen, ist ein Teil vieler Kurbehandlungen. Ohne therapeutischen Anspruch tun es jene Menschen, die sich der Sonne aussetzen, um „braun zu werden". Die Lichttherapie zur Behandlung von saisonal abhängigen Depressionen arbeitet mit so genanntem Weißlicht, das – anders als Tageslicht – keinen UV- und nur einen geringen IR-Anteil enthält.

In der konventionellen Medizin wurde isolierte UV-Strahlung früher regelhaft bei Kindern eingesetzt, um einem Vitamin-D-Mangel vorzubeugen. Heute dient sie vor allem zur Behandlung mancher Hauterkrankungen.

Weitere medizinisch etablierte Anwendungen definierter Strahlungsbereiche des Sonnenlichts sind die Blaulichtbestrahlung zur Behandlung der Gelbsucht Neugeborener und die Infrarotbestrahlung zur Überwärmung bestimmter Körperpartien.

## Konzept

Am Anfang der Heilbehandlungen wurden die Auswirkungen von Licht an Kranken beobachtet. Seit das physikalische Wissen dann die Zusammenhänge verständlich gemacht hat, werden die verschiedenen Strahlungsarten des Sonnenlichts, das ultraviolette ebenso wie das infrarote Licht, gezielt zur Therapie bestimmter Krankheiten eingesetzt.

## Plausibilität des Konzepts

Sonnenlicht besteht aus elektromagnetischer Strahlung verschiedener Wellenlängen: dem sichtbaren Licht (Wellenlänge 380 bis 780 nm), der ultravioletten (UV) Strahlung verschiedener Wellenlängen und der Infrarotstrahlung (780 bis 3 000 nm). Diese verschiedenen Strahlungen haben unterschiedliche Wirkungen.

Der ultraviolette Bereich unterteilt sich in den UV-B-Bereich der Wellenlänge 280 bis 315 nm und den UV-A-Bereich mit 315 bis 380 nm. Als Antwort auf eine Bestrahlung mit UV-Licht finden in der Haut Prozesse statt, die zu ihrer Bräunung führen; dieses stellt einen Schutzmechanismus des Körpers vor Sonnenbrand dar.

Durch die Bestrahlung mit UV-B-Licht entsteht in der Haut aus Vorstufen Vitamin $D_3$ – ein Vitamin, das für den Knochenstoffwechsel unentbehrlich ist.

UV-A-Strahlung bremst die Zellvermehrung. Dieses ist wahrscheinlich der Grund, warum eine Bestrahlung mit „kaltem" UV-A-Licht (340 nm) eine Neurodermitis bessert. Gemeinsam mit dem Wirkstoff Psoralen angewendet, der die Haut sehr empfindlich für Licht macht, bessert diese konventionelle Behandlung, die so genannte PUVA-Therapie, eine Schuppenflechte.

Der Infrarotanteil des Sonnenlichts, der tief in die Haut eindringt und von den Zellen aufgenommen wird, erzeugt Wärme. Diese fördert die Durchblutung, beschleunigt den Stoffwechsel und kann so Schmerzen lindern.

Nach mehrmaliger gezielter Bestrahlung mit Sonnenlicht verbessert sich die unspezifische Immunabwehr, weil die Interferonproduktion aktiviert wird.

Aufenthalte in der Sonne wirken sich positiv auf das Gemüt aus. Das lässt sich unter anderem damit erklären, dass sich die Konzentration der Stresshormone Kortisol und Adrenalin im Blut verringert und die Produktion von Endorphinen, den körpereigenen „Wohlfühlhormonen", angeregt wird.

Zur Wirkung der Lichttherapie bei Depressionen gibt es verschiedene Erklärungen. Eine beruht darauf, dass die hohe Lichtintensität im Körper den „Rhythmusgeber" für Tag und Nacht stark aktiviert. Man nimmt an, dass ein zu schwach voneinander abgegrenztes Hell-Dunkel-Empfinden zu einer jahreszeitlich auftretenden Depression beiträgt.

## Mittel

UV-A-, UV-B- und Infrarot-Strahlung werden in speziellen technischen Apparaten erzeugt, mit denen die Betroffenen bestrahlt werden.

## Durchführung

Es können Sonnenbäder im Freien oder Bestrahlungen mit der je nach angestrebtem Ziel erforderlichen isolierten Strahlung durchgeführt werden.

**Behandlung**

Bei Sonnenbädern wird der ganze Körper dem Sonnenlicht ausgesetzt, oder man lässt einzelne Hautareale von der Sonne bescheinen. Wie lange das einzelne Sonnenbad dauert, richtet sich nach der Menge an UV-Strahlung, die in der jeweiligen Jahreszeit und an dem betreffenden Ort zu erwarten sein wird, und nach der Empfindlichkeit der Haut.

UV-Bestrahlungen können langsam ansteigend dosiert werden.

Von Infrarotlicht wird eine Serie mit mehreren Bestrahlungen verabreicht.

## Anwender und ihre Ausbildung

Die Behandlung mit Sonnenlicht ist ein Bestandteil der Klimatherapie sowie der physikalischen Medizin und wird zusammen mit anderen Naturheilverfahren, zum Beispiel im Rahmen einer Kurbehandlung, eingesetzt.

Der medizinische Einsatz von UV-A- und UV-B-Strahlung, vor allem in der Kombination mit Medikamenten, liegt vornehmlich in den Händen von Hautärzten.

Infrarotstrahlung wird ärztlich verordnet und von Physiotherapeuten eingesetzt.

Ganzlichtbestrahlungen werden auch von nichtärztlichen Behandlern angeraten und in Laienpublikationen propagiert.

## Anwendungsbereiche

Die konventionelle Medizin setzt bestimmte Strahlungsbereiche des Lichts bei definierten Krankheiten ein.

Im komplementärmedizinischen Bereich wird die Bestrahlung mit Sonnenlicht bei verschiedenen Krankheiten und Störungen empfohlen. Das Spektrum reicht von Schlafstörungen über Infektneigung bis zu Krebserkrankungen.

## Belege für die Wirksamkeit

Die Wirksamkeit der Behandlung mit definierten Strahlungsbereichen des Lichts, wie die konventionelle Medizin sie zum Beispiel bei Hauterkrankungen einsetzt, ist sehr gut belegt. Sie wird hier aber nicht beurteilt.

Die Wirksamkeit der Lichttherapie als komplementärmedizinisches Verfahren, mit dem Krankheiten wie zum Beispiel Krebserkrankungen beeinflusst werden sollen, ist nicht nachgewiesen.

Die Auswertung von Studien zur Lichttherapie bei genau benannten Problemen erbrachte unterschiedliche Ergebnisse. So zeigten sich Hinweise, dass die Lichttherapie die Behandlung von Menschen mit Depressionen möglicherweise unterstützen kann. Hingegen ergaben die Studien keine Wirksamkeit der Lichttherapie zur Behandlung von Schlafproblemen bei älteren Menschen. Auch für die Effektivität der Lichttherapie zur Behandlung der Symptome von Menschen mit Demenz gibt es keine Beweise.

## Achtung

Alle Menschen sollten einen ihrem Hauttyp entsprechenden Sonnenschutz auftragen, bevor sie in die Sonne gehen. Dabei brauchen hellhäutige Menschen, die rasch zu Sonnenbrand neigen, einen höheren Sonnenschutz als solche mit stärker pigmentierter Haut.

Bei einer Bestrahlungsbehandlung sollte immer ein Augenschutz getragen werden.

► ***Gegenanzeigen***

Eine Reihe von Menschen sollte sich direktem Sonnenlicht nicht aussetzen. Zu ihnen gehören solche mit Sonnenallergie und Pigmentmangel, mit vielen Muttermalen, Ekzemen, Entzündungen aller Art, mit einer Überfunktion der Schilddrüse, mit akuten Infektionskrankheiten oder einer Herz-Kreislauf-Schwäche.

► ***Wechselwirkungen***

Manche Pflanzeninhaltsstoffe und Arzneistoffe machen die Haut ungewöhnlich lichtempfindlich. Dann kann bereits ein kurzer Aufenthalt in der Sonne und eine schwache Sonnenbestrahlung zu einem starken Sonnenbrand führen. Eine solche Wirkung haben zum Beispiel Johanniskrautextrakt (bei Depressionen) und Tetrazykline (bei Infektionen).

## Risiken und unerwünschte Wirkungen

► ***Durch das Verfahren***

Die Ozonschicht der Atmosphäre hält einen Teil der ultravioletten Strahlung des Sonnenlichts zurück. Wenn die Ozonschicht ausdünnt und sogar „Löcher" bekommt, verringert sich der Schutz vor UV-Strahlung. Je nach Region, in der man sich aufhält, setzt man sich bei einem Sonnenbad also einem relativ hohen Anteil an schädlicher UV-Strahlung aus.

Die Haut kann sich nur kurze Zeit selbst vor UV-Strahlung schützen. Diese Zeit beträgt je nach Hauttyp zwischen 10 und 20 Minuten, über den Tag verteilt. Sonnenschutzmittel verlängern die individuelle Zeit, bis es zum Sonnenbrand kommt, um den für das Mittel jeweils angegebenen Faktor.

Mit der Häufigkeit von Sonnenbränden steigt das Risiko für Hautkrebserkrankungen.

Direktes Sonnenlicht schadet der Horn- und Bindehaut des Auges und zerstört Sinneszellen der Netzhaut.

UV-Strahlung beschleunigt die Alterung der Haut.

Durch die Bestrahlung mit Sonnenlicht kann sich eine Lichtüberempfindlichkeit entwickeln, die sich in der Folge als „Sonnenallergie" äußert.

► ***Durch unsachgemäße Anwendung***

Ein zu langer Aufenthalt im Sonnenlicht, also eine Überdosierung von Licht, führt zur Verbrennung der Haut (Sonnenbrand). Dadurch erhöht sich das Risiko für Hautkrebserkrankungen.

## Hinweise

Ein Sonnenbad sollte anfänglich nicht länger als 10 bis 20 Minuten dauern.

Manche Menschen, zu denen speziell Frauen in der Schwangerschaft gehören, entwickeln braune Hautflecken. Diese Veränderungen können stärker ausfallen, wenn man sich Sonnenlicht aussetzt.

► ***Für Kinder unter 14 Jahren***

Kinder und Jugendliche sollten möglichst nicht ungeschützt der Sonne ausgesetzt werden. Aufgrund ihrer besonders empfindlichen Haut sind sie besonders sonnenbrandgefährdet. Sonnenbrände im Kindesalter erhöhen das Hautkrebsrisiko noch stärker als im Erwachsenenalter.

► ***Für Schwangerschaft und Stillzeit***

Während der Schwangerschaft sollte Lichttherapie nur mit Zurückhaltung angewendet werden.

► ***Für ältere Menschen***

Ältere Menschen können auf Licht besonders empfindlich reagieren.

## Bewertung

Die therapeutische Wirksamkeit der Lichttherapie ist bei Depressionen nur schwach belegt. Die Nutzen-Risiko-Abwägung fällt daher trotz der geringen Risiken eher negativ aus. Lichttherapie ist zur Behandlung von Depressionen wenig geeignet. Bei Schlafstörungen älterer Menschen und zur Behandlung von Symptomen der Demenz ist die Wirksamkeit nicht nachgewiesen. Auch für die Wirksamkeit bei anderen Krankheiten und Störungen gibt es keinen Nachweis. Bei richtiger Anwendung sind die Risiken gering. Die Nutzen-Risiko-Abwägung fällt insgesamt negativ aus. Bei Schlafstörungen älterer Menschen sowie zur Behandlung von Symptomen der Demenz ist die Lichttherapie nicht geeignet.

# Magnettherapie

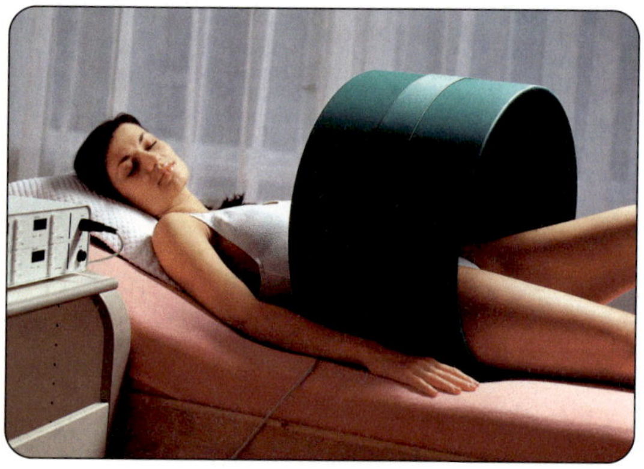

Magnettherapie setzt natürliche oder künstliche Magneten und Magnetfeldgeräte ein, um mit permanenten oder pulsierenden Magnetfeldern von außen auf den Körper einzuwirken und Beschwerden und Krankheiten zu lindern oder zu heilen. Die Bezeichnung „Magnetfeldtherapie" wird sinnverwandt verwendet.

## Geschichte und Entwicklung

Schon die ägyptischen Priester nutzten die „kosmische" Kraft magnetischen Metalls zur Behandlung von Erkrankungen, und auch von Hippokrates (460–377 v. Chr.) gibt es Beschreibungen über Heilungen mit Magneten.

Der Glaube an geheimnisvolle Heilkräfte aus dem Kosmos erwies sich als dauerhaft. Im 16. Jahrhundert versuchte Paracelsus, die von metallischen Pfeilspitzen und Kugeln verursachten Wunden mit Magneten zu heilen. Zwei Jahrhunderte später strich der Heiler Franz Anton Mesmer (1734–1815) mit Magneten über die Körper seiner Patienten, was Schüttelkrämpfe und mitunter auch Entspannung auslöste. Mesmer nannte dieses Phänomen sein Fluidum oder animalischen Magnetismus. Die französische Akademie der Wissenschaften überprüfte die Methode und die Gelehrten kamen zu dem Schluss, dass durch die Einbildungskraft der Patienten eine psychologische Wirkung hervorgerufen wurde. Aus Mesmers Methode entwickelte sich einerseits die Hypnose (→ Seite 174), andererseits die Magnettherapie.

Im Jahr 1869 wurde das erste Patent für Ganzkörperbehandlungen mit einer Spule, durch die ein elektrischer Strom fließt und die so ein Magnetfeld erzeugt, vergeben. Um 1900 hielt die Magnetfeldtherapie Einzug in die Medizin zur Behandlung von Migräne, Rheuma und Krebs. Von den 1950er-Jahren an wurden Geräte für Kliniken entwickelt, um durch äußere Einwirkung von Magnetfeldern im Körperinneren Ströme zu erzeugen und Knochenbrüche zu behandeln.

In der Folge bot eine zunehmende Anzahl von Herstellern verschiedene Geräte zur Magnetfeldtherapie und ihren Therapievarianten unter Bezeichnungen wie Magnetfeldresonanztherapie, Quantronmagnetresonanztherapie (QRS) oder pulsierende Signaltherapie (PST) sowohl für den ärztlichen Einsatz als auch für die Selbstbehandlung an: Spulen verschiedener Größe für die Behandlung von Arm oder Bein, Magnetfeldkissen für den Kopf, Matten für die Ganzkörperbehandlung, Stühle zur Beseitigung von Rückenschmerzen, Magnetfeldgeneratoren für den Autositz und anderes mehr.

## Konzept

Die Hersteller von Magnetfeldgeräten berufen sich auf die Grundlagenforschung: Zelluntersuchungen zeigen, dass schwache, pulsierende Magnetfelder den Zellstoffwechsel anregen; Versuche an Menschen ergaben, dass die Durchblutung der äußeren Hautschichten zunimmt. Darauf baut die Theorie auf, dass die Magnetfeldeinwirkung alle Körperzellen aktiviert und eine Sauerstoffanreicherung im Gewebe bewirkt, wodurch der Zellstoffwechsel verbessert wird und so genannte Schlackenstoffe besser abgebaut werden. Magnetfeldtherapeuten sind überzeugt, dass sich darüber hinaus die Knochenbildung dauerhaft anregen lässt und das Hormon- und Immunsystem stimuliert wird. Zudem soll die Magnettherapie ausgleichend und beruhigend auf das Nervensystem wirken.

Der Wirkmechanismus der Magnettherapie wird unterschiedlich erklärt. Einige Vertreter geben an, dass in den großen und übergroßen Molekülen die Umwandlung der atomaren magnetischen Energien in vitales Geschehen stattfindet. Weiter heißt es, dass die Feldlinien im Frequenztakt die für die Zellfunktion wichtigen Ionen beeinflussen, und dass Mineralstoffe zur bioenergetischen Resonanz veranlasst werden.

Permanentmagneten, die ständig am Körper getragen werden sollen, vermitteln – so die Aussagen der Anbieter – Wohlbefinden und tragen zur Erhaltung der Gesundheit bei. Wie diese Wirkung zustande kommen soll, wird nicht begründet. Die Hersteller von Magnetfolien und magnetischen Schuheinlagen geben an, dass diese eine Reizwirkung auf Reflexzonen auf den Fußsohlen haben. Dahinter liegt die Vorstellung, dass bestimmte Zonen an den Fußsohlen mit den Strukturen und Organen des Körpers verbunden seien und die Schuheinlagen über die Nervenbahnen heilsame Impulse zu den Organen leiten.

## Plausibilität des Konzepts

Die Wirksamkeit der Magnettherapie wird mit Theorien begründet, die nicht nur einander, sondern auch in Teilen den biophysikalischen Vorgängen widersprechen.

Die von den Herstellern behaupteten biologischen Wirkungsmechanismen auf den menschlichen Körper beruhen weitgehend auf Annahmen, die aus theoretischen Überlegungen und Studien an Zellen abgeleitet werden. Aus den Wirkungen auf Zellen kann jedoch kein Rückschluss auf eine therapeutische Wirksamkeit im Körper gezogen werden.

Dass die Magnetfeldeinwirkung alle Körperzellen aktiviert, ist nicht belegt. Eine Ausleitung von vermuteten Schlackenstoffen ist nicht nachgewiesen. Es fehlt auch der Beleg, dass das Hormon- und Immunsystem stimuliert werden und auf das Nervensystem eine beruhigende Wirkung ausgeübt wird. Die vermutete bessere Durchblutung des behandelten Gewebes wird von der konventionellen Medizin angezweifelt, da häufig eine Rötung und Erwärmung der behandelten Region ausbleiben. Desweiteren muss beachtet werden, dass eine Steigerung der Durchblutung nicht mit einer klinischen Wirksamkeit gleichzusetzen ist.

Die optimale Dosierung bei der Anwendung von Magnetfeldtherapie ist nicht bekannt.

Die Begriffe „Körperfrequenz“ oder „bioenergetische Resonanz“ entstammen der Esoterik.

Untersuchungen am Menschen haben ergeben, dass stundenlange Einwirkung einer Magnetfeldtherapie bei Osteoporose den Knochenaufbau fördern kann. Das geschieht aber nur, solange das Magnetfeld einwirkt, danach beginnt wieder der Abbau der Knochensubstanz.

## Mittel

Es wird eine Vielzahl von Magnetfeldgeräten von verschiedenen Herstellern angeboten. Die Geräte funktionieren nach unterschiedlichen Prinzipien: Sie können rotierende Permanentmagneten enthalten oder gepulste Magnetfelder erzeugen und bestehen aus einem therapeutischen Teil (Applikator), der als Ringspule in Form eines Stabes, Kissens oder einer Magnetmatte dem zu behandelnden Körperteil angepasst ist sowie einem Steuerungsgerät, das meist mit einer Digitalanzeige ausgestattet ist.

Für die Anwendung sind die Frequenz der periodischen Richtungsänderungen und die Intensität des Magnetfelds (magnetische Flussdichte) wählbar. Von den Herstellern werden in den Gebrauchsanleitungen Frequenzen und Intensitäten für verschiedene Anwendungsbereiche empfohlen, die meist schon als Programmkombinationen in den Geräten vorgegeben sind. Üblicherweise liegt die Frequenz zwischen 0,1 und 200 Hertz, sie kann aber auch bis zu 1 000 Hertz erreichen; verschiedene Schwingungsmuster sind möglich. Daneben gibt es auch Therapieformen mit statischen Magnetfeldern. Die magnetische Flussdichte wird dabei meist in dem Bereich von 0,2 bis 1,5 Millitesla eingestellt. Auch einzelne Geräte, die eine Flussdichte bis 5 Millitesla erzeugen können, befinden sich auf dem Markt.

Magnetfeldgeräte müssen nach dem Medizinproduktegesetz zertifiziert und mit einem CE-Zeichen versehen werden. Das CE-Zeichen garantiert zwar die technische Sicherheit beim Gebrauch eines Geräts, bedeutet jedoch nicht, dass seine Wirksamkeit nachgewiesen ist. Eine Wirksamkeitsprüfung sieht das Medizinproduktegesetz nicht vor. Nach wie vor werden aber auch nicht zertifizierte Geräte angeboten.

Bei Funktionskontrollen solcher Apparate hat sich gezeigt, dass die Herstellerangaben zu den technischen Eigenschaften nicht selten von den tatsächlichen Verhältnissen abweichen.

Für die Selbstbehandlung werden auch selbstklebende Magnetfolien und verschiedene Permanentmagneten zum Eigengebrauch angeboten. Die Palette reicht dabei von Magnetketten und -armreifen bis zu magnetischen Schuheinlagen.

## Durchführung

### Diagnose

Eine Diagnose muss vor der Therapie auf konventionelle Art gestellt werden.

### Behandlung

Der Patient sitzt oder liegt in entspannter Haltung. Ein Magnetkissen unterstützt entweder den zu behandelnden Arm, den Kopf oder das Bein, oder eine Magnetspule wird um jenen Körperteil gelegt, der behandelt werden soll. Für eine Ganzkörperbehandlung liegt man auf einer Magnetmatte.

Die Behandlung kann wenige Minuten, aber auch bis zu einer halben Stunde dauern. In seltenen Fällen werden Behandlungen von mehreren Stunden angeraten.

Ist die Reaktion gering, wird bei einer weiteren Behandlung meist eine höhere Intensität und Frequenz gewählt; treten Nebenwirkungen wie Wärme oder Kribbeln auf und verstärken sich die Schmerzen während der Magnetfeldeinwirkung, können Magnetfeldstärke und Frequenz verringert werden. Oft werden solche Erscheinungen aber als positive Reaktion auf die Behandlung gedeutet. Nach der Behandlung soll viel getrunken werden, um vermutete Schlackenstoffe schneller abzubauen und aus dem Körper auszuscheiden.

Meist werden Serien von fünf bis zehn Behandlungen, die bei Bedarf auch wiederholt werden können, durchgeführt.

### Selbstbehandlung

Bei der Selbstbehandlung wird genauso vorgegangen wie bei der Anwendung durch den Therapeuten. Den Geräten zur Selbstbehandlung sind Broschüren beigelegt, denen man für alle Beschwerden und jedes Krankheitsbild bestimmte Einstellungen und Anwendungsrichtlinien entnehmen kann.

In magnetischen Stühlen soll man 20 Minuten verbringen, um Schmerzerleichterung zu spüren. Magnetfolien werden mit der haftenden Seite auf schmerzende Körperstellen geklebt und sollen 14 Tage getragen werden. Nach ein bis zwei Tagen Pause können die Folien nochmals aufgelegt werden. Magnetische Schmuckstücke sollen dauernd am Körper, magnetische Einlegesohlen ständig in den Schuhen getragen werden, um ihre Wirkung zu entfalten.

## Anwender und ihre Ausbildung

Magnetfeldgeräte werden in Krankenhäusern, von niedergelassenen Ärzten und Heilpraktikern angewendet und in Einrichtungen wie Altersheimen sowie in Kosmetikinstituten zur Entspannung eingesetzt.

Die Anwendung von Magnetfeldern kann in Heilpraktikerschulen erlernt werden, in der Ausbildung zum Facharzt für Physikalische Medizin wird sie heute kaum mehr gelehrt. Die Handhabung von Magnetfeldgeräten können Anwender den Bedienungsanleitungen der Hersteller entnehmen, die mit den Geräten meist Behandlungskonzepte mitliefern.

Auch in Büchern findet man Behandlungshinweise.

## Anwendungsbereiche

Die Gerätehersteller geben an, dass Magnetfeldtherapie bei vielen Beschwerden und Krankheiten und sogar bei lebensbedrohlichen Erkrankungen erfolgreich ist. Die Liste umfasst mehr als 150 Anwendungsbereiche und geht von Antriebslosigkeit über Blutarmut, Depression, Eierstockentzündung, Gedächtnisschwäche, Gelenkentzündungen, Hautwunden, Herzerkrankungen, Infektionen, Knochenbrüche, Leberschäden, Muskelschwund, Nieren- oder Blasenentzündung, Osteoporose, Prellungen, Phantomschmerz, Potenzprobleme, Schilddrüsenerkrankungen, Schmerzen, Tinnitus, vegetative Störungen, Verbrennungen, Wundheilung bis hin zu Zahnerkrankungen, Zittern und Zuckerkrankheit. Magnetische Stühle sollen Rückenschmerzen und Osteoporose günstig beeinflussen.

Magnetfeldtherapie wird von manchen Herstellern auch bei Gehirnleistungsstörungen, multipler Sklerose, Krebs, Parkinsonkrankheit und psychiatrischen Krankheiten angeraten. Andere Anbieter schließen einige dieser Krankheiten aus. Die Wirkung von Medikamenten soll sich unter der Therapie verstärken, sodass die Dosis der eingenommenen Arzneimittel verringert werden kann.

Im Wellnessbereich wird Magnetfeldtherapie zur Entschlackung, Entspannung und Verbesserung des Schlafs, zur Steigerung der Selbstheilungskräfte und des allgemeinen Wohlbefindens angeboten.

In der Sportmedizin wird Magnetfeldtherapie zum Aufbau vor allem von Muskelkraft und Muskelfunktion während des Trainings und zur Entspannung nach Wettkämpfen sowie zur Schmerzlinderung bei Sportverletzungen eingesetzt.

## Belege für die Wirksamkeit

Eine systematische Übersichtsarbeit fasste sieben Studien zur Magnetfeldtherapie in der Schmerzbehandlung zusammen, bei Diagnosen von Rückenschmerzen über postoperative Schmerzen bis hin zu Schmerzen durch Kinderlähmung.

Die Ergebnisse waren widersprüchlich: Einige dieser Studien kamen zu positiven, andere zu negativen Ergebnissen. Insgesamt aber ergab die Untersuchung ein negatives Urteil, da die positiven Ergebnisse durch methodische Schwächen der Studien relativiert werden müssen. Der Nachweis für die Wirksamkeit der Magnetfeldtherapie zur Schmerzbehandlung wurde somit nicht erbracht. Eine andere Übersichtsarbeit bestätigt dieses Ergebnis.

Neuere Studien zur Magnetfeldtherapie bei Osteoarthrose fanden jedoch positive Effekte auf den Schmerz. Ähnlich ermutigende Ergebnisse wurden bei diabetischer Neuropathie und chronischen Unterleibsschmerzen erzielt. Keine Wirksamkeit konnte dagegen bei folgenden Indikationen gezeigt werden: Bluthochdruck, Fibromyalgie, einer Krankheit, bei der aus unbekannten Gründen am ganzen Körper Schmerzen auftreten, klimakterischen Beschwerden, rheumatoider Arthritis sowie zur Stärkung der Muskelkraft.

Eine andere Studie testete die Wirksamkeit von magnetisierten Schuheinlagen gegen Placebo bei 101 Patienten mit Schmerzen an den Fußsohlen (Plantarfasziitis). Es zeigte sich keine Überlegenheit der Magnettherapie gegenüber Placebo.

Eine Übersichtsarbeit, die durch ein internationales Netzwerk von Wissenschaftlern erstellt wurde (Cochrane Review), fand keine überzeugenden Hinweise dafür, dass Magnetfeldtherapie bei Karpaltunnel-Syndrom wirksam sei. Zur Behandlung mit Permanentmagneten gibt es eine aussagekräftige Studie an 610 Patienten, die an Schmerzen am Bewegungsapparat litten. Es zeigte sich kein Effekt von Magnetarmbändern, der über eine Placebowirkung hinausging. Beurteilt wurden Schmerzen unter anderem an Schulter, Hüfte und Ellbogen.

## Achtung

In den Gebrauchsanleitungen zu den Geräten sind Anwendungsgebiete – auch schwere Erkrankungen – angegeben, denen bestimmte Programmeinstellungen in Bezug auf Frequenz und Flussdichte zugeordnet werden. Meist sind diese Angaben willkürlich festgesetzt und beruhen nicht auf klinisch erprobten Behandlungskonzepten. Vielfach fehlt ein Hinweis, dass eine Magnetfeldbehandlung keine ärztliche Konsultation ersetzen kann. Auch wird das Gerät bei Erkrankungen empfohlen, die durch eine Magnetfeldbehandlung negativ beeinflusst werden können wie etwa Schilddrüsenerkrankungen oder Tumore. Schließlich regen Verkaufsvertreter Kunden auch dazu an, die Dosis verschriebener Medikamente herabzusetzen. Das birgt insbesondere bei Selbstbehandlung das Risiko, dass sich die Krankheit verschlechtert.

Darüber hinaus können ernsthafte Erkrankungen unerkannt bleiben, wenn zum Beispiel Schmerzen nachlassen.

► ***Gegenanzeigen***

Bei Personen mit einem Herzschrittmacher oder anderen elektronisch gesteuerten Geräten wie zum Beispiel Insulinpumpen, die in den Körper eingepflanzt wurden, darf keine Magnetfeldbehandlung angewendet werden, weil dies die Steuerung des Apparats beeinflussen kann. In diesen Fällen sollten auch keine Permanentmagneten getragen werden.

Es gibt Hinweise, dass Magnetfelder das Wachstum von Tumorzellen fördern können. Das schließt Krebskranke von einer Behandlung aus. Da in jedem Körper zu jeder Zeit entartete Zellen kursieren, besteht zumindest ein theoretisches Risiko, dass Magnetfeldbehandlung diese zum Wachstum anregen kann.

Einige Hersteller schließen die Magnetfeldtherapie bei verschiedenen Krankheiten und Zuständen aus, zum Beispiel bei akuten bakteriellen Erkrankungen, hohem Blutdruck, frischen Wunden, jugendlichem Diabetes mellitus, Epilepsie, Fieber, schweren Herzerkrankungen, Pilzinfektionen, Psychosen, Schilddrüsenüberfunktion, Krebserkrankungen sowie bei bekannter Magnetfeldüberempfindlichkeit, die sich beispielsweise durch Hautrötungen im Anwendungsbereich zeigt. Wird Magnetfeldtherapie im Bereich von Verdauungsorganen angewendet, sollte bis zur nächsten Nahrungsaufnahme eine Stunde vergangen sein.

Bei Störungen des Immunsystems, Verdauungsproblemen, Fieber, Nierenversagen, Leberversagen, Impotenz und lebensbedrohlichen Zuständen raten Anwender von einer Magnettherapie ab. Bei bestimmten Erkrankungen soll die Behandlung mit Magnetfeldern nur unter ärztlicher Kontrolle durchgeführt werden, etwa bei akuter Schilddrüsenüberfunktion, akuten Schüben von Autoimmunerkrankungen, akutem Energiemangel (was mit einem Burn-out-Syndrom gleichgesetzt wird), Tumoren, schweren Durchfällen sowie einer Behandlung mit Medikamenten zur Unterdrückung des Immunsystems (Immunsuppresiva). Bei der Anwendung von Hautpflastern, die Medikamente an den Körper abgeben, zum Beispiel bei Wechseljahrsbeschwerden, sollte auf eine Magnettherapie verzichtet werden.

## Risiken und unerwünschte Wirkungen

► ***Durch das Verfahren***

Durch Magnetfeldtherapie können im behandelten Bereich Kribbeln und Wärmegefühl entstehen, was sich bis zu unangenehmen Beschwerden steigern kann. Es kann extreme Müdigkeit auftreten, Schmerzen können zunehmen und Hautausschläge entstehen. Anwender der Magnetfeldtherapie berichten von Blutdruckschwankungen, Kopfschmerzen, Durchfall, Menstruationsstörungen, Erbrechen, Sehstörungen und Geschmacksbeeinträchtigungen. Sie sehen darin eine so genannte Erstverschlimmerung, die als Zeichen dafür gilt, dass die Behandlung anspricht und der Körper sich entgiftet. Wenn sich diese Symptome nicht nach kurzer Zeit legen, wird dazu geraten, einen Arzt aufzusuchen.

► ***Durch unsachgemäße Anwendung***

Während oder nach der Therapie können sich Unruhe, Herzklopfen, Schwitzen und Beklemmung einstellen. Anwender beurteilen dies als Folge einer zu intensiven Magnetfeldeinstellung. Nach stundenlanger Anwendung kann Schwindel auftreten.

## Hinweise

► ***Für Schwangerschaft und Stillzeit***

In der Schwangerschaft sollte wegen unbekannter Risiken in Bezug auf die Entwicklung des ungeborenen Kindes keine Magnetfeldbehandlung durchgeführt werden.

► ***Zur Verkehrstüchtigkeit***

Führt Magnetfeldtherapie zu Müdigkeit, sollte man kein Fahrzeug lenken, keine Maschinen bedienen und keine Arbeiten ohne sicheren Halt durchführen.

### Bewertung

Die Wirksamkeit der Magnetfeldtherapie ist belegt bei Osteoarthrose, diabetischer Neuropathie und bei Unterleibsschmerzen. Risiken sind bei sachgemäßer Anwendung wahrscheinlich gering. Die Nutzen-Risiko-Abwägung fällt positiv aus. Die Magnetfeldtherapie ist zur Behandlung dieser Krankheiten geeignet.

Keine Wirksamkeit zeigte sich bei Bluthochdruck, Fibromyalgie, beim Karpaltunnel-Syndrom, bei klimakterischen Beschwerden und bei rheumatoider Arthritis sowie zur Stärkung der Muskelkraft. Eine therapeutische Wirksamkeit der Magnettherapie, mit Magnetfeldgeräten oder Permanentmagneten, konnte auch bei Schmerzen nicht nachgewiesen werden. Zu den untersuchten Schmerzen gehören Schmerzen durch Kinderlähmung, diabetische Polyneuropathie, experimentell hervorgerufene Schmerzen, Halswirbelsäulensyndrom, Rückenschmerzen und postoperative Schmerzen. Darüber hinaus wurden Schmerzen am Bewegungsapparat und an den Fußsohlen speziell untersucht. Die Nutzen-Risiko-Abwägung fällt hierzu negativ aus. Die Magnettherapie ist zur Behandlung dieser Störungen und Krankheiten nicht geeignet.

# Manuelle Medizin

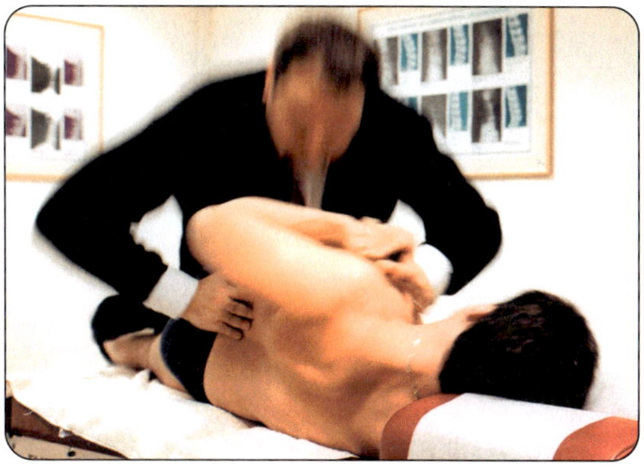

Manuelle Medizin ist eine auf Handgriffen beruhende Technik, bei der Blockierungen in Gelenken mittels Manipulationen (Einwirken durch Kraftanwendung) und Mobilisationen (Einwirkung durch sanften Druck) an Muskeln, Sehnen, Bändern, Haut, Bindegewebe und Knochen gelöst werden sollen. Der Begriff Chirotherapie wird in Deutschland gleichbedeutend mit manueller Medizin verwendet. Chiropraktik (abgeleitet von dem griechischen Wort für Hand „cheiro" und von „praxis" für „tätig, wirksam") und Osteopathie sind Vorläufer und noch angewendete Varianten der manuellen Medizin.

## Geschichte und Entwicklung

Das Heilen mit Handgriffen an der Wirbelsäule und den Gelenken ist in vielen Kulturen bekannt. Die ältesten schriftlichen Berichte über solche Grifftechniken gehen auf die Chaldäer (10.–6. Jahrhundert v. Chr. in Babylonien) zurück. In der Volksmedizin wurden die Grifftechniken der „Gliedersetzer", „Knochenrichter" und „Ziehleute" von einer zur anderen Generation weitergegeben. Die heute im deutschen Sprachraum angewendeten Techniken der manuellen Medizin haben verschiedene Wurzeln: Einerseits sind sie aus der Volksmedizin hervorgegangen, andererseits beruhen sie auf den Schulen der Chiropraktik und der Osteopathie.

*Chiropraktik*
Daniel David Palmer (1845–1913) erdachte eine Handgrifftechnik, die er Chiropraktik nannte, und die er einsetzte, um vielerlei Krankheiten zu behandeln. Später entwickelten sich unterschiedliche dogmatische Schulen und nach vielen öffentlichen Auseinandersetzungen, in denen die Verfahren kritisiert wurden, und die bis in die Gegenwart andauern, erreichte die Chiropraktik 1987 die staatliche Anerkennung im Gesundheitswesen der USA. In Deutschland liegt die Verbreitung der Chiropraktik in den Händen privater Vereinigungen und Heilpraktikerschulen.

*Osteopathie*
Andrew Tailor Still (1827–1917) gründete in den USA 1894 die Schule der Osteopathie. Seine Vorstellung war, dass alle Krankheiten auf Strukturfehler in Gelenken und in den Bindegeweben (Faszien), die die Organe umhüllen, zurückgehen. Seine Lehre breitete sich rasch aus und ist heute in den USA eine akzeptierte Methode, die an einigen Universitäten unterrichtet wird. Der osteopathische Doktorgrad (D.O., Doctor of Osteopathy) ist in den USA dem Doktorgrad der allgemeinen Universitäten (M.D., Doctor of Medicine) gleichgestellt, in Deutschland jedoch nicht anerkannt. 1994 wurde der Verband der Osteopathen Deutschland e.V. gegründet; die Osteopathie hat sich in vielen Rehakliniken und im niedergelassenen Bereich etabliert.

*Manuelle Medizin (Chirotherapie)*
Aus Chiropraktik und Osteopathie entwickelte sich in Mitteleuropa nach dem zweiten Weltkrieg eine einheitliche Lehre der Chirotherapie, in die Handgriffe beider Techniken übernommen wurden. Zum Teil wurden diese auch abgewandelt. Seit 1973 wird Chirotherapie beziehungsweise manuelle Medizin an einigen deutschen Hochschulen, insbesondere der neuen Bundesländer, gelehrt. 1992 wurde die Deutsche Gesellschaft für Manuelle Medizin gegründet. Die Chirotherapie hat sich in ganz Europa als Teil der Orthopädie beziehungsweise der physikalischen Medizin etabliert und wird in Arztpraxen, orthopädischen Krankenhäusern, Rheuma- und Rehabilitationskliniken angewendet.

## Konzept

*Chiropraktik*
Die Chiropraktik geht davon aus, dass die meisten Krankheiten durch Fehlstellung und Einklemmungen (Subluxationen) der Wirbelgelenke und die dadurch beeinträchtigte Leitfähigkeit der Nerven entstehen. Daher soll das „Einrichten verschobener Wirbelgelenke“ der einzige Weg zur Gesundheit sein. Ein Teil der Lehre der Chiropraktik war ursprünglich, dass Infektionen als Krankheitsursache und daher auch Immunisierung durch Impfungen abgelehnt wurden. Begründet wurde das mit „unvertretbaren Nebenwirkungen“, und ein Teil der Anwender vertritt auch heute noch diese Ansichten.

*Osteopathie*
Der Osteopathie liegt die Vorstellung zugrunde, dass alle Strukturen des Körpers eigenen Rhythmen folgen (siehe „Kraniosakraltherapie“ → Seite 199), sich gegenseitig in ihrer Funktion beeinflussen und dass Probleme an einem Organ auch in anderen Körperregionen Beschwerden auslösen können. Demgemäß sollen durch die osteopathischen Griffe nicht nur die Muskeln beeinflusst werden, sondern sich auch Blutdruck und Lymphfluss regulieren – und dies wiederum soll das gesamte Befinden positiv beeinflussen. Osteopathische Handgriffe werden hauptsächlich eingesetzt, um die Selbstheilungskräfte des Körpers zu fördern. Dem Zustand des Bindegewebes wird in diesem Konzept eine besondere Bedeutung für die Gesundheit zugeschrieben.

*Manuelle Medizin*
Das Konzept der manuellen Medizin beruht auf der Theorie, dass durch eine eingeschränkte Beweglichkeit der Wirbelsäule und der Gelenke Beschwerden entstehen. Es erklärt die Blockierung von Gelenken mit dem Bild einer klemmenden Schublade: Der Muskelzug hält die Knochen der Gelenke fest und hindert sie in ihrer Bewegung. Die Ursache ist eine Funktionsstörung im Gelenk und eine Überspannung jener Muskeln und Sehnen, die das Gelenk im Normalfall halten und bewegen. Die Blockade kann auch Nervenleitungen und Gefäße beeinträchtigen, wodurch es zu Verspannungen (Hartspann) der Muskeln kommen kann. Es können Nacken- und

Kopfschmerzen, Schwindelgefühl, Sehstörungen oder Armkribbeln auftreten. Beispiele für weitergehende Probleme sind: Herzschmerzen durch blockierte Brustwirbel, die über Nervenschaltungen zu inneren Organen auftreten oder Rückenschmerzen, Bauchbeschwerden und Verdauungsstörungen, die durch blockierte Lendenwirbel ausgelöst werden.

## Plausibilität des Konzepts

*Chiropraktik*

Der Vorstellung Palmers, dass die meisten Krankheiten in Veränderungen der Wirbelsäule und der Gelenke begründet sind, fehlt die wissenschaftliche Grundlage, ebenso wie seiner darauf aufbauenden Folgerung, dass das Einrichten der Gelenke der alleinige Weg zur Gesundheit sei. Daraus resultiert eine Fehlbeurteilung anderer Krankheitsursachen, die unter anderem zu einer auch heute noch weit verbreiteten generellen Ablehnung von Impfungen führt. Dies ist nicht nur irrational, sondern risikobelastet.

*Osteopathie*

Die Theorie von Still, dass die osteopathischen Behandlungen „ganzheitliche Wirkungen" haben, ist wissenschaftlich nicht plausibel. Die von Osteopathen postulierte Anregung der Selbstheilungskräfte des Körpers ist nicht bewiesen. Eine besondere Rolle des Bindegewebes ist ebenso wenig wissenschaftlich belegt wie positive Effekte durch die osteopathische Stimulation des Bindegewebes.

*Manuelle Medizin*

Die Theorien, wie sie dem modernen Konzept der manuellen Medizin zugrunde liegen, haben sich zum großen Teil bestätigt und sind inzwischen Teil der konventionellen Medizin. Die manuelle Korrektur von Funktionsstörungen im Gelenk kann Beschwerden am Bewegungsapparat effektiv lindern oder beseitigen.

Manuelle Techniken haben sich als geeignet erwiesen, um bei einer Untersuchung Einschränkungen der Funktion der Gelenke zu identifizieren. Ein Zusammenhang zwischen blockierten Wirbelgelenken und Erkrankungen innerer Organe ist nicht belegt. In ihrer Beweglichkeit blockierte Wirbelgelenke haben nur bedingt Einfluss auf bestimmte Organfunktionen, so kann etwa durch Probleme der Wirbelsäule die Brustmuskulatur verspannt und dadurch die Atmung eingeschränkt sein.

## Durchführung

Manualtherapeuten wie auch Osteopathen und Chiropraktiker legen „Hand" an ihre Patienten; sie wenden verschiedene Griffe an und setzen ihre Körperkraft ein. Der Behandelnde – ob Arzt, Heilpraktiker oder Physiotherapeut – muss vor Beginn der Behandlung über die möglichen Risiken ausführlich informieren – dies verlangt unter anderem ein Urteil des Oberlandesgerichts Stuttgart aus dem Jahre 1997.

### Diagnose

Neben der Erhebung der Krankengeschichte und den Fragen zu den Beschwerden werden die Haltung und die Bewegungen des Körpers beobachtet. Gelenkblockaden und Verspannungen von Muskeln oder Veränderung des Bindegewebes werden dann durch Abtasten näher bestimmt.

Der ärztliche Chirotherapeut informiert sich darüber hinaus meist durch ein Röntgenbild über die Beschaffenheit der Gelenke und zieht eventuell Labortests hinzu, die beispielsweise Hinweise auf eine rheumatische Erkrankung liefern können.

### Behandlung

Die Behandlung kann 20 Minuten oder länger dauern. Sie findet im Sitzen oder Liegen statt.

*Chiropraktik*

Chiropraktiker wenden verschiedene Griffe an. Die bekanntesten, die Manipulationstechniken, gehen mit einem lauten Knacksen einher. Dieses entsteht, wenn der Behandelnde mit einer kleinen Bewegung einen raschen Impuls an das Gelenk abgibt, wobei er nur geringe Kraft aufwendet. Dadurch wird das Gelenk ein wenig über seine normale passive Bewegungsweite ausgedehnt. Bei der Behandlung von Wirbelgelenken wird der Körper des Patienten oft auf kompliziert scheinende Weise gedreht oder gebogen, um die richtige Stellung für die Kraftwirkung auf das Gelenk zu erreichen, dessen Bewegung eingeschränkt ist. Die Techniken der Mobilisation entsprechen den unter „Osteopathie" beschriebenen.

Es wird zu Serien von 5 bis 20 Behandlungen geraten.

*Osteopathie*

Der Osteopath versucht, Bewegungseinschränkungen der Gewebestrukturen und Gelenke mit den Händen zu erfühlen und durch Mobilisationen die normale Funktion zu stimulieren. Es haben sich verschiedene so genannte Weichteiltechniken zur Mobilisation entwickelt:

Mit kleinen, raschen Bewegungen wird das Bindegewebe gelockert.

Bei der Muskelenergietechnik werden die Muskeln mit sanftem Griff angespannt und in oder gegen die Richtung der Bewegungseinschränkung gedehnt.

Bei der Strain-Counterstrain-Technik wird der bewegungseingeschränkte Körperteil so positioniert, dass die Spannung am geringsten ist, die Spannung des Gegenspielermuskels aber ansteigt. Währenddessen wird Druck auf den Schmerzpunkt ausgeübt.

Mit der lymphatischen Pumptechnik wird der Lymphfluss angeregt.

Die kraniosakralen Techniken setzen am Schädel und an den Kreuzbeingelenken an (siehe „Kraniosakraltherapie" → Seite 199).

Entsprechend dem zugrunde liegenden Konzept werden auch Körperregionen, in denen keine Symptome zu spüren sind, behandelt.

Es wird zu Serien von sechs bis zwölf und mehr Behandlungen geraten.

*Manuelle Medizin*

Der Manualtherapeut kombiniert Techniken der Osteopathie und der Chiropraktik (Weichteiltechnik, Mobilisation und Manipulation), um die verspannten Muskelgruppen zu entspannen und das Gelenkspiel in den behinderten Gelenken wieder zu ermöglichen. Bei den Weichteiltechniken der Osteopathie drückt er mit den Fingerkuppen etwa eine Minute lang auf die tastbaren Muskelverhärtungen – erst mit anwachsendem, dann mit nachlassendem Druck. Das kann während und noch einige Zeit nach der Behandlung schmerzen. Zusätzlich dehnt er verspannte Muskeln längs und quer zu ihrer Faserrichtung. Zur Mobilisierung der Gelenke bewegt er diese behutsam in die eingeschränkte Bewegungsrichtung. Dabei fixiert er einen Gelenkpartner und zieht die Gelenkflächen auseinander, bewegt sie zueinander oder/und in ihre normale Bewegungsweite. Dies geht langsam, rhythmisch und schmerzlos vor sich und wird so oft wiederholt, bis der Bewegungsspielraum des Gelenks merkbar größer geworden ist. Diese Technik kann sowohl an den Wirbelgelenken als auch an den Gelenken der Gliedmaßen angewendet und im Abstand von einigen Tagen mehrmals wiederholt werden. Üblich sind Serien von sechs bis zehn Behandlungen.

Ärztliche Manualtherapeuten wenden auch die knackenden Handgriffe (Manipulationen) an: Damit sich Manipulationen aber nicht auch auf die umliegenden Gelenke auswirken, müssen diese währenddessen mit speziellen Griffen „verriegelt" werden. Wenn die Behandlung richtig durchgeführt wird, darf sie nicht schmerzen.

Die therapeutischen Manipulationen sollten jeweils im Abstand von einigen Tagen und höchstens viermal wiederholt werden. Ist das Gelenk danach nicht beweglicher geworden, sollte der Chirotherapeut die Behandlung abbrechen.

**Selbstbehandlung**

Bei einer speziellen Technik zur Selbstbehandlung, den Isometrics, wird ein bestimmter Muskel zehn Sekunden lang angespannt und in der Entspannungsphase sanft gedehnt. Der Vorgang wird mehrmals wiederholt. Zur Unterstützung kann diese Methode mit einer speziellen Atemtechnik kombiniert werden, die der Behandler lehrt.

## Anwender und ihre Ausbildung

*Chiropraktik*

Chiropraktik wird in Heilpraktikerschulen gelehrt. Ein Nachweis für den Besuch und den Abschluss eines Kurses ist Heilpraktikern für die Ausübung der Methode jedoch nicht vorgeschrieben. Chiropraktiker sind nicht berechtigt, Röntgenaufnahmen anzuordnen, sie sind meist auch nicht befähigt, Röntgenbilder zu interpretieren und Krankheiten zu erkennen, die eine Behandlung ausschließen

*Osteopathie*

Der Verband der Osteopathen bietet für Ärzte, Heilpraktiker und Physiotherapeuten eine berufsbegleitende Ausbildung an, die 1 500 Stunden umfasst. Darüber hinaus wird für Interessenten mit Hochschulreife ein fünfjähriges Vollstudium angeboten, das mit einer Heilpraktikerprüfung abgeschlossen wird. Die Ausbildung wird durch ein Zertifikat und die Verleihung des Titels „Doktor der Osteopathie" (D.O.) bestätigt. Manche Heilpraktikerschulen halten ebenfalls osteopathische Lehrgänge ab. Deutsche Osteopathen lernen Röntgenbilder zu interpretieren, dürfen aber keine Röntgenaufnahmen anordnen.

*Manuelle Medizin*

Seit 1979 gibt es in Deutschland – in Österreich schon einige Jahre länger – die Weiterbildung zum „Arzt für Chirotherapie". Die Lehrinhalte werden in Deutschland von den Spitzenverbänden der Krankenkassen, in Österreich von der Österreichischen Ärztegesellschaft für Manuelle Medizin, bundesweit einheitlich festgelegt, die Kurse werden von Berufs- und Fachverbänden durchgeführt. Eine kontinuierliche Fortbildung wird erwartet.

Physiotherapeuten, die ein Zertifikat erworben haben, dürfen auf ärztliche Anleitung manuelle Medizin anwenden. Die eigenständige Durchführung von Manipulationsgriffen an der Wirbelsäule ist ihnen aber untersagt. Masseuren, die keine Zulassung als Heilpraktiker haben, ist die Durchführung manueller Medizin verboten.

## Anwendungsbereiche

*Chiropraktik*

Diese Methode wird heute vor allem, jedoch nicht ausschließlich, zur Behebung von Gelenkproblemen, Rückenschmerzen und Verspannungen eingesetzt. Manche Chiropraktiker behandeln darüber hinaus Asthma, Fibromyalgie, Herz-Kreislauf-Probleme, Karpaltunnel-Syndrom, kindliche Koliken, Kopfschmerzen, Migräne, Mittelohrenzündung, Ohrenerkrankungen, Regelbeschwerden, Unterleibsbeschwerden, Verdauungsprobleme und andere Erkrankungen.

*Osteopathie*

Therapeutischer Schwerpunkt ist die Stärkung der Selbstheilungskräfte. Die Osteopathie versteht sich als ganzheitliche Behandlung bei vielerlei Beschwerden. Heute findet sie hauptsächlich bei Rückenschmerzen und Problemen des Bewegungsapparates Anwendung.

Osteopathische und chirotherapeutische Therapie wird auch speziell für Kinder angeboten bei Koliken und Wirbelsäulenverkrümmung von Säuglingen, bei Verhaltensstörungen, kindlichem Kopfschmerz durch Belastungen in der Schule und Teilleistungsstörungen.

*Manuelle Medizin*

Hauptanwendungsgebiete sind orthopädische Funktionsstörungen, zum Beispiel die vorübergehende eingeschränkte Beweglichkeit des Rückens und der Glieder, Muskelverspannungen, Rückenschmerzen sowie Beschwerden bei Tennisarm, Knie- und Hüftarthrosen.

## Belege für die Wirksamkeit

Nicht zuletzt wegen der Methodenvielfalt ist die manuelle Medizin schwer zu beurteilen. Es existieren zahlreiche Studien und Übersichtsarbeiten. Häufig beziehen sich diese nicht auf die beschriebenen beruflichen Begriffe (zum Beispiel Chiropraktik oder Osteopathie), sondern auf die eingesetzte Technik (zum Beispiel Manipulation der Wirbelsäule) – das heißt, die Daten gelten sowohl für Chiropraktik als auch für Osteopathie. Eine 1995 publizierte Zusammenfassung von Übersichtsarbeiten fand 51 derartige Arbeiten. Eine eindeutige Beurteilung der Ergebnisse war wegen der unzureichenden Qualität der Veröffentlichungen nicht möglich.

Zu einigen Erkrankungen gibt es besonders viele Untersuchungen, die in systematischen Übersichtsarbeiten zusammengefasst wurden. Deren Ergebnisse werden zusammen mit den angewendeten Behandlungsmethoden im Folgenden genannt.

*Chiropraktische Behandlung von Asthma*
Eine systematische Übersicht über fünf Studien stellt fest, dass Chiropraktik auf Asthma keinen Einfluss hat. Insbesondere die beiden aussagekräftigen Studien, bei denen die Patienten nach dem Zufallsprinzip einer Prüf- beziehungsweise Kontrollgruppe zugelost wurden, sprachen nicht für die These, dass Chiropraktik die Symptome von Asthmatikern verbessert.

*Verschiedene Manualtherapien bei Beschwerden während der Regelblutung (Dysmenorrhö)*
Eine Übersicht über alle fünf Studien, die den Erfolg von Manualtherapien, Chiropraktik und Osteopathie bei Regelblutungsproblemen (Dysmenorrhö) untersucht haben, zeigt, dass diese Therapieformen keine größere Wirksamkeit bezüglich der Symptomatik – vor allem Schmerz – entfalten als Scheinbehandlungen.

*Chiropraktische Behandlung von Koliken bei Kindern*
Eine Übersichtsarbeit zur chiropraktischen Therapie von Koliken bei Kindern schloss vier klinische Studien ein. Die Daten zeigen, dass Chiropraktik gegenüber einer Scheinbehandlung bezüglich der Kolikbeschwerden keinen Vorteil bietet.

*Wirbelsäulenmanipulation bei Kopfschmerzen*
Eine systematische Übersicht über alle acht aussagekräftigen Studien, die sich mit Manipulationen der Wirbelsäule (im wesentlichen Chiropraktik) zur Behandlung von Kopfschmerzen und Migräne auseinander setzen, ergab keinen eindeutigen Hinweis auf eine Wirksamkeit bezüglich Intensität oder Häufigkeit der Kopfschmerzen.

*Chiropraktische Behandlung von Nackenschmerzen*
Eine systematische Übersicht aller sechs randomisierten Studien zur Chiropraktik bei Nackenschmerzen ergab, dass sie einer physiotherapeutischen Übungsbehandlung nicht überlegen ist. Die Annahme, Chiropraktik sei bezüglich Schmerzintensität oder Häufigkeit des Auftretens besser wirksam als konventionelle Therapie, konnte somit nicht bestätigt werden.

*Chiropraktische und osteopathische Behandlung bei Rückenschmerzen*
Am häufigsten wird manuelle Medizin bei Rückenschmerzen angewendet. Es existieren zahlreiche Übersichtsstudien zu diesem Thema. 1996 wurden acht verwertbare Übersichten zur Chiropraktik zusammengefasst. Es wurden keine überzeugenden Nachweise für die Wirksamkeit der Chiropraktik bei akuten oder chronischen Rückenschmerzen gefunden.

Inzwischen sind weitere Studien publiziert worden, deren Ergebnisse in der Mehrzahl negativ ausfallen. Eine Zusammenfassung folgert daraus, dass die Wirksamkeit von chiropraktischen Manipulationen nicht belegt ist. Einige Chiropraktiker interpretieren die Ergebnisse allerdings anders und meinen, dass die kurzfristige Wirksamkeit von Manipulationen an der Wirbelsäule bei akuten oder chronischen Rückenschmerzen, nicht aber bei Ischiasbeschwerden, belegt sei. Dagegen stehen die Ergebnisse einer jüngeren Übersicht von neun klinischen Studien zur Manipulation bei Rückenschmerzen. Deren Daten zeigen, dass Manipulation gegenüber einer Scheinbehandlung oder Schmerzmitteln keinen Vorteil bringt. Vier weitere Untersuchungen aus den Jahren 1999 und 2001 kommen zu ähnlich negativen Ergebnissen. Inzwischen sind weitere Studien publiziert worden, deren Ergebnisse in der Mehrzahl negativ ausfallen. Die Interpretation der Daten ist unter den Wissenschaftlern allerdings weiterhin unterschiedlich. Eine aktuelle Studie unterscheidet die Therapieerfolge folgendermaßen: Bei akuten Rückenschmerzen ist diese Therapie besser als Scheinbehandlung oder Behandlung mit ineffektiven oder schädlichen Therapien. Sie sind allerdings nicht wirksamer als konventionelle Behandlungsformen.

*Chiropraktische Behandlung von Schmerzen, die nicht von der Wirbelsäule ausgehen*
Eine Übersicht über alle verwertbaren Studien zur Wirksamkeit der Chiropraktik bei anderen, nicht wirbelsäulenbedingten Schmerzzuständen wie Fibromyalgie (chronische, wechselnde Schmerzen am ganzen Körper mit Funktionsstörungen der Organe),

Karpaltunnel-Syndrom (schmerzhafte Einengung des Mittelhandnerven), Koliken bei Kindern, Entzündung des Mittelohrs und chronische Unterleibsschmerzen ergab für keinen dieser Anwendungsbereiche eine Wirksamkeit der Chiropraktik.

## Achtung

Die Behandlung mit Handgrifftechniken bedingt einen besonders engen Körperkontakt zwischen Patient und Anwender. Wer eine solche Situation als unangenehm empfindet, sollte diese Therapieform meiden.

► ***Gegenanzeigen***

Bei fortgeschrittener Osteoporose, nach Knochenbruch, bis sich der Knochen wieder gefestigt hat, Bandscheibenvorfall, bei massiven Abnutzungserscheinungen, Rückenmarkfehlbildungen, Blutungen, akuten Infektionserkrankungen, Schlaganfall, Tumorleiden und Metastasen sowie Lähmungen, die von der Lendenwirbelsäule ausgehen (Kaudasyndrom), dürfen keine chiropraktischen und chirotherapeutischen Griffe durchgeführt werden.

Wegen der besonderen Gefahren bei der Behandlung im Nackenbereich – es wurden Folgeschäden dokumentiert, wie sie nach Schlaganfällen auftreten – empfehlen heute immer mehr Experten, bei Beschwerden in diesem Bereich von chiropraktischen Manipulationen der Halswirbelsäule Abstand zu nehmen.

Bei Personen, die zur Verhinderung von Thrombosen gerinnungshemmende Mittel erhalten (zum Beispiel *Marcumar*, Azetylsalizylsäure), sollten Manipulationen im Bereich der Halswirbelsäule unterbleiben. Mittel zur Hemmung der Blutgerinnung erhöhen das Risiko von Blutungen auch aus Gehirngefäßen. Diese Hinweise gelten im Prinzip auch für Osteopathie, dort ist die Gefahr jedoch geringer, da die Griffe sanfter sind.

## Risiken und unerwünschte Wirkungen

► ***Durch das Verfahren***

Nahezu jeder zweite Patient spürt nach chiropraktischen Manipulationen milde Nebenwirkungen wie Verschlimmerung der Schmerzen oder Müdigkeit, die eine Weile anhält, sowie vorübergehende lokale Beschwerden (Schmerzen oder blaue Flecken).

Bei der Behandlung der Brust- und Lendenwirbelsäule treten seltener Probleme auf. Bekannt geworden sind Wirbelversetzungen, Bandscheibenschäden, Nervenlähmungen und Verschlimmerungen bestehender Leiden – sowohl bei der Behandlung durch Ärzte als auch durch Heilpraktiker und medizinisches Hilfspersonal. Genaue Zahlen sind nicht bekannt, es wird eine große Dunkelziffer angenommen. Die niedrigen Schätzungen der Chiropraktiker sind nicht verlässlich, weil diese Meldungen und Verdachtsfälle nicht systematisch dokumentieren.

Manipulationen an der Halswirbelsäule bergen das Risiko, dass Schlagadern, die Teile des Gehirns versorgen, eingeengt oder geschädigt werden und die Durchblutung des Gehirns darunter leidet. Dies kann zu Schwindel, Ohrensausen und Schäden führen, die einem Schlaganfall mit seinen Folgeerscheinungen entsprechen: Seh-, Sprach- und Bewusstseinsstörungen, Lähmungen und Tod. Etwa 300 derartige Zwischenfälle sind dokumentiert. Das Risiko wird unterschiedlich hoch zwischen 1 : 300 000 und wesentlich höher angegeben. Eine Umfrage an deutschen Universitätskliniken im Jahr 2002 ergab, dass in den letzten fünf Jahren 36 Fälle von Schlaganfall nach einer chirotherapeutischen Behandlung aufgefallen sind; eine Umfrage unter Neurologen in Großbritannien ergab 35 solcher Fälle innerhalb eines Jahres. Besonders groß ist die Gefahr eines Schlaganfalls durch Manipulation der oberen Wirbelsäule, wenn die Gefäßinnenhaut der Halsschlagader vorgeschädigt ist. Eine derartige Schädigung ist aber im Vorfeld von außen nicht zu erkennen.

Obwohl die Deutsche Gesellschaft für Manuelle Medizin 1979 Richtlinien zur Verhinderung von Zwischenfällen durch Manipulationstechniken festlegte, kommt es immer wieder zu Zwischenfällen, weil diese Richtlinien missachtet werden.

Für die Osteopathie gilt prinzipiell Ähnliches, jedoch sind die Gefahren hier wegen der anderen Behandlungstechnik deutlich geringer.

► ***Durch unsachgemäße Anwendung***
Zu häufiges Manipulieren an einem Gelenk kann eine bereits bestehende Überbeweglichkeit noch verstärken.

Werden Nachbargelenke bei Manipulationen nicht „verriegelt", erhöht sich die Gefahr von Verletzungen.

Wird vor einer manuellen Behandlung keine Röntgenaufnahme angefertigt, um mögliche Ausschließungsgründe feststellen zu können, erhöht sich das Risiko von Fehlbeurteilungen und Fehlbehandlungen. Heilpraktiker und Chiropraktiker sind für eine Risikoabschätzung ungenügend ausgebildet und sind sich oft der Risiken nicht in vollem Umfang bewusst.

## Hinweise

► ***Für Kinder unter 14 Jahren***
Kinder sollten nicht behandelt werden, bevor sich die Wachstumsfugen geschlossen haben und das Knochenwachstum (nach der Pubertät) abgeschlossen ist. Auskunft über den Abschluss des Knochenwachstums gibt eine Röntgenaufnahme der Hand.

Die Gesellschaft der Kinderärzte in Kanada hat sich wegen häufiger Fehleinschätzung grundsätzlich gegen Diagnostik und Behandlungen kranker Kinder durch Chiropraktiker ausgesprochen.

► ***Für Schwangerschaft und Stillzeit***
Schwangerschaft geht mit einer vermehrten Beweglichkeit aller Gelenke einher. Es besteht eine erhöhte Verletzungsgefahr durch Manipulationen.

► ***Für ältere Menschen***
Besondere Vorsicht ist bei Manipulationen an älteren Menschen angebracht, weil sich mit zunehmendem Alter die Knochendichte verringert und das Risiko von Knochenbrüchen steigt. Wegen des Risikos einer Minderdurchblutung des Gehirns sind besonders bei älteren Menschen Manipulationen an der Halswirbelsäule abzulehnen.

► ***Zur Verkehrstüchtigkeit***
Löst die manuelle Therapie anhaltende Müdigkeit aus, sollten Betroffene in dieser Zeit kein Fahrzeug lenken, keine Maschinen bedienen und keine Arbeiten ohne sicheren Halt verrichten.

## Bewertung

Die therapeutische Wirksamkeit der verschiedenen Techniken manueller Medizin ist weder für Asthma noch für Beschwerden bei der Regelblutung (Dysmenorrhö), Karpaltunnel-Syndrom, Koliken bei Kindern, Kopfschmerzen, Nackenschmerzen, Rückenschmerzen und nicht von der Wirbelsäule ausgehende Schmerzen nachgewiesen; für andere Beschwerden ist sie unbekannt. Manuelle Medizin ist mit schwerwiegenden Risiken verbunden. Die Häufigkeit von ernsten Nebenwirkungen ist derzeit nicht sicher einzuschätzen. Eine Nutzen-Risiko-Abwägung fällt daher insgesamt negativ aus. Manuelle Medizin ist zur Behandlung der genannten Krankheiten nicht geeignet.

# Massage

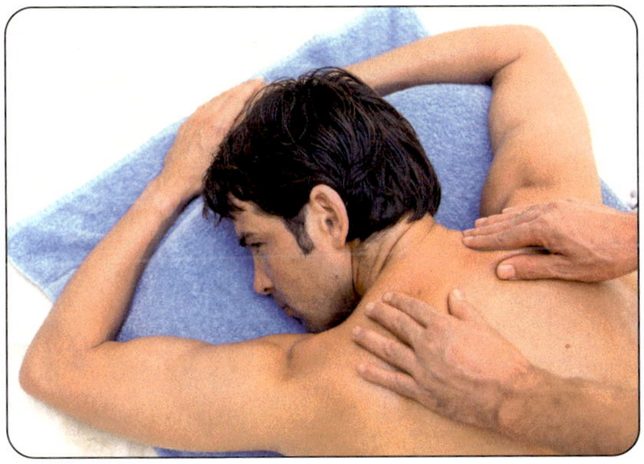

Massage ist eine Behandlung des Körpers von außen durch Druck- und Zugreize. Die klassische Massage wird mit den Händen durch Streichen, Reiben, Kneten und Klopfen durchgeführt.

Varianten der klassischen Massage mit der Hand sind die Bindegewebemassage, Lymphdrainage, Muskelreflexzonenmassage, Periostmassage und Kolonmassage. Mit Geräten werden die Vibrationsmassage, Ultraschallmassage, Elektromassage, Unterwassermassage und Druckluftmassage ausgeführt.

Verwandte Verfahren sind Tuina (siehe „Traditionelle Chinesische Medizin" → Seite 287), Akupressur und Shiatsu (→ Seite 58).

## Geschichte und Entwicklung

Berührung ist wohl die älteste und ursprünglichste Form des Heilens: Instinktiv greifen wir an eine schmerzende Stelle, drücken oder reiben sie. Aus Berührungen haben sich in allen Kulturen Heilmassagen entwickelt, die auf spezielle Beschwerden abgestimmt wurden.

Die ältesten schriftlichen Anweisungen für Heilmassagen entstanden vor 4 500 Jahren in China. Auf ägyptischen wie auch auf griechischen Tongefäßen finden sich Abbildungen von Massagetechniken.

Massagen waren zugleich häufig ein Versuch, krankmachende Dämonen auszutreiben und wurden deshalb ursprünglich von Heilerinnen und Medizinmännern zusammen mit magischen Handlungen durchgeführt. Im antiken Griechenland allerdings wurden die Massagen ohne magische Vorstellungen zur medizinischen Behandlung eingesetzt, Sportler und Kranke wurden mit duftenden Ölen und Salben massiert. Über die römischen Bäder verbreitete sich diese Therapie auch im arabischen Raum.

In der christlichen Kultur, in der Lust und Körperlichkeit verpönt waren, ging das volkskundliche Wissen über Massagetechniken fast verloren. Erst am Ende des 16. Jahrhunderts besann man sich wieder der wohltuenden Behandlung: Der als Reformator der französischen Chirurgie geltende Arzt Ambroise Paré (vermutlich 1510–1590) wendete Massagen in der Nachbehandlung von Verletzten an. Im 19. Jahrhundert wurden die Techniken von Per Henrik Ling (1776–1839), einem schwedischen Heilgymnasten, sowie dem holländischen Arzt Johan Georg Mezger (1839–1901) zu der im Wesentlichen heute noch gültigen Form der klassischen Massage geformt und vom deutschen Orthopäden Albert Hoffa (1859–1938) in ihren Techniken beschrieben. In der zweiten Hälfte des 20. Jahrhunderts entwickelten sich spezielle Formen, die einzelne Körpersysteme ansprechen (zum Beispiel Reflexzonenmassage, Atemmassage, Bindegewebemassage, Lymphdrainage) oder mit Geräten durchgeführt werden (zum Beispiel Druckluft- und Unterwasserdruckstrahlmassage).

Klassische Massage ist in Deutschland und Österreich ein fester Bestandteil der konventionellen Medizin. Daneben hat sich auf dem Heilmarkt eine Vielzahl von Massageformen etabliert, die Mischformen aus klassischer Massage, fernöstlichen Traditionen und esoterischen Konzepten sind und vor allem im Wellnessbereich angeboten werden.

## Konzept

Massage versteht sich als Reiztherapie (→ Seite 34). Der Organismus antwortet auf den Reiz, der durch die verschiedenen Massagegriffe auf die Haut und das darunter liegende Gewebe ausgeübt und von den Nervenenden aufgenommen wird. Diese leiten Empfindungen wie Berührung, Druck, Zug, Vibrationen, Wärme und Schmerz weiter. Schmerzhafte Griffe setzen Gegenreize zu bestehenden Schmerzen, die dadurch für einige Zeit überdeckt werden können. Sie veranlassen das Gehirn, körpereigene, schmerzlindernde Stoffe (Endorphine) zu produzieren und auszuschütten. Mit Kneten und Reiben können Schmerzen und Verspannungen durchbrochen und der Abtransport schmerzerzeugender Stoffe gefördert werden. Durch Einwirkung auf das vegetative Nervensystem kann Massage die davon gesteuerten Körperfunktionen wie Atmung, Verdauung und Kreislauf beeinflussen.

Darüber hinaus besteht ein Zusammenhang von Empfindungen in der Haut und bestimmten Regionen im Gehirn, wodurch depressive Stimmungen und das Gefühl für den eigenen Körper verbessert und Ängste gelöst werden können.

Massagen können Behandlungen – wie zum Beispiel physikalische Therapien oder Atemtherapie – sinnvoll ergänzen.

*Reflexzonen- und Segmentmassagen*
Diese Massagearten gehen davon aus, dass kranke Organe erkennbare Veränderungen an den ihnen zugeordneten Hautarealen (Head-Zonen) erzeugen. Die Head-Zonen sind dadurch gekennzeichnet, dass die Nerven, die diese mit dem Rückenmark verbinden, jeweils im gleichen Abschnitt (Segment) des Rückenmarks entspringen wie jene Nerven, die bestimmte innere Organe versorgen (Segmenttheorie). Daher versucht man, über diese Nervenverbindung die zugehörigen Organe von außen reflektorisch zu beeinflussen. Diese Zusammenhänge nutzen alle Reflexzonen- und Segmenttherapien wie die Bindegewebemassage und die Muskelreflexzonenmassage.

Die Kolonmassage nutzt spezielle Reflexzonen an der Darmwand, um durch den Reiz auf ihre Nervengeflechte die Bewegung zu normalisieren und die Periostmassage Reflexzonen an der Knochenhaut. Diese befinden sich zum Beispiel an den Schlüsselbeinen, an der Kante der Sitzbeinknochen, an Speiche und Hand sowie an Schien- und Wadenbein. Diese speziellen Regionen werden Sklerotome oder Maximalpunkte genannt und ihre Massage soll, ohne die Muskeln zu irritieren, eine Wirkung auf innere Organe ausüben. Die Fußreflexzonenmassage (→ Seite 151) gehört nicht zu den Reflexzonenmassagen im engeren Sinn.

## Plausibilität des Konzepts

Das Konzept der klassischen Massage ist weitgehend wissenschaftlich untermauert. Je nach Art der angewendeten Massagetechnik (Reiben, Kneten etc.) unterscheiden sich die Effekte. Eine Reihe von Effekten sind beschrieben worden, die zum Wirkungsmechanismus der Massage beitragen mögen: Durchblutungsförderung, Entspannung, Aktivierung des Immunsystems.

Massage reguliert nachweislich die Durchblutung, normalisiert die Körpertemperatur und regt die Harnausscheidung an, was auf die Stimulation des vegetativen Nervensystems zurückgeführt wird. Je nach Ausgangslage und Massagegriffen reguliert sie die Muskelspannung und vergrößert die Beweglichkeit aufgrund der gesteigerten Durchblutung und Muskelentspannung. Massage kann zur Senkung der Konzentration von Stresshormonen im Blut beitragen und hat auch Einfluss auf die Produktion der Gewebehormone. Es wird vermutet, dass Massage als unspezifischer Reiz auch das Immunsystem positiv beeinflusst. Spezielle Griffe am Brustkorb können die Tiefenatmung und Schleimlösung, die etwa bei Asthma gestört ist, fördern (Atemmassage) und das Atmen erleichtern, weil sie die unbewusste und bewusst gesteuerte Atmung verbessert. Massage entlang der Lymphbahnen kann durch Zug und Druck den Fluss gestauter Lymphe anregen (Lymphdrainage) und bewirkt ein Abschwellen der behandelten Bereiche. Bei der Unterwasserdruckstrahlmassage wirkt der Druck des Wasserstrahls lockernd auf das Gewebe. Kolonmassage regt durch ihre Wirkung auf die Nervengeflechte der Darmwand die Darmtätigkeit an und wirkt so gegen Verstopfung. Berührungsreize können entspannende Effekte haben. Massagen verbessern depressive Stimmungen sowie das

Gefühl für den eigenen Körper und lösen Ängste. Eine Behandlung von chronischen Schmerzen durch Massage ist wissenschaftlich plausibel. Berührungsreize, wie sie bei einer Massage ausgelöst werden, überdecken, so die Gate-Control-Theorie, chronischen Schmerz, weil sie rascher in das entsprechende Gehirnareal gelangen und dort bewusst werden. Dadurch nehmen sie dem chronischen Reiz die Chance, ins Bewusstsein vorzudringen.

## Mittel

Massage wird meist mit den Händen durchgeführt, weil ein erfahrener Masseur mit den Fingern auch geringfügige Störungen und Verspannungen erspürt. Massagegeräte können die tastend fühlende Hand nur unvollkommen ersetzen.

## Durchführung

Einer Massage, die zu Heilzwecken durchgeführt wird, muss eine ärztliche Untersuchung und Verschreibung vorangehen. Bei Sportmassagen und Massagen, die allein dem allgemeinen Wohlbefinden dienen sollen, ist dies nicht notwendig.

### Diagnose

Nach einer ärztlichen Untersuchung, die beispielsweise Verspannung oder Verstopfung feststellt, sucht ein Masseur gezielt nach den behandelbaren Regionen. Dabei werden Haut, Unterhaut und Muskulatur, bei der Periostmassage auch die Knochenhaut, untersucht.

Mit den Händen werden Verspannungen, Verhärtungen und schmerzhafte Punkte (Maximalpunkte) erspürt und anschließend bearbeitet.

### Behandlung

Ruhe, Konzentration und Entspannung unterstützen den Erfolg jeder Massage. Der Raum sollte ausreichend temperiert sein, dem Patienten muss warm sein.

Zur Vorbereitung der Massage können einige wenig anstrengende Bewegungsübungen sinnvoll sein. Manche Patienten empfinden es als wohltuend, ihren Atem bewusst an jene Körperstellen zu lenken, die der Masseur behandelt, andere entspannen leichter bei ruhiger Musik.

Die klassische Massage besteht aus fünf verschiedenen Griffarten. Mit groß- und kleinflächigen Streichungen nimmt der Masseur Kontakt zum Patienten auf. Mit Händen und Knöcheln arbeitet er immer von den Randzonen zum Körperzentrum hin. Reibend erwärmt er die Haut. Knetende, dehnende und rollende Griffe arbeiten das Fettgewebe unter der Haut und die Muskeln durch. Streichungen schließen diese Phase ab. Nun folgen gezielt eindringliche Reibtechniken. Sie erreichen Muskeln, Sehnen und Bänder und lösen Verklebungen und narbige Verletzungsfolgen. Friktionen und Streichungen wechseln einander ab. Das Klopfen mit der Handkante, der hohlen Hand oder den Fingern regt das Gewebe an, das daraufhin besser durchblutet wird. Vibrationen mit der flachen Hand oder Schüttelungen runden die Massage eines Körperteils ab. Sie beruhigen verspannte Muskeln und lindern Schmerzen. Erst dann wird das nächste, dem Körperzentrum näher liegende Areal behandelt. Mit streichenden Griffen beendet der Masseur die Massage.

Eine Teilmassage erkrankter Körperteile sollte mindestens zwölf Minuten, eine Massage großer Körperpartien etwa 15 bis 20 Minuten dauern. Bei Fehlhaltungen ist oft der ganze Körper in Mitleidenschaft gezogen. In diesen Fällen sind Großmassagen angezeigt. Sie dauern etwa eine halbe bis dreiviertel Stunde. Anschließend sollte der Patient ruhen. Einzelne Massagen werden zu Serien von möglichst dreimal wöchentlicher Behandlung zusammengefasst. Eine Serie sollte mindestens sechs, Lymphdrainagen und Reflexzonenmassagen wenigstens zwölf Behandlungen umfassen.

Bei der Bindegewebemassage des Rückens zieht der Masseur mit den Fingerkuppen streichend durch das Haut- und Unterhautgewebe. Die Behandlung beginnt in der Kreuzbeingegend und geht durch die Verspannungsregionen in Richtung Kopf. Dabei empfindet der Patient einen schneidenden Schmerz in den Verspannungszonen. Bei der Muskelreflexzonenmassage werden die überspannten Muskelzonen durch Druck und Zug auf ihre Maximalpunkte – mitunter auch Triggerpunkte genannt – behandelt. Diese Punkte liegen in Längsrichtung der Muskeln und sind ein bis einige Zentimeter lang.

Bei der Kolonmassage wird an fünf bestimmten Stellen der Bauchhaut Druck auf den Dickdarm in Richtung der Darmbewegung und im Rhythmus der Atmung ausgeübt.

Lymphdrainagen werden mit geringem Druck und kreisenden Handbewegungen durchgeführt. Zuerst werden die gesunden Areale oberhalb der Ödeme massiert, um Platz zu schaffen für den Abfluss der Ödemflüssigkeit, die anschließend mit Pump- und Schöpfgriffen mobilisiert wird. Lymphdrainagen müssen immer mit einer physikalischen Entstauungstherapie kombiniert werden, zu der Kompressionsverfahren, eine spezielle Bewegungstherapie und wegen erhöhter Infektionsgefahr auch Hautpflege gehören.

Bei der Periostmassage werden mit Fingern und Knöcheln an bestimmten Bereichen der Knochenhaut – den Maximalpunkten – starker Druck und geringe kreisende Bewegungen ausgeführt.

Bei der Unterwasserdruckstrahlmassage liegt der Patient in einer großen Wanne, die mit warmem Wasser gefüllt ist. Wärme und Auftrieb erleichtern die Körperbewegungen, lockern das Gewebe und begünstigen die Massage, bei der ein Wasserstrahl mit der Stärke von etwa 150 kPa über das zu behandelnde Hautareal geführt wird. Dabei entsteht eine Druck- und Sogwirkung auf das Haut- und Unterhautgewebe und die Muskeln. Der Wasserstrahl wird in kleinen kreisenden Bewegungen von den Außenbereichen des Körpers zum Herzen hin geführt. Bei Gerätemassagen werden die drückenden, streichenden und ziehenden Bewegungen der Finger und Hände nachgeahmt.

### Selbstbehandlung

Es gibt spezielle Methoden der Selbst- und Partnermassage zur Förderung des Wohlbefindens. Sie können bei Fachleuten oder aus Büchern erlernt werden. Daneben werden vielerlei Geräte zur Selbstmassage angeboten.

## Anwender und ihre Ausbildung

Die Ausbildung zum Masseur und medizinischen Bademeister ist durch eine amtliche Ausbildungs- und Prüfungsverordnung geregelt. Zugangsvoraussetzung für die Ausbildung, die zweieinhalb Jahre dauert und von Kliniken, Praxen und Berufsfachschulen angeboten wird, ist der Hauptschulabschluss. Neben Massagetechniken und Methoden der physikalischen Therapie wird auch medizinisches Grundwissen vermittelt. Die Ausbildung wird mit einer staatlichen Prüfung abgeschlossen. Die gezielte Behandlung von Krankheiten ist Masseuren nur nach ärztlicher Diagnose und Verordnung erlaubt.

Massagen werden in Kliniken und ärztlichen Praxen sowie privaten Instituten angeboten.

Die Ausbildung in fernöstlichen und Wellnessmassagen wird meist an privaten Instituten und Heilpraktikerschulen angeboten. Sie ist nicht geregelt und vermittelt weniger medizinische Kenntnisse als die Ausbildung zum Masseur. Vielfach bilden sich auch geprüfte Masseure und Physiotherapeuten in diesen Methoden weiter.

## Anwendungsbereiche

Die klassische Massage wird zur Schmerzlinderung und Besserung der Bewegung bei Arthrosen, Hexenschuss, zur Lösung von Muskelverspannungen und narbigen Muskelveränderungen, bei rheumatischen Erkrankungen und anderen Rückenschmerzen angeboten. In der Rehabilitation dient sie zur Muskelentspannung nach Operationen und Verletzungen am Bewegungsapparat sowie bei Bluthochdruck. Fehlatmung, Herzleiden, Lähmungen, Migräne und psychosomatische Funktionsstörungen der Organe sollen gebessert werden. Massage wird außerdem zur Steigerung des allgemeinen Wohlbefindens, zur Gesunderhaltung und im Rahmen von Fastenkuren zur Straffung der Gewebestruktur eingesetzt. Bei Kindern wird sie angewendet, um die körperliche Entwicklung zu fördern, bei Sportlern dient sie der Entspannung und Steigerung der Leistungsfähigkeit. Massage wird darüber hinaus angeboten, um Ängste abzubauen, Schlaflosigkeit entgegenzuwirken, die Stimmung zu bessern und seelische Gelöstheit zu erzielen.

Bindegewebemassage wird in der konventionellen Medizin bei Veränderungen von Gewebestrukturen wie sie bei rheumatischen Erkrankungen auftreten, Verhärtungen oder Narben, funktionell bedingten Durchblutungsstörungen, Reizdarm und Reizmagen, bei jugendlichem Asthma bronchiale und bei Menstruationsstörungen eingesetzt. Von Anbietern des alternativmedizinischen Bereichs wird sie für fast alle inneren Erkrankungen – von der Angina Pectoris bis zur Migräne, vom Gallensteinleiden bis zum Magengeschwür – angeboten.

Lymphdrainage wird bei Lymphabflussstörungen, zum Beispiel bei Stauungen in den Beinen (Lipödem), bei Lymphödem nach Unfällen oder chirurgischen Eingriffen, insbesondere nach Brustoperationen, bei Erkrankung des Bindegewebesystems (Sklerodermie) und zur Schmerzbehandlung angewendet.

Kolonmassage regt die Beweglichkeit des Darms an und wird bei Reizdarm und Verstopfung angewendet.

Periostmassage wird durchgeführt, um akute Schmerzen bei Arthrosen, Fibromyalgie (eine Erkrankung, bei der aus unerklärlichen Ursachen in vielen Körperbereichen Schmerzen auftreten), Kopfschmerzen, Rückenschmerzen und Sudeck-Dystrophie (sympathische Reflexdystrophie, eine Krankheit, die mit Veränderungen an Knochen und Weichteilen einhergeht) sowie Blasen- und Mastdarmstörungen zu lindern.

Unterwasserdruckstrahlmassage wird insbesondere bei Muskelschmerzen, zur Rehabilitation nach Unfällen und Operationen, bei funktionellen Bewegungseinschränkungen bei Arthrosen, Bechterew-Krankheit, Osteoporose, Rückenschmerzen (Lumbalgie), Weichteilrheumatismus und degenerativen Wirbelsäulenerkrankungen eingesetzt.

## Belege für die Wirksamkeit

Zahlreiche systematische Übersichtsstudien zu Massageanwendungen liegen vor. Wenn bei den einzelnen Anwendungsbereichen im Folgenden nicht ausdrücklich anderes erwähnt ist, beziehen sie sich auf die klassische medizinische Massage.

***Angstzustände***

In einer Zusammenstellung wurden 37 Massage-Studien aufgenommen, bei denen die Patienten per Los den Untersuchungsgruppen zugeordnet wurden. Die Ergebnisse zeigen, dass sich Angstzustände durch Massage effektiv lindern lassen.

***Asthma***

Eine Übersichtsarbeit, die durch ein internationales Netzwerk von Wissenschaftlern erstellt wurde (Cochrane Review), führt eine methodisch gute Studie zu Massage bei Asthma an. Ihre Ergebnisse weisen darauf hin, dass Massage die Lungenfunktion von Asthmapatienten verbessert.

***Frühgeborene***

Einen positiven Effekt regelmäßiger, sanfter Massage von Frühgeborenen bestätigt eine weitere Übersichtsarbeit, die durch das internationale Netzwerk von Wissenschaftlern erstellt wurde. Die tägliche Gewichtszunahme erhöhte sich im Mittel um fünf Gramm und die Aufenthaltsdauer im Krankenhaus war um durchschnittlich viereinhalb Tage kürzer. Diese Daten sollten jedoch mit Zurückhaltung interpretiert werden – nicht zuletzt wegen der methodischen Schwäche der Studien.

***Intensivmedizin***

Eine andere Übersichtsstudie erfasste vier Untersuchungen über Massage bei Intensivpatienten. Insgesamt ergaben sich Hinweise, dass die regelmäßige Massage bei Intensivpatienten positive Effekte erzielen kann. Diese reichen von der Verbesserung der Stimmungslage bis zur Optimierung der Sauerstoffversorgung der Gewebe. Diese Hinweise auf eine Wirksamkeit konnte eine neuere Studie bestätigen.

***Muskelkater***

Zur Massage bei Muskelkater liegen sieben kontrollierte Studien vor. Obschon sie Schwächen aufweisen, ergab sich eine Linderung der Intensität des Muskelkaters nach extremer sportlicher Tätigkeit durch Massage.

*Rückenschmerzen*
Zur Massage bei Rückenschmerzen wurden acht Studien, bei denen die Patienten nach dem Zufallsprinzip einer Prüf- beziehungsweise Kontrollgruppe zugelost wurden, veröffentlicht. Fünf davon waren methodisch korrekt durchgeführt. In der Gesamtschau zeigen diese Daten, dass Massage bei wenig heftigen und bei chronischen Rückenschmerzen hilfreich sein kann. Diese positiven Effekte sind besonders in der Kombination von Massage mit leichtem körperlichen Training und einer Rückenschule zu verzeichnen.

*Sehnenentzündung*
Eine Übersichtsarbeit, die durch ein internationales Netzwerk von Wissenschaftlern erstellt wurde (Cochrane Review), fand keine Belege für die Wirksamkeit der Bindegewebemassage bei dieser Indikation.

*Überlastungssyndrome*
Eine weitere Übersichtsarbeit des Netzwerks umfasst vier Massage-Studien bei arbeitsbedingten muskulären Überlastungssyndromen. Massagebehandlungen erwiesen sich als effektive symptomatische Therapie dieses Beschwerdekomplexes, konnten aber die Ursachen der Beschwerden nicht verändern.

*Verstopfung*
Vier kontrollierte Studien zeigen, dass die Kolonmassage bei Verstopfung vermutlich den Stuhlgang fördert.

*Wettkampf*
Eine Übersicht zu der Frage, ob Sportmassage die Leistungsstärke von Athleten fördert, kommt zu dem Schluss, dass dies noch nicht abschließend nachgewiesen sei.

*Wundliegen*
Beispielsweise wurden in zehn klinischen Studien Patienten beobachtet, die massiert wurden, um ein Wundliegen zu verhindern. In der Gesamtschau der veröffentlichten Ergebnisse zeigt sich, dass sanfte Massagetechniken im Bereich gefährdeter Hautareale das Risiko des Wundliegens möglicherweise reduzieren können.

## Achtung

Nach einer Massage kann sich Müdigkeit einstellen.

► ***Gegenanzeigen***

Ausgeschlossen wird die Anwendung der klassischen Massage bei Fieber, Entzündungen, Tumoren, Lymphomen, Bluterkrankungen und Behandlungen mit Gerinnungshemmern (etwa bei Durchblutungsstörungen, bei Thrombosegefahr und akuten Thrombosen), nach frischem Herzinfarkt und ausgeprägter Herzschwäche, bei Sudeck-Dystrophie, im Gebiet von Arterienverschlüssen und bei ausgeprägter Arteriosklerose. Bei bettlägerigen Patienten mit Venenthrombosen sollte keine Beinmassage durchgeführt werden.

Gegenanzeigen für Bindegewebemassage sind alle entzündlichen Prozesse sowie Ekzeme, Herzerkrankungen und frischer Herzinfarkt, Thrombosen, Tumoren und Psychosen.

Kolonmassage darf bei den entzündlichen Darmerkrankungen Colitis ulcerosa und Morbus Crohn, bei Divertikeln, Entzündungen und Tumoren im Bauchraum und im kleinen Becken sowie an den Tagen rund um die Menstruation nicht angewendet werden.

Lymphdrainagen dürfen bei Tumoren und Krebserkrankungen des Lymphsystems, bei allen akuten Entzündungen, Thrombosen und Tuberkulose nicht durchgeführt werden.

Periostmassage wird bei entzündlichen Prozessen, Tumoren und bei hochgradiger Osteoporose sowie bei Personen ausgeschlossen, die Gerinnungshemmer, zum Beispiel bei Durchblutungsstörungen, erhalten.

Unterwasserdruckstrahlmassage darf nicht bei Herzschwäche, Atemeinschränkung, deutlichem Bluthochdruck, Arteriosklerose, Krampfadern und frischen Thrombosen eingesetzt werden.

## Risiken und unerwünschte Wirkungen

► ***Durch das Verfahren***

Ein systematischer Überblick kommt zu dem Schluss, dass ernste Nebenwirkungen zwar vorkommen, aber bei sachgemäßem Einsatz extrem selten sind. Meist gehen sie mit anderen Techniken als der klassischen Massage einher.

Um die Hände auf der Haut besser gleiten zu lassen, empfiehlt sich die Verwendung von hautfreundlichen Ölen. Zusätze von ätherischen Ölen sind jedoch nicht sinnvoll, denn sie können unter Umständen die Haut reizen und zu allergischen Reaktionen führen.

Manche Massagearten können bisweilen schmerzen und auch Hämatome hervorrufen. Das gilt insbesondere am Anfang der tiefreichenden Bindegewebemassage und der Periostmassage. Im Verlauf einer Massageserie tritt meist ein gewisser Gewöhnungseffekt ein.

Bindegewebemassage kann zu Schweißausbruch und Blasenentleerung führen und eine Menstruation auslösen.

► ***Durch unsachgemäße Anwendung***
Ernste Komplikationen, zum Beispiel Embolien, Hämatome, Beingeschwüre, Nervenverletzungen und Verletzung der Gebärmutter, sind dokumentiert, aber extrem selten.

## Hinweise

Zur Vorbereitung auf eine Massage sind Dampfbäder oder Saunabesuche, Wärmebestrahlungen oder heiße Packungen beliebt. Das ist nicht sinnvoll, da die Vorwärmung das Auffinden der verspannten Areale und eine korrekte Massage erschwert und ihre Wirkung abschwächt. Dagegen fördern Wärmepackungen im Anschluss an eine Massage den entspannenden Effekt.

Eine durchgehende monatelange Massagebehandlung ist nicht sinnvoll. Der Körper spricht erst einige Wochen nach einer Serie wieder auf Massagen an.

► ***Für Kinder unter 14 Jahren***
Klassische Massage ist für Kinder geeignet. Eine Bindegewebe- oder Periostmassage sollte wegen ihrer Schmerzhaftigkeit bei Kindern nicht durchgeführt werden.

► ***Für Schwangerschaft und Stillzeit***
Klassische Massagen sollten sich bei Schwangeren auf die Gliedmaßen und den Lungenbereich beschränken. Weder Bindegewebemassage noch Lymphdrainage am Bauch oder Kolonmassage dürfen durchgeführt werden. Die Unterwasserdruckstrahlmassage sollte nach dem vierten Schwangerschaftsmonat nicht mehr angewendet werden.

► ***Für ältere Menschen***
Sanfte Massagetechniken sind bei der Behandlung älterer Menschen vorzuziehen, weil sie nicht so belastend sind.

► ***Zur Verkehrstüchtigkeit***
Wenn eine Massage Müdigkeit auslöst, sollte man zur Sicherheit kein Fahrzeug lenken, keine Maschinen bedienen und keine Arbeiten ohne sicheren Halt verrichten.

## Bewertung

Die Wirksamkeit der Massage ist nachgewiesen bei Angstzuständen, Asthma, zur Vorbeugung von Wundliegen, (Dekubitusprophylaxe) sowie zur Behandlung von Frühgeborenen. Die Risiken sind äußerst gering. Eine Nutzen-Risiko-Abwägung bei den genannten Anwendungen fällt daher positiv aus. Massage ist für diese Anwendungen geeignet.

Es gibt Hinweise, dass Massage bei Verstopfung und als begleitende Behandlung in der Intensivmedizin wirksam sein kann. Aufgrund der noch zu schwachen Wirksamkeitsnachweise fällt die Nutzen-Risiko-Abwägung bei diesen Anwendungsgebieten eher negativ aus, die Massage ist hierbei zur Behandlung wenig geeignet.

Leistungssteigernde Effekte im Sport sind nicht eindeutig nachgewiesen. Für diese Anwendungen ist Massage ebenfalls wenig geeignet.

Bei der Behandlung von Sehnenentzündungen konnte Massage keine Besserung erziehlen. Die Nutzen-Risiko-Abwägung fällt hierbei negativ aus, die Massage ist zur Therapie der Sehnenentzündung nicht geeignet.

# Meditation

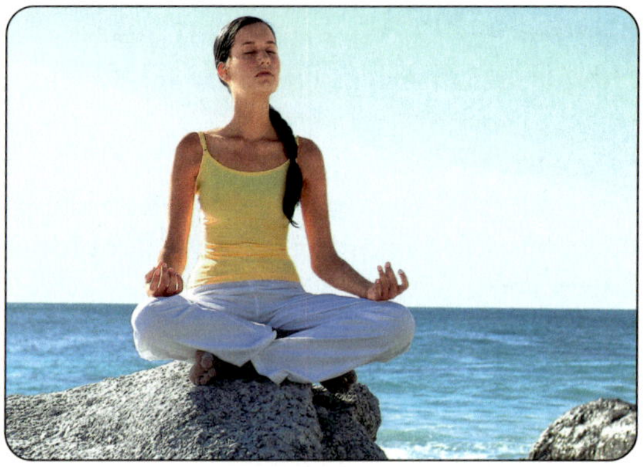

Meditation ist die Versenkung in sich selbst, ursprünglich mit spirituellem Ziel, heute aber meist zur Entspannung und Verbesserung des gesundheitlichen Zustands eingesetzt.

## Geschichte und Entwicklung

Meditation entstand als ein Weg für Menschen, um ihr Bewusstsein von sich selbst zu vertiefen und ihr Verständnis von ihrem Dasein auf spirituelle Inhalte hin zu erweitern. In diesem Sinne wird sie heute gleichberechtigt neben Angeboten eingesetzt, die in der Meditation eine Strategie zu einem verbesserten Selbstmanagement sehen.

Zeugnisse über Meditation als das Bemühen von Menschen, ihr Bewusstsein zu erweitern und ihr Wesen zu entwickeln, gibt es in Indien seit etwa dem zweiten Jahrtausend v. Chr. Sie finden sich in den gleichen Schriften, die auch dem Ayurveda (→ Seite 93) und Yoga (→ Seite 295) zugrunde liegen. In China entwickelte sich eine Schule der Meditation im Rahmen des Taoismus, aus der der Zen-Buddhismus hervorging. Dieser wiederum fand seinen Weg nach Japan.

Auch die drei großen abendländischen Religionen kennen Techniken der meditativen Versenkung: das Judentum in der Kabbala, das Christentum im Gebet und der Askese, der Islam im Sufismus.

Heute wird Meditation unter zwei Schlagwörtern angeboten: als Weg zu veränderten Bewusstseinszuständen und als Technik, um den Umgang mit sich selbst und den Belastungen des modernen Lebens – vor allem im Hinblick auf gesundheitliche Belange – zu verbessern. Dazu werden vornehmlich drei Meditationsrichtungen praktiziert: die in Yoga eingebettete Meditation, die buddhistisch orientierte Zen-Meditation und die transzendentale Meditation (TM).

Oft mischen sich bei den Angeboten zur Meditation Elemente der verschiedenen Richtungen. Auch Zweck und Ziel sind nicht immer genau definiert und häufig geht das eine in das andere über: Eine unter gesundheitlichen Gesichtspunkten begonnene Meditation führt zu spirituellen Erfahrungen, eine als bewusstseinserweiternd gedachte Meditation verbessert das körperliche Befinden.

*Transzendentale Meditation*

Die transzendentale Meditation basiert auf altindischen Quellen und wird seit 1958 von dem Inder Maharishi Mahesh Yogi weltweit als Meditationstechnik propagiert und kommerzialisiert.

Die Angaben, wie viele Menschen in Deutschland transzendentale Meditation praktizieren, schwanken zwischen 50 000 und 200 000. Den Angaben der Organisation zufolge arbeiten in Deutschland etwa 450 TM-Lehrer; es gibt 170 Kontaktstellen für TM-Interessierte.

## Konzept

In der Meditation soll der Einzelne die Begrenztheit seines Körpers, seiner Wahrnehmung und letztlich seiner menschlichen Existenz überwinden, um sich mit einem übergeordneten Prinzip zu vereinen. Dieses kann – je nach Richtung – verschiedene Namen tragen: Kosmos, Buddha-Natur, Tao, Gott.

Diesem Verständnis von Meditation steht eine meist kommerziell genutzte Sichtweise gegenüber, die in der Meditation ein Mittel zu besserer geistiger und körperlicher Fitness sieht.

Die Vielzahl von Formen und Techniken der Meditation, die sich im Laufe der Geschichte entwickelt hat, lässt sich nach verschiedenen Gesichtspunkten zusammenfassen. Ein Ordnungsprinzip ist es, die konzentrierenden und die entfaltenden Methoden zu bündeln. Bei den Ersteren wird versucht, die Aufmerksamkeit auf einen einzigen Gegenstand zu richten, Umweltreize auszublenden und das Bewusstsein vollkommen auf das Objekt zu konzentrieren. Die entfaltenden Methoden dagegen leiten den Meditierenden dazu an, gänzlich „leer“ zu werden, keinen Gedanken mehr zu haben. Dazu werden die Außenreize nicht ausgeschlossen, sondern vielmehr aufgenommen, aber vom Bewusstsein nicht bewertet, erklärt, verarbeitet, sondern „durchgelassen“. Auch kombinierte Formen, die Elemente beider Methoden in sich vereinen, sind gebräuchlich.

Meditierende verharren meist lange Zeit in ungewohnten Körperhaltungen, die Schmerzen und andere Beschwerden hervorrufen können. Sie zu ertragen und irgendwann nicht mehr zu spüren, ist eine Anforderung, die Meditierende erfüllen müssen. Es ist eine Form der Überwindung von äußeren Grenzen.

Während der Meditation können sich acht verschiedene Gemütszustände einstellen. Die ersten vier werden als feinkörperliche Vertiefungen bezeichnet: angenehmes Körpergefühl, Freude, Zufriedenheit und absolute Ruhe. Die folgenden vier nicht körperlichen Vertiefungen werden als unendlicher Raum, unendliches Bewusstsein, Nichtheitsgebiet und weder Wahrnehmung noch Nichtwahrnehmung beschrieben.

*Transzendentale Meditation*
Das Ziel der TM ist es, einen Bewusstseinszustand zu erreichen, der transzendentales oder kosmisches Bewusstsein genannt wird.

## Plausibilität des Konzepts

In einer Reihe von Studien wurden Meditierende auf Veränderungen während der Meditation hin untersucht. Dabei wurden Empfindungen und Zustände beschrieben, die von Menschen, die keine Meditationserfahrung haben, nur schwer nachvollziehbar sind. Festgestellt wurde unter anderem:

- Während der Meditation verringert sich der Sauerstoffverbrauch etwa um die Hälfte.
- Die Herzschlagfrequenz sinkt um durchschnittlich sieben Schläge pro Minute.
- Der Blutdruck sinkt deutlich.
- Die Muskelspannung verringert sich.
- Die Konzentration der Hormone Adrenalin und Kortisol im Blut, die mit Stress in Verbindung gebracht werden, verringert sich.
- Die Konzentration an Schilddrüsen-, Wachstums- und Sexualhormonen im Blut verändert sich.
- Der Cholesteringehalt des Blutes sinkt. Bei Menschen, die zehn bis zwanzig Jahre regelmäßig meditieren, sind die Blutfettwerte deutlich niedriger als bei denen, die nicht meditieren.
- Die gehobene Stimmung während der Meditation ist mit der eines Marathonläufers vergleichbar. Die messbaren Veränderungen der Botenstoffe im Gehirn sind bei beiden Gruppen ähnlich.
- Während der Meditation steigt der Hautwiderstand messbar an. Das gilt als Zeichen, dass der Stress nachlässt.
- Das Elektroenzephalogramm (EEG), die Hirnstromkurve, zeigt, dass die so genannten Alpha-Wellen seltener, dafür aber stärker ausgeprägt auftreten. Das gilt als Hinweis für einen gegenüber dem Wachzustand entspannteren und beruhigteren Zustand.
- Bei einer sich weiter vertiefenden Meditation treten im EEG Theta-Wellen auf. Sie gelten als wesentliches Merkmal tiefer innerer Beruhigung und Entspannung bei gleichzeitig gesteigerter Wachheit.
- Nach längerer Meditationspraxis arbeiten beide Gehirnhälften besser zusammen. Dadurch sollen sich Denkfähigkeit und emotionale Stabilität verbessern.

## Durchführung

Für die Versenkung nimmt der Meditierende meist auf dem Boden eine aufrecht sitzende Position ein. Um die Zeit des regungslosen Sitzens besser zu überstehen, können eine gefaltete Decke, eine Meditationsbank oder ein Meditationskissen als Hilfsmittel dienen.

*Yoga-Meditation*
Die Meditation beginnt mit Körperübungen und gezieltem Atmen. Dann folgt die Konzentration mit geschlossenen Augen auf innerseelische Zustände oder einzelne Körperbereiche.

*Zen-Meditation*
Beim so genannten Zazen sitzt man mehrere Stunden am Tag und meditiert mit offenen Augen. Meditationsobjekt ist der Atem, der gezählt, begleitet und beobachtet, aber nicht beeinflusst wird. Zen-Meditation kann auch im langsamen Gehen ausgeführt werden.

Beim so genannten Rinzai konzentriert sich der Meditierende auf ein „Koan", eine Aufgabe, die durch rationales Denken nicht zu lösen ist.

*Transzendentale Meditation*
Üblicherweise wird zweimal täglich zwanzig Minuten mit geschlossenen Augen meditiert. Meditationsobjekt kann ein Bild (Mandala), ein Satz (Mantra) oder eine Klangfolge sein.

## Anwender und ihre Ausbildung

Yogalehrer bieten im Rahmen des Yogatrainings auch Meditation an. Näheres zur Ausbildung zum Yogalehrer lesen Sie unter „Yoga" (→ Seite 297).

Zen-Meditation wird von Menschen unterrichtet, die den spirituellen Weg des Zen schon ein Stück weit gegangen sind. Das geschieht durch regelmäßiges Meditieren in Räumen (Dojo), wie sie zum Beispiel die buddhistischen Zentren herrichten, und durch Aufenthalte in klosterähnlichen Einrichtungen.

*Transzendentale Meditation*
Transzendentale Meditation unterrichten in aller Regel Personen, die aus dem Umkreis des Maharishi Ayurveda kommen. Sie können dafür von der Organisation eine einjährige Ausbildung erhalten. Näheres zur Ausbildung von Personen, die Maharishi Ayurveda praktizieren, lesen Sie unter „Ayurveda" (→ Seite 96).

## Anwendungsbereiche

Meditation ist kein Verfahren, um Störungen und Krankheiten zu behandeln. Dennoch wird vor allem ihre entspannende Wirkung medizinisch genutzt. So wird Meditation eingesetzt, um Stress abzubauen und damit all jene Störungen zu bessern, die mit einer Überlastung zusammenhängen. Sie wird empfohlen bei Angststörungen und Phobien, chronischen Schmerzen, erhöhtem Blutdruck und zur Verringerung weiterer Risikofaktoren, die an der Entstehung einer koronaren Herzkrankheit wesentlich beteiligt sind. Bei Asthmatikern soll regelmäßiges Meditieren den Bedarf an Medikamenten verringern, bei Drogenabhängigen die Entzugsbehandlung unterstützen.

*Transzendentale Meditation*
Die Auflistung der Erkrankungen und Störungen, bei denen die Vertreter der TM das Verfahren einsetzen, umfasst praktisch alle chronischen Krankheiten und ihre Risikofaktoren, Funktions- und Befindlichkeitsstörungen, aber auch Krebserkrankungen und Aids. Außerdem soll TM Alterungsvorgänge bremsen und alle Krankheiten günstig beeinflussen, die auf einem geschwächten Immunsystem beruhen.

## Belege für die Wirksamkeit

Über den Einfluss von Meditation auf medizinische Probleme gibt es umfangreiche Literatur. Es ist jedoch schwierig, sie im Hinblick auf die Frage nach der Wirksamkeit auszuwerten. Zum einen gibt es zahlreiche Varianten von Meditation. Zum anderen hängen ihre Auswirkungen sehr davon ab, über welche Zeiträume jemand meditiert. Eine zehnjährige Meditationspraxis ruft im Körper andere Effekte hervor als eine sechswöchige Übung. Hinzu kommt, dass langjährige Meditation immer auch die geistige Haltung beeinflusst und sich dadurch meist der Lebensstil verändert. Darüber hinaus ist es fast unmöglich, bei den Untersuchungen zur Wirksamkeit der Meditation Placeboeffekte auszuschließen.

Aus zahlreichen Übersichtsarbeiten zu Studien, in denen die Wirkung von Meditation und anderen Entspannungstechniken bei genau definierten Störungen untersucht wurde, lässt sich ableiten, dass Meditation hilfreich ist zur Minderung von Asthmabeschwerden, zur Normalisierung des Blutdrucks und anderer Risikofaktoren für Herz-Kreislauf-Erkrankungen, zur Linderung von Beschwerden einer Gelenkentzündung, bei Schlafstörungen und zur Stressreduktion.

*Transzendentale Meditation*
Die Wirksamkeit dieser speziellen Meditationstechnik ist in verschiedenen Studien geprüft worden. Diese wiederum wurden in mehreren Übersichtsarbeiten ausgewertet.

Ihnen zufolge ist nicht nachgewiesen, dass TM therapeutisch wirksam ist, um den Blutdruck anhaltend zu senken oder die Funktion des Gehirns zu fördern.

Darüber hinaus gibt es einzelne Studien, die auf positive Effekte durch transzendentale Meditation beim Reizdarmsyndrom und bei Epilepsie hinweisen.

## Achtung

► ***Gegenanzeigen***

Bei Psychosen oder Schizophrenie darf nicht meditiert werden, da bei diesen Erkrankungen die psychische Verfassung ohnehin nicht sonderlich stabil ist und die Meditation das noch verstärkt. Das kann dazu führen, dass die Kranken jeglichen Bezug zur Wirklichkeit verlieren.

## Risiken und unerwünschte Wirkungen

► ***Durch das Verfahren***

Ein Ziel der Meditation ist die fortschreitende Auflösung von Ich-Strukturen zugunsten des Bewusstseins, einem übergeordneten Prinzip anzugehören. Das kann psychisch labile Menschen oder solche, die unerkannt zu psychischen Störungen neigen, völlig aus dem Gleichgewicht werfen, bis hin zur Geisteskrankheit. Mögliche psychische Krisen können Meditationslehrer kaum auffangen, weil sie nur selten psychiatrisch oder psychologisch ausgebildet sind.

*Transzendentale Meditation*
Das für die Meditation angeführte Risiko gilt auch für die transzendentale Meditation. Darüber hinaus warnte die Bundesregierung vor transzendentaler Meditation als Jugendsekte und Jugendreligion und stufte sie als pseudoreligiöse Weltanschauung ein.

► ***Durch unsachgemäße Anwendung***

Meditation setzt eine weitgehende Hingabe an den Lehrenden voraus. Wird dieser seiner Verantwortung nicht gerecht, kann das dem Meditierenden schaden.

*Transzendentale Meditation*
Besonders bei dieser Meditationsart ist das Risiko beträchtlich, dass sich eine Abhängigkeit des Meditierenden von der TM-Vereinigung entwickelt.

## Hinweise

► ***Für Kinder unter 14 Jahren***

Für Kinder wird eine modifizierte Technik empfohlen, bei der die Sitzungen nur fünf bis zehn Minuten dauern. Für sie ist das Ziel der Meditation noch nicht die Transzendenz. Sie sollen vor allem ihre Merk-, Konzentrations- und Koordinationsfähigkeit verbessern und in ihrem Verhalten stabiler werden.

## Bewertung

Es gibt ausreichend Hinweise, dass Meditation therapeutisch wirksam ist zur Minderung von Asthmabeschwerden, zur Normalisierung von hohem Blutdruck und anderen Risikofaktoren von Herz-Kreislauf-Erkrankungen, zur Linderung von Beschwerden einer Gelenkentzündung, bei Schlafstörungen und zur Reduktion von Stress. Die Risiken des Verfahrens bei sachgemäßer Anwendung sind gering. Die Nutzen-Risiko-Abwägung fällt positiv aus. Meditation ist bei den genannten Anwendungsgebieten geeignet.

*Transzendentale Meditation*
Für diese spezielle Meditationsart gibt es zwar Hinweise auf positive Effekte beim Reizdarmsyndrom und bei Epilepsie. Da das Verfahren aber nicht ohne Risiko ist, fällt die Nutzen-Risiko-Abwägung insgesamt negativ aus. Die TM zeigt bei der Behandlung von Bluthochdruck und zur Förderung der kognitiven Funktionen keine Wirksamkeit. Transzendentale Meditation ist zur Behandlung von Krankheiten und Störungen nicht geeignet.

# Mikrobiologische Therapie

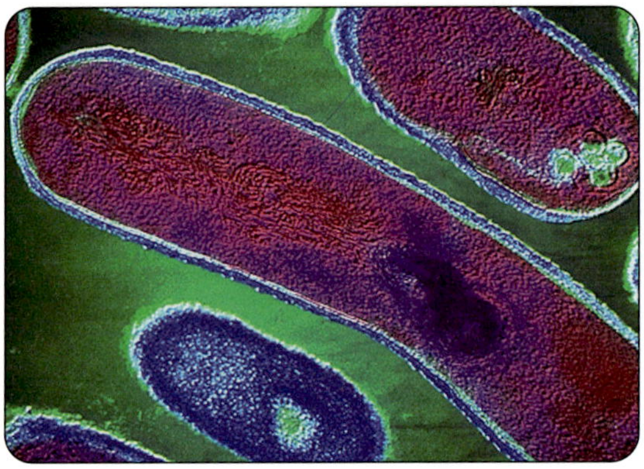

Mikrobiologische Therapie ist die Anwendung lebender und/oder abgetöteter Mikroorganismen und/oder deren Bestandteile, um die Mikroflora im Körper und den Stoffwechsel zu beeinflussen und das Immunsystem zu regulieren.

## Geschichte und Entwicklung

Bakterien sind für den menschlichen Körper sowohl schädlich als auch nützlich. Im 19. Jahrhundert erkannten Louis Pasteur und Robert Koch in den Bakterien die Ursache vieler Infektionskrankheiten. Dementsprechend wurden Arzneimittel (Antibiotika) entwickelt, die Bakterien abtöten oder zumindest an ihrer Vermehrung hindern sollten.

Schon 1796 entwickelte Edward Jenner als Ergebnis von Beobachtungen und Versuchen am Beispiel der Pocken das Impfprinzip: Er beugte der Krankheit vor, indem er abgeschwächte oder abgetötete Erreger in den Körper einbrachte.

Nachdem Anfang des 20. Jahrhunderts verschiedene Arbeiten darauf hinwiesen, dass Haut und Schleimhäute des Menschen von Bakterien besiedelt sind und dass diese Bakterienflora für die Gesundheit bedeutsam ist, beschäftigten sich Forscher damit, wie sich die Bakterienbesiedelung des Körpers beeinflussen lässt, um die Gesundheit zu erhalten oder Krankheiten zu bekämpfen.

Besonderes Augenmerk richtete sich dabei eine Zeit lang auf den Darm, der mit einer Vielzahl von Bakterien und Pilzen besiedelt ist. Diese Mikroorganismen und der menschliche Körper leben in einer Wechselbeziehung zum gegenseitigen Nutzen (Symbiose). Aus diesem Wissen entwickelte sich die Theorie, dass die Besiedelung des Dickdarms durch die Einnahme von Bakterienprodukten in einer gewünschten Weise verändert werden kann (Darmsanierung). Diese Behandlungsart wurde als Symbioselenkung bekannt.

Seit die Forschung das Wissen über den Darm als Immunorgan erweitert und die Rolle der Mikroorganismen an der Immunleistung näher beleuchtet hat, ist man von dieser Betrachtungsweise der therapeutischen Wirkung von Bakterienprodukten im Körper wieder abgekommen.

Die heutige mikrobiologische Therapie sieht sich als ein Verfahren, mit dem die körpereigene Abwehr beeinflusst werden soll.

## Konzept

Die in den Körper eingebrachten Bakterienprodukte sollen die Immunabwehr beeinflussen. Gleichzeitig sollen die Besiedelung des Darmes mit Mikroorganismen und damit auch die Stoffwechselleistungen, die die Bakterienflora erbringt, verändert werden.

Meist werden nacheinander zwei unterschiedliche Mittel eingesetzt.

Bei Erkrankungen, von denen angenommen wird, dass sie auf einer überschießenden Immunreaktion beruhen – das sind vor allem solche, die mit entzündlichen Vorgängen an Haut und Schleimhaut verbunden sind –, soll das erste Arzneimittel, das gegeben wird, diese Aktivität bremsen. Als Beleg dafür wird angeführt, dass dieses Mittel die Produktion von Interleukin (Eiweiße, die im Immunsystem eine Vermittlerfunktion einnehmen) und Interferon-Gamma (Eiweiße, die Erreger bekämpfen) bremst.

Die nachfolgend gegebenen Bakterienzubereitungen sollen dann das Immunsystem anregen und so den Körper in die Lage versetzen, Erkrankungen selbst zu kurieren. Das soll darauf beruhen, dass sie die oben beschriebenen Wirkungen im Immunsystem zu Teilen wieder rückgängig machen.

Im Rahmen der mikrobiologischen Therapie werden auch Autovakzinen eingesetzt. Das sind Mittel, die aus Körpersekreten des Patienten gewonnen und ihm eingespritzt werden. Während die Wirkung der eingenommenen Bakterienzubereitungen auf das Immunsystem über die Darmschleimhaut vermittelt wird, setzt die der gespritzten Autovakzinen direkt im Blut an. Die mikrobiologische Therapie geht davon aus, dass die jeweiligen Produkte – auch in Abhängigkeit von ihrer Konzentration – unterschiedliche Elemente des Immunsystems anregen. So sollen Autovakzinen in höherer Konzentration beispielsweise die Produktion von Interferon-Gamma anregen, in geringerer Konzentration hingegen die der Interleukinbildung.

Außerhalb einer mikrobiologischen Therapie im hier besprochenen Sinn werden die Präparate auch eingesetzt, um zum Beispiel eine durch eine Antibiotikabehandlung geschädigte Darmflora wieder aufzubauen.

## Plausibilität des Konzepts

Das Konzept der mikrobiologischen Therapie beruht zwar auf wissenschaftlich gesicherten Grundlagen, doch eine Umsetzung wie dieses Verfahren es nahe legt, ist wissenschaftlich nicht plausibel.

Gesichert ist, dass eine gesunde Darmflora die Darmschleimhaut so besiedelt, dass sich unerwünschte Keime nicht in dem Maße vermehren können, dass sie dem Körper schaden. Die Bakterien machen Nahrungsbestandteile für den Körper verfügbar, die auf dem Weg durch den Verdauungstrakt noch nicht verarbeitet wurden, regen mit ihren Stoffwechselprodukten die Darmperistaltik an und sind an der Produktion von Vitamin K und $B_{12}$ beteiligt. Auch an der Immunleistung des Darmes haben Bakterien einen erheblichen Anteil.

In der konventionellen Medizin wird die Wirkung oral aufgenommener Erreger auf das Immunsystem in Form der Schluckimpfung genutzt. Abgeschwächte Erreger werden eingenommen und rufen an der Oberfläche des Darmes eine Immunität hervor; darüber hinaus führen sie zu einer Immunantwort im Blut.

Den Großteil der Darmflora machen Bifido- und Milchsäurebakterien aus. Es ist nachgewiesen, dass sich die Aktivität der unspezifischen Abwehr erhöht, wenn diese beiden Bakterienarten oral zugeführt werden. Dass damit allerdings das Immunsystem gestärkt wird, ist nicht gesagt, denn an seiner Regulierung sind viele Komponenten beteiligt, die auf sehr komplexe Weise zusammenwirken.

Mit den gespritzten Bakterienzubereitungen gelangen Zellbestandteile ins Blut. Das ist für das Immunsystem die Aufforderung zu einer Abwehrreaktion. Dass sie jedoch – abhängig von der Konzentration der gespritzten Zubereitung – spezifische Elemente des Immunsystems ansprechen, ist nicht belegt.

Eine längere Behandlung mit Antibiotika schädigt die Darmflora. Um diese wieder aufzubauen, sind Bifido- und Milchsäurebakterien notwendig. Diese können mit probiotischen Lebensmitteln, wie zum Beispiel Jogurt, aufgenommen werden. Präparate der mikrobiologischen Therapie sind dazu nicht notwendig.

## Mittel

Für die mikrobiologische Therapie gibt es Fertigprodukte zum Einnehmen und zum Injizieren. Sie enthalten vornehmlich Bakterienarten, die auch im Darm vorkommen. Das sind Enterokokken, Escherichia coli, Bifidobakterien und Milchsäurebakterien (Laktobazillen), aber auch Saccharomyces-Arten, die nicht zur normalen Darmflora gehören.

Eine Besonderheit sind die so genannten Autovakzinen. Diese werden in einem darauf spezialisierten Labor als Sonderanfertigung für jeden Patienten einzeln hergestellt. Sie enthalten abgetötete Keime, die aus Stuhl, Harn, Nasensekret, Speichel, Rachenabstrich, Scheidensekret oder Eiter des Patienten gewonnen wurden. Diese Mittel werden meist gespritzt, sie lassen sich aber auch schlucken oder auf der Haut anwenden.

## Durchführung

**Diagnose**

Erkrankungen, bei denen Präparate der mikrobiologischen Therapie eingesetzt werden, können mit den üblichen medizinischen Methoden diagnostiziert werden. Eine „Abwehrschwäche" wird meist dann angenommen, wenn der Betreffende in kurzer Zeit mehrfach krank gewesen ist.

Bei Erkrankungen, die nicht oder sehr langsam auf die Behandlung ansprechen, und bei solchen, die den Magen-Darm-Trakt und die Haut betreffen, wird von den Anwendern zu einer Stuhlanalyse geraten. Hierbei sollen Art und Menge der in den Ausscheidungen enthaltenen Bakterien bestimmt werden.

**Behandlung**

Die Behandlung besteht aus mehreren Komponenten. Häufig wird mit dem Präparat begonnen, das die Immunreaktion unterdrückt. Es folgen Präparate, die lebende Keime enthalten. Wenn es notwendig ist, Injektionsmittel einzusetzen, werden diese meist in ansteigender Konzentration zweimal wöchentlich gespritzt.

Die Behandlung dauert Wochen, bei schweren Krankheiten mitunter auch Monate bis Jahre. Die Injektionsbehandlung dauert üblicherweise drei Monate lang.

**Selbstbehandlung**

Die Präparate sind nicht verschreibungspflichtig. Mittel zum Einnehmen werden in der Selbstmedikation zum Beispiel zur Behandlung von Durchfall angewendet.

## Anwender und ihre Ausbildung

Die mikrobiologische Therapie wird sowohl von Heilpraktikern als auch von Ärzten zur Behandlung eingesetzt. In den Richtlinien für die Weiterbildung zum „Arzt für Naturheilverfahren" ist die mikrobiologische Therapie als komplementäres Naturheilverfahren verankert.

## Anwendungsbereiche

Als Anwendungsbereiche geben die Befürworter dieser Therapie vor allem Erkrankungen der Atem- und Harnwege sowie im Magen-Darm-Bereich und des Genitaltrakts an; auch Allergien, Ekzeme, rheumatische Krankheiten und ganz allgemein Abwehrschwäche, die sich als wiederkehrende oder chronische Infektionskrankheiten äußert, werden genannt. In der Nachbehandlung von Krebserkrankungen soll die mikrobiologische Therapie als Zusatzbehandlung angewendet werden, um die Abwehrkräfte zu stärken.

Ausdrücklich genannt werden folgende Anwendungsgebiete: Scheideninfektionen und Harnweginfektionen, weil die Behandlung die Hefepilze (Candida albicans) im Darm verdrängt, aber auch allergische Erkrankungen bei Säuglingen wie Neurodermitis, die beiden entzündlichen Darmerkrankungen Morbus Crohn und Colitis ulcerosa sowie Nasennebenhöhlenentzündungen. Durchfälle sollen rascher abklingen.

## Belege für die Wirksamkeit

Eine Übersichtsarbeit, in der mehrere Einzelstudien ausgewertet wurden, ergab, dass die Einnahme von Bakterienzubereitungen eine Durchfallerkrankung im Durchschnitt um 31 Stunden verkürzt. Dieser positive Effekt auf die Krankheitsdauer zeigt sich insbesondere bei Kindern.

Hinsichtlich der Frage, ob die Mittel Durchfallerkrankungen auch vorbeugen können, ist die Datenlage nicht überzeugend. Ob Bakterienzubereitungen bei Durchfall, der auf der Einnahme von Antibiotika beruht, therapeutisch wirksam sind, bleibt ebenfalls noch zu beweisen.

Für die Behandlung der beiden entzündlichen Darmerkrankungen Colitis ulcerosa und Morbus Crohn ist die therapeutische Wirksamkeit von Bakterienzubereitungen nicht ausreichend belegt. Das Gleiche gilt für die Behandlung des Reizdarmsyndroms und für die Behandlung von Nahrungsmittelallergien. Anders ist es bei Magen-Darm-Beschwerden von Menschen, die Milch und Milchprodukte nicht vertragen (Laktoseintoleranz). Diese

Symptome bessern sich durch die Einnahme von Bakterienprodukten.

Allerdings sind diese Effekte nicht an die Einnahme von industriell hergestellten Bakterienzubereitungen gebunden. Sie lassen sich auch durch die regelmäßige Zufuhr von Jogurt, der lebende Bakterien geeigneter Kulturen enthält, erzielen.

Für andere Anwendungsarten als die Einnahme der Mittel – also zum Beispiel für die Injektion mikrobiologischer Präparate – liegen keine überzeugenden Studien vor.

DER DOKUMENTIERTE FALL

### MS nach Immuntherapie

Eine junge Frau hat sich im Rahmen einer mikrobiologischen Therapie mit einer Aufschwemmung ihrer eigenen Fäkalkeime (Autovakzine) behandeln lassen. Einen Monat nach Ende der Injektionsserie bekam sie eine Sehnerventzündung, einige Zeit später bemerkte sie eine Störung ihrer Empfindensfähigkeit. Bei den nachfolgenden Untersuchungen bestätigte sich der Verdacht auf eine multiple Sklerose.
Die Mediziner halten es für denkbar, dass die Injektionen dieser Autovakzine das Immunsystem übermäßig aktiviert haben, sodass eine als Anlage vorhandene multiple Sklerose ausgebrochen ist.

## Achtung

Nach einer Injektion muss sorgfältig beobachtet werden, wie der Betroffene reagiert. Treten Rötungen und Schwellungen auf, muss die Dosierung des Mittels verringert werden.

Wird das nicht beachtet, kann eine verstärkte allergische Reaktion eintreten, die unter Umständen in einen lebensgefährlichen anaphylaktischen Schock münden kann.

► ***Gegenanzeigen***

Bei einer akuten Gallenblasen- und Bauchspeicheldrüsenentzündung, einem Darmverschluss und bei erheblicher Gewichtsabnahme sollen Mittel der mikrobiologischen Therapie nicht eingesetzt werden. Bei akut fieberhaften Erkrankungen soll die Behandlung vorübergehend ausgesetzt werden.

## Risiken und unerwünschte Wirkungen

► ***Durch das Verfahren***

Bakterienzubereitungen im Sinne der mikrobiologischen Therapie, die eingenommen werden, gelten allgemein als risikoarm.

Die Injektion von Bakterienpräparaten ist grundsätzlich mit Risiken verbunden – je empfindlicher der Mensch ist, desto größer ist das Risiko. Die Bandbreite reicht von leichten Hautrötungen am Einstichort bis zum lebensbedrohlichen allergischen Schock.

## Hinweise

► ***Für Schwangerschaft und Stillzeit***

Die Mittel sollen bei schwangeren Frauen vorsichtshalber nicht eingesetzt werden.

## Bewertung

Die therapeutische Wirksamkeit der oralen mikrobiologischen Therapie zur Behandlung von Durchfallerkrankungen und Laktoseintoleranz ist ausreichend nachgewiesen. Das Risiko bei der Einnahme dieser Bakterienzubereitungen ist gering. Die Nutzen-Risiko-Abwägung fällt bei diesen Anwendungsgebieten positiv aus. Die mikrobiologische Therapie ist für die genannten Erkrankungen geeignet.

Für die Behandlung von Colitis ulcerosa, Morbus Crohn, Reizdarmsyndrom und Nahrungsmittelallergien ist die therapeutische Wirksamkeit von Bakterienzubereitungen nicht ausreichend nachgewiesen. Die Abwägung von Nutzen und Risiko fällt somit negativ aus. Die mikrobiologische Therapie ist für diese Erkrankungen nicht geeignet.

Für andere Anwendungsarten der mikrobiologischen Therapie, so zum Beispiel die Injektion der so genannten Autovakzinen, ist die therapeutische Wirksamkeit nicht ausreichend nachgewiesen. Die Injektion kann mit erheblichen Risiken verbunden sein. Die Nutzen-Risiko-Abwägung fällt daher negativ aus. Die Injektion von Zubereitungen der mikrobiologischen Therapie ist zur Behandlung von Krankheiten und Störungen nicht geeignet.

# Musiktherapie

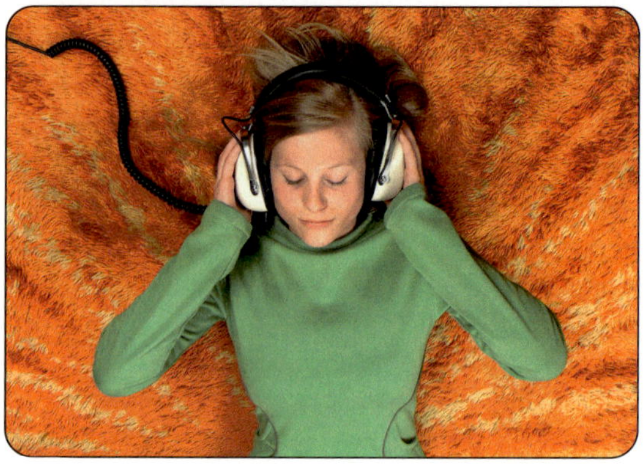

Bei einer Musiktherapie wird selbst Musik gemacht oder Musik gehört mit dem Ziel, die Behandlung von Krankheiten zu unterstützen. Musiktherapie wird auch im Rahmen von psychotherapeutischen Behandlungen eingesetzt.

## Geschichte und Entwicklung

Zu jeder Zeit machten Menschen Geräusche, formten Klänge, Rhythmen, Töne und Melodien: Sie machen Musik. Musik ist eine der elementarsten Formen nonverbaler Kommunikation, und in jeder Kultur ist eine eigene Art Musik zu machen, entstanden.

Als therapeutisches Verfahren gibt es die Musiktherapie in Deutschland etwa seit 1960. Sie entwickelte sich aus der Erfahrung von Musikern, dass kranke und gestörte Menschen Veränderungen erleben, wenn sie Musik machen und „erfinden" (improvisieren). Seit 1981 gibt es in Deutschland ein eigenständiges musiktherapeutisches Studium; 1995 wurde in Heidelberg das Institut für Musiktherapieforschung gegründet, das sich unter anderem mit den Wechselwirkungen zwischen Musik und seelischen und körperlichen Prozessen beschäftigt.

Musiktherapie ist kein fest umrissener Begriff. Eine Vielzahl von praktischen Übungen mit theoretischen Erklärungsansätzen bedient sich dieser Bezeichnung. Im Folgenden soll das als Musiktherapie besprochen werden, was auf psychotherapeutischen Erklärungsmodellen fußt und sich der Musik als eines Mittels bedient, zwischen Menschen Beziehungen zu schaffen und sich einander mitzuteilen.

Dabei haben sich zwei Hauptrichtungen etabliert: zum einen die psychotherapeutische und prozessorientierte, zum anderen die leitungs- und/oder übungsorientierte.

Zur ersten Richtung gehört die psychoanalytisch orientierte Musiktherapie, in der die Musik das Medium ist, mit dem auf klassisch psychoanalytische Weise gearbeitet wird. Auch die integrative Musiktherapie gehört dazu, die nach Art der humanistisch orientierten Psychotherapie arbeitet. Hierbei entsteht Musik meist als Improvisation zwischen Therapeut und Patient. Was sich dabei im Patienten abspielt, wird im Gespräch mit dem Therapeuten aufgearbeitet.

Zu den Formen, die die Übungen in den Mittelpunkt stellen, gehört unter anderem die anthroposophische Musiktherapie, die am Konzept Rudolf Steiners ausgerichtet ist, sowie die schöpferische Musiktherapie nach Nordoff-Robbins. Im Gegensatz zu den psychotherapeutischen Richtungen verzichten diese weitgehend darauf, das, was geschehen ist und was erlebt wurde, im Gespräch zu erörtern.

## Konzept

Musiktherapie als eine Form von Psychotherapie bedient sich der Musik als „Sprache der Gefühle“. Instrumente in die Hand zu nehmen und mit ihnen Klänge, Rhythmen und Melodien zu produzieren, kann tief verborgene Emotionen anrühren. Musik löst Spannungen in Körper und Seele und kann verschüttet geglaubte Kräfte der Selbstheilung wiederbeleben. Durch die Notwendigkeit zuzuhören, verbessert sie die Konzentration. Musik reizt zu Bewegungen und macht damit auch Widerstrebende einer Bewegungstherapie zugänglich. Über die Musik können Menschen miteinander kommunizieren, deren Ausdrucksmöglichkeiten sehr beschränkt sind oder denen es nicht gelingt, über Belastendes zu reden. So können Themen bearbeitet werden, die sonst nicht zugänglich sind.

Musik hebt ins Bewusstsein, was im Untergrund wirkt, und macht es – therapeutisch geleitet – für Veränderungen erreichbar. Mit Musik lässt sich ausdrücken, was sonst nicht aussprechbar scheint.

Bei den übungsorientierten Formen der Musiktherapie, die sich auf den nonverbalen Prozess beschränken, stellt die Musik selbst das Kommunikationsmittel dar. Bei den psychotherapeutischen Formen ist sie das Mittel, das im Patienten die Möglichkeit und die Bereitschaft schafft, in eine fruchtbare Kommunikation mit dem Therapeuten einzutreten.

In der Gruppenarbeit erhalten Patienten die Möglichkeit, ihre Wahrnehmungsfähigkeit zu verbessern und neues Verhalten einzuüben.

## Plausibilität des Konzepts

Das Konzept der Musiktherapie ist wissenschaftlich plausibel.

Die Auswirkungen von Musik auf das menschliche Gehirn sind gut untersucht. So verändern sich in einem Gehirn, das dauerhaft und intensiv mit Musik konfrontiert wird, ganze Strukturen: Die Hörrinde verdickt sich, das Faserbündel, das die beiden Hirnhälften miteinander verbindet, wird dicker.

Musik aktiviert Nervenstrukturen im limbischen System, jener Region des Gehirns, die in der Entwicklungsgeschichte des Menschen sehr früh entstanden und direkt für Emotionen verantwortlich ist. Diese Anregung lässt sich auch bei apathischen, autistischen, emotional verschlossenen und geistig behinderten Menschen nachweisen.

Dabei rufen bestimmte Töne und Sequenzen bei allen Hörern die gleichen Gefühle hervor. Als schön empfundene Klänge wirken tief greifend auf die Zentren des Gehirns, die bei angenehmen Erlebnissen angesprochen werden. Sie werden unter anderem auch beim Essen aktiviert, beim Sex und beim Konsum von Drogen. Gleichzeitig verringert sich die Aktivität der Gehirnregion, die bei Angst angesprochen wird.

In der Folge ändert sich die Konzentration bestimmter Hormone im Blut messbar. Von dem Stresshormon Kortisol ist weniger vorhanden, das

Hormon Oxytozin, das den Aufbau stabiler Beziehungen zwischen Menschen unterstützt, wird verstärkt ausgeschüttet. Sogar körpereigene Schmerzhemmer und weitere Substanzen scheinen beeinflusst zu werden, was zur allgemeinen Entspannung beitragen kann.

Musik kann also tatsächlich das Tor zur Welt der Gefühle öffnen. Daraus resultieren dann die gleichen Effekte, wie sie bei psychotherapeutischen Interventionen möglich sind; sie entsprechen den jeweils gewählten therapeutischen Behandlungsarten.

## Mittel

Das Instrumentarium, das der Musiktherapeut seinen Patienten in die Hand gibt, besteht meist aus Orff-Instrumenten, also vornehmlich Rhythmus- und Schlaginstrumenten, oftmals erweitert durch das Klavier. Die Stimme wird nur selten eingesetzt.

Daneben wird auch passives Zuhören als entspannende Maßnahme eingesetzt. Hierzu gebraucht man herkömmliche Geräte wie zum Beispiel einen Walkman.

## Durchführung

### Behandlung

Musiktherapeutische Behandlung kann aktiv oder passiv sein: Entweder die Patienten werden aufgefordert, mit den Instrumenten Töne, Klänge, Rhythmen oder Melodien zu improvisieren, oder sie nehmen die Musik, die ihnen vorgespielt wird, passiv auf. In diesem Fall arbeitet der Therapeut mit dem, was die Musik im Patienten anregt.

Musiktherapie kann Einzel- oder Gruppentherapie sein. Die Abstände zwischen den Behandlungen können ein oder mehrere Tage betragen.

## Anwender und ihre Ausbildung

Studiengänge für Musiktherapie gibt es in Deutschland an zwei Fachhochschulen und an mehreren Universitäten, wobei letztere auf anderen, vorher erreichten, Studienabschlüssen aufbauen. Das Diplom bestätigt den erfolgreichen Universitäts- oder Fachhochschul (FH)-Abschluss. Zur Ausbildung gehört eine Lehrtherapie, wie sie für jede qualifizierte psychotherapeutische Arbeit vorausgesetzt wird. Alle Studierenden müssen ein bedeutendes Maß an musikalischer Vorbildung aufweisen.

Darüber hinaus gibt es im nichtärztlichen Bereich musiktherapeutische Zusatzausbildungen für Heil-, Sonder- und Sozialpädagogen.

Musiktherapeuten arbeiten meist in psychiatrischen und psychosomatischen Kliniken, Sonderschulen und -kindergärten sowie heilpädagogischen Einrichtungen.

In Deutschland finden musiktherapeutische Behandlungen vornehmlich im Rahmen stationärer Behandlungen (Kuren) statt, vor allem in psychosomatisch ausgerichteten Klinken.

## Anwendungsbereiche

Musiktherapie als psychotherapeutische Behandlungsform hat – wie andere Psychotherapien auch – das Ziel, Erleben und Verhalten des Patienten konstruktiv zu verändern, damit er seine Persönlichkeit besser entfalten kann.

Musiktherapie wird bei Verhaltensstörungen von Kindern und Jugendlichen eingesetzt. Bei Erwachsenen kommen psychiatrische Störungen wie Neurosen, Psychosen, organische Hirnstörungen und psychosomatische Erkrankungen sowie Klinikbehandlungen, die mit außerordentlichem Stress einhergehen, hinzu. Bei geistig Behinderten ist Musiktherapie ein heilpädagogisches Element.

Musiktherapie ist als begleitende Behandlung nichttumorbedingter chronischer Schmerzen angewendet worden, desgleichen bei Migräne bei Kindern und in der Therapie von Demenzkranken.

## Belege für die Wirksamkeit

Die Beurteilung der Wirksamkeit von Musiktherapie wird durch mehrere Faktoren erschwert: Es existieren unterschiedliche Formen der Musiktherapie, die Literatur zu diesem Thema ist äußerst umfangreich, die methodische Qualität der Studien aber häufig fragwürdig, und Musiktherapie wird bei ganz unterschiedlichen Erkrankungen eingesetzt.

Dennoch bescheinigt eine umfassende Übersichtsarbeit die therapeutische Wirksamkeit von verschiedenen Formen der Musiktherapie bei folgenden Anwendungsgebieten: Stressreduktion und Stimmungsverbesserung, Schmerzlinderung, Verbesserung der körperlichen Leistungsfähigkeit, Besserung bei Verhaltensstörungen, Besserung von psychischen Problemen wie zum Beispiel Depressionen. Meist wird die Musiktherapie als adjuvante Behandlungsform eingesetzt. Ihre Effekte sind im Allgemeinen kurzlebig.

Mehrere systematische Übersichtsarbeiten bestätigen die therapeutische Wirksamkeit von Musiktherapie zur Linderung von Schmerzen nach Operationen und zur Verringerung von Stress bei Krankenhauspatienten. Ihr Einsatz fördert die zwischenmenschlichen Beziehungen von an Krebs erkrankten Kindern mit dem Pflegepersonal und Familienangehörigen, verringert die Belastung von Patienten mit einer koronaren Herzkrankheitund senkt die Herzfrequenz und den Blutdruck.

Eine Übersichtsarbeit, die durch ein internationales Netzwerk von Wissenschaftlern erstellt wurde (Cochrane Review), fasst fünf Studien zur Anwendung von Musiktherapie bei Demenz zusammen und folgert, dass die Wirksamkeit wegen der schlechten Studienqualität nicht beurteilt werden kann. Den gleichen Schluss zieht eine Übersichtsarbeit desselben Netzwerks über den Einsatz von Musiktherapie bei Autismus. Positive Kurzzeiteffekte zeigten sich dagegen in einer systematischen Übersichtsarbeit zur Anwendung von Musiktherapie bei Schizophrenie.

## Hinweise

► ***Für Kinder unter 14 Jahren***

Kinder und Jugendliche sprechen auf Musiktherapie ebenso an wie Erwachsene.

► ***Für ältere Menschen***

Ältere Menschen sprechen auf Musiktherapie ebenso an wie jüngere Erwachsene.

## Bewertung

Die therapeutische Wirksamkeit von Musiktherapie zur Verringerung von Stress, Linderung von Schmerzen, Verbesserung der körperlichen Leistungsfähigkeit, Besserung bei Verhaltensstörungen und bei psychischen Problemen wie Depressionen und Schizophrenie (Kurzzeiteffekt) ist ausreichend nachgewiesen. Darüber hinaus fördert ihr Einsatz die zwischenmenschlichen Beziehungen von kindlichen Krebspatienten, verringert die Belastung von Patienten mit einer koronaren Herzkrankheit und senkt die Herzfrequenz und den Blutdruck. Mit ihr verbindet sich kein erkennbares Risiko. Die Nutzen-Risiko-Abwägung fällt positiv aus. Musiktherapie ist für die oben genannten untersuchten Anwendungsgebiete geeignet.

Bei anderen Krankheiten und Störungen ist ihr Nutzen fraglich. Die Nutzen-Risiko-Abwägung fällt negativ aus. Die Musiktherapie ist zu ihrer Behandlung daher nicht geeignet.

# Neuraltherapie nach Huneke

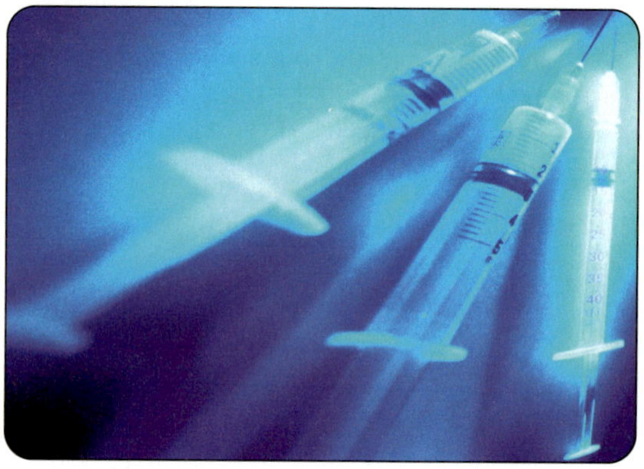

Neuraltherapie nach Huneke ist ein diagnostisches und therapeutisches Verfahren, bei dem örtlich wirksame Betäubungsmittel gespritzt werden, um Erkrankungen aufzuspüren, Schmerzen zu lindern und Krankheiten zu heilen.

## Geschichte und Entwicklung

Ein ärztlicher Kunstfehler wurde zur Geburtsstunde der Neuraltherapie: Der Arzt Ferdinand Huneke (1891–1966) spritzte 1925 seiner von Migräne geplagten Schwester Prokain versehentlich in eine Vene statt in einen Muskel. Völlig überraschend verschwanden daraufhin ihre Kopfschmerzen in Sekundenschnelle.

Ferdinand Huneke und sein Bruder Walter führten diese Wirkung auf das Prokain zurück, waren aber zugleich der Meinung, dass diese Wirkung keinen rein pharmakologischen Grund hat, sondern über eine Beeinflussung des vegetativen Nervensystems zustande kommt. Als Huneke 1940 rund um die Unterschenkelwunde einer Patientin betäubende Injektionen setzte und plötzlich ein Schmerz an ihrer Schulter der gegenüberliegenden Körperhälfte verschwand, benannte Huneke dies als Sekundenphänomen. Damit begründete er eine neue Therapieform, mit der man Beschwerden durch Injektionen in eine Körperregion behandelt, die von der eigentlichen Erkrankung entfernt liegt.

Huneke und seine Anhänger rückten das Sekundenphänomen in den Mittelpunkt ihrer Lehre, entwickelten aber noch zusätzliche Erklärungsmodelle für ihre Methode. 1958 wurde eine Vereinigung gegründet, die inzwischen unter dem Namen Internationale Medizinische Gesellschaft für Neuraltherapie nach Huneke – Regulationstherapie e.V. der Dachverband aller Tochtergesellschaften ist. Die Neuraltherapie nach Huneke hat sich vor allem in Deutschland, Österreich, der Schweiz und in Italien verbreitet.

Ein Teil der Effekte der Neuraltherapie nach Huneke ist als Methode zur reinen Schmerzbehandlung in die konventionelle Medizin eingegangen. Sie wird dort meist als therapeutische Lokalanästhesie oder Infiltrationstherapie, aber auch als Neuraltherapie bezeichnet.

## Konzept

Die Neuraltherapie nach Huneke stützt sich auf zwei Grundsätze: die Störfeldtheorie und die Segmenttheorie.

*Störfeldtheorie (auch Herd- oder Fokaltheorie)*
Die Störfeldtheorie geht davon aus, dass krankhafte Prozesse oder Veränderungen (Verletzungen, Entzündungen oder Narben) in einem Organ störende Einflüsse auf andere Organe haben können. Dabei werden von verschiedenen Autoren die Begriffe Herd, Fokus, Störfeld oder Irritationszentrum teilweise in gleicher, teilweise in voneinander abweichender Bedeutung verwendet. Der Organismus kann derartige Störfelder eine Zeit lang ausbalancieren. Bleiben sie jedoch zu lange bestehen oder kommen andere Einflüsse hinzu (Infektionen, Operationen), werden sie aktiviert und es entsteht ein organisches Leiden. Nach der Herd-Störfeld-Theorie können chronische Krankheiten in einer Körperregion ihre Ursache in ganz anderen Bereichen haben. Entzündete Zahnwurzeln, nervtote Zähne, entzündete Mandeln sowie verheilte Knochenbrüche und alte Narben gelten als besonders belastende Störfelder. Manche Neuraltherapeuten meinen, dass der Nabel zum krankmachenden Herd werden kann. Dass ein Störfeld tatsächlich aktiv ist, wird von den

Therapeuten daran erkannt, dass durch eine Injektion von lokalen Betäubungsmitteln in ein Störfeld die Beschwerden verschwinden, weil der krankmachende Informationsfluss unterbrochen wird.

*Segmenttheorie*

Die Segmenttheorie beruht auf der Vorstellung, dass es nervale Verbindungen zwischen den Organen und der Haut gibt, dass also jeder Körperabschnitt einem bestimmten Hautareal zuzuordnen ist. Diese Zonen werden Head-Zonen genannt. Ist die Haut in einer Zone überempfindlich, kann auf eine Erkrankung in dem dazugehörigen inneren Organ geschlossen werden, die durch Injektionen in die Haut behandelt, gelindert und geheilt wird.

Die örtlich wirksamen Betäubungsmittel werden von Neuraltherapeuten nach Huneke nicht im herkömmlichen pharmazeutischen Sinn zur Schmerzlinderung verwendet, sondern um das vegetative Nervensystem – der nicht dem Willen unterworfene Teil des Nervensystems – und die Organsysteme zu regulieren.

Wie die Wirkung zustande kommt, wird von den Neuraltherapeuten unterschiedlich erklärt. Einerseits gilt die Wirkung des örtlichen Betäubungsmittels als Impuls für die Heilung, andererseits hat Huneke selbst in späterer Zeit die Ansicht vertreten, nicht das Betäubungsmittel und seine schmerzlindernde Wirkung mache den Effekt seiner Methode aus, sondern der Einstich beziehungsweise der Einfluss auf den gestörten Regelkreis – ähnlich wie bei der Akupunktur (→ Seite 62).

Eine weitere Theorie (nach Mathias Dosch) besagt, dass kranke Zellen im Unterschied zu gesunden eine Nullladung haben und dass durch die Neuraltherapie diese Ladungsunterschiede reguliert werden. Der Neuraltherapeut Otto Bergsmann dagegen vermutet, dass jedes Krankheitsgeschehen gleichzeitig alle anderen Strukturen beeinträcht, weil die verschiedenen Systemstrukturen im Körper miteinander vernetzt sind. Schließlich meint der Arzt Alfred Pischinger, dass die Flüssigkeit, die alle Zellen umspült, alle Informationen verbreitet, also auch krankmachende. Einigkeit besteht darin, dass durch die Injektionen die „entgleisten Regulationsvorgänge“ wieder normalisiert werden, wodurch chronische Beschwerden geringer werden.

Haben Neuraltherapeuten früher versucht, durch so genannte Provokationstests gezielt nach einem Störfeld zu suchen, so sucht der Neuraltherapeut heute die wirksame Einstichstelle zur Behandlung, indem er an verschiedenen Stellen Testinjektionen vornimmt und ausprobiert, wo er einen starken Effekt erreichen kann.

## Plausibilität des Konzepts

*Störfeldtheorie*

Die Idee von der Fernwirkung der Neuraltherapie konnte bislang nicht nachgewiesen werden. Bis heute ist von Neuraltherapeuten nicht übereinstimmend definiert, was ein Herd, Fokus oder Störfeld ist und welche Krankheiten sie möglicherweise hervorrufen können. Eine Verbindung zwischen Herd und entferntem krankem Organ lässt sich wissenschaftlich nicht erklären.

Aus Sicht der konventionellen Medizin werden nicht die vermuteten Störimpulse der kranken Zellen durch das Betäubungsmittel blockiert, sondern die Impulsleitung an der Nervenfaser. Jede lebende Zelle erzeugt durch ihren Stoffwechsel ein elektrisches Potenzial. Experimente haben gezeigt, dass Zellen mit Nullpotenzial, denen Dosch Störwirkung zuschreibt, nicht mehr leben und nicht wiederbelebt werden können.

Das Sekundenphänomen, auf dem die Theorie beruht, tritt sehr selten auf und wird heute in der konventionellen Medizin als Phänomen eingestuft, das durch die suggestive Kraft des Therapeuten entsteht. Mediziner kritisieren die Suche nach der „richtigen“ Einstichstelle als Verfahren nach dem Prinzip von Versuch und Irrtum – oft sind mehrmalige Wiederholungen wirkungslos. Testinjektionen liefern nur selten verwertbare Aussagen.

Neuraltherapeuten sind sich nicht einig, ob Wurzelfüllungen und tote Zähne Herde darstellen. Von der früher angewendeten Methode, radikal alle herdverdächtigen Zähne zu ziehen, sind Neuraltherapeuten inzwischen abgekommen, weil Sanierungseffekte nicht nachweisbar waren.

*Segmenttheorie*

Die konventionelle Medizin erklärt den Erfolg der Schmerzbehandlung mit der Blockade der Schmerzleitung: Jeder Schmerz wird über Nervenbahnen zuerst zum Rückenmark und dann zur Großhirnrinde geleitet. Im Rückenmark aktiviert der Schmerz Nervenbahnen, deren Erregung zu Muskelverspannungen führt oder vegetative Zentren irritiert. Das verstärkt die Schmerzempfindlichkeit und die ursprünglichen Schmerzen. Überdies geht die Schmerzempfindung im Gehirn oft mit einer „Täuschung" Hand in Hand: Auf der Großhirnrinde ist die Haut als größtes Sinnesorgan sehr stark repräsentiert. Deshalb kann es zu einer Projektion und Ausdehnung der Schmerzen auf größere Hautareale kommen, was den ursprünglichen Schmerz zu einer Schmerzspirale steigern kann

Das Umspritzen von Nerven, Nervenenden, Nervenwurzeln und -knoten blockiert diese Schmerzreize. Das lokale Betäubungsmittel schaltet die Schmerzquelle aus und verhindert so die aufgrund des Schmerzes ausgelösten reflektorischen Muskelverspannungen und ihre vegetativen Begleiterscheinungen. Nadelstiche in die Haut können darüber hinaus jene Nervenbahnen reizen, die chronische Schmerzen unterdrücken (Gate-Control-Theorie).

## Mittel

Zur Injektion werden Einwegspritzen verwendet, deren Kanülen eine Länge von zwei bis zwölf Zentimeter haben.

Die Wirkstoffe Artikain, Lidokain, Mepivakain oder Prokain werden ohne Beimischungen angewendet. Lidokain gilt als das wirksamste lokale Betäubungsmittel mit den wenigsten Nebenwirkungen. Meist werden fünf Milliliter, aufgeteilt auf mehrere Einstiche, gespritzt. Lidokain wird als einprozentige Lösung gespritzt, wobei pro Behandlung 20 Milliliter eingebracht werden. Prokain wird sowohl in seiner einprozentigen Form als auch als zweiprozentige Prokain-Koffein-Verbindung verwendet. Die maximale Einzeldosis wird mit 15 bis 25 Milliliter angegeben.

## Durchführung

### Diagnose

Jeder Behandlung sollte eine ärztliche Untersuchung vorausgehen. Wichtig ist vor allem eine detaillierte Anamnese, also eine Erhebung der Krankengeschichte. Dabei geht es insbesondere um durchgemachte Krankheiten und um Operationen. Neuraltherapeuten wenden die Injektionen auch als diagnostisches Mittel an: Verstärken die Injektionen im Schmerzbereich die Beschwerden für einige Tage, wird dies als Hinweis auf ein Störfeldgeschehen gedeutet, aber auch darauf, dass die Spritze nicht den vermuteten Irritationsort getroffen hat.

Tritt ein Sekundenphänomen ein – eine plötzliche Schmerzlinderung an entfernter Stelle, die mindestens 20 Stunden anhält –, gilt das als Beweis, dass die Behandlung ein Störfeld gefunden und ausgeschaltet hat.

Bringt eine örtliche Injektionsbehandlung sofort Besserung, diagnostiziert der Neuraltherapeut keine Fernstörung, sondern eine eigenständige Erkrankung.

### Behandlung

Die Behandlung besteht aus der Lokalbehandlung (Segmenttherapie) und der Störfeldsanierung. Nach der diagnostischen Erhebung und nach der genauen Befragung über die Beschwerden tastet der Behandelnde mit den Fingern die empfindlichen Hautzonen ab. Um über diese Zonen Schmerzen im Bewegungsapparat zu lindern oder ein erkranktes Organ zu beeinflussen (Segmentbehandlung), spritzt er in diesem Bereich an verschiedenen Stellen knapp unter die Haut ein lokales Betäubungsmittel. Diese Technik wird Quaddeln genannt.

Die Behandlung wird mehrere Male im Abstand von wenigen Tagen wiederholt, bis zum Beispiel der Schmerz im Bewegungsapparat abgenommen oder sich die Funktion des erkrankten Organs normalisiert hat.

Auch tiefe Stichtechniken werden angewendet: Zur Schmerzbehandlung wird in Triggerpunkte der Muskeln (besonders schmerzende, verdickte Stellen im Muskelgewebe) gestochen oder tief in Gelenke, Sehnen oder den Wirbelkanal. Bei tiefer Stichtechnik wird die Injektionsnadel ohne Sichtkontrolle bis zu zwölf Zentimeter tief in den Körper eingeführt.

Störfeldsanierung: Wird bei einer chronischen Krankheit eine Narbe als Herd verdächtigt, setzen Neuraltherapeuten in und rund um die Narbe mehrere Injektionen, um eine Fernwirkung auf die erkrankte Region zu erreichen.

Sie stechen darüber hinaus je nach Diagnose in die Magengrube, in den Bauchraum an die Eierstöcke heran, an die vegetativen Nervengeflechte des kleinen Beckens, in die Prostata, in den Nabel und die Schilddrüse. Wiederholte Behandlungen haben das Ziel, weitest mögliche Beschwerdefreiheit zu erreichen.

## Anwender und ihre Ausbildung

Die Ausbildung von Ärzten in Neuraltherapie nach Huneke wird von der Internationalen Medizinischen Gesellschaft für Neuraltherapie Regulationstherapie e.V. getragen und mit einem Zertifikat abgeschlossen. Neuraltherapie wird auch in Heilpraktikerschulen gelehrt. Dort sind die Lehrinhalte nicht allgemein geregelt, die Teilnahme wird ebenfalls mit einem Zertifikat bescheinigt.

Neuraltherapie nach Huneke wird in freien Praxen von Allgemeinmedizinern und Orthopäden, in Kurkliniken und auch von Heilpraktikern durchgeführt.

## Anwendungsbereiche

Neuraltherapeuten nach Huneke sehen für ihre Methode einen sehr weiten Anwendungsbereich, der – von Kopf bis zum Unterleib und der Haut – alle Organe umfasst: von hohem Blutdruck über Kinderlosigkeit bis zum Zwölffingerdarmgeschwür. Sie wird außerdem zur Diagnostik unklarer Beschwerden angeboten.

In der konventionellen Medizin wird die therapeutische Lokalanästhesie hauptsächlich bei Schmerzen des Bewegungsapparats und Weichteilrheumatismus sowie bei Nervenschmerzen und Kopfschmerzen eingesetzt. Es wird nur auf die Segmenttherapie Bezug genommen, die nicht der Behandlung von Krankheiten, sondern ausschließlich der Linderung lokaler Schmerzen dient. Um die Segmenttherapie von der Neuraltherapie nach Huneke (Störfeldbehandlung) abzugrenzen, wird diese Form der Behandlung – die intramuskuläre Injektion in Triggerpunkte – als therapeutische Lokalanästhesie oder Infiltrationstherapie bezeichnet.

## Belege für die Wirksamkeit

Bis zum Jahr 1994 wurden keine kontrollierten klinischen Studien zur Neuraltherapie gefunden. Inzwischen sind zwei Untersuchungen veröffentlicht worden. Eine kleine Pilotstudie untersuchte die Wirkung der Neuraltherapie an 21 Patienten mit multipler Sklerose. Es zeigten sich positive Effekte auf einer Symptomskala, die verschiedene Behinderungen auflistet. Die Zahl der Patienten, die in diese Studie aufgenommen wurden, war jedoch zu klein, um eine gültige Aussage zur Wirksamkeit zu machen. Zudem wurde eine Variante der Neuraltherapie nach Huneke angewendet. Die zweite Studie vergleicht die Wirksamkeit von Neuraltherapie, Akupunktur und Aufbissschienen bei myofaszialem Schmerzsyndrom, eine Form des Weichteilrheumatismus. Auch diese Studie umfasste nur eine kleine Patientenanzahl – drei Gruppen mit jeweils 20 Personen. Die Resultate der Untersuchung sprechen gegen eine Überlegenheit der Neuraltherapie. Eine rückblickende Analyse von 152 Patienten, die mit Neuraltherapie oder mit Akupunktur behandelt worden waren, fand keine messbaren Vorteile der einen über die andere Behandlungsweise.

## Achtung

Neuraltherapie sollte nur durch ausgebildete Ärzte und auch nur dort durchgeführt werden, wo es lebensrettende Einrichtungen gibt, die gegebenenfalls bei Überempfindlichkeitsreaktionen gegen das lokale Betäubungsmittel oder anderen Zwischenfällen zum Einsatz kommen müssen.

► ***Gegenanzeigen***

Bei schweren Herzrhythmusstörungen und ausgeprägter Herzschwäche, schwerem Bluthochdruck, Blutgerinnungsstörungen oder während der Einnahme blutgerinnungshemmender Mittel, die etwa bei Thrombosen angewendet werden, bei Magengeschwür, Infektionen im Behandlungsgebiet und bei Menschen, die gegen das eingesetzte Betäubungsmittel allergisch sind, darf Neuraltherapie nicht eingesetzt werden.

Neuraltherapeuten nach Huneke schließen außerdem die Anwendung der Therapie bei psychischer Erkrankung, Erbleiden, Mangelzuständen, narbiger Organveränderung, fortgeschrittener Infektionskrankheit, Tumorerkrankungen, bei der Autoimmunerkrankung Myasthenia gravis, bei der die Nervenimpulse nicht richtig auf die Muskeln übertragen werden, und nach Röntgenbestrahlung aus.

► ***Wechselwirkungen***

Wechselwirkungen sind bei Langzeitanwendung der lokalen Betäubungsmittel gemeinsam mit Substanzen wie Diltiazem und Verapamil in Herzmitteln, mit dem Schmerzmittel Pethidin, mit dem Beruhigungsmittel Diazepam und Mitteln gegen Krämpfe mit dem Wirkungsstoff Phenytoin möglich. Betablocker und Kalziumantagonisten mit Wirkung auf das Herz können die Nebenwirkungen der Betäubungsmittel verstärken. Prokain kann die Wirkung der Antibiotika vom Sulfonamid-Typ stark vermindern und die Wirkung von Cholinesterasehemmern, die zum Beispiel bei Alzheimer-Krankheit angewendet werden, steigern.

## Risiken und unerwünschte Wirkungen

► ***Durch das Verfahren***

Einstichstellen können sich infizieren. Lokale allergische Erscheinungen wie Juckreiz und Rötung sind möglich.

Medikamentenbedingt sind ein Absinken der Pulsfrequenz, Störungen der Erregungsleitung im Herz und Herzstillstand sowie eine Methämoglobinämie (Vermehrung von Methämoglobin im Blut mit Blausucht, Kopfschmerzen und Atemnot) möglich.

Auf örtlich wirksame Betäubungsmittel reagieren manche Menschen überempfindlich. Bei ihnen können Schwindel und Übelkeit auftreten. In seltenen Fällen können gefährliche Nebenwirkungen am Zentralnervensystem auftreten. Anzeichen dafür sind Brechreiz, Unruhe, Angstzustände, Zittern, Seh- und Sprachstörungen und in der Folge Muskelzuckungen, epileptische Anfälle, Atemlähmungen, schwerwiegende Herzprobleme und Kollaps. In solchen Fällen müssen sofort Notmaßnahmen eingeleitet werden. Selten, bei Prokain häufiger, sind schwere allergische Reaktionen wie Anschwellen des Gesichts, des Mundes und Atemprobleme. Deshalb sollte der Arzt die Verträglichkeit vor der Behandlung mit einer Probe an der Haut testen.

► ***Durch unsachgemäße Anwendung***

Wenn Injektionen falsch gesetzt werden oder zu schnell oder zu viel gespritzt wird, kann es zu Blutdruckabfall, Desorientierung, Unruhe, Zittern, Sprach- und Sehstörungen, Krampfanfällen, Muskelzuckungen und Fieber kommen. Dann ist auch die Gefahr von Kreislauf- und Herzrhythmusstörungen und Herzstillstand erhöht.

Die tiefe Stichtechnik ohne Sichtkontrolle ist risikoreich. Es ist schon mehrfach zu inneren Blutungen, Organverletzungen und Lähmungen gekommen. Einige Todesfälle sind dokumentiert.

## Hinweise

Bei Mehrfachinjektionen sollten einige Tage zwischen den einzelnen Behandlungen verstreichen, um einen zu hohen Spiegel des Betäubungsmittels im Körper zu vermeiden.

► ***Für Kinder unter 14 Jahren***

Da das Verfahren für die meisten Anwendungsgebiete als „nicht geeignet“ gewertet wird, sollte man bei Kindern darauf verzichten. Insbesondere sollte Kindern nicht in den Nabel gestochen werden. Der Stich ist schmerzhaft und die Theorie, dass der Nabel ein Störfeld repräsentiert, nicht belegt.

► ***Für Schwangerschaft und Stillzeit***

Betäubungsmittel können den Herzschlag des ungeborenen Kindes verlangsamen. Da sie auch in die Muttermilch übertreten können, sollte die Neuraltherapie während Schwangerschaft und Stillzeit nicht angewendet werden.

► ***Zur Verkehrstüchtigkeit***

Wenn durch das Spritzen Schwindel aufgetreten ist, sollte unmittelbar danach kein Fahrzeug gelenkt, keine Maschine bedient und keine Arbeit ohne sicheren Halt verrichtet werden.

## Bewertung

Die Wirksamkeit der Neuraltherapie nach Huneke ist bei den untersuchten Anwendungsgebieten multiple Sklerose und myofasziales Schmerzsyndrom nicht ausreichend nachgewiesen. Studien zu anderen Anwendungsgebieten liegen nicht vor. Nebenwirkungen sind dokumentiert, aber wahrscheinlich selten. Die Nutzen-Risiko-Abwägung fällt bei den untersuchten Indikationen insgesamt eher negativ aus. Neuraltherapie nach Huneke ist bei multipler Sklerose und myofaszialem Schmerzsyndrom wenig geeignet.

Für alle anderen Anwendungsbereiche fällt die Nutzen-Risiko-Abwägung negativ aus, die Neuraltherapie ist zur Behandlung nicht geeignet.

# Orthomolekulare Medizin

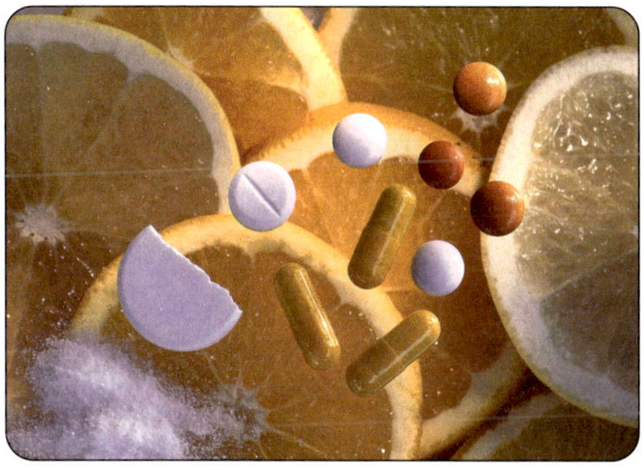

In der orthomolekularen Medizin werden Substanzen, die normalerweise im Körper vorhanden und für die Gesundheit erforderlich sind, in außerordentlich großer Menge eingenommen, um Krankheiten vorzubeugen und zu behandeln. Diese Substanzen werden stets kombiniert eingesetzt. Die alleinige Gabe eines Vitamins oder beispielsweise von Fischöl gilt nicht als orthomolekulare Medizin.

Das Verfahren erhielt seinen Namen durch den amerikanischen Chemiker Linus Pauling. Es leitet sich von den Wörtern „ortho“ für „richtig, gut“ und „Molekül“ für „kleinster Baustein“ ab.

## Geschichte und Entwicklung

Jahrhundertelang starben Menschen an Krankheiten wie Skorbut, Beri-Beri und Rachitis. Dass es sich hierbei um Vitaminmangelkrankheiten handelt, klärte sich erst Anfang des 20. Jahrhunderts. Zu dieser Zeit entdeckten Naturwissenschaftler 13 Nahrungsbestandteile, die sich als unabdingbar für Wachstum und Leben herausstellten. Sie wurden als Vitamine bezeichnet – von „vita“ (lateinisch für Leben) und „Amine“, da man annahm, dass es sich um Verbindungen mit einer so genannten Aminogruppe handelt.

Seit Vitamine in großer Menge industriell hergestellt werden können, stand ihrer Erprobung bei unterschiedlichen Erkrankungen nichts mehr im Wege.

In den 1950er-Jahren setzten die beiden amerikanischen Ärzte Dr. Abram Hoffer und Dr. Humphry Osmond hohe Dosen von Vitamin $B_3$ und Vitamin C bei Menschen mit schizophrenen Psychosen ein. 1968 formulierte der zweifache Nobelpreisträger Linus Pauling ein Konzept der „orthomolekularen Psychiatrie". Letztlich schuf Pauling die Grundlagen dessen, was heute „orthomolekulare Medizin" heißt. Er selbst nahm täglich 12 Gramm Vitamin C, 1,6 Gramm Vitamin E und 15 Milligramm Vitamin A zu sich und verhalf damit der „Megavitamin-Therapie" zu enormer Popularität.

In Deutschland widmen sich mehrere Gesellschaften den Inhalten und der Verbreitung der orthomolekularen Medizin, teilweise auch ihrer wissenschaftlichen Erforschung. Sie bemühen sich, die orthomolekulare Medizin von der Megavitamin-Therapie abzugrenzen und das Verfahren mit der wissenschaftlichen Medizin zu verbinden.

Seit einigen Jahren macht in Deutschland der Arzt Dr. Matthias Rath durch ganzseitige Zeitungsanzeigen und riesige Plakatwände auf sich aufmerksam. Er ist Produzent von Mitteln, die im Rahmen der orthomolekularen Medizin eingesetzt werden, und hat eine Gesetzesinitiative gestartet, die darauf abzielt, solche Produkte als Nahrungsergänzung verkaufen zu können, ohne bei der Zusammensetzung der Inhaltsstoffe an Mengenbegrenzungen, wie sie die hierzulande geltenden gesetzlichen Bestimmungen vorsehen, gebunden zu sein. In seinem Bemühen, die Vorteile des Verfahrens herauszustellen, verbreitet er Angst vor handelsüblichen Lebensmitteln, sät Misstrauen gegenüber regulären Arzneimitteln und ihren Herstellern und verunglimpft die Arbeit der europäischen Kommissionen.

Matthias Rath agiert von den Niederlanden aus, da seine Produkte in Deutschland nicht verkehrsfähig sind.

## Konzept

Für die orthomolekulare Medizin beruhen chronische Krankheiten auf einem Mangel an Vitaminen, Mineralstoffen und Spurenelementen – deren Gesamtheit von den Vertretern des Verfahrens als „Nährstoffe" bezeichnet werden. Selbst ein geringfügiger Mangel soll – wenn er längere Zeit anhält – den Körper schädigen. Als Zeichen eines verborgenen Mangels wertet die orthomolekulare Medizin unspezifische Symptome wie Erkältungsbereitschaft, Leistungsminderung und Konzentrationsschwäche. Herz-Kreislauf-Erkrankungen und Krebserkrankungen sind für sie die Folge einer langjährigen, vielleicht nur minimalen Unterversorgung.

Die Zufuhr hoher Dosen Vitamine, kombiniert mit Mineralstoffen und Spurenelementen, soll diesen Erkrankungen vorbeugen.

Als Gefahr für die Gesundheit wird auch der „oxidative Stress" angesehen. Damit ist gemeint, dass im Organismus aggressive Formen von Sauerstoff, so genannte Sauerstoffradikale, wirken, die aus Umweltbelastungen in den Körper gelangen, vom Körper aber auch selbst gebildet werden. Der Gefahr, die von diesem aggressiven Sauerstoff ausgeht, begegnet der Körper mit Schutzsystemen, an denen einige Substanzen aus der Gruppe der Vitamine beteiligt sind, unter anderem Vitamin C, E und Beta-Karotin.

Da die Vertreter der Methode davon ausgehen, dass die Wirkung der „Nährstoffe" über das Immunsystem vermittelt werden, wird die orthomolekulare Medizin auch als „immunmodulierendes Verfahren" bezeichnet, die Versorgung mit den entsprechenden Substanzen heißt dann „Immunonutrition".

## Plausibilität des Konzepts

Die orthomolekulare Medizin verwendet gesichertes medizinisches Wissen in einer Weise, die wissenschaftlich nicht haltbar ist.

Die biochemischen Vorgänge in Zellen und Geweben sind weitgehend geklärt; auch welche Bedeutung Vitamine, Mineralstoffe und Spurenelemente daran haben, ist bekannt. Aus diesem Wissen resultieren Empfehlungen, wie viel ein gesunder Mensch von diesen Substanzen täglich aufnehmen sollte, wie sie zum Beispiel die Deutsche Gesellschaft für Ernährung veröffentlicht hat. Anders als die orthomolekulare Medizin es verbreitet, sind diese Mengen nicht ausschließlich daran orientiert,

Mangelkrankheiten zu verhindern, sondern sie berücksichtigen, dass zum Beispiel Umweltbelastungen und Zigarettenrauchen einen erhöhten Bedarf nach sich ziehen. Die angegebenen Tagesmengen reichen – soweit heute bekannt – auch aus, um Krankheiten vorzubeugen. Die von der orthomolekularen Medizin empfohlenen außerordentlich hohen Dosen sind dafür nicht notwendig.

Die von der Ernährungswissenschaft empfohlenen Mengen lassen sich sehr wohl mit einer Ernährung, in der reichlich Obst, Gemüse, Salat und Milchprodukte vorkommen, zuführen. Eine solche Kost führt dem Körper außerdem die vielen Begleitstoffe zu, die Natürliches immer enthält. Diese Begleitstoffe sind meist weder in ihrer Zusammensetzung noch in ihrer Wirkung bekannt, doch vermutet man, dass sie an den vielfältigen Wirkungen beteiligt sind, die eine gesunde Ernährung hat. Die von der orthomolekularen Medizin genannten Dosierungen hingegen sind nur mit pharmazeutischen Präparaten zu erzielen.

Bei einer Reihe von Substanzen, die die orthomolekulare Medizin erwähnt, ist es zweifelhaft, ob sie für das Funktionieren des Körpers überhaupt eine Rolle spielen. Dazu gehören unter anderem Germanium, Zinn und Vanadium.

Die orthomolekulare Medizin spricht davon, dass die allgemein erhältlichen Nahrungsmittel grundsätzlich von geringer Qualität seien und daher die Gesundheit nicht erhalten könnten. Diese Behauptung entspricht nicht den Tatsachen.

Ein Vorgang, auf den die orthomolekulare Medizin besonders abhebt und in dem Vitamine eine wichtige Rolle spielen, ist der „oxidative Stress“. Sauerstoffradikale sind wissenschaftlich nachgewiesen an der Entstehung einer Reihe von chronischen Krankheiten, wie sie im Alter gehäuft auftreten, mit beteiligt und auch daran, dass sich Zellen bösartig verändern. Eine Wirksamkeit von hochdosierten Vitaminen als Radikalfänger gegen solche Erkrankungen ist nicht erwiesen.

Die Äußerungen der orthomolekularen Medizin bezüglich der Anregung des Immunsystems beruhen teilweise auf Beobachtungen an schwerstkranken Menschen, die künstlich ernährt wurden. Diese Nährflüssigkeiten waren eine Zeit lang nicht optimal zusammengesetzt, sodass die Patienten Mangelerscheinungen aufwiesen. Nachdem das Problem erkannt war, wurde es behoben, indem die fehlenden Substanzen zugesetzt wurden. Dazu waren aber nur winzige Mengen notwendig, nicht die von der orthomolekularen Medizin angegebenen großen Mengen.

## Mittel

Die orthomolekulare Medizin verabreicht Vitamine, Mineralstoffe, Spurenelemente, Fettsäuren und Aminosäuren – das sind Bausteine von Eiweißen –, die der Körper nicht selbst herstellen kann. Nach den Regeln der orthomolekularen Medizin werden sie stets kombiniert eingesetzt, weil die Anwender davon ausgehen, dass sie gegenseitig ihre Wirkung fördern.

In der so genannten Anti-Aging-Therapie werden teilweise zusätzlich zu diesen „Nährstoffen“ Hormone und Enzyme verabreicht.

Vitamine – ausgenommen die fettlöslichen Vitamine A, D und K – werden in Mengen gegeben, die weit über jenen liegen, die der Organismus normalerweise benötigt und die von der konventionellen Ernährungswissenschaft empfohlen werden. Bei Mineralstoffen und Spurenelementen, die über lange Zeit eingenommen werden, raten die Anwender der orthomolekularen Medizin hingegen, die Höchstmengen, bei denen keine negativen Auswirkungen auf die Gesundheit zu erwarten sind, zu beachten.

Das Verfahren arbeitet mit Produkten, die als Nahrungsergänzungsmittel oder diätetische Lebensmittel vertrieben werden. Anders als Arzneimittel unterliegen diese Präparate keiner Zulassungspflicht; ihre Wirksamkeit und Unbedenklichkeit müssen nicht nachgewiesen sein.

Mitunter werden Produkte propagiert, die so hoch dosiert sind, dass sie in Deutschland nicht verkehrsfähig sind, das heißt nicht gehandelt werden dürfen. Diese Mittel werden dann individuell aus dem europäischen Ausland oder den USA importiert. Als wichtiger Vertriebsweg hat sich inzwischen das Internet etabliert.

Manche Ärzte verordnen auch Substanzmischungen zur Herstellung in einer Apotheke. Solche Zusammenstellungen werden in den Lehrbüchern der orthomolekularen Medizin angegeben.

## Durchführung

### Diagnose

Im Rahmen der orthomolekularen Medizin soll zunächst festgestellt werden, wie es um die Versorgung des Patienten mit Vitaminen und anderen Substanzen bestellt ist. Dazu dienen verschiedene Diagnosemethoden, nach deren Ergebnissen die Substanzmischung bestimmt wird, die eingenommen werden soll.

Es werden die allgemein üblichen Laboruntersuchungen von Blut und Urin gemacht; teilweise werden sie auch stark ausgeweitet und durch Spezialtests ergänzt. Zusätzlich wird oft eine Haarmineralanalyse durchgeführt.

### Behandlung

Die orthomolekulare Medizin empfiehlt, die Wirkstoffmischungen bereits in jungen Jahren regelmäßig einzunehmen und das bis ins hohe Alter fortzusetzen.

Die Menge an Vitamin C in diesen Wirkstoffmischungen soll im individuellen Versuch ermittelt werden. Dazu nimmt der Interessent zunächst drei bis sechs Gramm Vitamin C ein und steigert die Menge jeden Tag um zwei Gramm, bis er als Zeichen der Überdosierung Durchfall bekommt. Danach wird die Dosis jeden Tag wieder um ein bis zwei Gramm reduziert, bis der Durchfall nachlässt. Die so ermittelte Menge gilt als individueller Vitamin-C-Bedarf.

Meint der Arzt, es sei mehr Vitamin C notwendig, als der Interessent verträgt, so muss es injiziert werden. Zeitweise werden auch andere Substanzen gespritzt.

### Selbstbehandlung

Die orthomolekulare Medizin wird zur Krankheitsvorbeugung und -behandlung ohne ärztlichen Rat empfohlen.

## Anwender und ihre Ausbildung

Um in orthomolekularer Medizin tätig werden zu können, ist keine spezielle Ausbildung notwendig.

Interessierten bieten die einzelnen Gesellschaften der orthomolekularen Medizin eine einheitliche standardisierte Ausbildung an; ihre Inhalte und Qualitätsansprüche sind festgelegt. Die Ausbildung wird mit einer Prüfung abgeschlossen, deren Bestehen durch ein „Diplom" dokumentiert wird. Solche Lehrgänge richten sich unter anderem an nichtärztliches Personal, wie Arzthelferinnen und sonstige Personen, die in Arztpraxen tätig sind.

In manchen Arztpraxen wird das Verfahren im Rahmen so genannter „individueller Gesundheitsleistungen" (IGeL) angeboten. Das bedeutet unter anderem, dass die notwendigen ärztlichen Tätigkeiten und die empfohlenen Substanzmischungen selbst bezahlt werden müssen.

## Anwendungsbereiche

Eine Behandlung nach den Prinzipien der orthomolekularen Medizin soll die körperliche und geistige Leistungsfähigkeit erhalten, Erkrankungen vorbeugen und bestehende Krankheiten heilen können. Unter dem Begriff „Anti-Aging" beansprucht sie, den Alterungsprozess verlangsamen zu können. Derart weit gefasste Anwendungsgebiete bedeuten, dass praktisch der gesamte Bereich der Medizin der orthomolekularen Medizin zugänglich sein soll.

Im Rahmen der orthomolekularen Psychiatrie, einem Teilbereich der orthomolekularen Medizin, werden psychiatrische Krankheiten, allen voran die Schizophrenie, behandelt. Auch antisoziales Verhalten, wie es bei Straffälligen häufig anzutreffen ist, soll mit orthomolekularer Medizin gebessert werden können.

## Belege für die Wirksamkeit

Zu den meisten Einzelstoffen, die im Rahmen der orthomolekularen Medizin verwendet werden, gibt es eine Vielzahl wissenschaftlicher Publikationen mit oft vielversprechenden Resultaten. Diese Ergebnisse werden von den Vertretern der orthomolekularen Medizin als Beleg für die Wirksamkeit ihrer Therapie interpretiert. Allerdings wird fast allen diesen Daten auch wissenschaftlich widersprochen: Es gibt eine große Zahl von Studien, die zeigen, dass sich bei gesund ernährten Personen Einzelstoffe oder Kombinationen auf die Gesundheit nicht positiv auswirken.

Im Folgenden lesen Sie beispielhaft einige wissenschaftliche Aussagen zu Substanzen, die in der orthomolekularen Medizin verwendet werden. Dabei gibt es ebenso positive wie negative Meldungen – zu berücksichtigen ist, dass bei den Untersuchungen meist nicht die Dosierungen, die in der orthomolekularen Medizin empfohlen werden, verwendet wurden.

Hinweise auf positive Wirkungen von Einzelsubstanzen:

- Zink verkürzt bei Kindern mit Lungenentzündung oder Durchfall die Heilungsphase.
- Magnesium erhöht bei Menschen mit koronarer Herzkrankheit die Belastbarkeit und verbessert die Lebensqualität.
- Folsäure verringert bei schwangeren Frauen die Häufigkeit von Fehlgeburten
- Vitamin E verlangsamt bei älteren Menschen die Abnahme ihrer geistigen Fähigkeiten.

Hinweise auf positive Wirkungen von Kombinationen:

- Carnitin, Coenzym $Q_{10}$ und Taurin verbessern die Herzfunktion bei Menschen mit Herzschwäche.
- Antioxidanzien (Vitamin C, E und Beta-Karotin) verringern das Schlaganfallrisiko.

Hinweise auf eine fehlende Wirksamkeit von Einzelsubstanzen oder Kombinationen:

- Antioxidanzien beeinflussen die Lebenszeit älterer Menschen nicht.
- Beta-Karotin verhindert die Entstehung von sonnenlichtbedingten Hautveränderungen nicht.
- Kalzium verringert das Risiko, eine koronare Herzkrankheit zu erleiden, nicht.
- Zink verbessert die Heilungsaussichten von Kindern mit Masern und Lungenentzündung nicht.
- Eine Kombination aus Vitamin C und E verringert die Sterblichkeit an koronarer Herzkrankheit nicht.
- Eine Kombination aus vielen verschiedenen Vitaminen (Multivitamine) in hoher Dosierung beeinflusst die Symptome einer Schizophrenie nicht.

Wie immer die Ergebnisse derartiger Untersuchungen zur Wirksamkeit von Einzelstoffen und Kombinationen letztlich auch ausfallen mögen – über die therapeutische Wirksamkeit der orthomolekularen Medizin sagen sie kaum etwas aus. Schließlich handelt es sich hierbei nicht um Studien, in denen die Substanzen so hoch dosiert wurden, wie es für die orthomolekulare Medizin typisch ist, und es wurden auch keine Substanzkombinationen, wie sie bei diesem Verfahren gebräuchlich sind, geprüft.

Aussagekräftige Studien, die diesen Bedingungen entsprechen, gibt es nicht. Dementsprechend ist die therapeutische Wirksamkeit der orthomolekularen Medizin nicht ausreichend nachgewiesen.

## Achtung

Die Haarmineralanalyse ist kein anerkanntes Diagnoseverfahren, um einen Mangel an Vitaminen, Mineralstoffen und Spurenelementen festzustellen.

Die oft empfohlenen zusätzlichen Untersuchungen können teilweise sehr teuer sein.

Werbende Artikel über orthomolekulare Medizin veranlassen Interessenten, hoch dosierte Vitamin- und Mineralstoffmischungen ungezielt und ohne fachkundige Beratung einzunehmen. Auch die Verkaufsbemühungen der Hersteller solcher Produkte verfolgen dieses Ziel.

► ***Gegenanzeigen***

Bei hoch dosierter Gabe gelten für alle Einzelsubstanzen jeweils spezielle Gegenanzeigen. Als besonders wichtig sollen folgende Bedingungen herausgehoben werden, bei denen die Substanzen nicht in hoher Dosierung eingenommen werden dürfen:

- Vitamin A: Erheblich erhöhter Blutdruck, Leber- oder Nierenschaden und Thromboseneigung. Bei der Dosierung ist zu berücksichtigen, dass auch Leber und ihre Produkte, wie zum Beispiel Lebertran, sehr viel Vitamin A enthalten und dieses zu der Menge hinzugerechnet werden muss, die mit den Präparaten aufgenommen wird.

- Vitamin C: Nierenschwäche und die Neigung, Harn- und Nierensteine zu bilden.
- Vitamin D: Zu hoher Kalziumgehalt des Blutes. Eingeschränkte Nierenfunktion, Neigung, Harn- oder Nierensteine zu bilden, und Herzkrankheiten. Dann kann es sich negativ auswirken, dass der Kalziumspiegel durch Vitamin D steigt. Bei Sarkoidose, einer schweren Erkrankung des Lymphsystems, bei Mangel an Parathormon und bei regelmäßiger Dialyse kann Vitamin D übermäßig wirken.
- Eisen: Krankheiten, bei denen der Körperstoffwechsel von Eisen gestört ist.
- Jod: Autonome Knoten in der Schilddrüse, deren Hormonproduktion nicht mehr der Steuerung durch die Gehirndrüsen gehorchen, und Schilddrüsenüberfunktion. Dann kann eine große Menge Jod zu einer Stoffwechselkrise führen.
- Kalium: Eingeschränkte Nierenfunktion. Bleibt zu viel Kalium im Körper zurück, kann das Herzrhythmusstörungen verursachen.
- Kalzium: Eingeschränkte Nierenfunktion, die Neigung, Harn- oder Nierensteine zu bilden, erhöhter Kalziumgehalt des Blutes und hohe Dosierung von Vitamin D.
- Magnesium: Eingeschränkte Nierenfunktion, die Neigung, bestimmte Harn- oder Nierensteine zu bilden, Herzrhythmusstörungen und verlangsamter Herzschlag.
- Zink: Autoimmunerkrankungen, bei denen sich die Abwehrkraft des Immunsystems gegen körpereigenes Gewebe richtet, und schwere Nierenstörungen.

► ***Wechselwirkungen***

Für alle Einzelsubstanzen gelten jeweils spezielle Wechselwirkungen mit Arzneistoffen.

Sofern es sich bei den Mitteln um zugelassene Arzneimittel handelt und nicht um Nahrungsergänzungsmittel oder importierte Produkte, sind die Wechselwirkungen im Beipackzettel angegeben.

## Risiken und unerwünschte Wirkungen

► ***Durch das Verfahren***

Vertreter der orthomolekularen Medizin weisen zwar darauf hin, dass eine Überdosierung der fettlöslichen Vitamine A, D, E und K zu Störungen und Krankheiten führen kann. Andererseits führen sie aber Personen beispielhaft an, die über viele Jahre hinweg täglich ein Vielfaches dieser Mengen eingenommen haben – angeblich ohne negative Wirkungen.

*Vitamine*

Die Anwender der orthomolekularen Medizin weisen darauf hin, dass es bei den meisten wasserlöslichen Vitaminen keine unerwünschten Wirkungen geben kann, weil selbst große Mengen problemlos ausgeschieden werden. Die konventionelle Medizin kann das jedoch so pauschal nicht bestätigen.

Eine Überdosierung der fettlöslichen Vitamine A, D, E und K kann zu typischen Störungen führen. Für diese Vitamine begrenzt die orthomolekulare Medizin zwar die Dosierung, doch wenn es sich um Produkte ohne Beipackzettel handelt, wie das bei importierten Nahrungsergänzungsmitteln sein kann, können entsprechende Hinweise fehlen.

Die orthomolekulare Medizin setzt Einzelsubstanzen und Kombinationen in hoher Dosierung ein, um unter anderem Krebserkrankungen vorzubeugen und das Immunsystem anzuregen. Dabei ist jedoch nicht sicher, ob Vitamine in so hoher Dosierung das Tumorwachstum nicht sogar beschleunigen können. Um das Immunsystem anzuregen, ist es wichtig, dass die Dosis des Mittels und der Zeitpunkt seiner Gabe richtig gewählt sind. Werden dabei Fehler gemacht, kann das Abwehrsystem eher unterdrückt als angeregt werden.

Darüber hinaus sind folgende unerwünschte Wirkungen für die einzelnen Vitamine bekannt:

- Vitamin A: Da Vitamin A im Körper gespeichert wird, können sich die Effekte anhaltend hoher Dosierungen addieren. Dann können nicht mehr zu behebende Schäden an Leber, Knochen und der Sehfähigkeit eintreten sowie chronische Schmerzen im Bewegungsapparat und an den Muskeln auftreten. Die unbedenkliche Dosis liegt bei 3 Milligramm Vitamin A am Tag.

- Vitamin $B_1$ und $B_6$: Eine Überdosierung kann zu Muskelschwäche und Nervenstörungen führen, wie man sie von einer Neuropathie kennt. Dann ist zum Beispiel das Empfinden in Armen und Beinen gestört. Wurden die Vitamine lange Zeit eingenommen, ist nicht sicher, dass sich diese Erscheinungen wieder zurückbilden. Die unbedenkliche Dosis von Vitamin $B_1$ liegt bei 200 Milligramm am Tag. Die von Vitamin $B_6$ bei 100 Milligramm, wenn das Vitamin nur kurze Zeit eingenommen wird; bei Langzeitanwendung liegt sie bei 50 Milligramm.
- Niazin: Unter dem Namen Niazin (= Vitamin $B_3$) werden die beiden Substanzen Nikotinsäure und Nikotinamid zusammengefasst. In hohen Dosen rufen diese Wirkstoffe Hautrötungen, Juckreiz, Übelkeit, Erbrechen und Magen-Darm-Störungen hervor. Bei einer Einnahme über lange Zeit sind Leberfunktionsstörungen berichtet worden. Auch Augenprobleme und ein gestörter Zuckerstoffwechsel, der auf einen Diabetes hindeutet, sind aufgetreten. Von Niazin sollten höchstens 35 Milligramm am Tag aufgenommen werden.
- Folsäure: Dosierungen über 15 Milligramm täglich können Albträume, Unruhe und Missstimmungen verursachen. Folsäure kann die Symptome eines Vitamin-$B_{12}$-Mangels überdecken, sodass dieser lange Zeit unbehandelt bleibt.
- Vitamin C: Eine große Menge Vitamin C kann die Funktion der roten und weißen Blutkörperchen beeinträchtigen und die Bildung von Nierensteinen fördern. Bereits 500 Milligramm Vitamin C täglich sollen Erbgutschäden hervorrufen können. In einer aktuellen Langzeitstudie verdoppelte sich bei Diabetikerinnen, die nach den Wechseljahren täglich mindestens 300 Milligramm Vitamin C einnahmen, das Risiko eines Herztods. Die Ursache dafür ist nicht bekannt.
- Vitamin D: Überhöhte Mengen an Vitamin D können den Kalziumspiegel des Blutes steigen lassen. Das kann zu Kalkablagerungen in allen Körpergeweben führen; betroffen sind vor allem die Nieren und Herzkranzgefäße. Auch Knochenbrüche treten dann häufiger auf. Von Vitamin D dürfen höchstens 50 Mikrogramm am Tag aufgenommen werden.
- Vitamin E: Hohe Dosen Vitamin E können die Blutgerinnung beeinträchtigen. Möglicherweise treten dadurch vermehrt blutige Schlaganfälle auf. Weniger dramatisch sind unerwünschte Wirkungen wie Kopfschmerzen, Müdigkeit, Muskelschwäche, Magen-Darm- und Sehstörungen. Bei Infektionen der oberen Atemwege verschlimmert Vitamin E die Symptome. Die Einnahme von mehr als 400 I.E. Vitamin E täglich verringert nicht – wie erhofft – das Risiko für Herz-Kreislauf-Erkrankungen und Krebs, sondern erhöht vielmehr das Risiko eines vorzeitigen Todes. Von Vitamin E sollten nicht mehr als 200 Milligramm am Tag aufgenommen werden.
- Vitamin K: Große Mengen können die Blutbildung stören und die Leber schädigen.
- Vitaminkombinationen: Eine Kombination aus hoch dosiertem Vitamin C und E kann bei Frauen nach den Wechseljahren, die eine koronare Herzkrankheit haben, das Risiko erhöhen, an dieser Erkrankung zu sterben. Bei Menschen mit Diabetes beschleunigt die Einnahme dieser antioxidativ wirkenden Vitamine eine Arteriosklerose.

*Spurenelemente*

- Bor: Die Langzeiteinnahme kann bei Männern möglicherweise die Fruchtbarkeit beeinträchtigen.
- Eisen: Eine Überdosierung von Eisen (deutlich mehr als 17 Milligramm täglich) kann sich zunächst durch Bauchschmerzen und Durchfälle äußern und letztlich zu schweren Magen-Darm-Schäden führen. Auch die Leber, die Blutzusammensetzung und das Herz können erheblichen Schaden nehmen.
- Kupfer: Eine überreichliche Aufnahme – es wird angenommen, dass eine Zufuhr von 1 bis 1,5 Mil-

ligramm täglich sinnvoll ist – führt zu Magen- und Darmbeschwerden.

- Mangan: Mangan scheint Nervenschäden hervorzurufen, die um so schwerer ausfallen können, je höher die Dosierung ist und je länger das Mittel eingenommen wird. Als Symptome können neben Muskelschmerzen und Müdigkeit, Zittern, Gedächtnisstörungen und unkontrollierte Bewegungen auftreten.
- Molybdän: Es gibt Hinweise darauf, dass mehr als 1 Milligramm Molybdän am Tag zu kropfähnlichen Erscheinungen und Gelenkschmerzen führen kann.
- Nickel: Nickel ist ein stark allergisierendes Element. Werden davon täglich mehr als etwa 0,5 bis 0,7 Milligramm eingenommen, kann das eine bisher unbemerkt gebliebene Hautallergie ausbrechen lassen.
- Selen: Man geht davon aus, dass täglich bis 0,45 Milligramm Selen eingenommen werden können, ohne zu schaden. Eine Überdosierung macht sich zuerst durch krankhafte Veränderungen an Haaren und Nägeln bemerkbar; dann folgen Störwirkungen im Nervensystem.
- Zink: Eine Überdosierung von Zink (deutlich mehr als 42 Milligramm täglich) kann zu Magen-Darm-Störungen mit Erbrechen und Krämpfen führen. Außerdem beeinträchtigt die Gabe von Zink die Aufnahme von Kupfer im Magen-Darm-Trakt, sodass es zu einem Kupfermangel kommen kann. Möglicherweise behindert ein hoher Zinkanteil auch die Aufnahme von Eisen.
- Zinn: Bei einer Dosierung von mehr als 13 Milligramm Zinn am Tag muss mit Magen-Darm-Störungen gerechnet werden.

*Mineralstoffe*

- Kalium: Die Aufnahme von deutlich mehr als 3,7 Gramm Kalium pro Tag kann die Zusammensetzung des Blutes verändern und zu Störungen der Atmung und des Herzrhythmus führen.
- Kalzium: Eine überreichliche Aufnahme von Kalzium (deutlich mehr als 1,5 Gramm) kann den Kalziumgehalt im Blut so erhöhen, dass sich das krankhaft auswirkt. Symptome einer Überdosierung können Bauch- und Kopfschmerzen, hoher Blutdruck und Kalkablagerungen in den Geweben sein. Außerdem kann es die Mineralzusammensetzung des Blutes beeinträchtigen und Nierenstörungen hervorrufen.
- Magnesium: Ein Zuviel an Magnesium (deutlich mehr als 400 Milligramm täglich) macht sich üblicherweise als Durchfall bemerkbar.
- Phosphor: Eine Überdosierung von Phosphor (deutlich mehr als 250 Milligramm täglich) kann sich in milden Magen-Darm-Beschwerden äußern.

## Hinweise

Eine Zeit lang hat die orthomolekulare Medizin Germanium als lebenswichtiges Element empfohlen, obwohl es keine positiven Effekte auf die Gesundheit zu haben scheint. Nachdem es weltweit mehrere Todesfälle durch Nierenversagen gegeben hat, die sich auf die Einnahme von Germanium zurückführen ließen, taucht es in den Empfehlungen nicht mehr auf.

► ***Für Kinder unter 14 Jahren***

Da Kinder ein geringeres Körpervolumen haben als Erwachsene, ist zu befürchten, dass die Substanzen bei ihnen relativ rasch und häufig überdosiert werden können.

► ***Für Schwangerschaft und Stillzeit***

Schwangere Frauen dürfen nicht mehr als 10 000 I.E. Vitamin A täglich zu sich nehmen. Bereits bei der doppelten Menge wird befürchtet, dass die Substanz Fehlbildungen verursachen kann.

Was die hoch dosierte Gabe von anderen Vitaminen in der Schwangerschaft bewirkt, ist nicht sicher belegt. Sicherheitshalber sollten Sie solche Mittel nicht einnehmen.

► ***Für ältere Menschen***

Bei älteren Personen kann die Langzeiteinnahme hoher Dosen Vitamin A dazu führen, dass mehr Oberschenkelhalsbrüche auftreten.

Da bei älteren Menschen die Ausscheidungsorgane Leber und Nieren langsamer arbeiten als bei jüngeren Menschen, ist bei ihnen das Risiko größer, dass es zu einer Überdosierung kommt.

## Bewertung

Die therapeutische Wirksamkeit der orthomolekularen Medizin ist nicht ausreichend nachgewiesen. Ihre Risiken können jedoch erheblich sein. Die Nutzen-Risiko-Abwägung für die orthomolekulare Medizin fällt negativ aus. Orthomolekulare Medizin ist zur Behandlung von Krankheiten und Störungen nicht geeignet.

# Ozontherapie

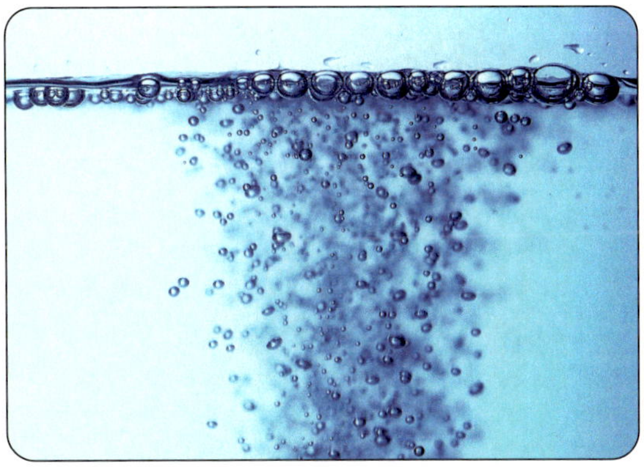

Bei der Ozontherapie wird ein Ozon-Sauerstoff-Gemisch in verschiedenen Formen äußerlich oder innerlich angewendet, um Beschwerden zu lindern.

Gleichbedeutend mit Ozontherapie werden die Begriffe Oxyontherapie, Ozonosantherapie und Ozon-Sauerstoffbehandlung verwendet.

## Geschichte und Entwicklung

Der Berliner Arzt Constantin Lender setzte erstmals um 1870 Ozon als Mittel zur Inhalation ein. Damals wurde bekannt, dass dieses sehr reaktionsfreudige Gas, das aus drei Sauerstoffatomen ($O_3$) besteht, zuverlässig Keime abtötet. Es folgten weitere Versuche, Ozon als Arznei nutzbar zu machen: Man experimentierte mit Terpentin- und Olivenöl oder Wasser als Trägersubstanzen, und behandelte Infektionen wie Cholera, Typhus, Ruhr und Furunkel, Schmerzen aller Art, Lähmungen und anderes mehr durch – wie man vermutete – die Desinfizierung des vergifteten Blutes.

Seit Beginn des 20. Jahrhunderts wird Ozon zur Desinfektion von Trinkwasser benutzt und im ersten Weltkrieg setzte der Feldchirurg A. Wolff Ozon zur rascheren Heilung von Wunden ein. Später wurde Sauerstoff ($O_2$) mit Ozon gemischt (das Gemisch wird auch Oxyon genannt) und zur Infektionsbekämpfung in Magen, Darm, Harnleiter, Blase, Scheide und Ohr eingeblasen. In den 1930er-Jahren setzte in einigen europäischen Ländern eine Art

Ozonheilwelle ein, die den Katalog der Anwendungsformen und Krankheiten wesentlich erweiterte. Ozon fand als Trinkkur, Klistier, Spray und Injektion Eingang in viele Bereiche der Medizin. Nach dem zweiten Weltkrieg bis etwa in die 1950er-Jahre hinein geriet die Ozontherapie nahezu in Vergessenheit. 1959 wurde das erste Patent auf ein Ozongerät erteilt, das Ozonmischungen für medizinische Zwecke erzeugte. 1972 gründete sich in Deutschland eine ärztliche Gesellschaft für Ozontherapie, die mit den Ozongesellschaften in Österreich, der Schweiz und in Italien zusammenarbeitet.

## Konzept

Die bakterienabtötenden und vireninaktivierenden Eigenschaften des Ozons werden vor allem bei der äußerlichen Anwendung genutzt.

Die innere Anwendung von Ozon soll die Sauerstoffversorgung verbessern und die Blutzirkulation in den feinsten Blutgefäßen fördern. Zur Art und Weise, wie Ozon die Durchblutung fördern kann, geben die Anwender verschiedene Erklärungen. Zum einen sollen die roten Blutkörperchen durch Oxidation gleitfähiger werden und den Sauerstoff weniger stark binden. Dadurch soll der Sauerstoff leichter an das Gewebe abgegeben werden können. Eine andere Erklärung lautet, dass das Ozon direkt auf die Nervenbahnen wirkt und die Neubildung von Gefäßen anregen soll.

Darüber hinaus soll Ozon zur Aktivierung der Enzyme und – wegen seines Einflusses auf die weißen Blutkörperchen – zur Immunanregung beitragen. Andere Verfechter der Ozonbehandlung sind der Ansicht, Ozontherapie habe eine unspezifische Reizwirkung.

## Plausibilität des Konzepts

Ozon ist stark antibakteriell. Eine desinfizierende Wirkung bei Wunden ist denkbar. Immunstimulierende Effekte oder durchblutungsfördernde Wirkungen von Ozon sind naturwissenschaftlich nicht zu erklären – im Gegenteil: Ozon hemmt die Sauerstoffabgabe an das Gewebe, fördert allergische Reaktionen und die Zellalterung.

## Mittel

In der Ozontherapie wird ein Gemisch aus Ozon ($O_3$) und Sauerstoff ($O_2$) verwendet. Dazu wird im ersten Schritt aus Sauerstoff Ozon hergestellt und dieses dann mit Sauerstoff gemischt. Das Ozon-Sauerstoff-Gemisch (Oxyon) wird in vier Darreichungsformen angewendet:

- als Gas,
- als ozonisiertes Wasser, wobei das Wasser vor der Anwendung mit dem Ozon-Sauerstoff-Gemisch durchperlt wird,
- als ozonisiertes Olivenöl, wobei das Öl vor der Anwendung mit dem Ozon-Sauerstoff-Gemisch durchperlt wird,
- als ozonisiertes Eigenblut, wobei dem Patienten Blut entnommen wird, das in einem speziellen Gerät mit dem Ozon-Sauerstoff-Gemisch durchperlt wird. Das so präparierte Blut wird wieder in eine Vene eingebracht.

## Durchführung

### Behandlung

Die Ozontherapie wird auf unterschiedliche Weise eingesetzt:

- Gasinjektion: 10 bis 20 Milliliter Ozon-Sauerstoff-Gemisch werden mit der Gasspritze unter die Haut, in eine Arterie oder einen Gelenkspalt injiziert. Nach dem Spritzen unter die Haut wird das Gas massierend verteilt.
- Beutelbehandlung: Gliedmaßen, an denen sich offene Wunden oder Geschwüre befinden, werden mit einem ozondichten Plastikbeutel umhüllt und dicht verschlossen. Dann wird das Ozon-Sauerstoff-Gemisch hineingeleitet.
- Spülung: Mithilfe eines Katheters mit Klistierspritze wird Gas zum Beispiel in den Enddarm geleitet; es können aber auch alle anderen Körperöffnungen für eine Begasung genutzt werden.
- Äußerliche Anwendung: Ozonisiertes Wasser wird von Zahnärzten zur Desinfektion angewendet. Ozonisiertes Olivenöl wird auf wunde Haut aufgetragen.

- Zum Einnehmen: Ozonisiertes Wasser dient als Mittel für Trinkkuren.
- Ozonisiertes Blut wird auch als Nosoden (siehe unter „Mittel" im Abschnitt „Homotoxikologie" → Seite 170) zubereitet.
- Große Eigenblutbehandlung („Blutwäsche"): Dazu werden aus einer Vene des Patienten etwa 200 Milliliter Blut entnommen, mit Heparin ungerinnbar gemacht und mit dem Gasgemisch durch perlt. Das ozonisierte Blut wird unmittelbar darauf wieder in die Vene des Patienten eingebracht. Die große Eigenblutbehandlung dauert etwa 15 Minuten. Teilweise wird das Blut unter erhöhtem Druck (hyperbare Infusion) reinfundiert.
- Kleine Eigenblutbehandlung (nach Windstosser): Dabei werden fünf bis zehn Milliliter Blut entnommen, mit Ozongas durchmischt und in einen Muskel injiziert.

Nach einer Ozonbehandlung sollten Patienten unter Aufsicht für kurze Zeit ruhen. Die Behandlungen werden je nach Krankheit und Bedarf zwischen zweimal täglich bis einmal wöchentlich durchgeführt und 5- bis 30-mal wiederholt.

## Anwender und ihre Ausbildung

Die Ärztegesellschaften für Ozontherapie und die Interessensgemeinschaften der Ozongeräteheresteller bieten eine Ausbildung in Ozontherapie an. Sie wird in Deutschland von etwa 8 000 Ärzten in Praxen oder Kliniken und Sanatorien angewendet. Auch mehr als 2 000 Heilpraktiker bieten diese Therapie an.

## Anwendungsbereiche

Wurden früher überwiegend bakterielle Infektionskrankheiten behandelt, so sind die hauptsächlichen Anwendungsbereiche der Ozontherapie heute arterielle Durchblutungsstörungen und Virusinfektionen wie Hepatitis und Herpes.

*Örtliche Ozonbehandlung*

Ozongas wird überwiegend zur Wundbehandlung bei Geschwüren, Fisteln, Abszessen, Gangrän (Absterben von Gewebe), Wundliegen (Dekubitalgeschwür) und Knochenentzündung (Osteomyelitis), Verbrennungen und oberflächlichen Tumoren angeraten. Ozonisiertes Wasser wird in der Zahnmedizin nach Zahnentfernung und bei Infektionen der Mundhöhle eingesetzt; das Klistier dient zur Behandlung von Verstopfung und Reizdarm. Ozonisiertes Öl wird ebenfalls zur Wundbehandlung verwendet.

*Eigenblutbehandlung*

Die große Eigenblutbehandlung wird bei peripheren Durchblutungsstörungen, Durchblutungsstörungen des Gehirns (Zerebralsklerose), koronarer Herzkrankheit, durch Diabetes verursachter Durchblutungsstörung der Netzhaut (Retinopathie), Hörsturz, rheumatischer Erkrankung und Arthrose, rheumatoider Arthritis und Bechterew-Krankheit und als komplementäre Krebsbehandlung sowie bei Aids empfohlen.

Die kleine Eigenblutbehandlung gilt als Umstimmungstherapie und wird bei Allergie und Asthma, als unterstützende Therapie bei Schmerzen und bei Krebserkrankungen angeboten. Des Weiteren wird sie bei Akne, Blasenentzündung, Krampfadern, Leberzirrhose, Entzündung der Venenwand (Thrombophlebitis), Wirbelentzündung (Spondylitis), Wechseljahrsbeschwerden und bei Aids eingesetzt.

*Weitere Angebote*

Manchmal werden mehrere dieser Techniken kombiniert.

Ozonbehandlung wird außerdem als Verjüngungskur angeboten. Es wird mit einem günstigen Einfluss auf Gedächtnis- und Schlafstörungen sowie auf das Allgemeinbefinden geworben.

## Belege für die Wirksamkeit

Methodisch einwandfreie klinische Studien zur Ozontherapie sind Mangelware. Es gibt beispielsweise eine Übersichtsarbeit zur Anwendung der Ozontherapie als komplementäre Krebsbehandlung. Es fanden sich keine konkreten Nachweise der Wirksamkeit.

Befürworter der Methode zitieren meist Anwendungsbeobachtungen, deren Aussagekraft gering ist, sodass sich daraus nicht auf eine Wirksamkeit schließen lässt.

Eine kleine Studie, bei der aber sorgfältig auf eine zufällige Verteilung der Patienten auf die Behandlungsgruppen geachtet wurde, untersuchte an Patienten mit Bluthochdruck den Effekt der Ozontherapie auf Risikofaktoren für eine koronare Herzerkrankung. Sie zeigte, dass es gegen Ende einer Serie von zehn großen Eigenblutbehandlungen zu einem minimalen, kurz andauernden und klinisch nicht relevanten Absinken des Blutdrucks der Patienten kam. Allerdings gab es erhebliche unerwünschte Effekte; so stieg etwa der Grad an, in dem sich die Blutplättchen zusammenballten (Thrombozytenaggregation), was zusätzlich gegen den häufig vertretenen blutverdünnenden Effekt der Ozontherapie spricht.

## Achtung

Eigenblutbehandlung oder Ozongasinjektionen sollten nur von einem Arzt, der bei Zwischenfällen gegebenenfalls lebensrettende Maßnahmen durchführen kann, angewendet werden.

► ***Gegenanzeigen***

Ozontherapeuten schließen Ozontherapie bei Alkoholvergiftung, akutem Herzinfarkt, Organblutungen, erblicher Blutgerinnungsstörung und Blutplättchenmangel (Thrombopenie), Schlaganfall, Krampfleiden (Epilepsie), Überfunktion der Schilddrüse, Bohnenkrankheit (Glukose-6-Phosphat-Dehydrogenase-Mangel), Ozonallergie und chronischer Pilzinfektion aus, weil sie die Eigenschaften des Blutes verändern und damit das Risiko dieser Erkrankungen erhöhen kann.

► ***Wechselwirkungen***

Die Ozontherapie fördert die Blutungsneigung, sodass erhöhte Vorsicht geboten ist, wenn gleichzeitig gerinnungshemmende Medikamente (zum Beispiel Azetylsalizylsäure, *Marcumar*) eingenommen werden. Einige Anbieter warnen zusätzlich vor Wechselwirkungen mit ACE-Hemmern (zum Beispiel Captopril, Enalapril). Vor und während einer Ozontherapie sollten keine Vitaminpräparate, speziell keine mit Vitamin C eingenommen werden.

## Risiken und unerwünschte Wirkungen

► ***Durch das Verfahren***

Für den Menschen zählt Ozon zu den giftigsten Gasen. Der in Deutschland festgelegte Wert für die maximale Arbeitsplatzkonzentration liegt bei 0,1 Millionstel im Gas-Luftgemisch (0,1 ppm) beziehungsweise 200 Mikrogramm (µg) pro Kubikmeter Raumluft. Zur Ozongasanwendung werden Konzentrationen von 40 bis 100 Mikrogramm pro Liter verwendet. Das Ozon-Sauerstoff-Gemisch darf daher bei der Behandlung nicht freigesetzt werden. Schon kurzzeitig einwirkende geringe Mengen des Gases führen zu einer Reizung der Atemwege und der Augen sowie zu zentralnervösen Störungen.

Ozon ist zugleich eines der stärksten Oxidationsmittel: Im Körper lässt es freie Radikale entstehen und schädigt die äußere Zellhaut sowie die Energiezentren (Mitochondrien) der Zellen. Ferner fördert es allergische Reaktionen und die Zellalterung.

Besonders nach der Eigenblutbehandlung kann es zu anhaltender Müdigkeit kommen.

Dokumentationen haben ergeben, dass sich durchschnittlich bei einer von 2 000 Behandlungen ein Zwischenfall ereignet. Bei Injektionen in die Venen ist das Risiko am höchsten: Im Einstichbereich können Schmerzen oder Spritzenabszesse auftreten. Es können sich Harn- und Stuhldrang, Durchfälle, Lendenschmerz, Kopfschmerzen, Schwindel, Sehstörungen, Übelkeit, Husten, Waden-, Blasen- und Darmkrämpfe, Herzrhythmusstörungen und Kreislaufkollaps einstellen. Besonders infolge von Ozongasinjektionen und Luftbeimengungen bei hyperbaren Infusionen (Rückinfusion des ozonisierten Bluts mittels Infusionspumpe) sind Schäden durch Gasembolien dokumentiert: Thrombosen, Herzmuskelveränderungen, Bewusstlosigkeit, Schädigung des Zentralnervensystems, bleibende Lähmungen und Erblindung. Die Dunkelziffer ist wahrscheinlich hoch, weil die Effekte nicht systematisch erfasst werden. Mehrere Todesfälle haben die Gerichte beschäftigt. Inzwischen gelten die Gasinjektion in Venen und die hyperbare Infusion auch in der Internationalen Ozonvereinigung als zu risikoreich; von ihrer Durchführung wird abgeraten.

Allergische Reaktionen auf Gasinjektionen und Blutwäsche, die bis zu einem lebensbedrohlichen Schockzustand führen können, sind möglich.

Bei der örtlichen Begasung der Haut kann es zu Ekzemen kommen.

► ***Durch unsachgemäße Anwendung***

Bei der Eigenblutbehandlung sind bei unzähligen Personen nachweislich Erreger von Hepatitis B und C übertragen worden, weil das in diesen Fällen angewendete Gerät nicht ausreichend sterilisiert war. Die desinfizierende Wirkung des Ozons selbst reicht nicht aus, um eine Infektion mit Hepatitis- oder HI-Viren auszuschließen. Deshalb sollten Patienten bei der Refundierung des Eigenbluts auf der Verwendung eines Geräts mit Einmalaufsatz bestehen.

## Hinweise

► ***Für Kinder unter 14 Jahren***

Über die Risiken einer Anwendung bei Kindern und Jugendlichen gibt es wenige Erkenntnisse. Da das Verfahren ohnehin als „nicht geeignet" bewertet wird, sollten Sie darauf verzichten.

► ***Für Schwangerschaft und Stillzeit***

In der Schwangerschaft darf keine Ozontherapie angewendet werden, da eine Schädigung des Fetus nicht ausgeschlossen werden kann.

► ***Zur Verkehrstüchtigkeit***

Wenn Sie durch die Behandlung müde werden oder Sehstörungen bekommen, sollten Sie anschließend kein Fahrzeug lenken, keine Maschinen bedienen und keine Arbeiten ohne sicheren Halt verrichten.

## Bewertung

Die Wirksamkeit der Ozontherapie ist weder zur begleitenden Krebsbehandlung noch zur Senkung von Bluthochdruck oder der Risikofaktoren der koronaren Herzkrankheit nachgewiesen. Ihre Risiken sind erheblich. Eine Nutzen-Risiko Abwägung fällt daher negativ aus. Ozontherapie ist nicht geeignet zur Behandlung von Erkrankungen oder Beschwerden, gleich welcher Art.

# Pendel und Wünschelrute

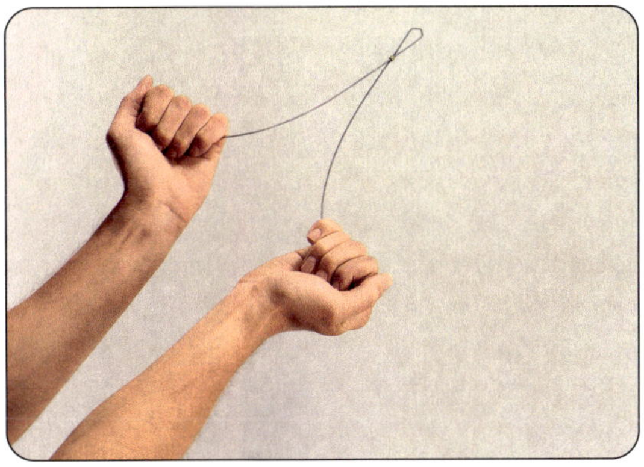

Pendel und Wünschelrute sind einfache Gegenstände aus unterschiedlichen Materialien, die in Schwingung geraten können, wenn sie in der Hand gehalten werden. Anwender setzen sie ein, um Störfelder im Körper oder Erdstrahlen zu erkennen und Arzneimittel zur Behandlung von Erkrankungen auszuwählen. Das Erklärungssystem für die vom Erdboden ausgehenden krankmachenden Einflüsse wird Geopathie genannt; die Fähigkeit, diese Einflüsse zu empfinden, heißt Radiästhesie.

Ein verwandtes Verfahren ist Feng shui (chinesische Geomantie).

## Geschichte und Entwicklung

Um das Jahr 2200 vor unserer Zeitrechnung erließ der chinesische Kaiser Kuang Yu die Weisung, dass „kein Haus gebaut werden darf, bevor die Erdwahrsager bestätigt haben, dass das Grundstück frei von Dämonen sei". In der Lehre des Feng shui hat dieser Grundsatz bis heute Bestand.

Die erste Darstellung eines Rutengängers findet sich auf einer Pergamentrolle aus dem Jahr 1420. Der Arzt Paracelsus (1493–1541) hatte die Wünschelrute gekannt, aber mit den Worten abgelehnt: „Das seind alles ungewisse künsten".

Einen anderen Einsatz fand die Rute, als im 16. Jahrhundert der Bedarf an Metallen stark anstieg. Um neue Erzquellen ausfindig zu machen, bediente man sich ihrer. Georg Agricola (1490–1555), der sich in deutschen Landen als erster systematisch mit Mineralogie beschäftigte, meinte jedoch, dass „ein frommer Bergmann die Rute nicht nötig hätte". Der Gelehrte Athanasius Kirchner (1601–1680) vermutete, dass sich nicht die Rute nach Wasser sehne und deshalb sinke, wie allgemein angenommen, sondern dass sie auf Ausdünstungen der Erze reagiere. Mit der Wünschelrute – auch Glücksrute und Wahrsagerute genannt – suchte man damals neben Wasserquellen und Erzlagern nach verschwundenen Wegen und Grenzsteinen, Stellungen des Feindes, vergrabenen Schätzen, Mördern, Dieben und nach der verloren gegangenen „Treue der Weiber und Mädchen". Rutengänger wurden noch im ersten Weltkrieg beauftragt, Höhlen, Verstecke und Wasserläufe aufzuspüren. Heutzutage suchen Rutengänger nicht nur nach Brunnenwasser und Bodenschätzen, sondern auch nach radioaktiven Stoffen, Schlangen, Lawinenopfern und Verstecken von Terroristen und Geiseln.

Die erste Erwähnung eines Pendels stammt aus dem Jahr 371: Der spätrömische Geschichtsschreiber Ammianus Marcellinus berichtete davon, dass Verschwörer versucht hätten, mit dem Pendel den Nachfolger des Kaisers Valens herauszufinden. Um dessen Namen zu ermitteln, ließen sie an einem Faden einen Ring über einer Schüssel schwingen, die am Rand mit Buchstaben versehen war. Aus den nachfolgenden Jahrhunderten sind nur wenige Erwähnungen des Pendels, etwa im Nibelungenlied, bekannt. Zu Goethes Zeit um 1800 wurde das Pendeln allgemein zur Unterhaltung ausgeübt und verbreitete sich im 19. Jahrhundert als Zeitvertreib in okkulten Zirkeln.

Die Erklärungsversuche über die Funktionsweise der Pendel waren vielfältig. So erklärte der Industrielle und Forscher Karl Freiherr von Reichenbach (1788–1869) die Pendelbewegung durch eine allen Dingen innewohnende Kraft und der französische Abbé Mermet führte im 20. Jahrhundert die Pendelbewegung auf Strahlen zurück.

Der Wiener Universitätsprofessor Moritz Benedict verbreitete als Erster Mitte des 19. Jahrhunderts den Gedanken, dass der Rutenausschlag beziehungsweise der Pendelschwung krankmachende Orte anzeigen kann oder dass man mit Pendel oder Wünschelrute Krankheiten zu diagnostizieren vermag. Im Jahr 1932 veröffentlichte Gustav Freiherr von Pohl eine Schrift, in der von Erdstrahlen als Krankheitserregern die Rede ist, und bald darauf florierte das Geschäft mit so genannten Strahlungsheilgeräten. Ihre Blüte erlebte die Radiästhesie in den 30er-Jahren des vorigen Jahrhunderts. Seit dieser Zeit sucht man auch nach krankmachenden „geopathischen" Zonen. Der Arzt Ernst Hartmann behauptete 1951, dass nahezu alle Krankheiten auf Erdstrahlen zurückzuführen seien. In den letzten 30 Jahren ist einerseits durch Jugendzeitschriften der Glaube an das Pendel als Schicksalsdeuter verbreitet worden, andererseits hat es sich in der komplementären Medizin als diagnostisches Gerät etabliert.

## Konzept

Radiästheten vermuten, dass Erdstrahlen von geologischen Verwerfungen und unterirdischen Wasseradern ausgehen und auf viele unterschiedliche Effekte wie Magnetismus, Elektrizität, Bodenleitfähigkeit, mikroseismische Bodenschwingungen, Ausdünstungen, Aerosole, Unterschiede im Schwerefeld, „W-Strahlen" und Wellen zurückzuführen seien. Es gibt auch Erklärungsansätze, dass Erdstrahlen aus dem heißen Erdkern oder aus dem Kosmos kommen. Sie sollen sich senkrecht nach oben bewegen und extrem durchdringungsfähig sein, sodass Beton, Eisen und andere Materialien kein Hindernis darstellen. Trotzdem wird angenommen, dass sie durch so genannte Abschirmgeräte aufgehalten werden können. Die mutmaßlich gefährlichen Stellen auf der Erde werden Reizstreifen genannt. Hartmann meinte, die Reizstreifen verlaufen netzförmig im Mindestabstand von zwei Metern ähnlich wie die Längen- und Breitengrade um den Erdball; er nannte diese Anordnung Globalnetzgitter. Der Arzt und Radiästhet Manfred Curry beschrieb ein weiteres Netz (Curry-Gitter), dessen Streifen in einem Abstand von 33 bis 120 Zentimetern verlaufen und sich an den Himmelsrichtungen orientieren. Störzonen und besonders die Kreuzungspunkte der Streifen werden verdächtigt, den Körper zu schädigen und bei Mensch und Tier viele Krankheiten auszulösen, vor allem Krebs, aber auch Asthma, Blasen- und Darmleiden, Magengeschwüre, Erblindung, Gallensteine, Herz- und Lungenleiden, Kinderlosigkeit und Frühgeburt, Nasenbluten, Ohnmacht, Quälsucht, Rheuma, Selbstmord, Schlaflosigkeit, Tuberkulose, Venenentzündung, Wahnsinn und Zuckerkrankheit. Die moderne Theorie sieht Störzonen nicht mehr als Verursacher sondern als Risikofaktoren für Krankheiten an.

Über die Wirkungsweise von Wünschelruten gibt es unter den Anwendern unzählige, oft gegensätzliche Auffassungen. Ihnen gemeinsam ist, dass die Ruten auf außergewöhnliche Phänomene aus der Erde reagieren und deshalb ausschlagen sollen.

Auch soll man durch das Pendel befähigt sein, Informationen und Strahlungen aus der Erde aufzufangen, selbst dann, wenn es nicht an der auszumessenden Stelle, sondern etwa über eine Landkarte der Region gehalten wird. Manche Anbieter erklären sich die Pendelbewegung als Kommunikation mit dem Unbewussten, andere als mikroelektronische Schwingung, die vom Körper aufgenommen und von Hand und Finger auf das Pendel übertragen wird. Ein „siderisches" Pendel wird unter der Vorstellung benutzt, dass die kosmischen Kräfte der Sterne und des Weltalls durch den Körper und die Hände des Pendlers zur Wirkung kommen.

## Plausibilität des Konzepts

Die Annahme, dass Erdstrahlen existieren, widerspricht der wissenschaftlichen Erfahrung. Es gibt keine eindeutigen Hinweise darauf, was Erdstrahlung ist und wie sie entstehen könnte. Aufwändige Forschungen, die den Beleg bringen sollten, wurden mehrfach widerlegt. Auch ist ein Zusammenhang von Reizstreifen und erhöhten Krankheitsraten bis heute nicht nachgewiesen.

Die Wünschelrute wird nach wissenschaftlichen Erkenntnissen nicht durch äußere Einwirkung bewegt, sondern durch eine Muskelermüdung (Kohnstamm-Phänomen), den Pulsschlag und durch feinste unwillkürliche, so genannte ideomotorische Muskelbewegungen verursacht. Diese können aufgrund einer unbewussten Vorstellung oder Wahrnehmung entstehen (Carpenter-Effekt). Die Rute schlägt so aus, wie es der Rutengänger will.

Die Bewegung des Pendels ist nach wissenschaftlichem Verständnis ebenfalls nicht von kosmischen Energien abhängig, sondern bewegt sich durch Impulse, die vom Pulsschlag und von Muskelspannungsänderungen verursacht und von unbewussten Vorstellungen des Pendlers gesteuert werden.

## Mittel

Wünschelruten haben verschiedene Formen und können aus einer Astgabel vom Haselstock, einem Rinderhorn, einem Bogen aus Kunststoff, Aluminium, Messing, dünnem Stahl oder Federn aus Draht bestehen. Es wird jeweils ein Paar in den Händen gehalten. Viele Naturheiler wenden auch elastische Einhandruten an oder solche, die aus einem Stab mit einem verschiebbaren Reiterchen am Rutenende bestehen, um Krankheitsherde am Körper zu finden und angemessene Arzneien auszuwählen. Als Biotensor wird eine Rute bezeichnet, die an der Spitze einen vergoldeten Metallring für den männlichen Tester oder einen aus Silber für die weibliche Testerin tragen. Über den Handrücken gehalten soll der Biotensor unter anderem kosmische Strahlen und Radioaktivität erkennen. Für die Messung von Erdstrahlen sind heute auch computergesteuerte Geräte mit Display im Einsatz.

Für die „geopathische Entstörung" und Abschirmung von Erdstrahlen werden unterschiedlichste Gerätschaften angeboten – von einfachen Kästchen über Pyramiden und Bettlaken bis zu strombetriebenen, computergesteuerten Apparaten.

Ein Pendel kann grundsätzlich aus jedem Gegenstand, der an einer Schnur befestigt wird, hergestellt werden. Die zur Diagnostik eingesetzten Pendel sind in vielen Formen erhältlich. Oft sehen sie einem Maurerlot ähnlich, meist werden tropfenförmige Anhänger an einer Schnur oder Kette benutzt, die dem legendären „goldenen Pendel", dem magische Eigenschaften zugeschrieben wurden, nachempfunden sind. Gold gilt als das bedeutendste Material für Pendel, weil es in der esoterischen Vorstellung der Sonne zugeordnet wird. Die meisten Pendel sind aus Messing oder verschiedenen Halbedelsteinen wie Bergkristall, Rosenquarz oder Jade. Holzpendel gelten als besonders geeignet, um Störfelder in Wohnungen aufzuspüren. Füllpendel sind hohl, so dass man sie jeweils mit dem gewünschten Material, etwa einem Bernstein, befüllen kann. Pendelkarten, über denen das Pendel kreist, sind rund und tragen am Rand wie Zifferblätter entweder Buchstaben oder Abbildungen von Organen oder Medikamentennamen.

## Durchführung

Zur Feststellung von Reizstreifen hält der Rutengänger die Wünschelrute vor sich hin, während er den Ort abgeht, der krankmachender Strahlen verdächtigt wird. Wo die Rute ausschlägt, sieht er seine Vermutung bestätigt. Diese Untersuchung kann auch über einer Landkarte oder dem Plan eines Hauses beziehungsweise in einem höheren Stockwerk durchgeführt werden. Sind Störzonen entdeckt worden, wird meist dazu geraten, das Bett aus dieser Gefahrenzone zu schieben oder ein Abschirmgerät zu verwenden. Häufig bietet der Rutengänger selbst solche Gerätschaften an.

Zur Untersuchung eines Patienten führt der Radiästhet die Rute oder den Biotensor in geringem Abstand den Körper entlang. Er kann auch mit einer Hand über den Körper streichen und mit der anderen die Rute halten, deren Ausschlag erkrankte Körperzonen anzeigt. In gleicher Weise werden passende Medikamente ausgetestet.

Beim Pendeln hält der Untersucher das Pendel mit einer Hand über den liegenden Patienten und führt es von Kopf bis Fuß über dessen Körper. Die Füße des Patienten sollen dabei nach Süden zeigen. Kreisförmige Schwingungen oder Ausschläge in eine bestimmte Richtung zeigen erkrankte Körperpartien an. Hängt das Pendel ganz ruhig, liegt nach Lehre der Pendler eine schwere Krankheit vor, schlägt es schräg aus, droht Krebs.

Der Untersucher stellt auch Fragen zu Krankheiten oder der Verträglichkeit von Lebensmitteln, die der Patient in der Hand hält, an das Pendel: Ist die Antwort „nein", pendelt es zu ihm hin, bei „ja" quer zu ihm, bei „unbestimmt" in diagonaler Richtung. Um Ferndiagnosen zu stellen, werden Kleidungs- oder Schriftstücke, Fotos oder von den zu untersuchenden Personen angehauchte Karten ausgependelt. Auch Tafeln mit der Abbildung von Organen und Iriszirkel (siehe „Irisdiagnostik" → Seite 180) werden verwendet, um die erkrankten Stellen zu finden.

Nach der radiästhetischen Untersuchung wählt der Pendler mittels Pendelkarte die angemessenen Medikamente aus. Meist wird die Auswahl aus Bachblütenmitteln (siehe unter „Mittel" im Abschnitt „Bachblütentherapie" → Seite 100) oder homöopathischen Arzneien (siehe unter „Mittel" im Abschnitt „Homöopathie" → Seite 163) getroffen. Sind Nahrungsmittelallergien festgestellt worden, wird eine entsprechende Diät angeraten.

## Anwender und ihre Ausbildung

Die Handhabung von Wünschelruten (das Muten) kann in Kursen der Radiästhesie-Organisationen oder aus Büchern erlernt werden. Die Technik des Pendelns wird meist von einem auf den anderen Heiler weitergegeben oder ebenfalls mit Broschüren oder im Selbstversuch erprobt. Eine medizinische Vorbildung der Anwender ist bei beiden Verfahren nicht erforderlich.

Störzonen werden im Allgemeinen von professionellen Mutern gesucht. Pendel werden zur Diagnostik überwiegend von Heilpraktikern und Laien verwendet.

## Anwendungsbereiche

Die Anwender von Pendel und Wünschelrute wollen Störzonen erfassen, die eine Krankheit verursachen können, und die zur Heilung notwendigen Medikamente erkennen. Eine Beschränkung nennen sie nicht.

## Belege für die Wirksamkeit

Ein Test, bei dem sechs Homöopathen mittels Pendel zwischen einem Homöopathikum und einem Scheinmedikament unterscheiden sollten, kam zu dem Ergebnis, dass die Treffsicherheit dieser Methode nicht über den Zufall hinausgeht. Dabei wurden die Teilnehmer per Los den Untersuchungsgruppen zugeordnet und kein Teilnehmer war informiert, wann ein homöopathisches und wann ein Placebomittel eingesetzt wurde. Die Ergebnisse werden selbst von Homöopathen als „gänzlich negativ“ bezeichnet.

Die medizinische Bedeutung von Erdstrahlung wurde bereits vielfach widerlegt. Selbst Vertreter dieser Verfahren können keine Belege für ihre Theorien anführen. Die Geräte zur Abwehr von Erdstrahlen können nichts bewirken. Untersucher fanden darin Fensterkitt, Erde, Tee, Kupferdrähte, Kieselsteine, Salatöl, Gummiringe, Kerzen, Wolle und anderes mehr. Auch bei den mit elektrischem Strom betriebenen Apparaten handelt es sich vom physikalischen Standpunkt aus um unsinnige Konstruktionen, die – ein Vorhandensein von Erdstrahlung voraussetzend – keinerlei nachweisbare Wirkungen haben. Rutengänger konnten bei einem Test selbst nicht feststellen, ob ihre Geräte aufgestellt und eingeschaltet waren oder nicht.

Die Treffsicherheit der Diagnostik durch Pendel oder Muten ist nicht durch anerkannte wissenschaftliche Studien belegt.

## Achtung

Die Gefahr ist groß, dass zum einen durch Pendeln und Muten bestehende Krankheiten übersehen und Falschdiagnosen gestellt werden. Zum anderen besteht das Risiko, dass Pendler und Rutengänger unbegründete Ängste vor Krankheiten verstärken.

Mehrere Gerichtsurteile haben festgehalten, dass Pendel und Wünschelruten nicht ohne Heilpraktikerzulassung zur Suche nach Störungen und Krankheiten benutzt werden dürfen. Das Muten im Zusammenhang mit Krankheit und der Verkauf von Abschirmgeräten wurden schon mehrfach gerichtlich als Täuschung und Betrug eingestuft und mit Verurteilung geahndet.

### Beispiele für Urteile gegen Muter und Pendler

Das erste Urteil wegen Betrugs wurde bereits 1937 vom Reichsgericht gesprochen. Das Landesgericht Wuppertal meinte im Jahr 1958, der Muter begehe eine Täuschungshandlung, da „in Wahrheit solche Strahlen nicht vorhanden sind“. 1959 stellte der Bundesgerichtshof fest, „das betrügerische Verhalten“ besteht in erster Linie dadurch, dass vorgespiegelt werde, „die Beschwerden seien mit Bestimmtheit auf Erdstrahleneinfluß zurückzuführen“. 1977 wurde ein Pendler zur Unterlassung von Heilbehandlungen verurteilt, der bei Patientinnen mit Hilfe eines Pendels unheilbare Krankheiten diagnostiziert hatte. 1993 verurteilte das Bundesverwaltungsgericht einen Laienbehandler, der Patienten mit Händen bestrich, um „schädliche Erdstrahlen zu entziehen“ und vorgab „diverse Leiden“ behandeln zu können.

## Bewertung

Die Verwendung von Pendel und Wünschelrute ist als diagnostische Methode und zur Auswahl von homöopathischen Mitteln nicht belegt. Die Gefahr von Fehldiagnosen ist erheblich. Die Nutzen-Risiko-Abwägung fällt insgesamt negativ aus. Als Therapiemethode ist Pendeln und Muten wissenschaftlich nicht untersucht. Die Nutzen-Risiko-Abwägung fällt negativ aus.

Pendel und Wünschelrute sind als Diagnose- und Therapiemethode nicht geeignet.

# Progressive Muskelentspannung nach Jacobson

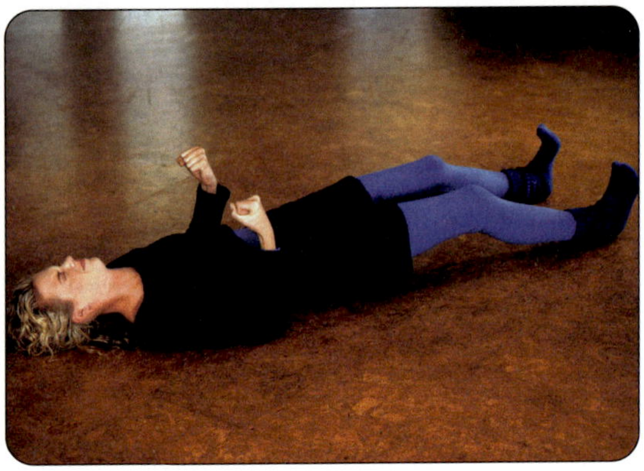

Die Progressive Muskelentspannung nach Jacobson (PME) ist eine Körpertechnik, mit deren Hilfe sich eine Anspannung der Muskeln erkennen und erfühlen lässt. Durch die Konzentration auf willkürlichen Spannungswechsel der Muskeln kann der Übende eine fortschreitende Entspannung im ganzen Körper erreichen. Das Verfahren wird auch Progressive Muskelrelaxation nach E. Jacobson, Jacobson-Entspannungstraining oder Tiefenmuskel-Entspannungstraining (TE) genannt.

## Geschichte und Entwicklung

Der amerikanische Arzt und Physiologe Edmund Jacobson (1885–1976) beobachtete in den 1920er-Jahren, dass Unruhe, Angst und psychische Spannung häufig mit Anspannung der Muskulatur einhergehen. Aus eigener Erfahrung kannte er die schmerzhafte Wirkung verspannter Muskeln auf die Befindlichkeit: Er hatte von seiner Tätigkeit im Labor Rückenschmerzen bekommen und versuchte eine Selbstbehandlung. Dabei half ihm folgende Beobachtung: Wenn er sich kräftig reckte und streckte, vor allem die Muskeln von Armen und Beinen fest anspannte und wieder lockerte, war er anschließend besonders tief und angenehm seelisch entspannt. Er machte die Wechselwirkungen von psychischem Befinden und muskulärer Spannung zur Grundlage eines systematischen Entspannungsverfahrens, das er 1928 öffentlich vorstellte. Es verbreitete sich in den USA rasch und wurde in vielen Bereichen eingesetzt. Die Methode wurde in die Verhaltenstherapie übernommen, die vielfach in Kliniken Anwendung fand.

Im deutschen Sprachraum wird die Jacobson-Methode hauptsächlich in psychosomatischen Kliniken, in der Psychiatrie und in Rehabilitationseinrichtungen angewendet. Zudem nutzen niedergelassene Psychotherapeuten und auch Bewegungstherapeuten dieses Verfahren.

## Konzept

Die PME beruht auf der Beobachtung, dass auch ein Mensch, der offenbar völlig ruhig und entspannt ist, unter einer Muskelanspannung leiden kann, die sich negativ auf den Körper und die seelische Verfassung auswirkt. Jacobson stellte fest, dass Anspannung in unwillkürlichen Muskelgruppen oder Organen abgebaut werden kann, wenn die großen Muskeln entspannt werden. Umgekehrt machte er die Beobachtung anhand einer Messung der Muskelströme (Elektromyografie), dass die Muskelanspannung dann fast gegen Null tendiert, wenn wirkliche seelische Entspannung vorliegt.

Aus diesen Beobachtungen heraus entwickelte Jacobson das System der progressiven Muskelentspannung, dessen zentraler Punkt es ist, Muskelanspannung als solche wahrzunehmen und dann aktiv zu lösen.

Der Organismus reagiert, so die Schlussfolgerungen, auf die bewusst herbeigeführte Muskelentspannung auf drei Ebenen: körperlich, emotional und verstandesmäßig (kognitiv). Ein Gefühl von Ausgeglichenheit sowie Ruhe und Konzentration können sich einstellen.

## Plausibilität des Konzepts

Es ist wissenschaftlich erwiesen, dass die aktive Entspannung von Muskeln bestehende Verspannungen lösen kann. In der Folge normalisiert sich das willkürliche Nervensystem: in einem Teil, dem so genannten sympathischen Nervensystem, sinkt die Anspannung und im anderen Teil, dem parasympathischen, steigt die Aktivität. Dadurch verbessert sich die Blutzufuhr der Muskeln, der Sauerstoffverbrauch sinkt, die Anspannung der an der Atmung beteiligten Muskeln und der des Bewegungsapparates geht zurück. Atem- und Herzfrequenz, die durch Schwitzen erhöhte Leitfähigkeit der Haut und der Blutdruck werden gesenkt. Die Durchblutung der Haut wird angeregt, ebenso die Aktivität der Alpha-Wellen, die den Grundrhythmus des elektrischen Potenzials im Gehirn bilden.

## Durchführung

Geübt wird in leichter Bekleidung im Liegen, meist in Gruppen, manchmal auch in Einzelstunden, jeweils etwa eine Stunde lang. Der Trainer gibt Schritt für Schritt Anweisungen, was zu tun ist.

Bei geschlossenen Augen und ruhiger Atmung konzentrieren sich Übende auf jene Körperbereiche, in denen Verspannungen oder Unwohlsein zu spüren sind. Der Reihe nach werden dann bestimmte Muskelgruppen angespannt und wieder gelockert. Erst ballt man die dominante Hand (bei Rechtshändern die rechte Hand) einige Sekunden lang, öffnet sie wieder und lässt sie für 30 bis 40 Sekunden weich und locker werden. Diese Veränderungen werden bewusst wahrgenommen, die Übung wiederholt. Danach werden der Unterarm, der Oberarm einbezogen, anschließend Hand, Arm und Oberarm der nicht dominanten Seite. Dann wird die Stirn fest gerunzelt und wieder entspannt, es folgen Nasen- und Augenregion, Mund- und Kieferbereich, Nacken und Hals, die Schultern und Brustmuskeln, der obere Rücken, die Bauchmuskulatur, zuletzt Oberschenkel, Wadenmuskel und Fuß.

Da die kräftige Anspannung für eine stärkere Durchblutung der Körperpartien sorgt, werden in der Phase der Entspannung eine strömende Wärme, Schwere und Prickeln empfunden, und ein Gefühl angenehmer Ruhe, Schwere, und Müdigkeit kann sich ausbreiten. Abschließend wird die Entspannung zurückgenommen, indem man rückwärts zählt, tief einatmet und die Augen öffnet. Anschließend werden die aufgetretenen Reaktionen besprochen und Fehler korrigiert.

Alle Übungen werden wiederholt und zusätzlich auch im Sitzen eingeübt, damit man sie leichter in den Alltagsablauf einfügen kann. Die Kurse umfassen fünf bis zehn Sitzungen.

### Erlernen der Technik

Progressive Muskelentspannung ist leicht zu erlernen und kann jederzeit ohne großen Aufwand im Alltag angewendet werden. Geübte können sich innerhalb von 15 Minuten völlig entspannen. Ein lang anhaltender Effekt ist jedoch nur bei regelmäßiger Anwendung zu erwarten: Um eine sekundenschnelle Entspannung zu erreichen, bedarf es dreimal wöchentlichen Trainings einige Monate lang.

### Selbstbehandlung

Jede neue Übung sollte mehrfach täglich eine Woche lang eingeübt werden. Dazu gibt es Anleitungskassetten für zu Hause. Ein „Entspannungssignal“, wie etwa der Gedanke „ruhig“ oder „locker lassen“, oder ein Ruhebild wie „ich liege auf der Wiese und schaue in den Himmel“ dient der Einstimmung auf das Training. Es ist wichtig, die Übungen regelmäßig durchzuführen, um eine intensive Körperwahrnehmung zu erreichen. Die Entspannung wird jedes Mal, auch wenn sie dem Einschlafen dienen soll, zurückgenommen.

## Anwender und ihre Ausbildung

In 60 Stunden umfassenden Kursen können sich klinische Psychologen, Psychotherapeuten, Bewegungstherapeuten und Ärzte durch den Berufsverband in PME ausbilden lassen. Die Ausbildung wird mit einem Diplom abgeschlossen.

Interessierte und Patienten können diese Technik auch anhand von Büchern und Kassetten erlernen oder in Kursen in Kliniken, in Volkshochschulen oder anderen Bildungseinrichtungen.

## Anwendungsbereiche

Progressive Muskelentspannung wird im Rahmen einer Verhaltenstherapie bei Beschwerden eingesetzt, die auf Angst und Anspannung beruhen, zum Beispiel um Stresssituationen zu bewältigen und Nervosität oder Unruhe abzubauen. Sie wird im Rahmen von Therapieplänen angewendet bei psychosomatischen Störungen wie Schlafstörungen, Muskelverspannungen und Muskelschmerzen, bei hohem Blutdruck, Verdauungsstörungen, Schluckbeschwerden, akuten Kopfschmerzen und chronischen Schmerzen. Sie hat sich durchgesetzt als Begleittherapie von Angstbehandlungen und zur Unterstützung von medizinischen Behandlungen, etwa bei Krebserkrankungen oder Herz-Kreislauf-Erkrankungen.

## Belege für die Wirksamkeit

Ein systematischer Überblick, der sich mit Studien zu chronischen Krebsschmerzen und anderen chronischen Schmerzen, die nicht auf bösartigen Erkrankungen beruhen, wie zum Beispiel Rückenschmerzen, Schmerzen bei rheumatoider Arthritis, Colitis ulcerosa (einer entzündlichen Darmerkrankung) auseinander setzte, kam zu dem Ergebnis, dass es nur wenige Belege gibt, die für eine Wirksamkeit sprechen.

Auch andere Arbeiten erbrachten unterschiedliche Ergebnisse in Hinblick auf die Wirksamkeit bei Schmerzen. So zeigte eine klinische Studie aus einer Überblicksarbeit zu allen Entspannungstechniken, die als Therapie der rheumatoiden Arthritis eingesetzt werden, einen positiven Effekt auf die Schmerzen, während das bei einer zweiten Untersuchung zum gleichen Thema nicht der Fall war.

Schmerzstillende Wirksamkeit wurde aber bei der Behandlung von Osteoarthrose durch PME belegt. Untersucht wurden dabei 36 Patienten, die an Knie- oder Hüftgelenkosteoarthrose litten. Sie wurden entweder mit PME, Hynotherapie oder keinem dieser Verfahren behandelt. In den beiden erstgenannten Gruppen zeigte sich im Vergleich zur Kontrollgruppe eine messbare Senkung der Schmerzen. Günstige Effekte auf die Schmerzen fanden sich auch in einem Überblick zu allen Studien über kindliche Migräne. Es konnte die Schwere der Anfälle messbar gesenkt werden. Ferner zeigten kontrollierte klinische Studien positive Effekte auf die jeweiligen Krankheitszeichen bei Asthma, Angstneurose und Bluthochdruck. Noch nicht ausreichend untersucht ist, ob die progressive Muskelentspannung ähnlichen Entspannungstechniken überlegen ist.

## Achtung

Wird progressive Muskelentspannung ohne ärztliche Diagnose als ausschließliche Behandlung von Beschwerden angewendet, kann die notwendige Behandlung einer bestehenden Krankheit versäumt werden.

► ***Gegenanzeigen***

Menschen, die besonders perfektionistisch oder ehrgeizig sind, sollten keine Anspannungsübungen machen, das kann ihren inneren Druck noch verstärken.

Bei Muskelkrankheiten kann progressive Muskelentspannung die Beschwerden verschlimmern.

Zur Behandlung psychischer Krankheiten wie schwerer Depression, Schizophrenie, und Phobien sowie von Persönlichkeitsstörungen ist progressive Muskelentspannung als alleinige Behandlung ungeeignet.

► ***Wechselwirkungen***

Eine ergänzende Entspannungsbehandlung kann den Bedarf an notwendigen blutdrucksenkenden Mitteln oder Mitteln gegen Angstzustände reduzieren. Eine Dosisanpassung muss mit dem verschreibenden Arzt besprochen werden.

## Hinweise

Es ist von Vorteil, sich zum Üben in einen ungestörten, wohltemperierten Raum mit abgedunkelter Beleuchtung zurückzuziehen. Bei Rückenproblemen ist für das Üben im Liegen eine Knierolle zu empfehlen. Direkt vor den Übungen raten die Anwender nicht fernzusehen, nicht Zeitung zu lesen und kein üppiges Mahl einzunehmen; man sollte aber auch kein Hungergefühl haben.

Im Anschluss an die Übungen kann vor allem bei Anfängern Müdigkeit eintreten. Dann ist eine Ruhepause von einer halben Stunde sinnvoll. Wird die Methode einmal beherrscht, bleibt diese Reaktion meist aus.

► ***Für Kinder unter 14 Jahren***

Kinder können diese Technik leicht erlernen, sie ist für sie gut geeignet.

► ***Zur Verkehrstüchtigkeit***

Wenn Sie nach einem Training benommen sind, sollten Sie so lange kein Fahrzeug lenken, keine Maschinen bedienen und keine Arbeiten ohne sicheren Halt verrichten, bis das abgeklungen ist.

### Bewertung

Der Nutzen der progressiven Muskelentspannung ist bei folgenden Indikationen als begleitende Therapie nachgewiesen: Angstneurose, Asthma, Bluthochdruck, Migräne bei Kindern, Osteoarthrose. Die Effekte auf chronische Krebsschmerzen und nichtbösartige chronische Schmerzen sind nicht nachgewiesen. Risiken und unerwünschte Wirkungen sind nicht bekannt. Die Abwägung fällt bei den erstgenannten Erkrankungen positiv aus. PME ist zur Behandlung dieser Krankheiten geeignet. Sie ist nicht geeignet zur Linderung von Krebsschmerzen und nichtbösartigen Schmerzen.

# Qigong und Taichi

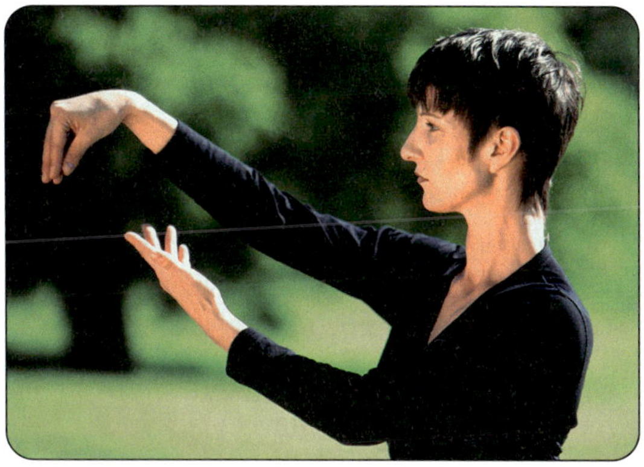

Qigong ist eine chinesische Meditations- und Therapieform, eine konzentrierte Atem- und Bewegungstechnik der Volkstradition zum Ausgleich der inneren Kräfte; Taichi, oder Taiji beziehungsweise Taijiquan geschrieben, ist eine exakt festgelegte Abfolge ineinander übergehender Körperbewegungen im Zeitlupentempo, deren heutige Form erst im 19. Jahrhundert entwickelt wurde.

In den beiden Namen findet sich der Begriff Qi, die Bezeichnung für eine universelle, alles durchdringende Energie. Qigong heißt wörtlich übersetzt „Arbeiten am Qi", Taichi bedeutet so viel wie „höchste Energie".

## Geschichte und Entwicklung

*Qigong*

Die Wurzeln des Qigong reichen weit in die Geschichte Chinas zurück. Die ersten sicheren Berichte stammen aus der Zeit zwischen 770 und 221 vor unserer Zeitrechnung. Es ist eine der ältesten chinesischen Meditations- und Therapieformen und steht in engem Zusammenhang mit der chinesisch philosophischen Tradition. Die Ausbreitung des Buddhismus in China führte auch zur Ausbreitung des Qigong, in der Folgezeit entwickelten sich unterschiedlich religiös-philosophisch geprägte Schulen.

In der tradierten Form geht es um die „Lenkung von Qi". Qi wird als eine universelle, geistige Kraft vorgestellt, die sowohl das Universum als auch alle

Wesen beseelt, durch den Atem und die Nahrung in den Körper aufgenommen wird und in diesem kreist. Im Wesentlichen gibt es zwei Qigong-Formen, es entstanden Übungen mit relativ vielen Bewegungsabläufen und das völlig regungslos durchgeführte „stille Qigong".

Je nach herrschenden kulturellen Normen entwickelten sich in den letzten Jahrhunderten verschiedene Schulen, insbesondere Qigong-Formen, die ausgleichend wirken. Inzwischen sind in der Volksrepublik China 3 600 verschiedene Arten von Qigong beschrieben. Wegen seiner Nähe zu Vorstellungen der spirituellen Tradition war Qigong während der Kulturrevolution verboten. Seit 1980 hat es aber einen ungeheuren Aufschwung genommen: Viele Menschen trainieren auf öffentlichen Plätzen, in jedem Park kann man morgens allein oder in Gruppen Übende sehen, vor allem ältere Menschen, die so Krankheiten vorbeugen wollen.

Unterschiedliche Formen werden heute an Universitäten gelehrt. Es sind inzwischen etliche Qigong-Gesellschaften und einige -Kliniken entstanden. Qigong ist eine Technik, um zu einem Ausgleich der Emotionen zu gelangen. Als Therapie wird es in zwei verschiedenen Formen praktiziert: Der Trainierende kann sich durch Übungen selbst heilen oder aber er sucht einen Heiler auf. Dieser vermag nach gängiger Vorstellung das Qi in seinem Körper zu sammeln und kann es aus den Handflächen austreten und ohne Berührung auf den Patienten überfließen lassen.

*Taichi*

Taichi ist auch als Schattenboxen bekannt. Es soll ebenfalls eine Jahrtausende alte Tradition haben, die heute praktizierten Formen wurden aber erst Mitte des 19. Jahrhunderts entwickelt. Taichi besteht aus einer extrem langsamen und meditativen Abfolge bestimmter Körperbewegungen, die ineinander fließen. Die Übungsfolge stellt in stilisierter Form den Kampf mit einem imaginären Gegner dar. Es haben sich verschiedene Schulen gebildet, die eine unterschiedliche Zahl von Übungen – zwischen 30 und 180 – festschreiben und mitunter die einzelnen Elemente des Taichi auch im Zweikampf verwenden. Taichi ist im chinesischen Gesundheitswesen fest als vorbeugendes und therapeutisches System verankert.

Im Westen haben sich seit den 1980er-Jahren Qigong und Taichi als kontemplative Formen der Entspannungstechnik verbreitet. Sie werden in Einrichtungen der Erwachsenenbildung, in Gesundheits- und Fitnesszentren unterrichtet. Die Behandlung durch Qigong-Heiler wird von den meisten Qigong-Schulen in Europa abgelehnt.

Für die Selbstbehandlung werden so genannte Taichi- oder Chi-Maschinen angeboten. Das sind Geräte, mit denen die Füße hin und her bewegt beziehungsweise geschaukelt werden, was den ganzen Körper in Schwingung versetzt, um Entspannung zu erlangen.

## Konzept

Allen Arten von Qigong liegt die Vorstellung zugrunde, dass Körperfunktionen nur dann richtig ablaufen, wenn das Qi ungehindert im Körper fließen kann und dass Krankheit durch eine Blockade von Qi bedingt sei. Auch emotionale Unausgeglichenheit führt zu einem Qi-Stau. Dieser soll durch die konzentrierten Bewegungsübungen des Qigong aufgelöst werden.

Bei dieser Technik wirken drei Elemente zusammen: die bewusste Atmung, die Bewegung und die Lenkung der Vorstellungskraft. Je nach Qigong-Schule ist ihr Verhältnis zueinander unterschiedlich. Zusätzlich gibt es auch äußerlich regungslose Versenkungsübungen.

Die verschiedenen Bewegungen lenken unwillkürlich die Atmung. Die meditative Konzentration auf die Vorstellung, das Qi durch die Organe zu leiten, lässt Umweltreize verblassen und fördert innere Entspannung. Für die Qigong-Übungen dienen Vorstellungen aus der Natur als gedankliche Hilfen – viele Übungen tragen den Namen von Tieren und versinnbildlichen deren Bewegungen. Mit den langsamen Bewegungsabläufen sollen aufgewühlte Emotionen beruhigt werden.

Taichi hat den gleichen philosophischen Hintergrund wie Qigong, beruht aber auf Kampftechniken und deren konzentrierter Abfolge. Nach dem Konzept des Taichi sind die gegensätzlichen Pole Yin und Yang, die in dynamischem Zusammenwirken das Qi hervorbringen, nicht ausgeglichen. Das Ziel der Taichi-Bewegungen ist, die in diesen Gebärden sich ausdrückenden gegensätzlichen Pole von Yin und Yang zu harmonisieren und den Fluss der Lebensenergie anzuregen (siehe auch „Traditionelle Chinesische Medizin" → Seite 287).

Regelmäßiges Üben ist ein wichtiger Bestandteil beider Methoden.

## Plausibilität des Konzepts

Die chinesischen Vorstellungen von der universellen Lebenskraft, die Kosmos und Körper durchdringt und beseelt, sind magisch-spiritueller Natur und haben in unserer Kultur nicht mehr als metaphorischen Charakter. Für die Existenz von als Qi beschriebenen Energien gibt es bisher keine wissenschaftlichen Belege.

Die westliche Medizin erklärt die Wirkung von Qigong und Taichi mit der Bewegung, der Konzentration, der verbesserten Atmung, die entspannend wirkt, und der Versenkung (siehe auch „Meditation" → Seite 226), die es dem Übenden ermöglicht, mit seinen Emotionen gelassener umzugehen. Untersuchungen bei den Patienten westlicher Heiler (siehe „Geistheilung" → Seite 155) haben gezeigt, dass die Erwartungshaltung die Durchblutung des Körpers positiv beeinflusst.

Eine Beeinflussung der Gesundheit durch so genannte Taichi-Trainer oder Taichi- beziehungsweise Chi-Maschinen ist wissenschaftlich nicht nachvollziehbar.

## Mittel

Ergänzend zu den Bewegungsübungen wird in einigen Kursen angeraten, ein Paar Qigong-Kugeln – so genannte Yin-Yang-Kugeln aus verschiedenen Materialien und in der Größe etwa von Golfbällen – in einer Hand gegeneinander kreisen zu lassen, um Qi freizusetzen.

## Durchführung

*Qigong*

Qigong kann liegend, sitzend, stehend und – das wird am häufigsten praktiziert – in Bewegung durchgeführt werden. Geübt wird in leichter Kleidung in der Gruppe mit einem Lehrer, der den Ablauf bestimmter Bewegungen und Atemvorgänge zeigt. Die Bewegungen sind langsam und ruhig, manchmal von Meditationsmusik begleitet. Dabei richtet sich die Konzentration auf den Atemfluss, auf bestimmte Körperbereiche oder Organe, ähnlich wie beim Autogenen Training (→ Seite 88). Um sich den Ablauf besser vorstellen zu können, trägt jedes Bewegungselement einen Namen, wie etwa Feuerdrachen oder Tigerschritt, die als Bild helfen sollen, die Übungen und Bewegungen einzuüben. Die langsamen, tänzerischen Übungen können auf einer Fläche von nur einem Quadratmeter durchgeführt werden. Als Reaktion auf die Übungen wird häufig ein Wärmegefühl oder Kribbeln in Fingern und Füßen oder im Bauch beschrieben.

*Taichi*

Die einzelnen Bewegungen des Taichi lassen sich als Angriffs- beziehungsweise Rückzugs- oder Verteidigungsgebärden deuten: Die Energie des Angriffs wird aufgenommen und durch die entsprechende reaktive Bewegung weitergeleitet. So geht eine Yang-Bewegung immer in eine Yin-Bewegung über. Man folgt dabei dem Rhythmus des Atems und führt alle Bewegungen extrem langsam und konzentriert durch. Die Bewegung im Zeitlupentempo erfordert eine gute Beherrschung des Gleichgewichts und führt zu meditativer Selbstvergegenwärtigung, nicht aber zu Kampfertüchtigung.

Sowohl Qigong als auch Taichi werden in der Gruppe mit einem Trainer eingeübt. Gemeinsam ist beiden Methoden die bewusste, konzentrierte Ausführung. Die Kurse dauern je nach Schule oder Anbieter unterschiedlich lange.

Beherrscht man die einzelnen Figuren und ihre Aneinanderreihung, kann man sie alleine durchführen. Man sollte etwa 15 bis 30 Minuten täglich trainieren. Manchmal wird Qigong als Vorübung zum Taichi genutzt, die Übergänge sind fließend.

## Anwender und ihre Ausbildung

Es gibt verschiedene private Qigong-Vereinigungen, die zum Teil auch Taichi anbieten und jeweils ihr eigenes Programm unterrichten. 1996 wurde in Deutschland der Dachverband für Taichi und Qigong gegründet.

Qigong und Taichi werden auch im Rahmen einer Ausbildung in traditioneller chinesischer Medizin (→ Seite 287) gelehrt. Die Ausbildungsgänge sind sehr unterschiedlich organisiert, sie können Jahre dauern, es gibt aber auch Schnellkurse über ein Wochenende: Eine medizinische Vorbildung wird nicht erwartet. Auch in Einrichtungen der Erwachsenenbildung oder aus Büchern und nach Videobändern werden Qigong- und Taichi-Kurse angeboten.

## Anwendungsbereiche

Sowohl dem Qigong als auch dem Taichi wird bei regelmäßiger Ausführung zugeschrieben, das nicht willentlich steuerbare Nervensystem sowie funktionelle Störungen zu regulieren, die innere Ausgeglichenheit zu fördern und das Körpergefühl zu bessern. Die Methode wird aber auch bei nahezu jeder Krankheit zur Unterstützung der Gesundung angeboten. Beide Techniken werden zudem im Sporttraining integriert.

Qigong-Kugeln dienen der Steigerung der Konzentrationsfähigkeit, der Behebung depressiver Stimmungen und der Anregung von Lungen- und Herztätigkeit.

## Belege für die Wirksamkeit

*Qigong*

Eine Übersicht über vorliegende Studien zeigt positive Effekte einer begleitenden Qigong-Therapie bei Bluthochdruck, zur Dosisreduzierung von Medikamenten bei Asthma und zur Senkung der Nebenwirkungen einer Krebsbehandlung. Die Studien, auf denen diese Aussagen beruhen, sind jedoch methodisch angreifbar und bieten daher keine ausreichende Grundlage für eine uneingeschränkt positive Bewertung.

Dagegen zeigt eine kleine (40 Teilnehmer), gut aufgebaute Studie mit älteren Schmerzpatienten, dass durch regelmäßiges Qigong-Training innerhalb von zwei Wochen der Blutdruck gesenkt und die Stimmungslage verbessert werden können. Dieser Befund wurde in einer größeren Studie (94 Teilnehmer per Los den Untersuchungsgruppen zugeteilt) bestätigt. Hier ergaben sich zudem positive Effekte auf Müdigkeit und Schmerzen.

Eine weitere, korrekt aufgebaute Studie mit 36 Frauen, die an prämenstruellem Syndrom litten, fand gegenüber einer Scheinbehandlung positive Wirkungen auf Schmerz, Wassereinlagerung und Gesamtbeschwerden.

In einer ähnlich angelegten Studie wurden günstige Effekte auf das Immunsystem des Körpers beobachtet. Eine nach wissenschaftlichen Standards aufgebaute, wegen fehlender Patienten-Einwilligung aber äußerst fragwürdige Studie aus China gibt Hinweise darauf, dass Qigong die Entzugssymptome von heroinabhängigen Häftlingen lindert.

Eine kontrollierte Studie aus Deutschland mit Schulkindern lässt vermuten, dass Qigong, über sechs Monate durchgeführt, die Konzentrationsfähigkeit bessert.

*Taichi*

Es liegen vier systematische Übersichtsarbeiten zur Wirksamkeit von Taichi vor. In einer Arbeit wurden die Daten von 31 Studien unterschiedlicher Methodik zusammengefasst. Es gibt Hinweise, dass Taichi die Funktion von Herz und Lunge und die des Bewegungsapparats fördert, die Koordination verbessert und die Gefahr von Stürzen verringert. Für letztgenannten Effekt sprechen auch die Ergebnisse einer Arbeit, die durch ein internationales Netzwerk von Wissenschaftlern erstellt (Cochrane Review) wurde.

Die zweite Arbeit befasst sich hauptsächlich mit älteren Menschen und schließt sieben experimentelle Taichi-Studien ein. Insbesondere zeigen die Daten eine Verringerung der Unfallgefahr durch Stürze. Die Studien weisen jedoch erhebliche Schwächen auf.

Die dritte Übersicht beschränkt sich auf Studien, bei denen die Patienten nach dem Zufallsprinzip auf die Untersuchungsgruppen verteilt wurden. Es standen neun solcher Arbeiten zur Verfügung. Die Daten geben Hinweise auf positive Effekte in Bezug auf den Gleichgewichtssinn, die Flexibilität des Bewegungsapparats und der Fitness von Herz und Kreislauf oder Herzkreislauffunktion.

Die letzte Veröffentlichung umfasst vier methodisch gute Studien mit Patienten, die an rheumatoider Arthritis leiden. Es fanden sich keine positiven Effekte auf irgendein Krankheitszeichen. Daneben zeigen kontrollierte Studien, dass regelmäßiges Taichi-Training den Blutdruck normalisiert, bei chronischer Herzinsuffizienz Lebensqualität und körperliche Belastbarkeit hebt, die Symptome von Osteoarthrose lindert, die Herzkreislauffunktion verbessert und depressive Stimmungslagen aufhellt. Viele dieser Studien sind methodisch angreifbar. Ferner bleibt die Frage unbeantwortet, ob Taichi gegenüber konventionellem körperlichem Training Vorteile bringt.

Neuere Studien liefern Hinweise, dass durch regelmäßige Taichi-Übungen der Knochenschwund bei Frauen nach den Wechseljahren verlangsamt werden kann und dass bei älteren, schlafgestörten Menschen die Schlafqualität verbessert werden kann.

## Achtung

Wenn Erkrankungen vorliegen, müssen die Qigong-Übungen darauf abgestimmt werden. Qigong darf bei Psychosen nicht angewendet werden. Es sind in China einige Fälle bekannt geworden, in denen das Praktizieren von Qigong zum Ausbruch psychischer Erkrankungen geführt hat.

► ***Wechselwirkungen***

Unter Umständen ist die Dosis medikamentöser Therapie bei der Anwendung von Qigong und Taichi zu reduzieren. Dies muss mit dem verschreibenden Arzt abgesprochen werden.

## Risiken und unerwünschte Wirkungen

► ***Durch unsachgemäße Anwendung***

Durch Qigong können bei unpassender Zusammenstellung der Übungen Psychosen induziert oder provoziert werden. Es kann zu Knie- und Rückenschmerzen kommen. Falsche oder fehlerhaft ausgeführte Übungen können Schwindel, Kopfschmerzen und Blutdruckveränderungen hervorrufen.

## Hinweise

► ***Für Schwangerschaft und Stillzeit***

Die Übungen sind in Schwangerschaft und Stillzeit sorgfältig auszuwählen.

► ***Für ältere Menschen***

Qigong und Taichi gelten insbesondere als geeignet für ältere Menschen.

## Bewertung

*Qigong*

Die Wirksamkeit von Qigong auf Bluthochdruck konnte speziell bei älteren Schmerzpatienten nachgewiesen werden. Dabei zeigten sich auch positive Effekte auf Müdigkeit, Stimmungslage und Schmerzen. Belege für eine Wirksamkeit gibt es zur Behandlung von Frauen mit prämenstruellem Syndrom, bei denen Schmerzen, Wassereinlagerungen und Gesamtbefinden verbessert werden konnten. Auch eine Stärkung des Immunsystems ist belegt. Qigong ist weitgehend frei von Risiken. Eine Nutzen-Risiko-Abwägung fällt für diese genannten Anwendungsgebiete positiv aus. Qigong ist zur Behandlung dieser Krankheiten und Störungen geeignet.

Nur schwache Wirksamkeitsnachweise konnten bisher bei der Behandlung zur Dosissenkung von Medikamenten bei Asthma, zur Verminderung der Nebenwirkungen bei Krebs-Behandlungen und zur Konzentrationsfähigkeit von Kindern gefunden werden. Auch die Hinweise auf eine Verbesserung der Entzugssymptome von Heroinabhängigen sind nicht überzeugend. Die Nutzen-Risiko-Abwägung fällt daher für diese Anwendungsgebiete eher negativ aus. Qigong ist zur Behandlung dieser Krankheiten und Störungen wenig geeignet.

*Taichi*

Taichi ist weitgehend frei von Risiken. Die Wirksamkeit von Taichi zur Verlangsamung des Knochenabbaus bei postmenopausalen Frauen und zur Förderung des Schlafs bei älteren Menschen ist belegt. Bei diesen Anwendungsgebieten fällt eine Nutzen-Risiko-Abwägung positiv aus, Taichi ist zur Behandlung geeignet.

Es gibt Hinweise darauf, dass Taichi erhöhten Blutdruck senken, die Beschwerden von Herzinsuffizienz lindern, Osteoarthrose-Beschwerden senken und eine Depression aufhellen kann. Ebenso gibt es einen – bislang noch schwachen – Wirksamkeitsnachweis in Bezug auf die Vermeidung von Stürzen, die Verbesserung der Herzkreislauf- und Lungenfunktion, des Gleichgewichtssinns, der Koordinationsfähigkeit und der Gelenkigkeit. Es gibt weiterhin Hinweise darauf, dass bei älteren Menschen durch regelmäßiges Taichi-Training die Durchblutung angeregt und die Immunabwehr gestärkt wird. Da für diese genannten Krankheiten und Störungen ein endgültiger Wirksamkeitsnachweis noch aussteht, fällt die Nutzen-Risiko-Abwägung eher negativ aus. Taichi ist zur Behandlung in diesen Fällen wenig geeignet.

Keine Wirksamkeit konnte bei der Behandlung der rheumatoiden Arthritis nachgewiesen werden. Hierbei fällt die Abwägung von Nutzen und Risiko eindeutig negativ aus, Taichi ist zur Behandlung nicht geeignet.

# Reiki

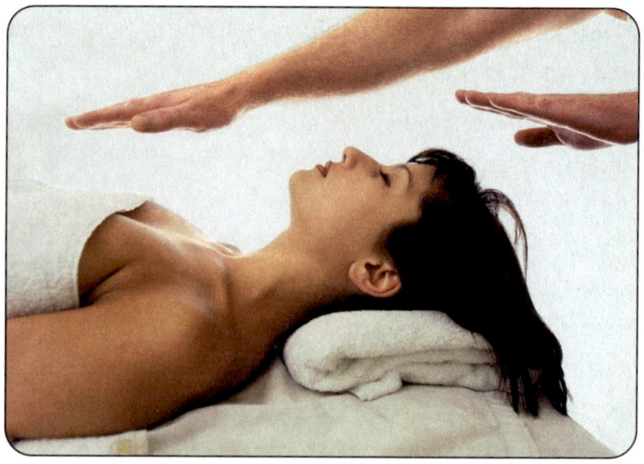

Reiki beruht auf der Vorstellung, dass universelle Energie von einem Menschen auf einen anderen übertragen werden kann, um Wohlbefinden zu erreichen und Krankheiten vorzubeugen oder zu behandeln.

Reiki ist der japanische Begriff für „geistige Lebensenergie" oder „göttliche Energie".

## Geschichte und Entwicklung

Der japanische Mönch Mikao Usui (1865–1929), Lehrer an der christlichen Klosterschule von Kioto, hatte es sich zum Ziel gesetzt, die Kraft zu finden, mit der seiner Meinung nach Jesus einst heilte. Einer Legende zufolge wurde ihm nach drei Wochen langem Meditieren und Fasten auf dem heiligen Berg Kuriyama die Methode durch eine Lichtvision offenbart. Von diesem Tag an reiste er umher, um die Meditations- und Behandlungsmethode Reiki zu lehren. Eine andere Sage berichtet von einem Mann namens Mikaomi Usui, der das Wissen um die Heilkraft der Hände in altindischen Lehrtexten gefunden habe.

Usuis Nachfolger betrieben in Tokio eine Reiki-Klinik. 1941 gelangte von dort die Methode nach Hawaii, wo in den 80er-Jahren des vorigen Jahrhunderts die erste Reiki-Vereinigung gegründet wurde. In den USA entwickelten sich zwei unterschiedliche Richtungen, die jeweils einen Verband gründeten, von denen einer die Methode unter dem Namen

Radiance-Technik vertritt, während der andere bei dem ursprünglichen Namen Reiki blieb.

In Europa bildeten sich andere Gruppen, die die Methode mit magischen Elementen anreicherten. Reiki ist in Esoterikkreisen weit verbreitet.

## Konzept

Reiki wird als kosmische, das Universum durchströmende Energie erklärt. Diese Vorstellung von universeller Energie ist in vielen Kulturen bekannt, in der indischen als „Prana", in der ägyptischen als „Ka", in der christlichen als „Heiliger Geist" und bei Hippokrates als „Heilkraft der Natur". Diese Energie wird laut Vorstellung der Anwender durch Handauflegen auf den Körper des Patienten übertragen und aktiviert und entfaltet ihre heilende und ordnende Kraft dort, wo der Energiefluss im Körper blockiert ist.

Die Reiki-Lehre nimmt auch Anleihen beim tantrischen Yoga (→ Seite 295), der Lehre vom All-Eins-Sein von Universum und Einzelmensch, die symbolisiert wird durch die Vereinigung des männlichen und weiblichen Prinzips. Reiki geht davon aus, dass entlang der vorderen Körpermitte sieben Energiezentren – die Chakren – liegen, die als Kraftorte verstanden werden. Reiki will als Regulationstherapie bei gesundheitlichen Problemen den gestörten Energiefluss wieder ins Lot bringen.

Die hochfrequente Energie des Reiki beziehungsweise die Strahlung (Radiance), die der Reiki-Behandler abgibt, kann jedes Material wie etwa Kleidung, Gipsverband oder Metall durchdringen. Da der Gebende nur Kanal für diese Energie ist, wird ihm keine Kraft entzogen, im Gegenteil wird er zugleich gestärkt und mit Energie angereichert. Anwender geben an, dass aus den Händen eines Reiki-Meisters spontan und konzentriert Reiki fließt, wo immer er sie hinlegt.

Gemäß der Krankheitslehre des Reiki beruhen Erkrankungen neben dem blockierten Energiefluss auch auf Fehlhaltungen des Geistes beziehungsweise der Seele, brüchige Knochen etwa auf innerer Erstarrung, Heuschnupfen auf unbewusster Abwehr speziell im sexuellen Bereich, Verbrennungen drücken im übertragenen Sinn den Wunsch nach Liebe, die auf der Haut brennt, aus.

## Plausibilität des Konzepts

Das Konzept von einer universalen zirkulierenden Kraft ist spekulativ. Es vermischt religiöse und okkulte Vorstellungen mit dem physikalischen Energiebegriff.

Die Vorstellungen über die Entstehung von Krankheiten widersprechen der medizinischen Wissenschaft.

## Durchführung

### Diagnose

Eine Diagnostik von Krankheiten im herkömmlichen Sinn wird nicht durchgeführt. Es werden durch Handauflegen Energiezustände geprüft und festgestellt.

### Behandlung

Entspannt liegt der Patient angekleidet auf einer Matte. Der Behandelnde legt in tiefer Konzentration für etwa zehn Minuten seine Hände auf die Stirn des Hilfesuchenden, um sich auf ihn einzustimmen. Einem Ritual folgend berührt er mit den Händen dann auch andere Körperbereiche – Kopf, Hals, Brustkorb, Unterbauch, Schultern, Hüfte und unteren Rücken –, unter der Vorstellung, kosmische Energie an den Patienten weiterzugeben. Insbesondere sollen die Chakren mit Reiki versorgt werden.

Je nach festgestellter Erkrankung werden die Hände auch auf andere Körperareale gelegt: Bei Erkältung, Grippe oder Schwerhörigkeit auf die Ohren, bei Nasenbluten, Heuschnupfen, Kopfschmerzen oder Schlaganfall auf den Hinterkopf, bei Gelbsucht und Gallenleiden rechts unter die Brust, bei Tumoren, Leukämie und Aids dagegen links unter die Brust. Manchmal werden dabei auch Kristalle und Edelsteine auf den Körper gelegt. Ihnen wird Heilenergie zugeschrieben, die ebenfalls übertragen werden soll.

Manche Patienten berichten von einem intensiven Wärmegefühl bei der Behandlung.

Eine Sitzung dauert etwa eine Stunde. Nach der Behandlung soll der Patient noch einige Zeit ruhen. Meist wird eine Serie von sechs bis zehn Behandlungen angeraten.

Reiki wird auch als Fernheilung angeboten, wobei die Energie gedanklich übertragen werden soll.

**Selbstbehandlung**

Manche Patienten lernen beim Reiki-Behandler, sich selbst bei Bedarf die Hand aufzulegen, um die Selbstheilungskräfte zu nutzen.

## Anwender und ihre Ausbildung

Reiki wird von Psychotherapeuten, Heilpraktikern und Laien ausgeübt. Es gibt verschiedene Ausbildungswege.

Ursprünglich galt – und es gilt manchen Vertretern der Methode heute noch –, dass Reiki nicht gelehrt, sondern nur von einem Meister in einem rituellen, vierstufigen Einweihungsverfahren an einen Schüler weitergegeben werden kann. Der Meister legt dem Schüler die Hände auf und öffnet ihn, um die universelle Energie in seinen Organismus zu leiten. Dort wird sie dann versiegelt, sodass sie künftig ständig verfügbar ist. Nur das Erlangen der höchsten Stufe soll zur Heilung befähigen. Weltweit gibt es mehrere tausend Reiki-Meister.

Heute wird Reiki häufig als reine Technik gelehrt: Es heißt, dass Reiki von jedem Menschen ohne jegliche medizinische Vorbildung in Reiki-Gruppen und Esoterikzentren erlernt werden kann. Heilpraktikerschulen bieten 3-Tage-Kurse an.

## Anwendungsbereiche

Im Vordergrund der Behandlung steht, Blockaden des Energieflusses aufzuheben, die bei allen funktionellen Störungen und Schmerzen sowie psychischen Problemen auftauchen. Manche Reiki-Anwender wollen bei allen Erkrankungen helfen. Reiki wird häufig zum Stressabbau angeboten und zur Unterstützung anderer Behandlungen. Es wird auch bei multipler Sklerose oder Aids eingesetzt und als Erste-Hilfe-Maßnahme verwendet, etwa zur Blutstillung oder bei Schock nach Verletzungen.

## Belege für die Wirksamkeit

Eine wissenschaftlich hochwertige Studie testete Reiki gegen eine Scheintherapie an 50 Patienten nach Schlaganfall. Es zeigten sich keine Vorteile von Reiki; die Patienten konnten ihre verbliebenen Fähigkeiten nicht verbessern und erlangten keine größere Unabhängigkeit. Eine Studie mit 46 depressiven Patienten, die per Zufall den Untersuchungsgruppen zusortiert wurden, kam zu dem Resultat, dass Reiki die Stimmungslage aufhellt. Eine weitere kontrollierte Studie mit 24 Patienten, die an Krebsschmerzen litten, zeigte, dass die Schmerzen und die Lebensqualität positiv beeinflusst wurden, wenn die Patienten regelmäßig mit Reiki behandelt wurden. Allerdings fehlt eine unabhängige wissenschaftliche Überprüfung dieser Ergebnisse, die daher nur als Hinweise auf eine Wirksamkeit gewertet werden können.

## Achtung

Es besteht die Gefahr, dass Krankheiten nicht erkannt werden und ihre Behandlung verschleppt wird. Es ist fahrlässig, Reiki bei lebensbedrohlichen Zuständen wie Blutungen und Schock anzuwenden.

► ***Gegenanzeigen***

Bei psychiatrischen Erkrankungen sollte Reiki nicht in Anspruch genommen werden. Der Patientenglaube an eine Verbindung des Reiki-Behandlers zur göttlichen Energie kann Krankheitsschübe auslösen.

## Bewertung

Für Depression und Krebsschmerz sowie zur Verbesserung der Lebensqualität von Krebspatienten liegen positive Studien vor, die Hinweise auf eine Wirksamkeit geben, aber aufgrund fehlender unabhängiger Überprüfung nicht als Nachweis gewertet werden können. Die Wirksamkeit von Reiki zur Behandlung von Schlaganfall-Patienten ist nicht nachgewiesen. Überzeugende Studien zu anderen Anwendungsgebieten fehlen. Es sind nur geringe Risiken dokumentiert. Eine Nutzen-Risiko-Abwägung fällt für Depression sowie bei Schmerzen und zur Verbesserung der Lebensqualität von Krebspatienten wegen des schwachen Wirksamkeitsnachweises eher negativ und für alle anderen Erkrankungen negativ aus.

Reiki ist wenig geeignet zur begleitenden Behandlung von Depressionen und Krebsschmerz sowie um die Lebensqualität von Krebspatienten zu verbessern. Für alle weiteren Erkrankungen ist Reiki zur Therapie nicht geeignet.

# Sauerstoff-Mehrschritt-Therapie

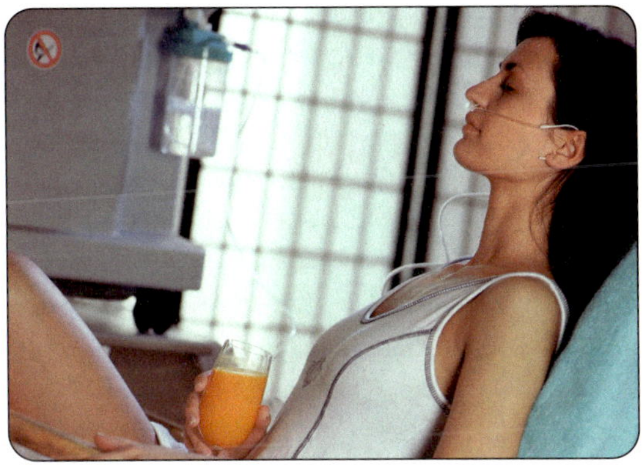

Die Sauerstoff-Mehrschritt-Therapie (SMT) ist ein Verfahren in drei Schritten, das die Stärkung des Organismus zum Ziel hat. Zuerst wird eine Kombination aus Vitaminen und Mineralien eingenommen, dann folgt das Einatmen von mit Sauerstoff angereicherter Atemluft, und als dritter Schritt schließt sich körperliche Aktivität während und nach der Inhalation an.

Varianten sind der 15-Minuten-$O_2$-Mehrschritt-Schnellprozess, die Sauerstoff-Mehrschritt-Immunstimulation und die Krebs-Mehrschritt-Therapie (KMT).

Als spezielle Krebsbehandlung gilt die systematische Krebs-Mehrschritt-Therapie nach Ardenne (sKMT), die die SMT mit Überwärmung kombiniert.

## Geschichte und Entwicklung

Nur drei Jahre nachdem er das Sauerstoffgas 1774 entdeckt hatte, gab der Theologe und Privatgelehrte Joseph Priestly (1733–1804) bekannt, dass Sauerstoff in Form von Inhalationen medizinisch wirksam sei. Von Frankreich ausgehend fanden Therapien mit diesem Gas in Europa weite Verbreitung, und der Ruf des Sauerstoffs als Lebenselixier hat insbesondere im 20. Jahrhundert zur Entwicklung verschiedener Methoden geführt. Der Dresdner Physiker und Erfinder Manfred von Ardenne (1907–1997), bis zu seinem Tod Direktor des Dresdner Forschungsinstitutes „Manfred von Ardenne“, entwickelte ab 1969 neben physikalischen und technischen Neuerungen auch zwei medizinische Verfahren: Die Sauerstoff-Mehrschritt-Therapie und die Krebs-Mehrschritt-Therapie. Mit der Zeit entstanden mehrere Varianten, die in den Therapieschritten geringe Unterschiede aufweisen, allerdings alle auf der Theorie beruhen, dass ein sinkender Sauerstoffpartialdruck des Blutes zu einer mangelhaften Sauerstoffversorgung der Zellen führt.

Die SMT hat sich in Deutschland weit verbreitet, es wurden einige SMT-Gesellschaften gegründet. Eine einheitliche Handhabung der verschiedenen Methoden unter dem Begriff Ardenne-Therapie existiert nicht.

## Konzept

Von Ardenne stellte fest, dass im Alter, aber auch durch großen Stress und bei geschwächten Menschen der Druck sinkt, unter dem Sauerstoff im arteriellen Blut gelöst ist (Sauerstoffpartialdruck), und er nahm an, dass dies zur mangelhaften Sauerstoffversorgung der Zellen führt. Dies sah er als Ursache für einen allgemeinen Leistungsabfall an und auch dafür, dass die Organe im höheren Alter nicht mehr optimal arbeiten.

Als Folge mangelhafter Versorgung verengen sich die Blutgefäße. Dadurch zirkuliert das Blut weniger gut und die Sauerstoffversorgung des Körpers verschlechtert sich weiter. Von Ardenne nennt dies den „zellulären Gefäßwand-Schaltmechanismus der Mikrozirkulation“.

Durch die Kombination Vitaminzufuhr, Einatmen von Sauerstoff und Bewegungstraining wird – so von Ardenne – der Partialdruck des Sauerstoffs in den Arterien angehoben, in den Venen aber gesenkt. Die Vertreter der SMT sehen die Wirksamkeit der Methode darin, dass der durch die SMT zugeführte Sauerstoff die Blutkapillaren wieder erweitert, sodass die Blutmikrozirkulation angeregt wird und der Blutfluss steigt. Dadurch steigt das Sauerstoffangebot im Gewebe, was den energetischen Status wieder anhebt und viele Stoffwechselprozesse anregt. Damit ist der Körper wieder in der Lage, die Sauerstoffaufnahme der Lunge zu verbessern, und die Gewebe können den Sauerstoff optimal nutzen.

Die Theorie der speziellen Ardenne-Krebsbehandlung beruht zusätzlich auf der Vorstellung Otto Warburgs aus dem Jahr 1924, dass der übliche Weg der Energiegewinnung in allen Krebszellen gestört ist und diese Zellen daher auf einen anderen Stoffwechselgang, die Gärung, zurückgreifen und ohne Sauerstoff auskommen. Dadurch reichert sich das Gewebe mit sauren Stoffwechselprodukten an.

## Plausibilität des Konzepts

Die der Therapie zugrundeliegenden Zusammenhänge entsprechen nicht den wissenschaftlich akzeptierten Funktionen und Aufgaben des Sauerstoffs im Körper. Der Sauerstoffpartialdruck beim Menschen hängt unter anderem von der Höhenlage ab. So liegt er beispielsweise bei Menschen, die in über 3 000 Meter Höhe leben, wie etwa Tibeter dauerhaft, oder bei Fluggästen in Großraumflugzeugen während der Flugzeit, weit unter dem Wert, den von Ardenne als krankmachend bezeichnet. Entgegen der Hypothese, dass ein Partialdruckabfall von nur 25 mmHg die Alterung fördert und krankmachend sei, ist er nach medizinischem Wissen jedoch ohne Krankheitswert.

Die durch SMT erreichte kurzfristige Erhöhung des arteriellen Ruhe-Sauerstoffpartialdrucks hält nicht – wie behauptet – monatelang an: Sie sinkt laut Kontrollstudien einige Minuten nach Absetzen der Therapie wieder ab. Als dies bekannt wurde, änderte von Ardenne sein Konzept und meinte, es könne auch der venöse Sauerstoffdruck angehoben werden. Als auch diese Neuerung widerlegt wurde, hat er das Konzept ein weiteres Mal verändert. Auch die Anwendungsformen wurden während der Durchführung klinischer Studien ständig abgewandelt.

*Krebstherapie*

Die Hypothese, dass Krebszellen auf eine Übersäuerung des Gewebes reagieren, kann nicht verallgemeinert werden – sie tun es manchmal, manchmal nicht. Otto Warburgs Theorie ist durch heutige biochemische Erkenntnisse widerlegt.

Bei der speziellen Krebsbehandlung sKMT wird dem Körper Traubenzucker (Glukose) zugeführt, was zu einer Gärung führen und den Stoffwechsel sauer machen soll. Dies widerspricht den Erkenntnissen über den natürlichen Abbau von Glukose im menschlichen Körper. Bei der sKMT wird der Körper zusätzlich überwärmt. In klinischen Studien hat sich Überwärmung aber nicht bewährt.

## Mittel

Zum ersten Schritt der Behandlung gehört die Gabe eines Kombinationsmittels, das in der Regel aus Vitamin $B_1$, Vitamin C, Magnesiumorotat (ein Magnesium-Lieferant) und Dipyridamol (eine gefäßerweiternde Substanz) besteht. Diese Kombination soll die Sauerstoffaufnahme fördern.

Das Sauerstoff-Luftgemisch wird mithilfe einer Maske eingeatmet, dabei strömen pro Minute vier Liter Sauerstoff in den Körper. Die Höhe der Sauerstoffkonzentration richtet sich nach der Dauer der Behandlung: Bei der SMT hat das Luftgemisch einen Sauerstoffanteil von 50 Prozent, beim 15-Minuten-$O_2$-Schnellprozess sind es 60 bis 95 Prozent.

## Durchführung

Es gibt keine einheitliche Richtlinie zur Durchführung der Ardenne-Therapien. Es muss bei jedem Anwender erfragt werden, in welcher Form die Behandlung abläuft.

### Diagnose

Es werden vor der SMT eine gründliche medizinische Diagnose und eine Blutgasanalyse durchgeführt.

### Behandlung

Die klassische SMT läuft in drei Schritten ab: Im ersten Schritt wird das Kombinationsmittel eingenommen. Dann inhaliert der Patient über eine Nasensonde oder eine Sauerstoffmaske das Sauerstoff-Luftgemisch. Der dritte Schritt besteht aus täglichem, dosiertem Bewegungstraining. Diese sportliche Betätigung dient dazu, die Aufnahme und Wirkung des Sauerstoffs zu unterstützen. Dabei kann es sich um Training auf dem Ergometer (Laufband oder Standfahrrad) handeln, um Gehtraining oder Gymnastik.

Bei Patienten, die nicht mehr bewegungsfähig sind, fällt der dritte Schritt der SMT aus.

Die klassische SMT-Behandlung umfasst üblicherweise 18 Sitzungen zu je zwei Stunden.

Heute wird häufig der 15-Minuten-$O_2$-Schnellprozess, eine Variante der SMT, durchgeführt: Nach Einnahme des Medikamentencocktails trainiert der Patient zusätzlich auf einem Ergometer, während er die angereicherte Luft durch eine Sauerstoffmaske inhaliert. Diese Behandlung dauert, wie der Name sagt, 15 Minuten. Die körperliche Anstrengung sollte je nach Belastbarkeit des Patienten zwischen 20 und 150 Watt liegen.

Das Ergometertraining kann auch zu Hause durchgeführt werden.

Anwender geben an, dass jede fünfte Person auf die SMT-Behandlung nicht anspricht.

### Selbstbehandlung

Die SMT ist nicht für die Selbstbehandlung geeignet.

## Anwender und ihre Ausbildung

Die Ausbildung in der SMT liegt in Händen der SMT-Gesellschaften, sie dauert nur einen Tag. Sauerstoff-Mehrschritt-Therapie wird in niedergelassenen Praxen, Tageskliniken und von Heilpraktikern durchgeführt und in vielen abgewandelten Varianten angeboten.

## Anwendungsbereiche

Die SMT soll zur „Bekämpfung des Krankwerdens" eingesetzt werden und Alterungsprozessen entgegensteuern.

Sie wird vor allem gegen Durchblutungsstörungen am Herzen, im Gehirn und an den Gliedmaßen eingesetzt, bei zu hohem und bei zu niedrigem Blutdruck, bei Herzreaktion aufgrund eines Druckanstiegs im Lungenkreislauf (Cor pulmonale), Plazentaschwäche, Hörsturz, verschiedenen Sehverschlechterungen sowie Medikamentennebenwirkungen. Weitere Einsatzgebiete sind Operationsvor- und -nachbehandlung, Verschleißerscheinungen der Gelenke, chronische Hautleiden und Lebererkrankungen. SMT wird angeboten bei Altersschwäche, Typ-2-Diabetes, um die Körperabwehr anzuregen, Tumoren vorzubeugen und die Lebensqualität bei Krebsleiden zu verbessern.

Außerdem wird sie eingesetzt zur Regeneration, Leistungssteigerung, Wirkungsverbesserung und Einsparung von Medikamenten sowie zur Risikosenkung beim Geburtsvorgang.

## Belege für die Wirksamkeit

Mitarbeiter des Ardenne-Instituts haben mehrere Studien publiziert, die durchweg positive Ergebnisse liefern. Die Studien entsprechen aber nicht den Kriterien für eine überzeugende wissenschaftliche Arbeit, so fehlt beispielsweise fast immer eine Kontrollgruppe. Bei einer doppelt verblindeten Studie, das bedeutet, weder die Ärzte noch die Patienten wussten, wann die korrekte Sauerstoff-Mehrschritt-Therapie eingesetzt wurde, gab es Hinweise darauf, dass sich die Leistungsfähigkeit von gesunden Personen nach SMT verbessert. Doch auch dieser Nachweis ist aufgrund erheblicher methodischer Mängel nicht haltbar, so war hier beispielsweise die Gruppe der untersuchten Personen viel zu klein. Selbst Vertreter der SMT sind der Meinung, dass der Wirksamkeitsnachweis bislang nicht erbracht wurde.

## Achtung

Beim Ergometertraining liegt der Sauerstoffgehalt des Inhalationsgemisches bei etwa 60 Prozent. Es ist nicht sicher, ob dies auf Dauer nicht zu Schäden führt. Auf keinen Fall eignet sich eine SMT-Behandlung für zu Hause.

► ***Gegenanzeigen***

Bei chronischem Sauerstoffmangel im Blut (Hypoxämie) sollte keine SMT durchgeführt werden. Sauerstoff wirkt für den Körper als zusätzliches Stimulans zum Luftholen. Bekommen Patienten mit Hypoxämie plötzlich Sauerstoff zugeführt, fehlt ihnen dieses Stimulans zum Luftholen. In der Folge kann SMT zu einer Kohlendioxidnarkose, einer Bewusstseinsstörung oder gar einem Koma führen.

Anwender der Ardenne-Methoden schließen SMT bei Personen mit akuten Schleimhautentzündungen, mit Lungenerkrankungen, Atemnot, Herz- und Bronchialasthma, arteriellen Verschlusskrankheiten, akuten allergischen Reaktionen, Überfunktion der Schilddrüse, Epilepsie, Autoimmunerkrankungen und für Patienten unmittelbar nach Herz- und Gehirninfarkten aus. Manche Anwender sind zudem der Ansicht, Ardenne-Behandlungen sollten bei Krebs nur angewendet werden, wenn die Möglichkeiten der etablierten Medizin ausgeschöpft sind.

## Risiken und unerwünschte Wirkungen

► ***Durch das Verfahren***

Das Einatmen von reinem Sauerstoff unter normalen Druckbedingungen sollte auf vier Stunden in einem Durchgang begrenzt sein. Sauerstoff ist giftig. Zu viel davon inhaliert, kann zu Übelkeit, Erbrechen, Schwindel, Kopfschmerzen, Krämpfen und zu einem Zustand führen, der akuter Atemnot gleicht (Lungenödem, ein akutes Atemnotsyndrom durch Flüssigkeit in der Lunge; Lungenfibrose, dem Verlust der Elastizität des Lungengewebes durch Vernarbung).

Es ist fraglich, ob ein Gasgemisch mit mehr als 60 Prozent Sauerstoff, wie es beim Ergometertraining eingesetzt wird, nicht auf Dauer Schäden anrichten kann.

Die Überwärmung (Hyperthermie) bei der Krebsbehandlung ist fragwürdig: Verschiedene Hyperthermieverfahren wurden in klinischen Studien überprüft. Da sich die erhofften Erfolge nicht einstellten und die benötigte Temperatur so hoch war, dass sie die Patienten in Lebensgefahr brachte, kam man bis auf wenige Ausnahmen von dieser Methode wieder ab. Eine lokale Erwärmung wird heute eingesetzt, um die Wirkung von Chemotherapie oder Bestrahlung zu verbessern. Dies sind aber völlig andere Vorgehensweisen als bei dem Ardenne-Verfahren.

Angaben zu Nebenwirkungen liegen nur für die sKMT vor. Das sind Fieber, Abgeschlagenheit, Schwäche, Kopfschmerzen, Übelkeit, Erbrechen, Durchfall, Schmerzen, Ausbrechen von Herpes-

Infektionen, Kreislaufkollaps, Nieren- und Leberversagen. In etwa 3 Prozent der Fälle kommt es zu Verbrennungen infolge der Überwärmung.

Manche Anwender der SMT raten bei Durchblutungsstörungen zur begleitenden Chelattherapie (→ Seite 120) und setzen auch Thymuspräparate (siehe unter „Zelltherapien“ → Seite 300) ein. Die Risiken dieser beiden Maßnahmen sind zusätzlich zu beachten.

## Hinweise

Die SMT und die sKMT sollten nur nach eingehender Untersuchung und nur dort durchgeführt werden, wo es lebensrettende Einrichtungen gibt, um eine möglicherweise auftretende lebensgefährliche Komplikation angemessen behandeln zu können.

### sKMT

Als spezielle Krebsbehandlung wird heute die systematische Krebs-Mehrschritt-Therapie angeboten. Dabei wird eine Überwärmungstherapie (siehe auch unter „Wärme- und Kältetherapien“ → Seite 39) und eine Übersäuerung des Tumorgewebes kombiniert. Die Überwärmung durch äußerliche, physikalische Maßnahmen erhöht die Temperatur des ganzen Körpers auf 40,5 °C und des Krebsgewebes auf 42 °C. Zur Übersäuerung des Tumorgewebes werden Traubenzuckerinfusionen gegeben.
Vor der Überwärmung wird eine leichte Narkose mit Neuroleptika verabreicht, und für die Überwärmung wird heute meist das Iridotherm-Verfahren angewendet, das mit Rotlicht arbeitet. Eine Woche vor und nach der Erwärmung wird die klassische SMT durchgeführt. In der ehemaligen Ardenne-Klinik, die heute geschlossen ist, wurden zusätzlich Krebsmittel (Zytostatika), Interferon und Interleukin verabreicht sowie Vitamin- und Thymuspräparate (siehe auch unter „Zelltherapien“ → Seite 300).

## Bewertung

Der therapeutische Nutzen der SMT ist bei keiner Erkrankung nachgewiesen. Die Risiken sind erheblich.

Es sind auch keine Effekte auf Alterserscheinungen, eine verbesserte Krankheitsabwehr oder Leistungsfähigkeit von Gesunden nachgewiesen. Die Nutzen-Risiko-Abwägung fällt negativ aus.

Die SMT ist nicht geeignet zur Therapie von Erkrankungen, zur Vorbeugung von Krankheiten und Alterungsprozessen oder zur Verbesserung der Leistungsfähigkeit.

# Schröpfen

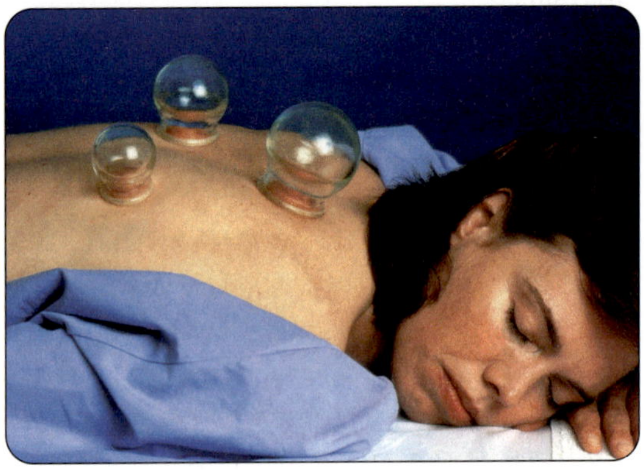

Schröpfen ist eine Behandlung, bei der Gefäße, in denen Unterdruck erzeugt wird, auf die Haut aufgesetzt werden. Dadurch wird eine vermehrte Durchblutung der behandelten Hautregion (unblutiges Schröpfen, Schröpfmassage) oder eine Ableitung von Blut (blutiges Schröpfen) bewirkt. Die Bezeichnung „Schröpfen" hat sich aus dem althochdeutschen Wort „screfan" entwickelt, das soviel bedeutet wie „kratzen, eine Verletzung setzen". Als ausleitendes Verfahren soll es belastende Stoffe aus dem Körper entfernen beziehungsweise Verspannungen lösen oder die Energiebalance im Körper wiederherstellen.

Verwandte Verfahren sind Aderlass, Blutegeltherapie (→ Seite 116), Baunscheidtieren und Cantharidinpflaster. Eine Weiterentwicklung der unblutigen Schröpfmassage ist die petechiale Saugmassage nach Zöbelein.

## Geschichte und Entwicklung

Das Prinzip des Schröpfens wurde schon vor 3 000 Jahren in Mesopotamien beschrieben, später auch in Ägypten: es war im indischen und im chinesischen Kulturkreis genauso gebräuchlich wie in Südamerika. Schröpfköpfe wurden aus Kuhhorn, Ton, Bambus, Bronze, Silber, Kupfer, Eisen und Glas hergestellt. In früheren Zeiten war Schröpfen eine typische ärztliche Handlung; Ärzte trugen in ihrem Siegel einen Schröpfkopf. Blutiges Schröpfen wurde allerdings im Mittelalter als nicht der ärztlichen Ethik entsprechend betrachtet – damals schröpften Bader und Steinschneider ihre Kunden –, und auch Paracelsus (1493–1541), der zu den bedeutendsten deutschen Vertretern des Schröpfens zählte, kritisierte das blutige Schröpfen. Trotzdem wurde es bis in das 19. Jahrhundert auch von Ärzten weiter betrieben. Der Wiener Kliniker Bernhard Aschner (1883–1960) machte das Schröpfen – ebenso wie andere ausleitende Verfahren – in den 20er-Jahren des vorigen Jahrhunderts wieder populär. Seit der zweiten Hälfte des 20. Jahrhunderts verzichteten Ärzte weitgehend zumindest auf die Durchführung des blutigen Schröpfens, weil es mit erheblichen Hautverletzungen einhergeht. Von Heilpraktikern wird es nach wie vor durchgeführt.

## Konzept

Alle ausleitenden Verfahren beruhen auf den Überlegungen des altgriechischen Gelehrten Hippokrates (470–377 v. Chr.), dass vier Säfte die Funktionen des Organismus steuern: schwarze Galle, Schleim, Blut und gelbe Galle. Diese als Humorallehre bezeichnete Vorstellung geht davon aus, dass eine ausgeglichene Verteilung und Mischung der Säfte die Bedingung für Gesundheit ist. Störungen in der Mischung und eine Überfülle der Flüssigkeiten verursachen Krankheiten, was mit dem Begriff der Humoralpathologie umschrieben wird. Beim Schröpfen sollen durch den Blutentzug schlechte, giftige Stoffe aus dem Körper entfernt werden. Ein Teil des Konzepts hält eine Beziehung zwischen Hautarealen und inneren Organen für möglich. Es beruht auf der Vermutung, dass wulstig verhärtete Eindellungen an der Haut (Myogelosen) beginnende Krankheiten anzeigen und deren Entwicklung durch Schröpfen aufgehalten werden kann.

Manche Anwender sind der Ansicht, dass Schröpfen auch auf den Druck der Gehirnflüssigkeit Auswirkungen hat. Andere gehen davon aus, dass mit dem Schröpfen energetische Prozesse im Körper beeinflussbar seien, und berufen sich auf die Vorstellungen der traditionellen chinesischen Medizin (→ Seite 287).

## Plausibilität des Konzepts

Schröpfen kann als unspezifische Reiztherapie (→ Seite 34) angesehen werden. Eine Tiefenwirkung über die Head-Zonen und die Nervenverbindungen im entsprechenden Körpersegment ist vorstellbar. Die Head-Zonen sind dadurch gekennzeichnet, dass die Nerven, die diese mit dem Rückenmark verbinden, jeweils im gleichen Abschnitt (Segment) des Rückenmarks entspringen wie die Nerven, die bestimmte innere Organe versorgen (Segmenttheorie).

Die Idee von Beziehungen zwischen Haut und Organen, die über einen reflektorischen, auf Nervenverbindungen gründenden Zusammenhang hinausgehen, ist hingegen ebenso umstritten wie die von manchen Anwendern behauptete Auswirkung des Schröpfens auf den Druck der Gehirnflüssigkeit. Das Gleiche gilt für die Beeinflussung einer im Körper zirkulierenden Energie und die Ausleitung krankmachender Stoffe, die bis heute nicht nachvollziehbar belegt sind.

## Mittel

Als Schröpfköpfe werden meist glockenförmige Becher aus Glas oder Plastik mit etwa fünf bis zehn Zentimeter Durchmesser eingesetzt. In den Schröpfköpfen wird mithilfe eines Ballons oder eines Vakuumgeräts ein Unterdruck erzeugt. Zu diesem Zweck werden auch mit Benzin getränkte Wattebausche angezündet.

Zum Anritzen der Haut vor dem blutigen Schröpfen wird entweder ein Skarifikationsapparat verwendet, der mit dünnen Schneiden oder Nadeln versehen ist, oder die Haut wird mit Blutlanzetten eingeritzt.

## Durchführung

**Behandlung**

*Unblutiges Schröpfen*

Vor der Behandlung wird der Rücken des Patienten mit Rotlicht aufgewärmt. Dann werden sechs bis zehn Schröpfköpfe auf die Haut aufgesetzt, meist am Rücken entlang der Wirbelsäule, aber auch am Bauch. Durch den Unterdruck weiten sich die feinen Blutkapillaren der Haut und Blut tritt aus. Nach wenigen Minuten entstehen blaue Flecken; bleibt der Schröpfkopf länger auf der Haut, können auch blutige Blasen entstehen. Die Behandlung dauert 10 bis 15 Minuten. Einige Tage nach dem Schröpfen trocknen die Blasen ein, der Bluterguss geht allmählich zurück. In dieser Zeit soll die Haut mit Baumwollkleidung bedeckt und nur vorsichtig mit Körperöl gereinigt werden.

Meist wird nur eine Behandlung durchgeführt, bei chronischen Beschwerden wird manchmal eine Wiederholung angeraten, sobald sich die Spuren des ersten Schröpfens verflüchtigt haben.

*Saugmassage mit Schröpfköpfen*

Die Schröpfmassage ist eine Abwandlung des unblutigen Schröpfens. Zunächst wird die Haut des Rückens eingeölt. Der Anwender schiebt auf dieser Zone einige Minuten lang eine kleine Schröpfglocke mit Vakuum hin und her, bis sich ein Bluterguss bildet. Beim Einsatz ausschließlich für kosmetische Zwecke wird die Behandlung bereits vor der Blutergussbildung abgebrochen, sobald sich die Haut gerötet hat und damit eine stärkere Durchblutung anzeigt.

Eine Weiterentwicklung dieser Technik ist die petechiale Saugmassage nach Zöbelein. Dabei wird statt eines Schröpfkopfes ein Sauggerät angesetzt, das über die Reflexzonen der Haut geführt wird, um innere Organe zu behandeln.

*Blutiges Schröpfen*

Für das blutige Schröpfen wird die Haut entweder mit Blutlanzetten kreuzförmig oder mit dem Sakrifikationsapparat eingeritzt. Nach dem Aufsetzen füllen sich die Schröpfköpfe aus den Schnitten mit Blut. Innerhalb von 10 bis 20 Minuten werden auf diese Weise pro Schröpfkopf etwa 50 Milliliter Blut abgeleitet. Die Behandlung ist schmerzhaft. Sie soll nicht direkt über Wirbeln und großen Arterien durchgeführt werden.

## Anwender und ihre Ausbildung

Heute ist das Schröpfen eine Domäne der Heilpraktiker. Es wird in Heilpraktikerschulen und vom Bundesverband deutscher Heilpraktiker gelehrt; die Ausbildung ist nicht geregelt.

## Anwendungsbereiche

Unblutiges Schröpfen wird zur allgemeinen Stärkung vorgenommen, um, wie es heißt, Blut, Wärme und Kraft zuzuführen oder einen Mangel auszugleichen. Es wird vor allem bei schmerzhaften Gewebeverhärtungen in Haut und Unterhaut (Myogelosen) angeboten und soll auch bei Ohrengeräuschen, Ausbleiben der Menstruation, Asthma und Tuberkulose helfen.

Blutiges Schröpfen soll Überschuss, Hitze oder Schmutzstoffe ausleiten und eine örtliche oder allgemeine Blutfülle entlasten. Es wird eingesetzt, um Schmerzen und rheumatische Beschwerden zu lindern, Muskelschmerzen und -verspannungen zu bessern und -knoten zu lösen sowie Durchblutungsstörungen zu beheben.

## Belege für die Wirksamkeit

Trotz der langen Geschichte und weiten Verbreitung der Methode liegen keine kontrollierten klinischen Studien zum Schröpfen vor. Die Wirksamkeit muss somit als nicht nachgewiesen gelten.

## Achtung

Schröpfen ist schmerzhaft. An den Stellen, die geschröpft werden, entstehen Blutergüsse.

Blutiges Schröpfen verletzt die Haut ohne medizinische Notwendigkeit. Es besteht die Gefahr einer Infektion, insbesondere dann, wenn der Skarifikationsapparat nicht sorgfältig desinfiziert wurde.

► ***Gegenanzeigen***

Menschen mit Blutungsneigung sowie Patienten, die mit blutgerinnungshemmenden Mitteln behandelt werden, dürfen nicht geschröpft werden.

Ausgeschlossen von der blutigen Schröpfbehandlung werden nach Angaben der Anwender Menschen mit Nierenschwäche.

Patienten, deren Haut stark beansprucht ist oder die unter Altershaut leiden, sollten ebenfalls nicht geschröpft werden. Zudem muss bei entzündeter Haut und nach einer Bestrahlung auf blutiges Schröpfen verzichtet werden.

## Risiken und unerwünschte Wirkungen

► ***Durch das Verfahren***

Bei Menschen mit überschießender Narbenbildung sollte das blutige Schröpfen nur mit äußerster Vorsicht angewendet werden.

► ***Durch unsachgemäße Anwendung***

Wird der Unterdruck im Schröpfkopf durch Anzünden von mit Benzin getränkten Wattebauschen erzeugt, kann es zu Hautverbrennungen kommen.

## Bewertung

Die Wirksamkeit des Schröpfens ist bei keinem Anwendungsgebiet nachgewiesen. Besonders bei der blutigen Version bestehen Risiken. Eine Nutzen-Risiko-Abwägung fällt daher negativ aus.

Schröpfen ist nicht geeignet zur Behandlung von Krankheiten oder Störungen.

# Softlasertherapie

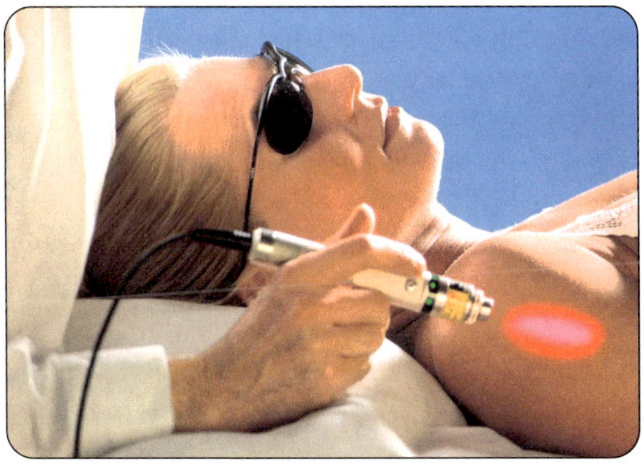

Bei der Softlasertherapie werden Beschwerden mit niedrig-energetischem Laserlicht, das auf bestimmte Bereiche oder Punkte der Haut gestrahlt wird, behandelt. Entsprechend der Wellenlänge des ausgesandten Lichts wird zwischen Soft- und Midpower- beziehungsweise Infrarotlaser unterschieden.

Laser steht für „**l**ight **a**mplification by **s**timulated **e**mission of **r**adiation" (Lichtverstärkung durch stimulierte Emission von Strahlung).

## Geschichte und Entwicklung

Das Prinzip des Lasers – das Verstärken und Bündeln von Licht – wurde 1960 erstmals technisch verwirklicht. Aufgrund der physikalischen Eigenschaften des Laserstrahls haben sich viele Einsatzmöglichkeiten in der Medizin ergeben. Als chirurgisches Instrument lässt sich mit ihm Gewebe schneiden, verdampfen oder verklumpen. Von der Modellierung der Hornhaut des Auges zur Korrektur von Fehlsichtigkeiten, der Entfernung von Tumoren im sensiblen Gesichts- und Kehlkopfbereich und dem Ausbohren von kariösen Zähnen bis hin zum Schneiden von Knochen reicht das Anwendungsspektrum. Für diese Aufgaben sind Laser mit hoher Leistung nötig.

Darüber hinaus stellen seit den 1980er-Jahren verschiedene Anbieter Lasergeräte mit wesentlich schwächerer Lichtleistung her – so genannte Soft- und Midpower- beziehungsweise Infrarotlaser – und bieten sie für den Einsatz gegen Schmerzen, Entzündungen und Hautprobleme an. Derzeit gibt es etwa 50 Hersteller verschiedener Geräte mit Niedrigenergielaser.

## Konzept

Das Grundprinzip des Lasers ist eine Verstärkung elektromagnetischer Wellen. Voraussetzung dafür ist ein Medium, das verschiedene Energieniveaus besitzt. Seine Atome oder Moleküle werden in angeregte Energiezustände versetzt, um Licht abstrahlen zu können.

Im Softlaserbereich werden die Gase Helium und Neon zur Laserstrahlung angeregt. Der Softlaser gibt rotes Licht mit einer Wellenlänge von 632,8 Nanometer ab. Seine Leistung beträgt 1 bis 50 Milliwatt pro Quadratzentimeter. Damit wird die Temperatur im Gewebe so gering angehoben, dass man die Erwärmung nicht spürt. Deshalb wird diese Methode auch als „athermisch" bezeichnet. Midpower- oder Infrarot-Lasergeräte haben als Lichtquellen Halbleiterlaser mit etwa 900 Nanometer Wellenlänge und einer Leistung zwischen 10 und 1 000 Milliwatt. Sie strahlen gepulstes Licht mit extrem kurzer Impulsdauer (100 bis 200 Nanosekunden) und unterschiedlicher Impulsfrequenz (zwischen 100 und 2 000 Hertz) ab. Midpowerlaser geben im Mittel nur geringfügig mehr Energie ab als Softlaser. Aufgrund ihrer Wellenlänge wird ihnen aber eine bessere Tiefenwirkung zugesprochen.

Zur Erklärung der Wirkung der Softlasertherapie liegen unterschiedliche Überlegungen vor: Einige Anwender gehen davon aus, dass Laserlicht an die einzelnen Körperzellen Informationen überträgt und damit in den „Ursprung des Regulationsgeschehens" eingreift. Softlaserlicht wird als „biostimulierend" bezeichnet. Je nach Wellenlänge sollen in den einzelnen Zellen Wachstums-, Stoffwechsel- und immunologische Prozesse angeregt werden. Das sanfte Laserlicht gilt als durchblutungsfördernd, antibakteriell und entzündungshemmend, auch schmerzlindernde und regenerative Eigenschaften werden ihm zugeschrieben.

Auf die Akupunkturpunkte gesetzt, soll es wie die Akupunkturnadeln wirken und den Fluss des Qi (siehe „Akupunktur“ → Seite 62) im Körper regulieren. Über die genaue Wirkungsweise und die erzielbaren Effekte gibt es allerdings auch unter den Anbietern keine einheitliche Meinung.

## Plausibilität des Konzepts

Laserlicht wird vom Körpergewebe absorbiert. Von außen auf die Haut gebracht, dringt Softlaserlicht aber nicht einmal einen Millimeter tief ein. Auch Infrarotlicht ist nicht wesentlich tiefenwirksamer. In Bezug auf die Lichtleistung wirken Soft- und Midpowerlaser kaum anders als normales Tageslicht.

Nachgewiesen sind fotochemische Wirkungen von Laserlicht auf Zellkulturen. Daraus können aber keine therapeutischen Wirkungen abgeleitet werden, weil dies nur Ergebnisse der Grundlagenforschung sind.

## Durchführung

### Diagnose

Im Allgemeinen wird die Behandlung aufgrund einer konventionellen ärztlichen Diagnose aufgenommen.

### Behandlung

Der Patient wird in entspannter Sitzhaltung oder im Liegen behandelt.

Mit Laserlicht werden die betroffenen Hautregionen, die schmerzenden Körperstellen oder die einem erkrankten Organ zugehörigen Reflexzonen auf der Haut einige Minuten lang flächig bestrahlt. Dabei wird das Gerät ruhig gehalten oder auch geschwenkt. Diese Behandlung wird üblicherweise einige Male im Abstand von wenigen Tagen wiederholt.

Der Laser wird auch zur Akupunktur eingesetzt – vor allem bei Kindern und Personen mit Nadelangst. In mehreren Sitzungen werden mit dem feinen Laserstrahl je nach Ermessen des Therapeuten die gleichen und auch andere Punkte bestrahlt wie bei der klassischen Akupunktur (→ Seite 62). Bei dieser Behandlung wird ebenfalls zu mehreren Sitzungen geraten.

### Selbstbehandlung

Viele Geräte – überwiegend solche für die Laserakupunktur – sind für die Selbstbehandlung erhältlich. Die Hersteller geben in den Bedienungsanleitungen an, dass diese Geräte durch die unterschiedliche Oberflächenspannung der Haut von sich aus die Akupunkturpunkte erkennen könnten. Eine Kenntnis der zu behandelnden Punkte sei deshalb nicht nötig. Es werden verschiedene Punktkombinationen empfohlen.

## Anwender und ihre Ausbildung

Die Anwender entnehmen die Angaben zur Handhabung der Geräte sowie zur Therapieart und -dauer den von den Geräteherstellern mitgelieferten Anleitungen.

Im Rahmen einer umfassenden Ausbildung in Akupunktur werden auch die Handhabung und der Einsatz der Laserakupunktur gelehrt.

Soft- und Midpower-Lasertherapie werden in Arztpraxen und Kurkliniken, von Heilpraktikern und Akupunkteuren angeboten und auch in Kosmetiksalons – hier mit dem Ziel der Hautglättung – durchgeführt.

## Anwendungsbereiche

Die Hersteller liefern mit den Geräten umfangreiche Angaben zu möglichen Anwendungsgebieten: Laserlicht soll die Durchblutung fördern, die Immunabwehr anregen, Schmerzen bei rheumatischen Erkrankungen, Hämatomen, Zerrungen, Stauchungen, Knochenbrüchen und Herpes lindern. Es soll Akne, Druckgeschwüre, Hautekzeme, -geschwüre und -wunden, Verbrennungen und Warzen rascher abheilen lassen, Narbenbildungen entgegenwirken und Entzündungen hemmen. Auch Entzündungen im Hals, in der Mundhöhle, im Ohr und in den Nasennebenhöhlen sollen durch Lasertherapie zurückgehen.

Beim Einsatz als Akupunkturmethode können alle Beschwerden, die bei der Akupunktur (→ Seite 67) genannt werden, gleichermaßen als Anwendungsgebiete gelten.

## Belege für die Wirksamkeit

Es liegen zahlreiche Studien zur Behandlung mit Softlasertherapie vor. Ihre Ergebnisse sind widersprüchlich.

Besondere Aufmerksamkeit wurde bei den vorliegenden Studien den Aspekten Schmerz und Beweglichkeit gewidmet. So gibt es beispielsweise sechs überzeugende Studien zum Einsatz von Laserlicht bei Beschwerden durch Arthrose. In der Mehrzahl zeigten sich zwar positive therapeutische Effekte auf Messgrößen wie Schmerz oder Gelenkfunktion, doch alle Studien wiesen schwerwiegende methodische Fehler auf. Eine Aussage zur Wirksamkeit war deshalb nicht möglich.

Eine Übersichtsarbeit zur Softlasertherapie bei Arthrose, die durch ein internationales Netzwerk von Wissenschaftlern erstellt wurde (Cochrane Review), kommt zu dem gleichen Schluss. Ähnliche Ergebnisse zeigte die Auswertung zum Anwendungsgebiet Beschwerden am Bewegungsapparat. Nur drei von sechs Studien zu rheumatoider Arthritis lieferten Hinweise auf eine positive Wirkung bezüglich Schmerzen und Beweglichkeit. Die Wirksamkeit der Laserlichttherapie bleibt damit fraglich. Zu der gleichen Auffassung kommt eine weitere Übersicht.

Als weiteres Krankheitsbild wurde der Tennisellenbogen untersucht. In einer systematischen Übersicht wurden alle Studien zu physiotherapeutischen Maßnahmen, die auch Softlaserbehandlung enthielten, zusammengefasst. Ein Nachweis der Wirksamkeit bezüglich Schmerzen und Beweglichkeit hat sich nicht gefunden.

Speziell um Schmerzen ging es bei den folgenden Untersuchungen, die aber zu weiten Teilen nicht den heutigen Standards von wissenschaftlichen Studien genügten und daher nicht zu einer positiven Beurteilung führen konnten:

Bei fünf von sechs Studien zu Knieschmerzen fanden sich Hinweise für die Wirksamkeit des Softlasers auf Schmerzen. Wegen methodischer Schwächen muss die Wirksamkeit jedoch als fraglich beurteilt werden.

Von zwei Studien, die sich mit Rückenschmerzen befassten, zeigte nur eine positive Ergebnisse, diese war allerdings in Studienaufbau und -durchführung nicht einwandfrei. Die Wirksamkeit der Lasertherapie bei Rückenschmerzen wird daher als fraglich beurteilt.

Zur Anwendung bei Schulterschmerzen weist eine Übersichtsarbeit zwei überzeugende Studien aus. Sie zeigen keine Wirksamkeit der Lasertherapie, die über eine Scheinbehandlung hinausgeht.

Zur Behandlung von Sehnenentzündung mit Laserlicht liegt nur eine Studie vor. Die Patienten wurden dabei nach ihren Schmerzen befragt. Die Wirksamkeit wird als fraglich eingestuft.

Außerdem untersuchten noch drei Studien, inwieweit Laserlicht den Schmerz bei Weichteilrheumatismus beeinflussen kann. Zwei von drei Studien lieferten Hinweise für die Wirksamkeit des Softlasers. Wegen methodischer Schwächen muss die Wirksamkeit aber als fraglich eingestuft werden.

Auch mit einer Beeinflussung des Heilungsverlaufes der Haut haben sich unterschiedliche Studien auseinander gesetzt. So wurde beispielsweise die Wirksamkeit der Softlasertherapie bei venösen Geschwüren analysiert. Zwei dieser Studien wurden wissenschaftlich korrekt durchgeführt und lieferten negative Ergebnisse bezüglich des Heilungsverlaufes. Zwei weitere überzeugende Studien allgemein zur Wundheilung mit Laserlicht konnten ebenfalls keine Wirksamkeit in Hinsicht auf den Heilungsverlauf nachweisen.

Zusammenfassend lässt sich sagen, dass die Wirksamkeit der Softlasertherapie bei keinem Anwendungsbereich zweifelsfrei nachgewiesen ist. Mit großer Regelmäßigkeit sind Studien, die positive Ergebnisse liefern, von methodisch schlechterer Qualität als jene, die Lasereffekte als einer Scheinbehandlung ebenbürtig einstufen. Auch die relativ viel versprechenden Studien für die Lasertherapie bei Schmerzen des Bewegungsapparats lassen – wegen erheblicher methodischer Mängel – kein endgültiges positives Urteil zu.

## Achtung

Das Verfahren selbst ist risikoarm. Durch die ausschließliche Anwendung könnte jedoch die notwendige Behandlung einer Erkrankung versäumt werden.

► ***Gegenanzeigen***

Der Laserstrahl sollte nicht auf den Bereich der Schilddrüse und anderer endokriner Drüsen (Drüsen mit nach innen gerichteter Ausschüttung wie die Bauchspeicheldrüse) gerichtet werden. Ebenso wenig sollte er auf die Augen gerichtet oder im Augenbereich angewendet werden.

Bei Personen, die unter Epilepsien leiden, darf Laserlicht laut Anwender nicht direkt auf den Kopf gerichtet werden, weil die Gefahr besteht, dass ein epileptischer Anfall ausgelöst wird.

Bei Trägern von Herzschrittmachern darf Lasertherapie wegen der von Anwendern angegebenen Gefahr einer Schädigung des Schrittmachers nicht angewendet werden.

## Risiken und unerwünschte Wirkungen

► ***Durch unsachgemäße Anwendung***

Trifft der Laserstrahl das Auge, so kann das auch bei niedriger Laserleistung die Netzhaut schädigen. Eine Bestrahlung der Schilddrüse kann deren Funktion schädigen.

## Hinweise

► ***Für Kinder unter 14 Jahren***

Bei Kindern sollte laut Anwender keine Bestrahlung der Epiphyse, der Wachstumsregion an den Gelenken, vorgenommen werden.

## Bewertung

Die Wirksamkeit der Softlasertherapie ist bei keiner durch Studien überprüften Anwendung – Arthrose, rheumatoide Arthritis, Tennisellbogen, Knie-, Rücken-, Schulterschmerzen, Sehnenentzündung und Weichteilrheumatismus sowie Heilung von venösen Geschwüren und Wunden – belegt. Nebenwirkungen sind bei richtiger Anwendung gering. Eine Nutzen-Risiko-Abwägung fällt insgesamt negativ aus.

Eine Therapie mit Softlaser ist zur Behandlung der aufgeführten Krankheiten nicht geeignet.

# Spagyrik

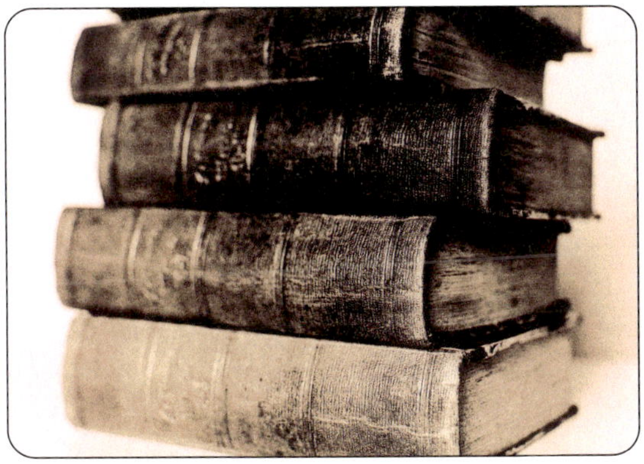

Spagyrik ist ein Verfahren der mittelalterlichen Alchimie, in dem sich religiöse, mythische, astrologische und naturwissenschaftliche Elemente mischen. Grundlage des Heilverfahrens bilden die nach mittelalterlichen, alchimistischen Vorstellungen hergestellten Mittel, die so genannten Spagyrika.

Der Begriff Spagyrik ist durch das Zusammenziehen zweier griechischer Wörter entstanden – „spaein“ für trennen und „ageirein“ für versammeln – und beschreibt damit die Grundlage der Herstellung spagyrischer Mittel.

## Geschichte und Entwicklung

Die Alchimisten waren Anhänger der „schwarzen Kunst“ und suchten nach dem „Stein der Weisen“, der jedes Substrat in Gold verwandeln kann. Sie entwickelten die Vorstellung, dass alle natürlichen Stoffe durch chemische Bearbeitung von Unreinem getrennt werden müssen und sich die geläuterten Teilprodukte dann zu einem neuen Stoff mit wertvolleren Eigenschaften zusammenfügen lassen. Die diesem Zweck dienende Technik wurde als „ars spagyrica“ bezeichnet.

Als Heilverfahren geht die Spagyrik auf Paracelsus (1493–1541) zurück. Im 17. Jahrhundert verfasste Johann Rudolf Glauber (1604–1670) genaue Anleitungen zur Herstellung spagyrischer Arzneimittel. In der Folgezeit geriet das Verfahren zwar in Vergessenheit, wurde aber im 19. Jahrhundert in Italien wieder belebt. Dort entwickelte der Privatforscher Cesare Mattei (1809–1896) ein Verfahren zur Herstellung von Arzneimitteln, das dem spagyrischen ähnlich gewesen sein soll. Das Herstellungsverfahren war allerdings ein streng gehütetes Geheimnis des Erfinders und ist heute nicht mehr bekannt. Ein deutscher Mediziner, Carl-Friedrich Zimpel (1801–1879), kam jedoch auf seinen Reisen mit dem Heilverfahren Matteis in Kontakt und entwarf nach dessen Beispiel ein eigenes spagyrisches Heilsystem. Dessen Mittel ließ er später von einem Heilpraktiker in Göppingen herstellen und in Deutschland vertreiben. Im 20. Jahrhundert brachte ein Buch des Biologen Manfred Junius (1929–2004) zur Spagyrik dem Verfahren viele Anhänger.

In Deutschland verbindet sich die Spagyrik heute vor allem mit dem Namen des Heilpraktikers Ulrich Jürgen Heinz (*1941). Er verknüpft das System mit einer ideologisch-weltanschaulichen Komponente und setzt es auch zu Diagnosezwecken ein. Heinz gründete zunächst das „Heinz-Spagyrik-Institut“, trennte sich von diesem aber wieder und betreibt heute eine modifizierte Form des Verfahrens, die er „Clustermedizin“ nennt.

Spagyrische Arzneimittel werden von mehreren Firmen produziert, und jedes dieser Unternehmen stellt seine Mittel als ein eigenes spagyrisches Heilsystem dar. In welchem Umfang Spagyrika heute angewendet werden, ist schwer auszumachen; es wird aber vermutet, dass sie weiter verbreitet sind als angenommen wird.

## Konzept

Das Heilverfahren der Spagyrik ist nicht klar beschrieben; es gliedert sich zudem in verschiedene Systeme, die sich ihrerseits kaum beschreiben lassen. Der Grund liegt im Wesen der Alchimie: Es ist ein, ihrem Verständnis nach, „geheimes Verfahren“. Erkenntnisse schriftlich festzuhalten und weiterzugeben, widerspricht dem Selbstverständnis der Alchimie und damit der Spagyrik. Einendes Element der verschiedenen spagyrischen Heilsysteme sind ihre Mittel, die durch Zerstören und Wiedervereinen entstehen.

Zimpels Krankheitsverständnis entsprach der damaligen Zeit: Schlechte Säfte machen krank; um wieder gesund zu werden, muss – unter Berücksichtigung astrologischer und kosmischer Aspekte – das Blut gereinigt werden. Zimpels Wunsch war es, ein Universalmittel herzustellen, das das Menschenleben auf Jahrhunderte verlängert. Er meinte, es in den spagyrischen Mitteln gefunden zu haben, denen er aufgrund des Herstellungsprozesses besondere Heilkräfte zutraute.

Die Spagyrik sieht in allen Pflanzen ein verborgenes Kraftpotenzial. Dieses setzt man frei, indem man die Struktur der Pflanze durch verschiedene chemische Prozesse auflöst. Werden die erhaltenen Produkte dann neu zusammengesetzt, vereinigen sich die einzelnen Eigenschaften zu einer im Endprodukt verstärkten Heilkraft.

Eine Theorie, die sich auf alle spagyrischen Heilsysteme gleichermaßen anwenden lässt, auf welche Weise das Verfahren wirkt, gibt es nicht. Die Erklärungsmodelle sind teils esoterischer, teils biodynamischer Art und lassen sich letztlich alle darauf zurückführen, dass nicht die Inhaltsstoffe der Spagyrika wirken, sondern die durch das Herstellungsverfahren entwickelten metaphysischen Kräfte.

In der Clustermedizin wird davon gesprochen, dass die zur Bereitung der Arzneimittel verwendeten körpereigenen Gewebe und sonstigen Substanzen ihre Information in die Medikamente hineinkopieren und der Körper so Botschaften über seinen eigenen Stoffwechsel erhält, die er dann nach seinen Bedürfnissen selbst umsetzt. Letztlich sollen immer die Selbstheilungskräfte im Körper angeregt werden.

## Plausibilität des Konzepts

Die Spagyrik ist keine Heilmethode mit krankheits- oder ursachenspezifischer Behandlung im heutigen Sinn. Das mittelalterliche Gedankengut, auf dem sie basiert, ist überholt.

Die heutige Naturwissenschaft kennt außer Placeboeffekten keine Arzneimittelwirkungen, die unabhängig von den verabreichten Substanzen sind. Je nach Herstellungsprozess werden die verwendeten Pflanzen mit all ihren Substanzen, aus denen sie aufgebaut sind, zerstört. Mithin müsste das, was wirkt, auf neu entstandenen Substanzen beruhen. Akzeptable Untersuchungen, welche Inhaltsstoffe sich in den pflanzlichen Spagyrika nach ihrem Herstellungsprozess finden, gibt es jedoch nicht.

Eine nach Zimpels Vorschriften zubereitete spagyrische Essenz enthält andere Inhaltsstoffe als eine, die wie die heutigen Spagyrika nach den Vorschriften des homöopathischen Arzneibuchs hergestellt wird. Die Wirkung, die Zimpel bei seinen Mitteln beobachtete, lässt sich demnach nicht ohne weiteres auf die heute gebräuchlichen Zimpel-Mittel oder andere Spagyrika übertragen. Diese müssten ihre Wirksamkeit in gesonderten Studien nachweisen.

## Mittel

Ausgangsprodukte für spagyrische Mittel sind Pflanzen, Tiere, Salze sowie Metalle und ihre Verbindungen.

Nach welchen Gesichtspunkten Zimpel die Bestandteile seiner Spagyrika auswählte, ist nicht bekannt, da er mit seiner Arbeit dem Prinzip der Geheimwissenschaft folgte. Die Vorschriften zur Herstellung der Mittel variieren bei den verschiedenen Vertretern der Spagyrik. Die von ihnen entwickelten Arzneimittelserien werden jedoch aufgrund der heute gültigen Vorschriften des Arzneimittelgesetzes nicht mehr in der Originalrezeptur hergestellt.

Ein Lehrbuch weist zehn unterschiedliche Arten von Spagyrik auf, die den Produktserien verschiedener Hersteller entsprechen. Ihre Produktionsarten unterscheiden sich voneinander, orientieren sich aber teilweise an den spagyrischen Herstellungsvorschriften des homöopathischen Arzneibuchs. Die Grundschritte der Herstellung lauten: Die Pflanzen werden in Wasser mit Hefe vergoren, die Lösung destilliert, der Rückstand verglüht und die Asche wieder im Destillat aufgelöst. Nach diesem spagyrischen Prozess können die Lösungen dann zusätzlich noch homöopathisch aufbereitet werden. Es gibt sie als Einzelmittel und gemischt als so genannte Komplexmittel.

Darüber hinaus bieten die Firmen an, auch individuelle Einzelmischungen spagyrischer Arzneimittel herzustellen.

Viele Spagyrika werden als alkoholhaltige Tropfen angeboten. Einige Firmen stellen von spagyrischen Mitteln Streukügelchen (Globuli) her. Diese sind alkoholfrei.

## Durchführung

### Diagnose

Der deutsche Heilpraktiker Ulrich Jürgen Heinz hat ein eigenes spagyrisches Diagnosesystem entwickelt, mit dem er Krankheiten schon zu einer Zeit aufspüren will, zu der die konventionelle Medizin sie noch nicht erkennen kann. Heinz lässt einen Tropfen Patientenblut auf spagyrische Weise behandeln: Das Blut wird verascht, die Asche mit mehrfach destilliertem Wasser zusammengebracht, das Ganze dann filtriert. Einen Tropfen der so gewonnenen Flüssigkeit lässt man dann bei definierter Temperatur und Luftfeuchtigkeit eintrocknen. Das dabei entstehende Kristallisationsmuster wird mit anderen, in einer Datenbank aufgeführten Mustern verglichen und daraus die Diagnose und das passende Heilmittel abgeleitet.

### Behandlung

Eine spagyrische Behandlung kann innerlich oder äußerlich erfolgen, auf traditionelle Weise geschehen oder heutigen Prinzipien folgen. Bei der traditionellen Anwendung werden die Mittel mit Wein, Branntwein, Fleischbrühe oder Kräutertee eingenommen, wobei man dem jeweiligen Medium eine zusätzliche Funktion als Übermittler der Heilkraft zuschreibt. Ansonsten werden die Tropfen unverdünnt eingenommen und vor dem Hinunterschlucken noch eine Zeit lang im Mund behalten. Auch Injektionsbehandlungen sind gebräuchlich.

Akute Erkrankungen werden behandelt, bis die Beschwerden abgeklungen sind. Die Therapie chronischer Erkrankungen kann monatelang dauern.

### Selbstbehandlung

Die diversen Broschüren und Bücher zur Spagyrik legen eine Selbstbehandlung nahe.

## Anwender und ihre Ausbildung

Spagyrik wird von homöopathisch orientierten Ärzten und Heilpraktikern betrieben. Eine über die homöopathische Ausbildung hinausgehende Befähigung ist nicht erforderlich.

## Anwendungsbereiche

Die Spagyrik geht davon aus, dass sich grundsätzlich alle Krankheiten, bei denen der Patient noch über Selbstheilungskräfte verfügt, mit ihren Mitteln behandeln lassen. Die Behandlung schwerwiegender Erkrankungen soll sie unterstützen können.

## Belege für die Wirksamkeit

Kontrollierte klinische Studien, die die Wirksamkeit der Spagyrik nachweisen, liegen nicht vor.

## Achtung

In der Spagyrik wird eine „Erstverschlimmerung" (siehe unter „Risiken und unerwünschte Wirkungen" → Seite 286) als positives Zeichen gedeutet. Dabei ist nicht gewährleistet, dass rechtzeitig bemerkt wird, dass sich der Zustand des Patienten verschlechtert und eine andere Form der Behandlung angebracht ist.

Fast alle Tropfen, die in der Spagyrik verwendet werden, enthalten Alkohol. Personen mit Alkoholproblemen dürfen sie nicht anwenden. Auch Leberkranke und Menschen mit Anfallleiden sollten den Alkoholgehalt berücksichtigen. Darüber hinaus ist zu beachten, dass Alkohol die Wirkung vieler Arzneimittel (zum Beispiel Schlaf- und Beruhigungsmittel, Psychopharmaka, starke Schmerzmittel, viele Mittel bei hohem Blutdruck) verstärken kann.

► ***Gegenanzeigen***

Je nach Herstellungsverfahren können für spagyrische Ursubstanzen, die nicht verdünnt sind, die gleichen Gegenanzeigen gelten wie für die Ausgangssubstanzen.

► ***Wechselwirkungen***
Je nach Herstellungsverfahren können zwischen spagyrischen Ursubstanzen, die nicht verdünnt sind, und den üblichen Medikamenten die gleichen Wechselwirkungen auftreten wie bei den Ausgangssubstanzen.

## Risiken und unerwünschte Wirkungen

► ***Durch das Verfahren***
Zu Beginn der Behandlung können sich die Beschwerden verstärken; wenn Ursubstanzen, die nicht verdünnt sind, verwendet werden, besonders heftig. Die Behandelnden nennen das „Erstverschlimmerung" und sehen darin ein Zeichen, dass der Körper auf die Therapie anspricht.

Je nach Herstellungsverfahren sind bei spagyrischen Ursubstanzen, die nicht verdünnt sind, die gleichen unerwünschte Wirkungen zu erwarten wie bei den Ausgangssubstanzen.

Manche Spagyrika enthalten Arsen- und Quecksilberverbindungen, bei deren Dauergebrauch chronische Vergiftungen nicht auszuschließen sind.

Je nach Herstellungsverfahren kann für die spagyrisch-homöopathischen Mittel das Gleiche gelten, was für die Homöopathie angegeben ist. Näheres hierzu lesen Sie im Abschnitt „Homöopathie" (→ Seite 159).

## Hinweise

► ***Für Kinder unter 14 Jahren***
Je nach Herstellungsverfahren können für spagyrische Ursubstanzen, die nicht verdünnt sind, die gleichen Einschränkungen und Vorsichtsmaßnahmen gelten wie für die Ausgangssubstanzen.

Bedenken Sie, dass fast alle Tropfen, die in der spagyrischen Therapie eingesetzt werden, Alkohol enthalten.

► ***Für Schwangerschaft und Stillzeit***
Je nach Herstellungsverfahren können für spagyrische Ursubstanzen, die nicht verdünnt sind, die gleichen Einschränkungen und Vorsichtsmaßnahmen gelten wie für die Ausgangssubstanzen.

Fast alle Tropfen, die in der spagyrischen Therapie eingesetzt werden, enthalten Alkohol.

► ***Zur Verkehrstüchtigkeit***
Je nach Herstellungsverfahren können für spagyrische Ursubstanzen, die nicht verdünnt sind, die gleichen Einschränkungen und Vorsichtsmaßnahmen gelten wie für die Ausgangssubstanzen.

## Bewertung

Die therapeutische Wirksamkeit der Spagyrik ist für kein Anwendungsgebiet belegt. Die Risiken hängen von der jeweiligen Zusammensetzung der Mittel ab. Spagyrik ist zur Behandlung von Krankheiten und Störungen nicht geeignet.

# Traditionelle Chinesische Medizin (TCM)

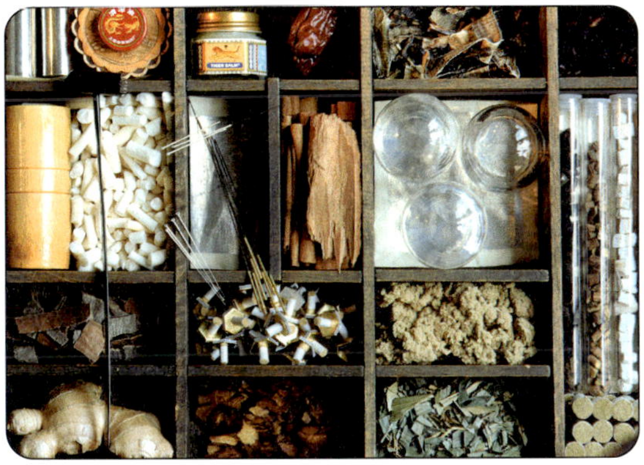

Die **t**raditionelle **c**hinesische **M**edizin, die tcM, ist ein eigenständiges medizinisches System, das verschiedene philosophische Denkschulen und Heilverfahren aus der langen Geschichte Chinas in sich vereint. TcM umfasst sowohl Diagnosetechniken als auch verschiedene Therapieformen.

Unter **TCM** in Großbuchstaben wird im engeren Sinn die Variante der chinesischen Medizin verstanden, die sich in den 1970er-Jahren unter dem Wohlwollen der kommunistischen Partei in der Volksrepublik China etabliert und sich sowohl in China als auch im Westen weiterentwickelt hat. Die TCM beinhaltet eigene Diagnosetechniken, wie die Zungen- und Pulsdiagnose, und zum therapeutischen Kanon der TCM gehören eine Arzneimitteltherapie, die Akupunktur und ihre Variante, die Moxibustion (→ Seite 62), die Manualtherapie Tuina, eine Ernährungsberatung und -therapie sowie die meditativen Übungstechniken Qigong und Taichi (→ Seite 263).

## Geschichte und Entwicklung

Schriftliche Aufzeichnungen zur Medizin reichen in China etwa drei Jahrtausende zurück. Es sind vornehmlich literarische Werke von Gelehrten, die sich darum bemühten, den reichen Erfahrungsschatz der Praktiker in eine philosophische Theorie zu fassen. Unzählige Theorie-Schulen setzten sich im Laufe der Geschichte teilweise erbittert auseinander. Eine einheitliche Medizin, wie es heute oft dargestellt wird, gab es in China demzufolge nicht. Zur Heilkunde gehörte auch die Volksheilkunst, die Kräuterkunde, die Lehre vom „Knochenrichten" (siehe unter „Geschichte und Entwicklung" im Abschnitt „Manuelle Medizin" → Seite 211), Massagen und Qigong-Heilkunst (Energieheilkunst). Das Wissen um die richtige Ernährung, eine spezielle Diätkost und die Wirkung von Heilkräutern waren und sind im Volk weit verbreitet. Übungstechniken der konzentrierten Bewegungsmeditation wie Qigong und Taichi entstanden ursprünglich außerhalb des Medizinsystems als Mittel der Vorbeugung und Selbstbehandlung.

Die alte chinesische Medizin war eingebettet in die Philosophiesysteme des Konfuzianismus und des Taoismus. Beiden Philosophien gilt die körperlich-geistige Harmonie als Ideal: Konfuzius strebt sie durch ein moralisch korrektes Leben innerhalb der Gesellschaft an, in der jeder seinen Platz hat mit festen Regeln und Pflichten. Der Taoismus als religiöse Lehre geht von einem geistigen Urprinzip aus, das – im Sinne einer Ur-Information – über allem steht. Er sucht, eine harmonische Beziehung zwischen Mensch und Natur zu erreichen.

Später wurde diese Haltung der Anpassung durch den Buddhismus gefördert, der die Überwindung körperlicher Bedürfnisse lehrt. In der chinesischen Gesellschaft galt die Beherrschung der Gefühle und Einordnung in die soziale Umwelt, also ein nach Konfuzius harmonisches Leben, als Weg zur Gesundheit. Die Terminologie der traditionellen Medizin in China ist militärisch, und ein getreues Abbild der damaligen gesellschaftlichen Ordnung: So nimmt ursprünglich das Herzsystem im Organismus die Stellung des Herrschers ein; daher ist es – nach Lehre der TCM – keinem Übel zugänglich und benötigt auch niemals direkte Behandlung. Zwischen körperlichen und psychischen Erkrankungen wurde nicht unterschieden. Noch vor 30 Jahren galt in der Volksrepublik China Kranksein als Ausfluss von „falschem Denken".

Die tcM hat sich bis ins 17. Jahrhundert dynamisch entwickelt, im asiatischen Raum verbreitet und dort verschiedene Varianten hervorgebracht. Danach aber sind kaum noch wesentliche Neuerungen hinzugekommen. Bei Alltagsleiden war tcM erfolgreich, gegen die großen Epidemien konnte sie jedoch wenig ausrichten und eine Chirurgie im heutigen Sinn gab es in der tcM nicht. Als sich in der westlichen Medizin Erkenntnisse der Hygiene und Bakteriologie durchsetzten und die Erkennung von Krankheitsursachen zu größeren Therapieerfolgen führte, verlor die tcM im 19. Jahrhundert an Bedeutung und wurde 1929 in China sogar verboten. Die westliche Medizin gewann immer mehr Einfluss. In den 1950er-Jahren griff die kommunistische Regierung, die nationale Kulturgüter bewusst förderte, auch wieder auf die Medizintraditionen zurück. Mao Zedong bemühte sich, die alte Heilkunst aufzuwerten und gründete „Institute zur Verbesserung ihres Standards“ – dies war der Beginn der TCM, die als eine Art Kunstprodukt anzusehen ist. Die in den 40er-Jahren des vorigen Jahrhunderts angestrebte Vereinigung beider Medizinsysteme – der westlichen wie der TCM – war nur teilweise erfolgreich, denn die unterschiedlichen Begriffe und Erklärungskonzepte lassen sich nur schwer miteinander vereinen. Heute wird die TCM in China – neben der naturwissenschaftlich orientierten westlichen Medizin – in eigenen Universitäten gelehrt. Etwa ein Siebtel aller medizinischen Einrichtungen in China ist traditioneller Art; es wird angestrebt, in jedem der 1 800 Verwaltungsbezirke eine TCM-Klinik zu etablieren. Der Bevölkerung ist freigestellt, welche Behandlungsart – TCM oder westliche Medizin – sie im Krankheitsfall wählt.

1995 wurden von den chinesischen Behörden einheitliche Kriterien für die Diagnose und Wirksamkeit der traditionellen Medizin veröffentlicht, dies auch, um die internationale Entwicklung der TCM zu fördern und den Austausch zu vereinfachen. Trotzdem kann man noch immer nicht von einer einheitlichen traditionellen Medizin in China sprechen. Zunehmend spielt auch die Weiterentwicklung der TCM außerhalb Chinas eine große Rolle. So sind etwa die Ohrakupunktur und die Akupunktur von Tieren westliche Entwicklungen.

Der westliche Medizinmarkt ist für Anbieter der TCM sehr attraktiv geworden. In Deutschland haben sich mehrere TCM-Vereinigungen gebildet und es gibt bereits mehrere tausend Behandler mit sehr unterschiedlicher Ausbildung, die TCM in niedergelassenen Praxen oder Instituten anbieten. 2003 wurde ein Weltdachverband (World Federation of Chinese Medicine Societies, WFMCS) gegründet und in Wien die erste private Universität für TCM in Europa über einen Zeitraum von fünf Jahren akkreditiert.

2005 wurde die erste Stiftungsprofessur für TCM an der Universität Mainz eingerichtet, und es gibt inzwischen Kooperationen zwischen deutschen und chinesischen Kliniken, beispielsweise eine Kooperation zwischen der Technischen Universität in München und der Beijing-Universität, der Freien Universität Berlin und der Universität Shanghai. Kliniken wie zum Beispiel in Kötzting, Bad Füssing oder Bad Pyrmont kombinieren heutzutage die TCM-Methoden mit westlicher Medizin. Der Handel mit chinesischen Arzneimitteln steigt, der Wert der aus China nach Europa und die USA exportierten Fertigpräparate soll bereits an die 800 Millionen Dollar erreichen. Damit gehören Arzneimittel zu den bedeutendsten Exportgütern Chinas. In jüngster Zeit werden auch Versuche unternommen, chinesische Kräuter direkt in Deutschland und anderen europäischen Ländern anzubauen.

Auch das Interesse an einzelnen Aspekten der chinesischen Medizin ist in den letzten Jahren deutlich gestiegen. So bieten Ernährungsberater Kurse an und in Buchläden findet sich Literatur zur chinesischen Diätetik. Auch die Einrichtungen der Erwachsenenbildung haben in steigendem Maße Kurse aus dem Umfeld der TCM im Programm, so können Laien in Volkshochschulen „therapeutisches Kochen nach den fünf Elementen“ erlernen. Physiotherapeuten bieten vermehrt Tuina-Behandlungen an und auch Hebammen setzen Akupunktur und Arzneibehandlung der TCM in der Geburtshilfe ein.

Viele Reisebüros arrangieren, meist in Zusammenarbeit mit chinesischen Agenturen, Patientenreisen nach China, die sich insbesondere an Schmerzpatienten richten.

## Konzept

Sezieren und Obduzieren waren in China bis ins 20. Jahrhundert tabu. Es gab daher nur eine ungefähre anatomische Vorstellung von der Lage und den Funktionen der Organe, vom Blutgefäßsystem und von den anderen Systemen im Körper. Organe wurden nicht als abgegrenzte Strukturen angesehen, sondern waren immer eingebettet in ganze Systeme, die einander gegenseitig beeinflussen.

Die Begriffe, mit denen die TCM Gesundheit und Krankheit beschreibt, sind im Westen schwer verständlich, die Urform der TCM in den Westen zu übertragen, ist nicht möglich. Weder sind die theoretischen Grundlagen noch die Diagnoseerhebung noch die Krankheitslehre der TCM standardisierbar, ihre Gedanken sind den westlichen Denksystemen oft fremd und ihre Begriffe entziehen sich der Übersetzung. Viele Begriffe der TCM wurden den westlichen Begrifflichkeiten angepasst und umgedeutet, um der westlichen Vorstellungswelt näher zu kommen. Im Grunde ist die Aufnahme der TCM daher weniger eine Übernahme denn eine Weiterentwicklung.

Gesundheit bedeutet in der TCM, dass die Gegensätze „Yin" und „Yang" in einem ausgewogenen Wechselspiel zusammenwirken und die Lebensenergie „Qi" hervorbringen. Die Prinzipien Yin und Yang bestehen nur in der Beziehung zueinander. „Yang", ursprünglich der Begriff für „Sonnenseite", verkörpert die Dynamik, das Aktive, die Wärme und so weiter; Yin, ursprünglich „Schattenseite", verkörpert die Substanz, das Passive, die Kälte und so fort.

Fünf der Organe des menschlichen Körpers – die in der TCM nicht mit den hier verwendeten Organbegriffen gleichzusetzen sind – die so genannten Hohlorgane wie Lunge, Herz, Milz, Leber und Niere sind dem Yin zugeordnet, die sechs Extraorgane (oder „Paläste") wie Dünndarm, Dickdarm, Magen, Harnblase, Knochen- und Blutbahnen sowie Dreifacher Wärmer, dem Yang; zusätzlich wird die Gallenblase genannt, die als einziges Yang-Organ reine Substanz enthält.

Der Begriff Organ bezeichnet immer einen ganzen „Funktionskreis". So umfasst die Lunge die gesamte Atemfunktion, einschließlich der Riechorgane. Der chinesischen Philosophie entsprechend sind Organe aber auch anderen Körperstrukturen und Naturerscheinungen in den fünf „Wandlungsphasen" – Wasser, Feuer, Metall, Holz, und Erde – sowie den Jahreszeiten zugeordnet. Darüber hinaus beeinflussen sie sich gegenseitig.

Ein Beispiel soll diese Vorstellungen illustrieren: Das Yin-Organ Leber hat eine Beziehung zum Yang-Organ Gallenblase. Die Leber wird durch die Emotionen Wut und Ärger beeinflusst, ihre Funktion ist verantwortlich für die Beschaffenheit der Sehnen, sie speichert das Blut und sie „öffnet" sich im Auge (das bei Gelbsucht gelb wird). Ob sie ausgeglichen ist, zeigt sich an den Fingernägeln. Die Leber hat aber auch eine Beziehung zum Makrokosmos: Sie ist dem Element Holz, der Jahreszeit Frühling, dem Wetterfaktor Wind, der Himmelsrichtung Osten, der Farbe grün/blau und dem Geschmack sauer zugeordnet.

Krankheitssymptome und deren Ursachen werden als Teil des Kosmos gesehen, Mikro- und Makrokosmos sind einander eng verbunden. In diesem komplizierten System entstehen für westlich geprägte Menschen ungewöhnliche Krankheitsbegriffe, zum Beispiel bedeutet „Ganfeng" etwa „Leberwind": Wie die Wut steigt er rasch hoch. Der Begriff umschreibt körperliche wie auch psychische Symptome, etwa Kopfschmerzen, Migräne, Augenflimmern und Schwindel.

Im Mittelpunkt der Krankheitslehre steht ein komplexes System von Leitbahnen, die so genannten Meridiane. Diese verbinden den gesamten Körper – analog zu den Wasser- und Landstraßen des chinesischen Reichs – mit den Hohlorganen und Extraorganen.

In zwölf Hauptleitbahnen und zwei weiteren Meridianen fließt Qi, eine Art Odem (in westlicher Übersetzung Energie), der in feinstofflicher Verteilung die ganze Welt durchdringt. Das Schriftzeichen für Qi bedeutete ursprünglich etwa „Dampf aus Reistopf". Der chinesischen Vorstellung gemäß bekommt der Mensch Qi bei der Geburt, es fließt beim Atmen in den Körper und wird auch mit Lebensmitteln oder Arzneien aufgenommen. Jedes Organ hat darüber hinaus auch sein eigenes Qi, mit dem es andere Organe beeinflussen kann. Im Organismus fließt Qi in den Meridianen in einer Richtung, bei Krankheit kann sich sein Fluss stauen oder sogar seine Richtung ändern. Krankhafte Blockaden führen zu Stauungen von Blut und Qi, zu Leere oder Überfluss im Yin beziehungsweise im Yang.

Krankheiten können nach der chinesischen Lehre durch drei Ursachen ausgelöst werden:

- Die sechs äußeren Ursachen sind Wind, Kälte, Hitze sowie Feuchtigkeit, Trockenheit und Sonnenglut.
- Zu den sieben inneren Ursachen gehören die Emotionen Freude, Ärger, Kummer, Sorge, Angst und Furcht. Zusätzlich wird noch der Schock als Krankheitsursache gewertet.
- Als weitere Krankheitsursachen gelten Ernährungsfehler, Überanstrengung, Verletzungen und sexuelle Exzesse.

Demgemäß werden bestimmte Symptombilder als „Kältekrankheit" oder als „Wärmekrankheit" eingestuft; bestimmte Zustände als „Fülle" (gestautes Qi) oder „Leere" (mangelndes Qi) interpretiert und gezielt behandelt.

Gegen die Krankheiten werden Arzneimittel verordnet, deren Rezepturen nach der Erfahrung gemischt werden: Die gezielte Behandlung des Symptombildes soll das Qi wieder zum Fließen bringen, Leere und Fülle ausgleichen und das Gleichgewicht der Funktionssysteme wieder herstellen. Dann gehen die Krankheitszeichen wieder zurück. Überlegungen, welche einzelnen Stoffe der Arzneimischung wirksam werden oder wie man die Krankheitsursachen im westlichen Sinn beseitigen könnte, nehmen in der chinesischen Medizin keinen Raum ein.

Hierzulande wird der Einsatz der Arzneien auch mit dem Bild von Zweig und Wurzel beschrieben, um die mitunter nacheinander geschaltete Behandlung von Symptomen, so genannte Ausleitung der krankmachenden Stoffe, und der konstitutionellen Behandlung zu beschreiben.

Bei der Behandlung überwiegt die Arzneimitteltherapie. Sie wird traditionell und nach Bedarf ergänzt durch Akupunktur oder Moxibustion sowie durch Tuina-Massage, eine hauptsächlich an den Punkten der Akupunktur ausgeübte Druckmassage. Diese Therapieformen beruhen auf dem Konzept des Qi-Flusses im Körper und werden auch eigenständig durchgeführt. Die Ernährung „nach den fünf Elementen" stellt die Verbindung des Körpers zu den Elementen und Jahreszeiten – ein anderes Teilkonzept – in den Vordergrund und bezieht die spezifische Wirkung von Heilkräutern mit ein. Die Übungsmethoden Qigong und Taichi, von Patienten zur Gesunderhaltung oder Rehabilitation durchgeführt, beruhen auf dem Qi-Konzept und können die Behandlung ergänzen.

Die TCM nimmt für sich nicht in Anspruch, schwere Krankheiten wie Krebserkrankungen oder Aids zu heilen, geht aber von einer günstigen Beeinflussung des Krankheitsgeschehens aus. Daher wird TCM bei schwerer Krankheit als eine komplementäre Behandlung, bei chronischen Krankheiten häufig als alleinige Behandlung empfohlen.

Die Symptome seelischer Krankheiten werden im System der TCM nach den gleichen Vorstellungen interpretiert wie die körperlicher Krankheiten und werden mit den gleichen Methoden – Arzneitherapie, Tuina, Akupunktur, Ernährungstherapie und Qigong-Übungen – behandelt.

## Plausibilität des Konzepts

Das Konzept der TCM und ihrer einzelnen Therapien basiert auf einem philosophischen Denkgebäude, nach dem der Mensch, sein Organismus sowie auch Krankheiten und deren Ursachen Teil des Kosmos sind. Diese Übertragungen widersprechen zum Teil naturwissenschaftlichen Erkenntnissen. Die Vorstellung von einer „universellen Lebenskraft" Qi ist Teil des theoretischen Denkgebäudes, das auch der europäischen Vorstellung von einem ausgeglichenen

„Energiehaushalt“ entgegenkommt. Für eine solche Energie und die Existenz von Bahnen, in denen sie fließen kann, sind bislang keine überzeugenden Nachweise erbracht worden. Das gilt auch für die Vorstellung, dass Klimafaktoren wie Wind oder Wärme direkt Krankheiten verursachen können. Eine Bestätigung für die vermuteten Heilwirkungen von Mitteln aus Tierprodukten steht noch aus.

Auch der chinesischen Diagnostik fehlen wissenschaftliche Belege. Charakteristische Veränderungen an der Zunge geben zwar Hinweise auf mögliche Krankheiten, etwa auf Kinderkrankheiten oder eine Streptokokkeninfektion, auch Eisenmangel lässt sich unter Umständen aufgrund von Veränderungen der Zunge vermuten, und dies wird auch in der konventionellen Medizin genutzt. Aber im Gegensatz dazu geht die chinesische Zungendiagnose auf andere Zeichen und Eigenschaften der Zungenoberfläche ein und zieht andere Schlüsse. Für diese Zungendiagnostik fehlt die wissenschaftliche Grundlage.

## Mittel

Der chinesische Katalog der Heilmittel nennt 11 000 Pflanzen, 1 500 Tiere und 80 Mineralien sowie eine Liste von 100 000 Anwendungen und Rezeptvorschriften. Im chinesischen Arzneimittelbuch werden nahezu 1 000 Arzneimittel und etwa 1 800 Arzneimischungen genannt. Für die Anwendung im deutschsprachigen Raum steht ein Arzneibuch der chinesischen Medizin als Übersetzung zur Verfügung, in dem rund 300 Arzneidrogen beschrieben sind. Dazu gehören überwiegend Pflanzen, Mineralstoffe und etwa 10 Prozent tierische Produkte. Es ist eine Übersetzung aus dem Arzneibuch der Volksrepublik China von 1990, 1995 und 2000 und wird von einigen Aufsichtsbehörden als Referenzwerk akzeptiert. Das chinesische Arzneibuch beschreibt nicht nur die Arzneidrogen und das Vorgehen zur Prüfung von Identität und Reinheit, sondern auch wie die Stoffe vorbehandelt werden sowie die Anwendungsgebiete und die Dosierungen.

Traditionell werden bei einer chinesischen Arznei zwischen 4 und 20 Bestandteile gemischt. Dabei soll eine Arzneipflanze die Hauptwirkung entfalten, die anderen diese unterstützen oder die unerwünschten Nebenwirkungen dämpfen. Es werden auch potenziell giftige Heilpflanzen, die hierzulande aufgrund ihrer Risiken nicht angewendet werden, eingesetzt; diese werden manchmal vorbehandelt, um das giftige Potenzial zu mildern und auch die Mischung der Rezeptur soll die Giftigkeit aufheben. Die Rezeptur wird je nach Heilungsfortschritt ständig angepasst.

Grundsätzlich sind chinesische Arzneidrogen apothekenpflichtig, das heißt, sie dürfen nur in Apotheken angeboten und verkauft werden. Chinesische Fertigarzneien können für den einzelnen Patienten importiert werden. Für verschreibungspflichtige Mittel ist hierzu ein ärztliches Rezept notwendig. In Deutschland haben sich inzwischen manche Apotheken auf TCM-Therapie spezialisiert. Sie halten viele Arzneipflanzen nicht nur vorrätig, sondern untersuchen sie auch auf Qualität und Reinheit der Pflanzen, auf Belastungen durch Schwermetalle oder Schädlingsbekämpfungsmittel sowie auf Schimmelbefall. Eine solche Kontrolle ist in den Rechtsvorschriften für die Apotheken vorgeschrieben. Ein Prüfprotokoll sichert die Qualität. Diese Prüfungen sind wichtig, denn nahezu die Hälfte (44 Prozent) der Kräuter entsprechen laut Zentrallaboratorium deutscher Apotheker nicht den Vorschriften.

Die chinesischen Arzneimittel werden auf verschiedene Weise aufbereitet:

- Die häufigste Form sind Abkochungen der Arzneipflanzen (Dekokte). Die Pflanzenmischungen werden in der Apotheke nach Rezept gemischt. Die Patienten müssen diese Mischung dann eine Dreiviertelstunde in Wasser aufkochen. Die chinesischen Dekokte haben einen sehr intensiven, oft unangenehmen Geschmack. In diesen Fällen wird mitunter eine andere Arzneiform wie Kapseln oder Tabletten empfohlen.
- Bei anderen Mitteln werden die Zutaten nach Rezeptur zermahlen und zu einem Pulver gemischt. Der Patient selbst kocht das Pulver 5 bis 10 Minuten und nimmt diese Flüssigkeit nach Rezept ein.

- Die Mittel werden industriell zu Granulaten verarbeitet und können ähnlich wie Instanttees verwendet werden. Die Pulver werden auch in Kapseln gefüllt oder zu Salben verarbeitet. Unter den Anwendern ist die Art der Zubereitung nicht unumstritten.

Erst in den letzten Jahren hat man damit begonnen, die traditionellen Arzneirezepturen auf ihre Wirksamkeit und Sicherheit zu prüfen.

## Durchführung

### Diagnose

Die Diagnostik der TCM besteht aus drei Methoden: Der Befragung, der Puls- und der Zungendiagnostik. Gemeinsam bilden sie die Grundlage der Symptom-Differentialdiagnostik.

- Die Befragung ähnelt der im Westen üblichen Befunderhebung. Zudem werden zum Beispiel die äußere Erscheinung, Gestik und Verhalten, Gesichtsausdruck, Veränderungen an Haut, Haaren, Nase, Lippen sowie die Ausscheidungsprodukte betrachtet. Durch Hören werden Atem und Redeweise beurteilt, durch Riechen alle vom Patienten ausgehenden Gerüche. Durch Abtasten werden druckempfindliche Strukturen ermittelt, die bei einer Akupunkturbehandlung eine Rolle spielen.
- Bei der Zungendiagnostik wird die Beschaffenheit des Zungenkörpers, die Konsistenz der Zunge und des Zungenbelags beurteilt. Es werden dazu bestimmte Zonen unterschieden, die den inneren Organen zugeordnet werden.
- Für die Pulsdiagnostik ertastet der Behandler mit dem Zeige-, Mittel- und Ringfinger die Schlagader auf dem rechten und linken Handgelenk. Bei oberflächlichem, mittlerem und tiefem Fingerdruck werden insgesamt 28 verschiedene Pulsqualitäten unterschieden.

Auf Grundlage der so erhobenen diagnostischen Erkenntnisse wird die Differentialdiagnose erstellt, die auf genau beschriebenen Symptombildern beruht.

### Behandlung

Sobald die Diagnose feststeht, wird üblicherweise eine Arzneimischung verordnet, die meist die zentrale Behandlung bildet. Die Arznei wird auf über Tag verteilt eingenommen. Oft wird ihre Wirkung nach einigen Tagen – üblicherweise nach einer Woche – überprüft und die Rezepturen werden dem veränderten Krankheitszustand entsprechend geändert. Wenn Nebenwirkungen auftreten, fordert die Theorie eine sofortige Anpassung der Mischung.

Wenn es der TCM-Behandler für nötig erachtet, nimmt er zusätzlich eine Akupunktur oder Moxibustion vor. Es können auch eine Tuina-Massage durchgeführt oder eine spezielle Ernährung oder Bewegungsübungen wie Qigong empfohlen werden. Die Kombination der verschiedenen Verfahren richtet sich nach dem Leiden und den Möglichkeiten des Patienten. So werden bei „Kältekrankheiten“ spezielle Rezepturen verordnet und eher eine Moxibustion eingesetzt, bei der über Akupunkturpunkte Hitze zugeführt wird. Bei „Hitzeerkrankungen“ werden andere Arzneimittel verabreicht und eher eine Akupunktur mit Nadeln angewendet. Die Wahl der Arzneimischung und der Akupunkturpunkte fällt anders aus, wenn es sich um eine „Fülle-“ oder eine „Leerekrankheit“ handelt.

Auch Lebensmittel können gezielt als Arznei eingesetzt werden: Sie werden wie die Organe den fünf Elementen zugeordnet, und es werden ihnen bestimmte Eigenschaften – zum Beispiel kühlende oder wärmende Qualität – zugeschrieben. So gelten etwa gegrilltes Fleisch und Nudeln, Zwiebeln, Chilis, Aprikosen und Schokolade als wärmende Lebensmittel. Als kühlende Nahrungsmittel gelten Ente, Gurke, Spinat, Banane, Reis, Pfefferminze und Jogurt. Darüber hinaus werden in der Küche gezielt die Eigenschaften von Gewürzkräutern und Heilkräutern zur Unterstützung der Behandlung eingesetzt.

### Selbstbehandlung

Für die Selbstbehandlung eignet sich TCM nicht; zur Gesunderhaltung kann man das Kochen nach den fünf Elementen und die Übungen des Qigong und Taichi erlernen.

## Anwender und ihre Ausbildung

Die Ausbildung der TCM-Behandler wird in privaten Instituten, zum Teil länderübergreifend und unter anderem nach den Leitlinien des Europäischen Dachverbandes für TCM organisiert. Sie dauert drei bis vier Jahre, davon sollen drei Monate an einer etablierten TCM-Klinik absolviert werden. Diese Ausbildung umfasst auch Arbeit unter Supervision und wird mit einer Diplomarbeit abgeschlossen. Andere Ausbildungsgänge deutscher Gesellschaften für TCM beziehungsweise Akupunktur sind wesentlich weniger umfangreich. Darüber hinaus finden sich auch Wochenendkurse und dubiose Angebote.

Viele Ausbildungsinstitute stehen in regem Austausch mit Einrichtungen in China. Es werden sowohl Intensivausbildungen an chinesischen Universitäten angeboten, die über ein ganzes Semester laufen, als auch dreiwöchige Kurse an TCM-Kliniken.

## Anwendungsbereiche

Der Behandlungsschwerpunkt der TCM sind Schmerzen, funktionelle Störungen und chronische Leiden. Prinzipiell werden aber alle Krankheiten behandelt. Manche Anbieter sind jedoch der Ansicht, dass TCM schwere Krankheiten wie Krebserkrankungen oder Aids nicht allein behandeln, wohl aber als Ergänzung dienen kann.

## Belege für die Wirksamkeit

*Diagnose*

Zur Pulsdiagnostik liegen nur wenige klinische Tests vor, in denen die Aussagekraft der chinesischen Pulsdiagnose mit westlicher Diagnostik verglichen wurde. In der Gesamtschau ist das Ergebnis enttäuschend: Erfahrene Pulsdiagnostiker konnten Kranke und Gesunde kaum besser voneinander unterscheiden als konventionell ausgebildete Ärzte mit herkömmlicher Pulskontrolle. Sie kamen zu unterschiedlichen Schlüssen und bei wiederholtem Pulstest deckten sich ihre Aussagen selten. Die Aussagekraft der chinesischen Pulsdiagnostik scheint demnach fragwürdig.

Auch zur Zungendiagnostik liegen nur wenige aussagekräftige Untersuchungen vor. Bei einer Untersuchung von 121 Patienten mit Durchblutungsstörungen hatten drei Viertel deutliche Anzeichen wie dunkelrote oder purpurrote Verfärbung und Schleimhautblutung an der Zunge. Diese Untersuchung kann wegen erheblicher methodischen Schwächen nicht als Beleg für die Aussagekraft der chinesischen Zungendiagnostik gelten.

*Behandlung*

Die TCM ist, wie oben ausgeführt, ein komplexes Behandlungssystem, bei dem vielerlei Einzeltherapien individualisiert kombiniert und verordnet werden. Kontrollierte klinische Studien liegen vor allem zu den Einzeltherapien vor. So gibt es zum Beispiel Übersichtsarbeiten, die durch ein internationales Netzwerk von Wissenschaftlern erstellt wurden (Cochrane Reviews), zur chinesischen Phytotherapie bei chronischer Hepatitis B, asymptomatischer Hepatitis B, Hepatitis C, Diabetes, akutem Schlaganfall, Darmkrebs, viraler Myokarditis (Entzündung des Herzmuskels, die auf einer Vireninfektion beruht), Ekzem, Demenz, Grippe sowie bei akuter Entzündung der Bauchspeicheldrüse. Die Schlussfolgerungen dieser Arbeiten sind in der Tendenz meist positiv. Da allerdings die Ausgangsdaten methodisch nicht einwandfrei sind, können sie nicht als abschließender Beweis der Wirksamkeit gewertet werden.

Die chinesischsprachige Literatur enthält ebenfalls zahlreiche Studien, von denen viele auch kontrolliert sind. Diese kommen, im Gegensatz zu Studien, die nicht aus China stammen, fast ohne Ausnahme zu positiven Ergebnissen, was ihre Glaubwürdigkeit infrage stellt. Es ist äußerst unwahrscheinlich, dass alle Bestandteile der TCM uneingeschränkt effektiv sind. Daher wäre zu erwarten, dass ein Teil der Studien zu keinem positiven Ergebnis kommt. Kontrollierte Studien zur TCM als Gesamtsystem sind technisch möglich. Eine derartige Studie, bei der gegen „Warteliste" geprüft wurde, gibt Hinweise darauf, dass TCM bei Kopfschmerzpatienten zu einer Reduktion der Kopfschmerz-Frequenz führt. Zu anderen Indikationen liegen keine derartigen Studien vor. Die Wirksamkeit der TCM als komplettes Behandlungssystem muss daher, außer bei Kopfschmerzen, als nicht nachgewiesen eingestuft werden.

## Achtung

Die TCM erkennt zwar – wie die psychosomatische Medizin – emotionale Belastungen als Krankheitsursachen an, kennt aber keine seelischen Krankheiten. Auch bei psychischen Krankheiten werden nur körperliche Beschwerden behandelt. Dies birgt die Gefahr, dass die Krankheit fortschreitet.

Bei der Arzneimitteltherapie ist darauf zu achten, dass der Behandelnde eine mehrjährige Ausbildung durchlaufen hat, um die teilweise stark wirksamen Drogen verantwortungsbewusst einzusetzen.

Die Heilpflanzen werden in China in großen Plantagen angebaut und bis vor kurzer Zeit wurden alle mit Pestiziden behandelt. In China unterliegen die Heilpflanzen weder beim Anbau noch bei der Verarbeitung, Lagerung und Kennzeichnung den gleichen strengen Kontrollen wie in Europa. Hierzulande sollten Drogen chinesischer Herkunft nur aus Apotheken bezogen werden, wo sie einer strengen Prüfung unterzogen werden.

Es sollten keine ungeprüften chinesischen Fertigarzneien angewendet werden, weil das Risiko sehr hoch ist, dass sie mit Schwermetallen, Giften, krebsfördernden Stoffen oder Pestiziden belastet oder mit synthetischen Mitteln versetzt sind.

► ***Gegenanzeigen***

Von einigen Anwendern wird TCM bei allen Organveränderungen, schweren Infektionskrankheiten und Erkrankungen, die eine Operation erfordern, ausgeschlossen.

► ***Wechselwirkungen***

Es kann zu Blutungen kommen, wenn die gerinnungshemmende Wirkung von Medikamenten, wie zum Beispiel *Marcumar* oder Azetylsalizylsäure, die etwa bei koronaren Durchblutungsstörungen eingenommen werden, durch chinesische Kräuter verstärkt wird. Weitere Wechselwirkungen der Heilkräuter mit westlichen Medikamenten sind denkbar, darüber ist jedoch noch wenig bekannt.

## Risiken und unerwünschte Wirkungen

► ***Durch das Verfahren***

Die Bezeichnungen der Kräuter im Arzneibuch der chinesischen Medizin, in den vorliegenden deutschen Übersetzungen und Monographien sind uneinheitlich. Deshalb lassen sie sich nicht immer exakt identifizieren, und es besteht bei der Verarbeitung in der Apotheke eine gewisse Verwechslungsgefahr. Da in der chinesischen Medizin auch etwa 90 Kräuter eingesetzt werden, zum Beispiel Aristolochia, Ephedra (Ma Huang) oder das hier unbekannte Bu huan, besteht ein erhöhtes Vergiftungsrisiko. Aber auch tierische Produkte können Vergiftungen hervorrufen. Für Apotheken ist eine Identitätsprüfung der Arzneidrogen vorgeschrieben. Ohne eine solche Sicherung kann es zu gesundheitlichen Schäden kommen.

Die systematische Erforschung von Wirkungen und Nebenwirkungen der TCM steht erst am Anfang, mögliche Risiken sind daher noch unbekannt.

Besonders vorsichtig sollten Patienten sein, die bereits an Nieren- oder Leberschäden leiden, da die chinesischen Arzneimittel mitunter Leber und Nieren stark belasten. Immer wieder wird von ernsten Nebenwirkungen berichtet. Es sind mehrere Fälle von Nieren- und Leberversagen bekannt geworden, Krebserkrankungen und Todesfälle sind dokumentiert.

Auch allergische Reaktionen auf chinesische Kräuter sind möglich sowie Schädigungen des Zentralnervensystems. Manche der in der TCM verwendeten Heilpflanzen können krebsfördernd wirken, manche verändern die Erbsubstanz.

► ***Durch unsachgemäße Anwendung***

Manche Behandler setzen Injektionen mit chinesischen Kräutermixturen ein. Die Mixturen sind aber dafür nicht geeignet. Bei Kräuterinjektionen kann es zu schwerwiegenden allergischen Reaktionen bis hin zum Schock kommen.

Bei Proben der im freien Handel im Internet, in Drogerien, auf Märkten und in Chinarestaurants angebotenen chinesischen Fertigarzneimittel, Kräutermischungen, Tees, Salben und anderem hat sich herausgestellt, dass jede vierte Arznei neben den angegebenen Inhaltsstoffen ein oder mehrere nicht deklarierte synthetische Wirkstoffe enthält, wie etwa Schmerzmittel, Kortison, Benzodiazepine, das hierzulande längst verbotene Antidiabetikum Phenformin und das Potenzmittel *Viagra*. Ihre Anwendung kann ein Risiko mit sich bringen. Einige Staaten und auch die EU veröffentlichen im Internet offizielle Warnungslisten, auf denen verunreinigte, mit giftigen Pflanzen oder mit Synthetika versetzte Präparate namentlich genannt werden.

## Hinweise

► ***Für Kinder unter 14 Jahren***

Kinder sollten von einer Behandlung mit Arzneimitteln der TCM ausgeschlossen werden, weil ihre Wirkung an Kindern kaum überprüft worden ist.

► ***Für Schwangerschaft und Stillzeit***

Schwangere und Stillende sollten keine Arzneimittel der TCM erhalten, weil ihre Wirkung zu wenig untersucht ist und eine Schädigung des Kindes nicht ausgeschlossen werden kann.

## Bewertung

Die Wirksamkeit der TCM ist außer für Kopfschmerzen für keine andere Erkrankung belegt. Die Risiken sind erheblich. Den diagnostischen Techniken der TCM konnte keine Zuverlässigkeit bestätigt werden.

Eine Nutzen-Risiko-Abwägung fällt bei Kopfschmerzen aufgrund des schwachen Wirksamkeitsnachweises und der bestehenden Risiken eher negativ, für alle anderen Erkrankungen negativ aus.

TCM ist zur Behandlung von Kopfschmerzen wenig geeignet, zur Diagnose oder Therapie bei allen anderen Erkrankungen nicht geeignet.

# Yoga

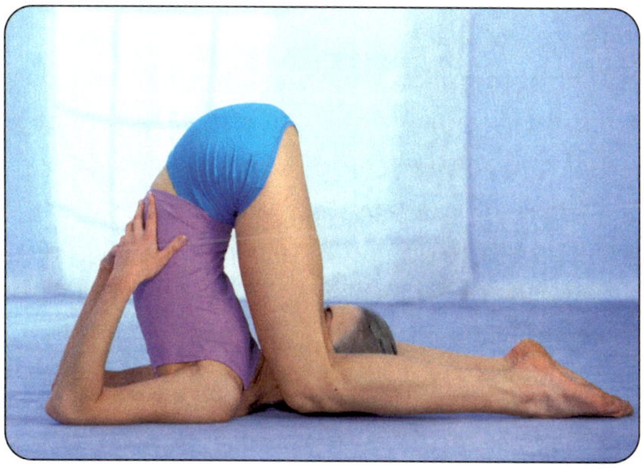

Yoga ist – nach klassischem Verständnis – ein spiritueller Weg, um sich einem übergeordneten Ziel anzunähern. Dieses kann geistiger, spiritueller oder religiöser Art sein. In der heute im Westen praktizierten Form ist es im Wesentlichen eine Technik aus Körperhaltungen und Atemübungen, deren vorherrschendes Ziel Entspannung und Stressabbau sowie die Harmonisierung von Körper und Seele ist.

„Yoga" ist ein Wort aus der altindischen Gelehrtensprache Sanskrit und bedeutet so viel wie Verbindung, Vereinigung, womit das Zusammenführen des individuellen Menschen mit dem geistigen Zentrum seiner Existenz gemeint ist.

## Geschichte und Entwicklung

Der klassische Yoga ist ein achtgliedriger Übungsweg, der in das altindische Medizinsystem Ayurveda (→ Seite 93) eingebettet ist. Etwa zurzeit Christi Geburt formulierte der indische Weise Patañjali 200 Merksätze, die den Inhalt dieses Übungsweges definierten.

Ab dem 12. Jahrhundert entwickelten sich einzelne Bereiche des Yoga verstärkt und abgekoppelt von den anderen, und es entstanden viele Unterarten und Varianten. Auf diese Weise bildete sich unter anderem der Hatha-Yoga („Yoga des Impulses"), der die körperlichen Übungen betont. Aus den USA kommend, sind in den vergangenen Jahren auch in Deutschland neue Yoga-Varianten aufgetaucht, wie zum Beispiel Power-Yoga oder Ashtanga-Yoga. Sie basieren zwar noch auf den Grundelementen des Yoga, doch werden die Haltungen und Bewegungen hierbei in schneller Abfolge ausgeführt; längeres Verharren ist nicht mehr vorgesehen. Mit dem eigentlichen Yoga haben sie nur noch wenig zu tun.

Die westliche Welt wurde erstmals Ende des 19. Jahrhunderts in größerem Umfang auf den Yoga aufmerksam. In Deutschland wurde die erste Yoga-Schule in den 1930er-Jahren gegründet.

### Wer bietet Yoga-Kurse an?

Heute bieten Volkshochschulen, private Yoga-Schulen und -Zentren sowie Einrichtungen der Erwachsenenbildung, wie Turn- und Sportvereine, Yoga-Kurse an. Abhängig von der aktuell geltenden gesetzlichen Regelung, nach der die Krankenkassen die Kosten für vorbeugende Gesundheitsprogramme, zu denen auch Yoga zählt, übernehmen oder nicht, veranstalten auch die Krankenkassen selbst Yoga-Kurse oder kooperieren mit lokalen Anbietern.

## Konzept

Dem Yoga liegt der in allen Religionen existierende Gedanke zugrunde, dass der Mensch an sich arbeiten müsse, um sich so gut wie möglich einem übergeordneten Prinzip anzunähern. Im Yoga führt der Weg dorthin über acht Stufen.

Die ersten beiden Stufen widmen sich Verhaltensweisen, die die Beziehung des Menschen zu sich selbst und zu seinem sozialen Umfeld regeln. Die Stufen drei und vier bestehen aus Körper- und Atemübungen, die die Aufmerksamkeit für die Funktionen des Körpers schulen sollen. Die Glieder fünf bis acht sind Anweisungen zur inneren Versenkung und Konzentration, wie sie auch bei der Meditation (→ Seite 226) üblich sind, und die letztlich zur Vereinigung von Individuum und unsterblichem Selbst führen sollen.

Yoga, der als Entspannungstechnik eingesetzt und mit Selbstdisziplin und Konsequenz längere Zeit regelmäßig praktiziert wird, soll die Folgen eines einseitigen und überlastenden Lebensstils abmildern oder beheben. Über die direkten körperlichen Effekte hinaus soll das dazu führen, dass die Unstimmigkeiten im Leben bewusster wahrgenommen und ihre Veränderung angestrebt werden. Auf diese Weise soll das tägliche Praktizieren von Yogaübungen helfen, das eigene Leben in einem neuen Licht zu sehen und die Veränderung von Verhaltensweisen einzuleiten.

## Plausibilität des Konzepts

Zum Yoga gehören viele Elemente, die die moderne Medizin für eine gesunde Lebensführung als notwendig erachtet: ausgewogene Ernährung, regelmäßige Bewegung, geistige und körperliche Entspannung. Die beim Yoga vertiefte Atmung trägt zu alledem bei und verbessert darüber hinaus die Versorgung des Körpers mit Sauerstoff.

Das Konzept des Yoga als Entspannungstechnik und als Training für den Bewegungsapparat, für Koordination und Gleichgewicht ist wissenschaftlich plausibel.

Durch die typischen Körperhaltungen und die Atemübungen lenkt Yoga die Aufmerksamkeit auf die im Körper ablaufenden Prozesse und macht sie bewusst. Dadurch kann das, was bisher „automatisch" geschah, gezielt beeinflusst werden. Eingefahrene Verhaltensweisen, die sich negativ auswirken, können durch bessere ersetzt werden.

Die einzelnen Körperhaltungen und die Atemübungen haben spürbare, teilweise auch messbare Auswirkungen, die unter Umständen einige der gesundheitlichen Effekte eines Yoga-Trainings erklären können:

- Das Verharren in bestimmten Körperhaltungen trainiert das Raumgefühl und das Gleichgewicht.
- Die Gelenke werden in jeder Richtung beansprucht. Dabei werden Muskeln, Sehnen und Bänder maximal gedehnt und gestreckt. Das fördert die Durchblutung der Gelenke und trägt dazu bei, ihre Beweglichkeit zu erhalten.

- Die Spannung der Muskulatur lässt nach. Die Muskeln werden besser durchblutet, der Stoffwechsel verlangsamt sich.
- Der Gehalt an Stresshormonen im Blut verringert sich. Es kommt zu psychischer Entspannung.
- Einige rhythmische Atemübungen regen die Aktivität des Kreislaufs an. Dadurch können die Herzfrequenz und der Blutdruck sinken. Das tiefe Atmen versorgt den Körper mit mehr Sauerstoff.
- Die Hauttemperatur in der Körperperipherie, zum Beispiel an Händen und Füßen, erhöht sich.
- Die Atemübungen beeinflussen das nicht willentlich steuerbare Nervensystem und viele von selbst ablaufende Vorgänge.
- Bewusstes Atmen und konzentriertes Entspannen verändern die Blutversorgung im Gehirn. Das Elektroenzephalogramm, die aufgezeichnete Gehirnstromkurve, zeigt, dass sich die Gehirnaktivität während des Trainings im Sinne einer gesteigerten Wachheit verändert.

## Durchführung

Üblicherweise praktiziert man Yoga in der Gruppe; es gibt aber auch Einzelsitzungen.

Die ersten Übungen dienen dazu, den Alltag hinter sich zu lassen und zur Ruhe zu kommen. Dann folgt eine Serie von Körperhaltungen (Asanas). Die wohl populärste ist der Lotossitz. Doch das ist nur eine von vielen; gebräuchlich sind 25 bis 30, beschrieben schon über 300. Jede dieser Haltungen spricht auf ihre Weise verschiedene Körperbereiche an oder trainiert Fähigkeiten wie zum Beispiel das Halten des Gleichgewichts. Zu den Asanas können Atemübungen (Pranayamas) hinzukommen.

Die Haltungen werden so langsam wie möglich eingenommen. Man verharrt mehrere Minuten lang ruhig in jeder Haltung und entspannt die Muskeln, die nicht an der Halteübung beteiligt sind. Die Aufmerksamkeit konzentriert sich auf das körperliche Empfinden.

Den Abschluss des Trainings bilden in aller Regel Übungen zur Versenkung und tiefen Entspannung.

Im Allgemeinen wird empfohlen, sich zweimal täglich 20 bis 30 Minuten seinen Yoga-Übungen zu widmen.

## Anwender und ihre Ausbildung

„Yoga-Lehrer“ ist keine geschützte Berufsbezeichnung. Die etwa 15 000 Frauen und Männer, die diese Methode in Deutschland verbreiten, können ganz unterschiedlich qualifiziert sein.

In der Ausbildung sind nationale Yoga-Verbände und viele private Yoga-Schulen tätig. Der größte Verband ist der Berufsverband der Yoga-Lehrenden in Deutschland (BDY). Er hat Ausbildungsrichtlinien definiert, überwacht bei seinen Mitgliedern ihre Einhaltung und kontrolliert das Ergebnis im Rahmen einer Prüfung. Der BDY stellt jedem Interessenten eine Liste mit den von ihm geprüften Mitgliedern zur Verfügung.

## Anwendungsbereiche

Yoga wird heute unter drei verschiedenen Aspekten eingesetzt: Zum einen gemäß der ursprünglichen Idee als Lernmethode mit dem spirituellen Ziel, sein derzeitiges Leben mit einem übergeordneten Prinzip in Übereinstimmung zu bringen. Zum anderen ist Yoga eine Vorbeugemaßnahme im Rahmen der Selbsthilfe, mit dessen Übungsprogramm die Beweglichkeit und Koordinationsfähigkeit des Körpers erhalten werden und die als Entspannungstechnik den Auswirkungen eines krankmachenden Lebensstils vorbeugen soll.

Drittens können Yoga-Übungen mit dem Ziel zusammengestellt werden, spezielle Krankheiten oder Symptome zu beeinflussen. Dann kann es eine ergänzende oder unterstützende Maßnahme zu üblichen medizinischen Verfahren sein.

Teilweise werden Yogaübungen auch als alleiniges Behandlungsverfahren propagiert, zum Beispiel bei Stress, Unruhezuständen und Schlafstörungen. Der therapeutische Einsatz von Yoga ist allerdings nur Ärzten und Heilpraktikern erlaubt, nicht aber Yoga-Lehrern aus anderen Berufen.

Yoga wird auch im Rahmen von psychotherapeutischen Behandlungen und zur Physiotherapie eingesetzt.

## Belege für die Wirksamkeit

Über den Einsatz von Yoga bei medizinischen Problemen gibt es eine umfangreiche Literatur. Es ist jedoch schwierig, sie im Hinblick auf die Frage nach der Wirksamkeit auszuwerten, denn er wird bei vielen verschiedenen Indikationen eingesetzt und es existieren zahlreiche Varianten. Wenn sich beispielsweise eine bestimmte Yoga-Form bei Depressionen als wirksam erwiesen hat, ist damit nicht gesagt, dass sich das Ergebnis auch auf eine andere Yoga-Variante übertragen lässt; ebenso wenig kann man sagen, dass der positive Effekt auch bei anderen Erkrankungen eintreten wird.

*Erhöhter Blutdruck, erhöhte Cholesterinwerte*
In einer systematischen Übersicht wurden alle klinischen Studien ausgewertet, in denen Yoga eingesetzt wurde, um einen erhöhten Blutdruck und erhöhte Cholesterinwerte zu beeinflussen. Beide Werte gelten, wenn sie erhöht sind, als Risikofaktoren für Herz-Kreislauf-Erkrankungen wie Herzinfarkt und Schlaganfall. Es zeigte sich, dass sich die Cholesterin- und Blutdruckwerte mit Yoga normalisieren lassen.

*Multiple Sklerose*
Gemäß einer klinischen Studie, die 2004 veröffentlicht wurde, verbessern regelmäßige Yoga-Übungen die Lebensqualität von Menschen mit multipler Sklerose.

*Rückenschmerzen*
Es wurde eine Studie durchgeführt, die die Wirksamkeit von Yoga-Übungen bei Patienten mit Rückenschmerzen überprüfen sollte. Da sie als „Probelauf" für eine größere Untersuchung gedacht war, nahmen an ihr relativ wenig Betroffene teil. Die Daten sind ermutigend: Die Personen, die Yoga praktizierten, waren durch ihre Rückenschmerzen weniger beeinträchtigt als die anderen Teilnehmer.

*Tuberkulose*
In einer Studie wurde die Wirksamkeit von Yoga-Atemübungen bei Patienten mit Tuberkulose untersucht. Ein Teil der Kranken wurde der Gruppe zugelost, die wie üblich mit Antibiotika behandelt wurde, die anderen Teilnehmer machten zusätzlich zur antibiotischen Behandlung Yoga-Atemübungen. Es zeigte sich, dass es in der Gruppe der Yoga-Praktizierenden mehr Patienten gab, deren Auswurf frei von Erregern war als in der Gruppe, die keine Yoga-Atemübungen machte.

Für andere Indikationen zeigen die Ergebnisse mancher Studien zwar positive Tendenzen, doch sie reichen noch nicht aus, um als Wirksamkeitsnachweis zu gelten.

So wurden in einer systematischen Übersicht alle kontrollierten klinischen Studien ausgewertet, die über den Einsatz von Yoga-Atemtechniken bei Asthma vorlagen. Das Ergebnis ist in der Tendenz positiv. Ähnliches gilt für den Einsatz von Yoga-Körperübungen bei Asthma, wodurch sich die Lebensqualität der Patienten verbesserte. Yoga scheint bei Asthma die Lungenfunktion ein wenig verbessern und den Medikamentenverbrauch geringfügig senken zu können, allerdings waren diese Effekte nicht immer überzeugend.

Im Rahmen einer klinischen Studie, bei der Patienten mit einem Karpaltunnel-Syndrom – das ist eine Störung in der Hand, bei der ein Nerv eingeengt ist, wodurch sich Empfindungsstörungen und Schmerzen einstellen und sich die Griffstärke verringert – nach dem Zufallsprinzip einer Prüf- beziehungsweise Kontrollgruppe zugelost wurden. Die Teilnehmer der Prüfgruppe wurden angeleitet, Yoga zu praktizieren. Nach acht Wochen hatten die Schmerzen bei ihnen deutlich nachgelassen, die Kraft der Hände hatte zugenommen. Dieses Ergebnis lässt sich jedoch nicht verallgemeinern, weil die Zahl der Personen, die an der Studie teilgenommen hatten, gering war.

In weiteren kontrollierten klinischen Studien wurde der Einfluss regelmäßiger Yoga-Übungen auf Angstzustände, Arthrose, Depressionen, Entzugsbehandlung bei Opiat-Abhängigkeit, Schlafstörungen bei Lymphom-Patienten (Patienten mit einer krankhaften Vergrößerung von Lymphknoten), Stress, Verbesserung der sportlichen Leistung und

Zwangsneurosen geprüft. Die Ergebnisse hatten eine positive Tendenz. Da aber auch an diesen Studien nur relativ wenig Personen teilgenommen haben, reichen die Ergebnisse nicht aus, um zu sagen, dass die Wirksamkeit von Yoga nachgewiesen ist.

Keine überzeugenden Belege für die therapeutische Wirksamkeit fanden sich hingegen, als man untersuchte, ob Yoga-Übungen die Lebensqualität von Menschen mit Diabetes beeinflussen. Auch für die Wirksamkeit von Yoga, um Krampfanfälle bei Epilepsie zu verhüten, fanden sich in einer Übersichtsarbeit, die durch ein internationales Netzwerk von Wissenschaftlern erstellt wurde (Cochrane Review), keine überzeugenden Belege. Das gleiche negative Ergebnis fanden kontrollierte Studien für Tinnitus.

## Achtung

Der Bereich, für den Yoga eingesetzt werden darf, begrenzt sich durch die Qualifikation des Trainers. Übungsprogramme mit einer definierten medizinischen Zielsetzung dürfen nur Ärzte, allenfalls Heilpraktiker zusammenstellen, die dann auch den Erfolg der Behandlung kontrollieren. Kurse in der Volkshochschule oder in einem Yoga-Institut werden üblicherweise von Personen geleitet, die weder Arzt noch Heilpraktiker sind. Wenn sie anbieten, Übungen zu zeigen, die zum Beispiel „den Blutdruck senken", überschreiten sie ihre Kompetenzen.

Die Grenzen der körperlichen Belastbarkeit sollten respektiert werden. Niemand sollte sich zu Yoga-Haltungen zwingen, die ihm wehtun.

Bevor sich jemand an extreme Körperhaltungen wagt, sollte ein Arzt den Zustand des Bewegungsapparats beurteilen.

Eine ärztliche Untersuchung ist ebenfalls ratsam, bevor man sich Übungen zuwendet, bei denen die Atmung immer mehr verlangsamt wird.

► ***Gegenanzeigen***

Menschen mit erhöhtem Blutdruck sollten keine Haltungen einnehmen, die den Blutdruck weiter steigen lassen, zum Beispiel solche, bei denen der Kopf tiefer liegt als der übrige Körper.

Bei Menschen mit einer psychischen Krankheit, wie zum Beispiel Depression oder Schizophrenie, können die Versenkungs- und Konzentrationsübungen im Yoga das psychische Gleichgewicht gefährden. Sie sollten Yoga nur praktizieren, wenn der behandelnde Arzt zugestimmt hat.

► ***Wechselwirkungen***

Wenn Yoga mit dem Ziel eingesetzt wird, den Blutdruck zu senken, kann es für Menschen, die ihren erhöhten Blutdruck bereits medikamentös behandeln, notwendig werden, die Arzneimitteldosis anzupassen. Das sollte jedoch immer in Absprache mit dem behandelnden Arzt geschehen.

## Risiken und unerwünschte Wirkungen

► ***Durch das Verfahren***

Ein Yoga-Training kann etwas benommen machen.

► ***Durch unsachgemäße Anwendung***

Yoga-Übende, die die Grenzen ihrer körperlichen Belastbarkeit überschreiten, können Muskeln, Sehnen und Bänder übermäßig beanspruchen. Dann kann es zu Überdehnungen, Zerrungen und Schmerzen kommen.

Bei Menschen mit erhöhtem Blutdruck besteht vor allem bei den Über-Kopf-Haltungen das Risiko, dass ihr Blutdruck gefährlich ansteigt. Schlimmstenfalls kann das zu einem Gehirnschlag führen.

## Hinweise

► ***Für Kinder unter 14 Jahren***

Für Kinder ist Yoga nicht geeignet. Übungen, die die Gelenke stark beanspruchen, dürfen erst durchgeführt werden, nachdem das Wachstum abgeschlossen ist. Die Ruhe und Geduld, die für die Versenkungs- und Konzentrationsübungen erforderlich sind, bringen Kinder in aller Regel nur für kurze Zeit auf.

► ***Für Schwangerschaft und Stillzeit***

Körperpositionen, die den Unterleib beanspruchen und den Druck im unteren Bauchraum steigern, sollten während der Schwangerschaft nicht eingenommen werden. Welche Übungen dazu gehören, sollte der Trainer angeben können.

► ***Für ältere Menschen***
Ältere Menschen, die mit Yoga beginnen, sollten ganz besonders auf die Schmerzsignale ihres Körpers achten und sie als Grenze der Belastbarkeit ernst nehmen.

► ***Zur Verkehrstüchtigkeit***
Wenn Sie nach einem Training benommen sind, sollten Sie so lange kein Fahrzeug lenken, keine Maschinen bedienen und keine Arbeiten ohne sicheren Halt verrichten, bis das abgeklungen ist.

### Bewertung

Yoga ist wirksam, um Risikofaktoren für Herz-Kreislauf-Erkrankungen wie erhöhten Blutdruck und erhöhte Cholesterinwerte zu normalisieren, die Lebensqualität von Menschen mit multipler Sklerose zu verbessern, Beeinträchtigungen durch Rückenschmerzen zu verringern und die Behandlung mit Antibiotika bei Tuberkulose zu unterstützen. Bei ordnungsgemäßer Anwendung sind die Risiken von Yoga in der Regel gering. Die Nutzen-Risiko-Abwägung fällt positiv aus.

Yoga ist für die genannten Anwendungsgebiete geeignet.

Positive Hinweise auf die therapeutische Wirksamkeit von Yoga gibt es bei Asthma, beim Karpaltunnel-Syndrom, bei Angstzuständen, Arthrose, Depressionen, der Entzugsbehandlung von Opiat-Abhängigkeit, bei Schlafstörungen bei Lymphom-Patienten, bei Stress, zur Verbesserung der sportlichen Leistung und bei Zwangsneurosen. Die Nutzen-Risiko-Abwägung fällt eher negativ aus. Aufgrund des schwachen Wirksamkeitsnachweises für diese Anwendungsgebiete wird Yoga als „wenig geeignet“ bewertet.

Zur Behandlung von Diabetes, Epilepsie und Tinnitus ist die therapeutische Wirksamkeit nicht nachgewiesen. Die Abwägung von Nutzen und Risiken fällt somit negativ aus. Für diese Anwendungsgebiete ist Yoga nicht geeignet.

# Zelltherapien

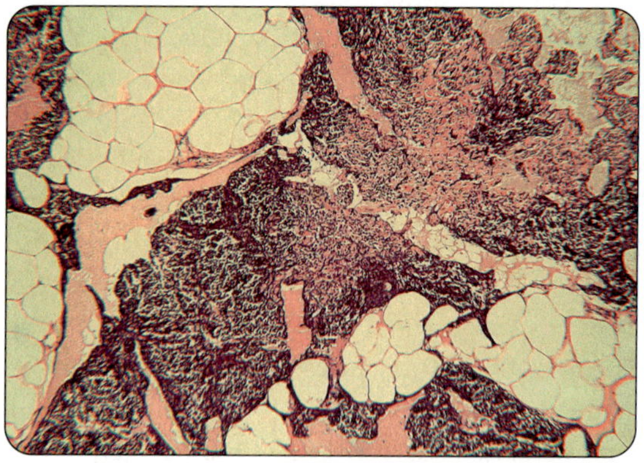

Zelltherapien sollen durch die Gabe von Zubereitungen aus tierischen Geweben das Immunsystem beeinflussen.

Die Behandlungsarten tragen verschiedene Namen – entsprechend ihrem Ausgangsprodukt, das sie verwenden, oder nach der Person, die das Verfahren bekannt gemacht hat. Organotherapie, zytoplasmatische Therapie (Theurer-Therapie), Thymustherapie (THX-Behandlung) und Serumtherapie (Wiedemann Kur) sind einige davon.

## Geschichte und Entwicklung

Die Zelltherapien gehören im weitesten Sinne zu den immunmodulierenden Verfahren. Im Rahmen einer Zelltherapie werden beim Menschen Zubereitungen aus Geweben oder Organen von anderen Lebewesen angewendet.

1931 regte der Schweizer Chirurg Paul Niehans eine Behandlung an, bei der Menschen Gewebeextrakte ungeborener Tiere gespritzt bekamen. Es wurden entweder frisch gewonnene Zellen verabreicht oder getrocknete oder gefrorene. Niehans wollte mit dieser Behandlungsart nicht nur Krankheiten vorbeugen und heilen, sondern auch den Alterungsprozess aufhalten und – noch weiter gehend – seine Patienten sogar verjüngen. Besonders der letztgenannte Aspekt reizte Prominente aus Politik und Medien, sich einer so genannten Frischzellenkur zu unterziehen. Niehans' Verfahren fand großen Zuspruch; über seine Behandlungen wurde in den Medien ausführlich berichtet.

Im Jahr 1955 berichteten in einer Umfrage jedoch 179 Kliniken über 80 schwere Zwischenfälle, von denen 30 tödlich verliefen. Dieses war Anlass, die Arzneimittel aus getrockneten und gefrorenen Zellen aus dem Handel zu ziehen. Dennoch werden Frischzellenkuren vor allem in Kliniken weiterhin durchgeführt.

### Cell-therapy ist keine Zelltherapie

Bei Berichten aus dem englischsprachigen Raum ist zu beachten, dass der dort gebrauchte Terminus „cell-therapy" nicht gleichbedeutend ist mit dem deutschen Begriff „Zelltherapie". Mit „cell-therapy" ist eine Knochenmarktransplantation von einem Menschen auf einen anderen gemeint. Wenn von einer Zelltherapie im hier gemeinten Sinn die Rede ist, werden in englischsprachigen Ländern die Begriffe „cellular therapy", „live cell therapy" und „cytotherapy" gebraucht.

*Thymustherapie*

In den 1950er-Jahren behandelte der schwedische Tierarzt Elis Sandberg Kranke mit Zubereitungen aus Kälberthymus und nannte diesen Organextrakt THX. Seit 1975 wird Thymusextrakt auch in Deutschland zur Behandlung angeboten. Daraus hat sich innerhalb der Organotherapie die Thymustherapie entwickelt.

In der Anfangszeit wurde eine Aufschwemmung ganzer Zellen des Thymus von ungeborenen Schafen und Kälbern gespritzt. Diese Produkte sind wegen schwerwiegender unerwünschter Wirkungen nicht mehr im Handel.

Später entwickelte man Präparate mit speziellen Auszügen aus Thymus. Diese können injiziert oder eingenommen werden.

In der Folgezeit wurde der Thymusextrakt immer weiter zerlegt, und einzelne Bestandteile isoliert angewendet. Mittlerweile kann eine Thymustherapie mit chemisch reinen Eiweißstoffen, deren Zusammensetzung und Aufbau bekannt sind, durchgeführt werden.

*Andere Organextraktpräparate*

Es ist eine Vielzahl von Produkten aus tierischen Geweben und Organen zur zelltherapeutischen Anwendung im Handel.

## Konzept

*Frischzellentherapie*

Niehans gründete seine Behandlung auf die Vorstellung, dass injizierte Zellen von Tierfeten ihre Jugendlichkeit an den Empfängerorganismus weitergeben und ihn revitalisieren. Nachdem es aber unstrittig ist, dass artfremde Zellen nicht aufgenommen, sondern abgestoßen werden, gelten den Anwendern heute nicht die lebenden Zellen als Träger der Wirkung, sondern ihre diversen Inhaltsstoffe, von denen sich die bedürftigen Organe die jeweils für sie passenden Substanzen herausfiltern.

Die Behandlung soll nicht angewendet werden, wenn bereits Organe versagt haben oder der Körper sehr geschwächt ist. Das Gleiche gilt für Infektionskrankheiten und Erkrankungen, bei denen Organe stark entzündet sein können. Geisteskrankheiten sprechen auf eine Frischzellenbehandlung nicht an.

*Thymustherapie*

Die bei älteren Menschen im Vergleich zu jüngeren geringeren Abwehrkräfte erklären Thymustherapeuten damit, dass die Funktion der Thymusdrüse – ein wesentlicher Faktor des Immunsystems – im Alter erlischt. Daraus entstand die Vorstellung, dem Körper mit injizierten Thymuszellen das zurückzugeben, was im Alter nur noch in geringer Menge vorhanden ist. Befürworter der Thymustherapie charakterisieren das Verfahren demnach als eine Art Substitutionstherapie.

Die bei vielen Krankheiten gestörte Abwehr soll der jeweilige Thymusextrakt ebenfalls verbessern. Dabei geht man davon aus, dass von außen zugeführte Thymusfaktoren das Immunsystem anregen. Die beobachteten Wirkungen erklären die Anwender damit, dass Thymusextrakt das Knochenmark zur Bildung neuer Immunzellen anregt, diese Zellen aktiviert und ein Ungleichgewicht zwischen den verschiedenen Arten von Immunzellen ausgleicht.

*Andere Organextraktpräparate*

Zellen ungeborener Tiere oder Bestandteile fetaler Tierzellen sollen menschliche Gewebe und Organe zur Selbstheilung anregen.

## Plausibilität des Konzepts

*Frischzellentherapie*

In den Körper eingebrachte Fremdzellen und deren Bestandteile sind für das Immunsystem Antigene. Sie rufen eine Antigen-Antikörper-Reaktion hervor, mit der das Fremde schnellst möglich entfernt wird. Eine solche Abstoßungsreaktion ist nachweisbar. Die unerwünschten Wirkungen weisen darauf hin, dass sie stattfindet.

Injizierte Fremdzellen wirken nicht spezifisch auf ein Organ ein. Dieser Gedanke des Konzepts ist daher nicht plausibel.

*Thymustherapie*

Der Thymus (Bries) ist ein wichtiges Organ der Immunabwehr. In ihm werden Lymphozyten, eine Gruppe weißer Blutkörperchen, für ihre immunologischen Aufgaben geprägt und dadurch zu T-Lymphozyten. Daran beteiligt sind Eiweißstoffe, die so genannten Thymusfaktoren. Nach der Pubertät verkleinert sich die Drüse und verliert ihre Funktion. Eine Art Gedächtnis in den T-Lymphozyten sorgt dafür, dass der Körper weiterhin ausreichend T-Lymphozyten bilden kann.

Die im Alter nachlassende Immunabwehr beruht auf dem Zusammenwirken vieler verschiedener Faktoren. Die funktionslose Thymusdrüse lässt sich dafür nicht allein verantwortlich machen.

Zwar hat sich gezeigt, dass Thymusextrakt die immunologischen Fähigkeiten des Organismus beeinflussen kann, indem er die Konzentration verschiedener Blutzellen und -faktoren erhöht, was das aber für die Anwendung bei Erkrankungen bedeutet, ist noch nicht ausreichend geklärt.

## Mittel

*Frischzellentherapie*

Für ihre Frischzellenzubereitungen halten sich die Zelltherapeuten eigene Tierherden. Sie schlachten die trächtigen Muttertiere und präparieren Gewebe des Ungeborenen als Injektionsmittel. Diese Produkte werden streng hygienisch aufbereitet, können aber nicht nachträglich keimfrei gemacht werden. Da diese Frischzellenzubereitungen sofort gespritzt werden und nicht in den Handel kommen, sind sie der Definition des Gesetzes zufolge keine Fertigarzneimittel. Sie brauchen nicht wie Arzneimittel behördlich zugelassen zu werden und können ohne jegliche Kontrolle und Vorschriften angewendet werden. Die Verantwortung für diese Anwendung trägt ausschließlich der Behandler.

Fertigarzneimittel aus kompletten Tierzellen wurden 1988 vom damaligen Bundesgesundheitsamt verboten, weil der durch sie mögliche Schaden, wie er unter „Risiken und unerwünschte Wirkungen durch das Verfahren" (→ Seite 304) beschrieben ist, den nicht nachgewiesenen Nutzen bei weitem überwiegt.

*Thymustherapie*

Für die Thymustherapie werden verschiedene Produkte eingesetzt. Manche verabreichen Frischzellen aus Thymus, andere verwenden Fertigpräparate mit dem Extrakt der Thymusdrüse von Kälbern. Ein solches Produkt ist beispielsweise *Thymex-L*, das in Deutschland nicht im Handel ist, aber zum Beispiel von einer Firma, die denselben Sitz hat wie die „Internationale Gesellschaft für Thymologie und Immuntherapie", importiert wird. Die Fachinformation gibt an, dass der Herstellungsvorgang einen Zellextrakt ohne intakte Zellen garantiert, von dem man einige Inhaltsstoffe identifizieren kann, dessen komplette Zusammensetzung sich jedoch nicht angeben lässt.

Beispiele für Präparate zur Thymustherapie, die in Deutschland im Handel sind, sind *Thymoject*, *Thym-Uvocal* (Thymuspeptide vom Rind) und *NeyThymun* (lösliche Faktoren vom Rind, teilweise nach homöopathischer Verfahrensweise hergestellt).

*Andere Organextraktpräparate*
Für die verschiedenen Arten von Zelltherapie ist eine große Zahl von Arzneimitteln mit molekularen Bestandteilen von Tierorganextrakten auf dem Markt. Präparatenamen sind unter anderem *Regeneresen nach Dyckerhoff*, Präparate mit dem Namensvorsatz „Ney", zum Beispiel *NeyTumorin* und *NeyImmun* (Eiweißprodukte aus Organen von Rindern und Schweinen, teilweise nach homöopathischer Verfahrensweise hergestellt), *Polyerga* (Eiweißextrakt aus Schweinemilz). Ein Beispiel für ein Produkt, das aus dem Ausland importiert wird, ist *Faktor AF2*, ein Organextrakt aus der Milz und Leber neugeborener Schafe.

## Durchführung

**Behandlung**

*Frischzellentherapie*
Der Interessent bekommt bei jeder Behandlung mehrere, höchstens aber 35 Zellarten gespritzt. Zwischen den Behandlungsserien, die je nach Behandler und Patient unterschiedlich gestaltet sind, soll ein Abstand von fünf bis acht Monaten liegen.

Nach den jeweiligen Injektionen soll der Patient 30 Stunden im Bett bleiben und sich anschließend noch zwei Tage lang schonen.

*Thymustherapie und andere Organextraktpräparate*
Die Mittel werden üblicherweise injiziert, manche auch geschluckt oder als Aerosol eingeatmet. Es wird eine kurmäßige Anwendung empfohlen, wobei auf sechs Wochen Anwendung vier bis sechs Wochen Pause folgen. Dabei soll langsam ansteigend dosiert werden. Unverträglichkeitsreaktionen markieren die Toleranzgrenze; erst wenn die Injektion problemlos vertragen wird, soll zur nächsten Stärke übergegangen werden.

In einem Lehrbuch der Zelltherapie wird empfohlen, vor dem Spritzen der Zellpräparate das Hormon Kortison zu spritzen und danach ein Mittel gegen Allergien, um Unverträglichkeitsreaktionen von vornherein abzufangen.

Zur Unterstützung bei der Krebsbehandlung soll mit einer Zelltherapie schon vor der Operation begonnen werden, um das Immunsystem zu stärken. In der Folgezeit soll diese Therapie gegebenenfalls mit anderen Begleittherapien, zum Beispiel mit Mistelextrakt, kombiniert werden.

## Anwender und ihre Ausbildung

Zelltherapien werden sowohl von Ärzten als auch von Heilpraktikern durchgeführt.

## Anwendungsbereiche

*Frischzellentherapie*
Als Anwendungsbereiche werden genannt: Regeneration und Revitalisierung, stress- und altersbedingte Abbauerscheinungen, krankheitsbedingte Organschäden, anlagebedingte Schäden und Leistungsminderungen, Immunbegleittherapie bei Tumorerkrankungen. Besonders hervorgehoben wird die Anwendung bei multipler Sklerose. Die Wirkung soll nach sechs Wochen bis einem Jahr eintreten.

*Thymustherapie und andere Organextraktpräparate*
Die Anwendungsbereiche für Thymusextrakt umfassen nahezu alle Störungen einschließlich Blutdruckprobleme, Erektionsstörungen und Wechseljahrsbeschwerden, chronische Krankheiten wie rheumatische und allergische Erkrankungen, Diabetes, grüner Star und multiple Sklerose, aber auch Aids, Krebserkrankungen und deren Vorbeugung.

## Belege für die Wirksamkeit

*Thymustherapie*
In einer systematischen Arbeit wurden 13 Studien zur Behandlung von Krebserkrankungen mit Thymusextraktprodukten überprüft. Es zeigte sich, dass die meisten Studien hinsichtlich ihrer methodischen Qualität nicht den Anspruch erfüllen, den man an solche Untersuchungen stellt. Fünf Berichte legten zwar einen gewissen Nutzen der Thymustherapie nahe, doch insgesamt ließ sich die therapeutische Wirksamkeit dieser Therapie nicht ausreichend nachweisen.

*Organextraktpräparate*
In einer Studie wurde an 20 Menschen mit Rücken- und Nackenschmerzen untersucht, ob die Behandlung mit einem Organextraktpräparat (*NeyChondrin*) die Schmerzen besser lindert als ein Scheinmedikament. Obwohl sich zwischen den beiden Behandlungsgruppen kein Unterschied im Grad der Schmerzlinderung feststellen ließ, folgern die Autoren der Studie, dass die Zelltherapie wirksam sei.

Eine kontrollierte Studie zur Behandlung von Kindern mit Down-Syndrom zeigte, dass Organextrakte die geistige und körperliche Entwicklung der Kinder nicht verbessern können.

## Achtung

► ***Gegenanzeigen***
Die Gegenanzeigen für die Anwendung von zelltherapeutischen Medikamenten ergeben sich aus den jeweiligen Produkten und sind gegebenenfalls im Beipackzettel angeführt.

*Thymustherapie*
In den Informationen von zugelassenen Präparaten mit Eiweißbestandteilen aus Thymus finden sich als Gegenanzeigen die Autoimmunerkrankung Myasthenia gravis, Thymustumoren und Allergien gegen tierisches Eiweiß.

Manche Hersteller von Thymusextrakt nennen als Anwendungsbeschränkung Erkrankungen des Thymus, Schilddrüsenüberfunktion und Krankheiten, bei denen sich die Abwehrkraft des Körpers gegen eigene Gewebe richtet (Autoimmunkrankheiten). Andere geben keine Gegenanzeigen an.

► ***Wechselwirkungen***
Die Wechselwirkungen für die Anwendung von zelltherapeutischen Medikamenten ergeben sich aus den jeweiligen Produkten und sind gegebenenfalls im Beipackzettel angeführt.

Weil angenommen wird, dass Zelltherapien einen Diabetes bessern können, sollen Menschen, deren Diabetes mit Insulin oder blutzuckersenkenden Tabletten behandelt wird, ihre Blutzuckerwerte häufiger kontrollieren, um die Medikamentendosis gegebenenfalls anpassen zu können. Wer in der selbstständigen Regulierung der Diabetestherapie nicht geübt ist, benötigt dafür ärztliche Hilfe.

## Risiken und unerwünschte Wirkungen

► ***Durch das Verfahren***
Alle Zelltherapien bringen artfremdes Eiweiß in den Körper. Das kann allergische Reaktionen an der Einstichstelle, aber auch im gesamten Körper auslösen. Diese können sich bis zum lebensbedrohlichen anaphylaktischen Schock mit Blutdruckabfall, Herzrasen und Luftnot steigern. Solche Reaktionen können sofort nach dem Spritzen oder innerhalb von zwei bis drei Wochen danach auftreten.

Für die Frischzellentherapie sind 30 Todesfälle aufgrund allergischer Reaktionen dokumentiert, einer nach Thymusextrakt und mindestens zwei nach der Injektion von „Ney“-Präparaten.

Bei der Anwendung von Produkten, die aus tierischen Geweben hergestellt werden, besteht immer die Gefahr, dass Viren und andere Krankheitserreger übertragen werden.

Gesetzliche Bestimmungen sollen dafür sorgen, dass das Risiko, mit Arzneimitteln BSE zu übertragen, so gering wie möglich gehalten wird. Dennoch kann bei Produkten aus tierischen Geweben, besonders bei solchen von Rindern, die Übertragung von unkonventionellen Erregern nicht mit Sicherheit ausgeschlossen werden. Dieses Problem ist umso gravierender, als nicht alle Produkte, die zur Zelltherapie eingesetzt werden, die Herkunft ihres Ausgangsmaterials angeben.

Eine bisher nur als Anlage vorhandene Allergie oder Autoimmunkrankheit kann ausbrechen. So ist zum Beispiel nach einer allergischen Reaktion auf die Gabe von Thymusextrakt eine Nahrungsmittelallergie gegen Rindereiweiß entstanden.

## Hinweise

► ***Für Kinder unter 14 Jahren***

Zelltherapien sollen nach Angaben der Anwender bei Kindern unter zwölf Jahren nicht durchgeführt werden.

► ***Für Schwangerschaft und Stillzeit***

Während einer Schwangerschaft und in der Stillzeit sollen nach Angaben der Anwender keine Zelltherapien durchgeführt werden.

## Bewertung

Die therapeutische Wirksamkeit von Zelltherapien ist nicht ausreichend nachgewiesen. Die mit ihnen verbundenen Risiken sind jedoch erheblich. Die Nutzen-Risiko-Abwägung fällt negativ aus. Zelltherapien sind zur Behandlung von Erkrankungen und Störungen nicht geeignet.

# Anhang

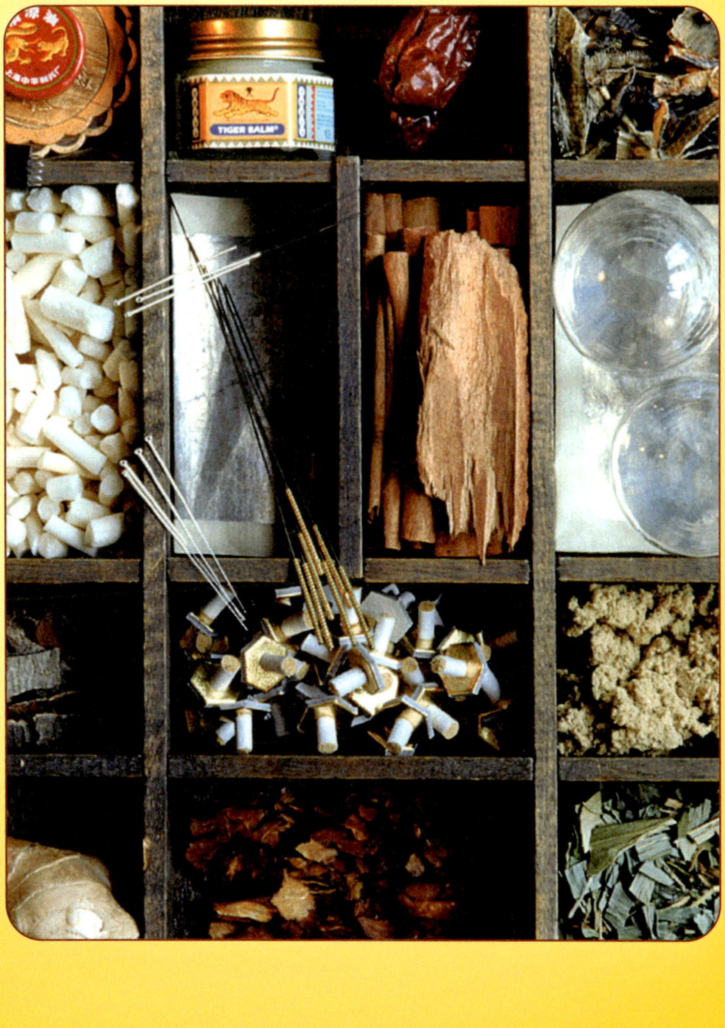

# Bewertete Indikationen

Die Tabelle bietet einen schnellen Überblick, für welche Anwendungsgebiete die einzelnen Verfahren bewertet wurden. Dabei haben wir uns an die Formulierungen gehalten, die in den wissenschaftlichen Studien benutzt wurden. Wie diese ausgewählt wurden und welche Bewertungsstufen existieren, lesen Sie unter „Methodisches Vorgehen“ (→ Einleitung, Seite 52f.).

Damit die gesuchten Anwendungsgebiete möglichst einfach zu finden sind, stehen sie – wo gebräuchlich – sowohl unter dem wissenschaftlichen als auch unter dem deutschen Begriff in der Tabelle.

| Indikation | Verfahren | Bewertung | Seite |
|---|---|---|---|
| **A** | | | |
| Abhängigkeit und Missbrauch | Hypnose | geeignet | 179 |
| Akne | Ayurvedische Medizin | wenig geeignet | 98 |
| Allergie, auch → Asthma, allergisches | Homöopathie | wenig geeignet | 168 |
| Allergie – *gegen Nahrungsmittel* | Mikrobiologische Therapie | nicht geeignet | 233 |
| Allergie – *gegen Pollen* | Bioresonanztherapie | nicht geeignet | 118 |
| Alterserscheinungen | Sauerstoff-Mehrschritt-Therapie | nicht geeignet | 275 |
| Angina Pectoris | Autogenes Training | geeignet | 92 |
| Angst | Aromatherapie | geeignet | 87 |
| | Fußreflexzonenmassage | nicht geeignet | 154 |
| | Hypnose | geeignet | 179 |
| | Massage | geeignet | 225 |
| | Progressive Muskelentspannung | geeignet | 263 |
| | Yoga | wenig geeignet | 300 |
| Anismus | Biofeedback | geeignet | 110 |
| Arthritis | Akupunktur | nicht geeignet | 71 |
| | Ayurvedische Medizin | wenig geeignet | 98 |
| | Biofeedback | geeignet | 110 |
| | Fasten | nicht geeignet | 144 |
| | Magnettherapie | nicht geeignet | 211 |
| | Meditation | geeignet | 229 |
| | Softlasertherapie | nicht geeignet | 282 |
| | Taichi | nicht geeignet | 268 |
| Arthrose | Ayurvedische Medizin | wenig geeignet | 98 |
| | Homöopathie | wenig geeignet | 168 |
| | Homotoxikologie | wenig geeignet | 173 |
| | Magnettherapie | geeignet | 211 |
| | Progressive Muskelentspannung | geeignet | 263 |
| | Softlasertherapie | nicht geeignet | 282 |
| | Taichi | wenig geeignet | 268 |
| | Yoga | wenig geeignet | 300 |

| Indikation | Verfahren | Bewertung | Seite |
|---|---|---|---|
| Arthrose – *des Kniegelenks* | Akupressur und Shiatsu | wenig geeignet | 61 |
| | Akupunktur | geeignet | 71 |
| | Bioresonanztherapie | wenig geeignet | 116 |
| | Blutegeltherapie | geeignet | 120 |
| Asthma | Akupunktur | nicht geeignet | 71 |
| | Autogenes Training | geeignet | 92 |
| | Biofeedback | nicht geeignet | 111 |
| | Fußreflexzonenmassage | nicht geeignet | 154 |
| | Homöopathie | wenig geeignet | 168 |
| | Homotoxikologie | wenig geeignet | 173 |
| | Hypnose | wenig geeignet | 179 |
| | Irisdiagnostik | nicht geeignet | 182 |
| | Manuelle Medizin | nicht geeignet | 218 |
| | Massage | geeignet | 225 |
| | Meditation | geeignet | 229 |
| | Progressive Muskelentspannung | geeignet | 263 |
| | Qigong | wenig geeignet | 267 |
| | Yoga | wenig geeignet | 300 |
| Asthma, allergisches | Bioresonanztherapie | nicht geeignet | 116 |
| Ausfluss aus der Scheide | Homöopathie | wenig geeignet | 168 |

## B

| Indikation | Verfahren | Bewertung | Seite |
|---|---|---|---|
| Balance – *Verbesserung bei MS-Patienten* | Feldenkrais | geeignet | 146 |
| Beweglichkeit – *Verbesserung bei älteren Menschen* | Alexandertechnik | wenig geeignet | 74 |
| Beziehungen, zwischenmenschliche – *Verbesserung bei krebskranken Kindern* | Musiktherapie | geeignet | 237 |
| Blasenentzündung | Homöopathie | wenig geeignet | 168 |
| Blasenschwäche | Biofeedback | geeignet | 110 |
| Bluthochdruck | Autogenes Training | wenig geeignet | 92 |
| | Biofeedback | wenig geeignet | 110 |
| | Hypnose + Verhaltenstherapie | geeignet | 179 |
| | Magnettherapie | nicht geeignet | 211 |
| | Meditation | geeignet | 229 |
| | Meditation, transzendentale | nicht geeignet | 229 |
| | Musiktherapie | geeignet | 237 |
| | Progressive Muskelentspannung | geeignet | 263 |
| | Qigong | geeignet | 267 |
| | Taichi | wenig geeignet | 268 |
| | Yoga | geeignet | 300 |
| Brustschmerzen | Homöopathie | wenig geeignet | 168 |

| Indikation | Verfahren | Bewertung | Seite |
|---|---|---|---|
| **C** | | | |
| Cholesterin, erhöhtes – *Senkung* | Yoga | geeignet | 300 |
| chronisch obstruktive Lungenerkrankung (COPD) → Lungenerkrankung, chronisch obstruktive | | | |
| Colitis ulcerosa | Irisdiagnostik | nicht geeignet | 182 |
| | Mikrobiologische Therapie | nicht geeignet | 233 |
| **D** | | | |
| Darmschwäche | Biofeedback | geeignet | 110 |
| Dekubitusprophylaxe | Massage | geeignet | 225 |
| Demenz | Lichttherapie | nicht geeignet | 205 |
| Demenz – *unterstützende Wirkung* | Aromatherapie | geeignet | 87 |
| Depression | Akupunktur | nicht geeignet | 71 |
| | Autogenes Training | geeignet | 92 |
| | Bachblütentherapie | nicht geeignet | 103 |
| | Lichttherapie | wenig geeignet | 205 |
| | Musiktherapie | geeignet | 237 |
| | Reiki | wenig geeignet | 270 |
| | Taichi | wenig geeignet | 268 |
| | Yoga | wenig geeignet | 300 |
| Depression – *Begleitbehandlung* | Reiki | wenig geeignet | 271 |
| Diabetes | Ayurvedische Medizin | wenig geeignet | 100 |
| | Fußreflexzonenmassage | nicht geeignet | 154 |
| | Yoga | nicht geeignet | 300 |
| Diabetes – *Neuropathie* | Magnettherapie | geeignet | 211 |
| Drogenabhängigkeit | Akupunktur | nicht geeignet | 71 |
| Durchblutungsförderung | Taichi | wenig geeignet | 268 |
| Durchblutungsstörungen | Chelattherapie | nicht geeignet | 123 |
| | Eigenbluttherapie | nicht geeignet | 127 |
| Durchfall | Homöopathie | wenig geeignet | 168 |
| | Mikrobiologische Therapie | geeignet | 233 |
| Dysmenorrhö | Akupunktur | nicht geeignet | 71 |
| | Manuelle Medizin | nicht geeignet | 218 |
| Dystonie, neurovegetative | Autogenes Training | geeignet | 92 |

| Indikation | Verfahren | Bewertung | Seite |
|---|---|---|---|
| **G** | | | |
| Gallenblasenoperation – *Rehabilitation nach* | Fußreflexzonenmassage | nicht geeignet | 154 |
| Gallengangsystem – *funktionelle Störungen* | Homöopathie | wenig geeignet | 168 |
| Gallensteine | Irisdiagnostik | nicht geeignet | 182 |
| Geburt – *Begleitbehandlung* | Bachblütentherapie | nicht geeignet | 103 |
| Gelenkerguss | Homöopathie | wenig geeignet | 168 |
| Gelenkigkeit – *Verbesserung* | Taichi | wenig geeignet | 268 |
| Geschwüre, venöse | Softlasertherapie | nicht geeignet | 282 |
| Gesichtsschmerzen | Akupunktur | nicht geeignet | 71 |
| Gewichtsabnahme | Fasten | nicht geeignet | 144 |
| Glaukom | Autogenes Training | geeignet | 92 |
| Gleichgewichtssinn – *Verbesserung* | Taichi | wenig geeignet | 268 |
| Gonarthrose | Akupressur und Shiatsu | wenig geeignet | 61 |
| | Akupunktur | geeignet | 71 |
| | Bioresonanztherapie | wenig geeignet | 116 |
| | Blutegeltherapie | geeignet | 120 |
| Grippe | Homöopathie | wenig geeignet | 168 |
| **H** | | | |
| Hauterkrankung | Homöopathie | wenig geeignet | 168 |
| Herz-Kreislauf-Erkrankungen – *Senkung der Risikofaktoren* | Fasten | nicht geeignet | 144 |
| | Meditation | geeignet | 229 |
| Herzfrequenz – *Senkung* | Musiktherapie | geeignet | 237 |
| Herzinsuffizienz | Taichi | wenig geeignet | 268 |
| Herzkrankheit, koronare | Chelattherapie | nicht geeignet | 123 |
| | Irisdiagnostik | nicht geeignet | 182 |
| | Musiktherapie | geeignet | 237 |
| Herzkreislauffunktion – *Verbesserung* | Taichi | wenig geeignet | 268 |
| Herzoperation – *Rehabilitation nach* | Fußreflexzonenmassage | nicht geeignet | 154 |
| Heuschnupfen | Homöopathie | wenig geeignet | 168 |
| | Homotoxikologie | wenig geeignet | 173 |
| Hörsturz | Eigenbluttherapie | nicht geeignet | 127 |
| **I** | | | |
| Immunabwehr – *Anregung* | Eigenbluttherapie | wenig geeignet | 127 |
| | Qigong | geeignet | 267 |
| | Taichi | wenig geeignet | 268 |
| | Sauerstoff-Mehrschritt-Therapie | nicht geeignet | 275 |
| Infektion – *der oberen Luftwege* | Homöopathie | wenig geeignet | 168 |
| Intensivmedizin – *Begleitbehandlung* | Massage | wenig geeignet | 225 |

| Indikation | Verfahren | Bewertung | Seite |
|---|---|---|---|
| **K** | | | |
| Karpaltunnel-Syndrom | Magnettherapie | nicht geeignet | 211 |
| | Manuelle Medizin | nicht geeignet | 218 |
| | Yoga | wenig geeignet | 300 |
| Klimakterium – *Beschwerden* | Fußreflexzonenmassage | nicht geeignet | 154 |
| | Homöopathie | wenig geeignet | 168 |
| | Magnettherapie | nicht geeignet | 211 |
| Kniefunktion – *Verbesserung* | Homotoxikologie | wenig geeignet | 173 |
| Knieschmerzen | Softlasertherapie | nicht geeignet | 282 |
| Knochenabbau – *Verlangsamung bei Frauen nach den Wechseljahren* | Taichi | geeignet | 267 |
| Kognition → Funktion, kognitive | | | |
| Koliken – *bei Kindern* | Manuelle Medizin | nicht geeignet | 218 |
| Konzentrationsfähigkeit – *von Kindern* | Qigong | wenig geeignet | 267 |
| Koordinationsfähigkeit – *Verbesserung* | Taichi | wenig geeignet | 268 |
| Kopfschmerzen | Akupressur und Shiatsu | wenig geeignet | 61 |
| | Akupunktur | wenig geeignet | 71 |
| | Aromatherapie | wenig geeignet | 87 |
| | Autogenes Training | geeignet | 92 |
| | Biofeedback | nicht geeignet | 111 |
| | Fußreflexzonenmassage | nicht geeignet | 154 |
| | Manuelle Medizin | nicht geeignet | 218 |
| | Traditionelle Chinesische Medizin | wenig geeignet | 295 |
| koronare Herzkrankheit (KHK) → Herzkrankheit, koronare | | | |
| Krebs | Feldenkrais | nicht geeignet | 146 |
| | Fiebertherapie | wenig geeignet | 150 |
| Krebs – *Begleitbehandlung bei Erbrechen aufgrund einer Chemotherapie* | Akupunktur | geeignet | 71 |
| Krebs – *Begleitbehandlung bei Magenschleimhautentzündung aufgrund einer Chemotherapie* | Homotoxikologie | wenig geeignet | 173 |
| Krebs – *Verbesserung der Lebensqualität* | Reiki | wenig geeignet | 270 |
| Krebs – *Verminderung der Nebenwirkungen einer Chemo- oder Strahlentherapie* | Enzymtherapie | wenig geeignet | 135 |
| | Homöopathie | wenig geeignet | 168 |
| | Qigong | wenig geeignet | 267 |
| Krebsschmerzen | Akupunktur | nicht geeignet | 71 |
| | Progressive Muskelentspannung | nicht geeignet | 263 |
| | Reiki | wenig geeignet | 270 |

| Indikation | Verfahren | Bewertung | Seite |
|---|---|---|---|
| **L** | | | |
| Lähmung – *nach einem Schlaganfall* | Akupunktur | nicht geeignet | 71 |
| Laktoseintoleranz | Mikrobiologische Therapie | geeignet | 233 |
| Lebererkrankung, chronische | Eigenbluttherapie | nicht geeignet | 127 |
| Leistungssteigerung – allgemein | Musiktherapie | geeignet | 237 |
| | Sauerstoff-Mehrschritt-Therapie | nicht geeignet | 275 |
| Leistungssteigerung – *im Sport* | Hypnose | geeignet | 179 |
| | Massage | wenig geeignet | 225 |
| | Yoga | wenig geeignet | 300 |
| Lungenerkrankung, chronisch obstruktive | Biofeedback | wenig geeignet | 110 |
| Lungenfunktion – *Verbesserung* | Alexandertechnik | wenig geeignet | 74 |
| | Taichi | wenig geeignet | 268 |

| Indikation | Verfahren | Bewertung | Seite |
|---|---|---|---|
| **M** | | | |
| Magenschleimhautentzündung | Homöopathie | wenig geeignet | 168 |
| Magenschleimhautentzündung – *nach Chemotherapie* | Homotoxikologie | wenig geeignet | 173 |
| Menstruationsbeschwerden | Manuelle Medizin | nicht geeignet | 218 |
| Migräne | Eigenbluttherapie | nicht geeignet | 127 |
| Migräne – *bei Kindern* | Biofeedback | geeignet | 110 |
| | Hypnose | wenig geeignet | 179 |
| | Progressive Muskelentspannung | geeignet | 263 |
| Migräne – *Vorbeugung* | Homöopathie | wenig geeignet | 168 |
| Morbus Crohn | Mikrobiologische Therapie | nicht geeignet | 233 |
| Müdigkeit | Qigong | geeignet | 267 |
| Multiple Sklerose (MS) | Fußreflexzonenmassage | geeignet | 154 |
| | Neuraltherapie nach Huneke | wenig geeignet | 243 |
| Multiple Sklerose – *Verbesserung der Lebensqualität* | Yoga | geeignet | 300 |
| Muskelkater | Homöopathie | wenig geeignet | 168 |
| Muskelkrämpfe | Homöopathie | wenig geeignet | 168 |

| Indikation | Verfahren | Bewertung | Seite |
|---|---|---|---|
| Schmerzen | Eigenbluttherapie | nicht geeignet | 127 |
| | Homöopathie | wenig geeignet | 168 |
| | Magnettherapie | nicht geeignet | 211 |
| | Musiktherapie | geeignet | 237 |
| | Qigong | geeignet | 267 |
| Schmerzen, akute | Hypnose | nicht geeignet | 179 |
| Schmerzen, chronische | Akupressur und Shiatsu | wenig geeignet | 61 |
| | Akupunktur | wenig geeignet | 71 |
| | Biofeedback | wenig geeignet | 111 |
| Schmerzen, nichtbösartige | Progressive Muskelentspannung | nicht geeignet | 263 |
| Schmerzen – *in der Brust* | Homöopathie | wenig geeignet | 168 |
| Schmerzen – *unter der Geburt* | Akupunktur | nicht geeignet | 71 |
| | Homöopathie | wenig geeignet | 168 |
| | Hypnose | geeignet | 179 |
| Schmerzen – *im Gesicht* | Akupunktur | nicht geeignet | 71 |
| Schmerzen – *bei Krebs* | Akupunktur | nicht geeignet | 71 |
| | Hypnose | geeignet | 179 |
| | Progressive Muskelentspannung | nicht geeignet | 263 |
| | Reiki | wenig geeignet | 270 |
| Schmerzen – *nach einer Operation* | Hypnose | geeignet | 179 |
| Schmerzen – *bei PMS* | Qigong | geeignet | 267 |
| Schmerzen – *in der Schulter* | Softlasertherapie | nicht geeignet | 282 |
| Schmerzen – *im Unterleib* | Magnettherapie | geeignet | 211 |
| Schmerzen – *nicht von der Wirbelsäule ausgehende* | Manuelle Medizin | nicht geeignet | 218 |
| Schmerzsyndrom, myofasziales | Neuraltherapie nach Huneke | wenig geeignet | 243 |
| Schuppenflechte | Irisdiagnostik | nicht geeignet | 182 |
| Schwangerschaftserbrechen | Akupunktur | geeignet | 71 |
| | Hypnose | nicht geeignet | 179 |
| Schwindel | Homotoxikologie | wenig geeignet | 173 |
| Seekrankheit | Homöopathie | wenig geeignet | 168 |
| Sehnenentzündung | Massage | nicht geeignet | 225 |
| | Softlasertherapie | nicht geeignet | 282 |
| Somatisierungsstörung | Hypnose | geeignet | 179 |
| Sport – *Leistungssteigerung* | Hypnose | geeignet | 179 |
| | Massage | wenig geeignet | 225 |
| | Yoga | wenig geeignet | 300 |
| Sprachstörung | Homöopathie | wenig geeignet | 168 |
| Stimmung – *Verbesserung* | Aromatherapie | geeignet | 87 |
| | Qigong | geeignet | 267 |
| Störungen, dissoziative | Hypnose | geeignet | 179 |

| Indikation | Verfahren | Bewertung | Seite |
|---|---|---|---|
| Störungen, psychische | Hypnose | geeignet | 179 |
| Strahlentherapie – *Begleitbehandlung* | Homöopathie | wenig geeignet | 168 |
| Stress | Autogenes Training | geeignet | 92 |
| | Biofeedback | wenig geeignet | 111 |
| | Meditation | geeignet | 229 |
| | Musiktherapie | geeignet | 237 |
| | Yoga | wenig geeignet | 300 |
| Stress – *Verminderung bei MS-Patienten* | Feldenkrais | geeignet | 146 |
| Sturzgefahr – *Verringerung* | Taichi | wenig geeignet | 268 |
| Sudeck-Krankheit | Autogenes Training | geeignet | 92 |
| Syndrom, prämenstruelles | Fußreflexzonenmassage | nicht geeignet | 154 |
| | Homöopathie | wenig geeignet | 168 |
| Syndrom, prämenstruelles – *Schmerzen* | Qigong | geeignet | 267 |
| Syndrom, prämenstruelles – *Wassereinlagerung* | Qigong | geeignet | 267 |
| Syndrom, prämenstruelles – *Wohlbefinden* | Qigong | geeignet | 267 |

## T

| Indikation | Verfahren | Bewertung | Seite |
|---|---|---|---|
| Tennisellbogen | Akupunktur | geeignet | 71 |
| | Softlasertherapie | nicht geeignet | 282 |
| Tinnitus | Akupunktur | nicht geeignet | 71 |
| | Autogenes Training | geeignet | 92 |
| | Biofeedback | nicht geeignet | 111 |
| | Hypnose | geeignet | 179 |
| | Yoga | nicht geeignet | 300 |
| Tuberkulosebehandlung – *Begleitbehandlung* | Yoga | geeignet | 300 |

## U

| Indikation | Verfahren | Bewertung | Seite |
|---|---|---|---|
| Übelkeit | Akupressur und Shiatsu | wenig geeignet | 61 |
| | Akupunktur | geeignet | 71 |
| Übergewicht | Akupunktur | nicht geeignet | 71 |
| | Hypnose | wenig geeignet | 179 |
| | Hypnose+Verhaltenstherapie | geeignet | 179 |
| Unterleibsschmerzen, chronische | Magnettherapie | geeignet | 211 |

Im Register sind nur die Anwendungsgebiete aufgeführt, die im Buch beurteilt werden.
Der **Fettdruck** weist auf Kapitelanfänge hin.
Der *Kursivdruck* kennzeichnet, dass es sich um einen Arzneimittelnamen handelt.

## A



## B

## C



## D

## E



## F

## G



## H

## L



## M

## S

## W



## Y



## Z

**Fotos:** Linda Burgess/getty images, Titel; Phototake/mauritius images, S. 7, 120, 230, 268; Kristiane Vey/jump, S. 57, 58, 72, 93, 99, 151, 199, 202, 260, 295; Ryan McVay/Photodisc, S. 62; Thomas Dix/architekturphoto, S. 75; The Copyright Group/mauritius images, S. 82; Pöhlmann/mauritius images, S. 88; A. Falck/jump, S. 104, 287, 307; Dan McCoy/Rainbow/OKAPIA, S. 107; Matthias Broneske, S. 111, 147; Mike Birkhead/OSF/OKAPIA, S. 116; André Chales de Beaulieu/Caro, S. 195, 300; Peter Widmann, S. 124; NAS/Bill Bachmann/OKAPIA, S. 127; Veikko Boerner/mauritius images, S. 132; CuboImages/mauritius images, S. 136, 139; Martina Sandkühler/jump, S. 144, 219, 263; Workbookstock/mauritius images, S. 155; Filser/mauritius images, S. 159; age/mauritius images, S. 169, 238; Bruce T. Brown/Stone/getty images, S. 174; nonstock/mauritius images, S. 180; JIRI/mauritius images, S. 183, 206, 271, 279; Garion Hutchings/SPL/Agentur FOCUS, S. 188; Norbert Reismann/doc-stock, S. 190; Stephan Elleringmann/laif, S. 211; Leonhard Lenz/jump, S. 226; Amie/mauritius images, S. 234; Rosenfeld/mauritius images, S. 243; Rynio, mauritius images, S. 251; Nitz/mauritius images, S. 255; T. J. Florian/Rainbow/OKAPIA, S. 276; Bela/mauritius images, S. 283

| | |
|---|---|
| **Herausgeber und Verlag** | Stiftung Warentest<br>Lützowplatz 11–13<br>10785 Berlin<br>Tel. 030/2631-0<br>Fax 030/2631-2525<br>www.stiftung-warentest.de |
| **Vorstand** | Dr. jur. Werner Brinkmann |
| **Weitere Mitglieder der Geschäftsleitung** | Hubertus Primus (Publikationen)<br>Dr.-Ing. Peter Sieber (Untersuchungen) |
| **Mitherausgeber** | Verein für Konsumenteninformation (VKI)<br>Mariahilfer Straße 81<br>1061 Wien<br>Österreich<br>Tel. 01/5 88 77 0<br>Fax 01/5 88 77 73<br>www.konsument.at |
| **Geschäftsführung VKI** | Dr. Martin Prohaska |
| **Autorinnen** | Dr. phil. Krista Federspiel, Freie Journalistin und Buchautorin, Wien<br>Vera Herbst, Apothekerin, Freie Journalistin und Buchautorin, Braunschweig |
| **Lektorat** | Uwe Meilahn (Leitung)<br>Christiane Hefendehl<br>Petra Gottschalk<br>Johanna Lederer |
| **Mitarbeit Lektorat** | Heike Plank<br>Markus Potyka<br>Bettina Weniger |
| **Lektorat VKI** | Dr. Elisabeth Spanlang |
| **Literaturrecherche** | Katja Schmidt<br>Kate Boddy |
| **Schlussgutachter** | Prof. Edzard Ernst, MD, PhD, FRCP, FRCPEd, Exeter |

| | |
|---|---|
| **Titel und Layout** | Anne-Katrin Körbi<br>Sylvia Heisler |
| **Bildbeschaffung** | Jörg Küster |
| **Titel für Österreich** | Erwin Haberl<br>Foto: Contrast |
| **Produktion** | iade GmbH, Lars Neupert, Berlin |
| **Verlagsherstellung** | Rita Brosius<br>Kerstin Uhlig |
| **Litho** | tiff.any GmbH, Berlin |
| **XML-Konzept und Umsetzung, Satz** | pagina GmbH, Tübingen |
| **Druck** | Stürtz GmbH, Würzburg |
| **Einzelbestellung in Deutschland** | STIFTUNG WARENTEST<br>Vertrieb, Postfach 81 06 60<br>70523 Stuttgart<br>Tel. 0 180 5/00 24 67 (12 Cent pro Minute aus dem Festnetz)<br>Fax 0 180 5/00 24 68 (12 Cent pro Minute aus dem Festnetz)<br>www.stiftung-warentest.de |
| **Einzelbestellung in Österreich** | Verein für Konsumenteninformation (VKI)<br>Mariahilfer Straße 81<br>1061 Wien<br>Tel. 01/5 88 77 4<br>Fax 01/5 88 77 72 |
| **Redaktionsschluss** | 31. Januar 2005 |